生命醫療史系列

帝國與現代醫學

李尚仁　主編

慶祝

中研院史語所
成立八十周年

目 次

導言(李尚仁)………………………………………………1

　一、現代醫學與帝國的殖民擴張 ………………………2

　二、帝國的網絡和醫學知識的建構 ……………………6

　三、帝國、現代醫學與身分建構 ………………………8

　四、帝國、現代性與史學的視域 ……………………11

第一編　醫學與殖民統治

第一章　新醫學在台灣的實踐(1898-1906)──從後藤新平
　　　　《國家衛生原理》談起(范燕秋)…………………19

　一、引言 ………………………………………………19

　二、《國家衛生原理》與日本近代衛生 ………………21

　三、台灣風土瘴癘與醫學介入 ………………………28

　四、新醫學與殖民權力 ………………………………31

　五、防疫措施與衛生活動 ……………………………42

　六、結語 ………………………………………………46

第二章　氣候、體質與鄉愁──殖民晚期在台日人的熱帶
　　　　神經衰弱(巫毓荃、鄧惠文)……………………55

　一、熱帶神經衰弱 ……………………………………55

　二、台灣ばけ …………………………………………60

三、氣候與退化 ⋯⋯⋯⋯⋯⋯⋯⋯⋯⋯⋯⋯⋯⋯⋯⋯⋯⋯⋯ 63

四、在台日人的回應 ⋯⋯⋯⋯⋯⋯⋯⋯⋯⋯⋯⋯⋯⋯⋯⋯⋯ 69

五、牛的勞動法 ⋯⋯⋯⋯⋯⋯⋯⋯⋯⋯⋯⋯⋯⋯⋯⋯⋯⋯⋯ 71

六、日本精神醫學的心因理論 ⋯⋯⋯⋯⋯⋯⋯⋯⋯⋯⋯⋯ 77

七、鄉愁與恐懼 ⋯⋯⋯⋯⋯⋯⋯⋯⋯⋯⋯⋯⋯⋯⋯⋯⋯⋯⋯ 86

八、總結 ⋯⋯⋯⋯⋯⋯⋯⋯⋯⋯⋯⋯⋯⋯⋯⋯⋯⋯⋯⋯⋯⋯ 94

第三章　從阿片君子到矯正樣本：阿片吸食者、更生院與

杜聰明(許宏彬) ⋯⋯⋯⋯⋯⋯⋯⋯⋯⋯⋯⋯⋯⋯ 101

一、1929之前的阿片研究，以林清月爲核心的討論 ⋯⋯⋯ 104

二、杜聰明開始行動 ⋯⋯⋯⋯⋯⋯⋯⋯⋯⋯⋯⋯⋯⋯⋯⋯⋯ 113

三、更生院做爲「醫院」：完全隔離、嚴厲監視 ⋯⋯⋯⋯ 116

四、更生院做爲「巴斯德式實驗室」⋯⋯⋯⋯⋯⋯⋯⋯⋯⋯ 121

五、杜聰明的阿片統計，與阿片想像的確立 ⋯⋯⋯⋯⋯⋯ 127

六、杜聰明的再行動，與阿片故事的尾聲 ⋯⋯⋯⋯⋯⋯⋯ 136

七、小結：何謂「更生」院？⋯⋯⋯⋯⋯⋯⋯⋯⋯⋯⋯⋯⋯ 140

第四章　嬰兒死亡率與近代香港的嬰兒健康服務(1903-1941)

(楊祥銀) ⋯⋯⋯⋯⋯⋯⋯⋯⋯⋯⋯⋯⋯⋯⋯⋯⋯⋯ 147

一、前言 ⋯⋯⋯⋯⋯⋯⋯⋯⋯⋯⋯⋯⋯⋯⋯⋯⋯⋯⋯⋯⋯ 147

二、嬰兒死亡率與「發現」嬰兒 ⋯⋯⋯⋯⋯⋯⋯⋯⋯⋯⋯ 150

三、傳統產婆vs.現代助產士 ⋯⋯⋯⋯⋯⋯⋯⋯⋯⋯⋯⋯⋯ 155

四、分娩空間醫療化：產科(病房)醫院和留產院 ⋯⋯⋯⋯ 161

五、產前檢查診所和嬰兒福利中心 ⋯⋯⋯⋯⋯⋯⋯⋯⋯⋯ 168

六、嬰兒死亡率趨勢、醫療服務與社會經濟水平 ⋯⋯⋯⋯ 172

七、結語 ⋯⋯⋯⋯⋯⋯⋯⋯⋯⋯⋯⋯⋯⋯⋯⋯⋯⋯⋯⋯⋯ 180

第二編　中心邊緣的互動與知識生產

第一章　馬戲團、解剖室、博物館──黑色維納斯在
　　　　法蘭西帝國(戴麗娟) ·· 191

　　一、前言 ··· 192

　　二、史事與後世研究 ··· 194

　　三、19世紀法國自然史研究的幾個主要面向 ·························· 199

　　四、人種類型的大眾印象 ··· 210

　　五、結語 ··· 216

第二章　健康的道德經濟──德貞論中國人的生活習慣
　　　　和衛生(李尚仁) ·· 223

　　一、前言 ··· 223

　　二、從歐洲中心公共衛生理論觀點看中國：德貞早期對中國
　　　　衛生狀況的看法 ··· 226

　　三、從中國的邊陲醫學經驗反省歐洲帝國中心：中國生活方式
　　　　對比歐洲文明病 ··· 233

　　四、新古典醫學傳統以及德貞對當代公共衛生學說的批評 ·············· 240

　　五、蘇格蘭長老教會神學與德貞衛生思想中的道德經濟和政治經濟 ··· 245

　　六、健康的政治：土地改革和衛生保健 ······························ 251

　　七、結論 ··· 257

第三章　「清潔」、「衛生」與「保健」──日治時期
　　　　台灣社會公共衛生觀念之轉變(修訂稿)(劉士永) ·········· 271

　　一、前言 ··· 271

　　二、1895年以前日本的近代衛生觀 ·································· 273

　　三、日治以前台灣社會之健康狀態與衛生理論 ······················· 280

　　四、日本領台後的健康觀與衛生論 ································· 287

五、台灣社會對日本健康觀與衛生論的接納 ⋯⋯⋯⋯⋯299

六、1930年代美系公共衛生學的影響 ⋯⋯⋯⋯⋯⋯308

七、小結 ⋯⋯⋯⋯⋯⋯⋯⋯⋯⋯⋯⋯313

第四章　美援下的衛生政策──1960年代台灣家庭計畫的
　　　　探討(郭文華) ⋯⋯⋯⋯⋯⋯⋯⋯⋯325

一、前言：美援衛生的案例研究 ⋯⋯⋯⋯⋯⋯325

二、台灣人口政策的邏輯 ⋯⋯⋯⋯⋯⋯⋯331

三、作為人口政策一環的家庭計畫 ⋯⋯⋯⋯339

四、教出來的計畫家庭 ⋯⋯⋯⋯⋯⋯⋯345

五、結語：美援醫療的教訓 ⋯⋯⋯⋯⋯⋯357

第三編　疾病、空間與身分建構

第一章　「地方感」與西方醫療空間在中國的確立(楊念群) ⋯⋯369

一、「地方感」與現代醫療體系的切入方式 ⋯⋯⋯⋯371

二、「地方感」‧家庭空間‧醫療空間 ⋯⋯⋯⋯382

三、瘋癲與禁忌：在國家與社會之間 ⋯⋯⋯⋯398

四、結論：我們如何挑戰傅柯 ⋯⋯⋯⋯⋯411

第二章　衛生為何不是保衛生命？──民國時期另類
　　　　的衛生、自我和疾病(雷祥麟) ⋯⋯⋯⋯⋯415

一、引言：翻譯Hygiene ⋯⋯⋯⋯⋯⋯⋯415

二、競逐衛生 ⋯⋯⋯⋯⋯⋯⋯⋯⋯420

三、中國式的衛生之道 ⋯⋯⋯⋯⋯⋯⋯422

四、衛生的物質、情感與認同 ⋯⋯⋯⋯⋯429

五、不衛生的體驗與懺悔 ⋯⋯⋯⋯⋯⋯436

六、肺結核與肺癆 ⋯⋯⋯⋯⋯⋯⋯⋯438

七、結論：衛生為何不是保衛生命？ ⋯⋯⋯⋯⋯444

第三章　「當下為人之大任」：戴秉衡的俗人精神分析
　　　　（王文基）…………………………………………………455

一、現代病態的社會心理學研究 ……………………………457

二、人格、中國社會與俗人精神分析 ………………………468

三、邊緣人格與「黑人問題」 ………………………………483

四、結語 …………………………………………………………486

導 言

李尚仁

　　醫學史近年來在台灣已經成爲一個活力旺盛的研究領域，回顧這十餘年來的發展，成果最豐碩的還是中國傳統醫學史研究，不過對現代醫學史(history of modern medicine)的探討也出現令人振奮的發展，並且累積了相當的研究成果。本書收錄的文章是中央研究院歷史語言研究所生命醫療史研究室同仁的著作，以及學界朋友在生命醫療研究室主辦的會議中發表過的論文。以較爲整體的風貌呈現台灣醫學史學界的現代醫學史研究成果，是編輯本書的目的之一。此外，書中也各收錄了一篇大陸和香港學者的著作。雖然數量有限，但我們希望能有助讀者注意到這兩地優秀的研究成果。

　　近年台灣醫史學界的研究經常涉及到帝國主義、殖民主義與後殖民研究的課題。之所以出現這樣的學術研究潮流，一方面是1980年代以來英美殖民醫學史研究的蓬勃發展，帶給台灣歷史研究者許多刺激和啓發[1]。但更重要的是，現代西方醫學進入東亞的歷史，和帝國擴張過程與殖民活動有著密不可分的關係。研究東亞地區的現代醫學史，必然會觸及到帝國與殖民的歷史。不過和南亞、非洲、澳洲及美洲等地的殖民醫學相較，西方醫學和帝國擴張在東亞的歷

本文是在筆者擔任哈佛燕京學社(Harvard-Yenching Institute)訪問學人期間寫作完成，期間承蒙雷祥麟、王文基與劉士永提供許多寶貴意見，吳香君協助本文的校對。僅在此向以上機構與個人致上謝忱。

[1]　英美殖民醫學史研究發展的史學回顧，可參見Warwick Anderson, "Postcolonial Histories of Medicine" in Frank Huisman and John Harley Warner (eds.), *Locating Medical History: The Stories and Their Meaning*(Baltimore: Johns Hopkins University Press, 2004), pp. 286-306.

史又有其獨特的風貌。例如，日本是東亞推展現代西方醫學的重要帝國力量，但是它有系統地學習現代西方醫學的時間其實並不長。中國並沒有成為殖民地，但在英法帝國強權壓力下產生了通商港埠、租界區、治外法權、英國人管理的中國海關（包括其醫療勤務）等非正式帝國（informal empire）的制度和機構，也是英、美基督教傳教運動在海外投入最多醫療傳教士的國家。因此西方醫學進入中國的過程和風貌，既具有某些殖民醫學的重要特徵也有重要的差異，包括缺乏殖民統治的力量來推動公共衛生措施、法規和正式的醫療教育機構。相較於殖民地，來華西方醫師必須在更大程度上和中國官方與地方各種民間力量協商與妥協，他們在探討中國的醫療衛生狀況時，觀察性質的研究也遠多於更直接的干預介入 [2]。這些歷史狀態都構成值得深入探索也深具挑戰性的研究議題。

一、現代醫學與帝國的殖民擴張

西方醫學傳播的歷史和歐洲的擴張有著密切的關係。近現代時期（early modern period）前往海外的航海家、商人、旅行家和墾民（settlers）是傳播西方醫學的先鋒。在美洲與大洋洲等地，這些歐洲人帶去的舊世界疾病，帶給當地原住民大量的疾病與死亡，削弱其抵抗能力而間接促成了歐洲的殖民征服事業。不過此一時期歐洲的帝國主義活動，西方醫學扮演的角色和對當地社會的影響都相當有限。這是因為西方醫學的用途大都局限於維護海外的歐洲人的健康，而較少觸及到當地的社會與環境。另一方面，當時西方傳統醫學和印度、東亞以及伊斯蘭醫療傳統的相似程度遠大於差異，也不自認療效一定比當地的

2　關於英美在中國的傳教醫學活動，參見李尚仁，〈治療身體、拯救靈魂：十九世紀西方傳教醫學在中國〉，林富士編，《宗教與醫療》（史語所生命醫療史叢書，即將出版）；楊念群，《再造「病人」：中西醫衝突下的空間政治》（北京：中國人民大學出版社，2006），頁1-93。關於晚清時期西方醫學在中國，見李尚仁，〈西方醫學在晚清中國〉，李建民編，《中國史新論：醫療篇》（即將出版）；Shang-Jen Li, "British Imperial Medicine in Late Nineteenth-Century China and the Early Career of Patrick Manson"(University of London: Unpublished PhD Thesis, 1999).

民俗療法優異。事實上，18世紀還有很多殖民地的歐洲醫師主張要從當地的醫療傳統、藥材以及飲食起居習慣，汲取有用的醫療保健知識。因此這段時期的西方醫學在殖民地並沒有很強的介入傾向和強制性格。到了19世紀，西方帝國主義擴張更加積極而深化。此外，19世紀興起的現代西方醫學的優越感和侵略性大爲增強，此一知識性格使其和帝國擴張與殖民活動有了更密切的結合。殖民醫學最初也最重要的任務是維護帝國的軍隊、官員、商人、農場主等殖民者的健康。等到殖民過程進一步深化，爲了有效利用當地資源，被殖民者的勞動力開始被視爲是有價值的資源，殖民醫學隨之介入被殖民者的醫療保健和環境衛生，更深刻地成爲殖民統治機制的一部分[3]。

　　本專題中范燕秋、許宏彬、楊祥銀、巫毓荃與鄧惠文的四篇論文都處理了現代醫療與帝國殖民統治的密切關係。關於日治時代台灣的現代醫學與公共衛生和日本帝國殖民統治的關係，台灣學界已有出色的研究成果[4]。這些研究勾勒出日治時代台灣人的疾病與健康，豐富了我們對這段時期台灣人生活狀況的歷史理解。它們深入分析日本殖民統治對台灣人身體細膩的介入與監控，對日本殖民統治的權力運作、意識形態和種族主義提出重要的洞見。此外，這些研究進而探討日本殖民醫學和歐美殖民醫學的關係，不只將台灣醫學史放進一個比較研究的架構中，也從世界史的眼光與脈絡中來進行台灣史的研究。前面所述西方殖民醫學的歷史變化，類似過程也出現在日治時期台灣的殖民醫學。然而，歐洲殖民醫學百餘年的轉變過程，在日治台灣卻是壓縮在數十年間發生，

3　David Arnold著、蔣竹山譯，〈醫學與殖民主義〉，吳嘉苓、博大爲、雷祥麟主編，《STS讀本I：科技渴望社會》（台北市：群學，2004），頁91-142；Michael Worboys, "The Spread of Western Medicine," in Irvine Loudon（ed.），*Western Medicine: An Illustrated History*（Oxford: Oxford University Press, 1997），pp. 249-263; Michael Worboys, "Colonial and Imperial Medicine," in Deborah Brunton（ed.），*Medicine Transformed: Health, Disease and Society in Europe, 1800-1930*（Manchester: Manchester University Press, 2004），pp. 211-238; Lenore Manderson, *Sickness and the State: Health and Illness in Colonial Malaya, 1870-1940*（Cambridge: Cambridge University Press, 1996）.

4　范燕秋，《疾病、醫學與殖民現代性：日治台灣醫學史》（台北：稻鄉出版社，2005）；Shi-yung Liu, "Medical Reform in Colonial Taiwan"（University of Pittsburgh: Unpublished Ph. D. Thesis, 2000）; 劉士永，〈1930年代日治時期臺灣醫學的特質〉，《臺灣史研究》，4.1(1998)，頁97-147。

而且日本殖民當局和醫學界更是主動積極地選擇吸收西方殖民醫學的經驗與知識，並根據其殖民需求調整運用晚近習得之西方醫學知識。范燕秋的〈新醫學在台灣的實踐〉探討日本如何利用19世紀晚期歐洲的醫學與生物學理論來建構一套殖民統治思想，並運用於台灣殖民醫學政策的擘劃。本文扼要地討論了殖民地台灣的醫療制度、衛生建設、防疫措施、醫學教育與研究，進而宏觀地勾勒出日本殖民醫學在台灣的許多重要面向。許宏彬的〈從阿片君子到矯正樣本〉一文則指出，殖民醫學研究往往植基於殖民統治所帶來極不對稱的醫病權力關係，也突顯出杜聰明這類接受日本醫學教育的台籍菁英在殖民醫學研究和政策執行中所扮演的重要角色。

　　日本吸收修正西方醫學理論的過程，或許最鮮明地表現在日本殖民醫學關於「風土馴化」的探討。歐洲醫學的風土馴化研究原本處理的是白種歐洲人如何適應熱帶環境、如何將殖民地具有經濟價值的動植物移植到氣候不同的歐洲、以及如何在殖民地養殖歐洲的農作物和家畜。這類研究往往強調白種人和其他人種的體質差異，而為科學種族主義提供學理的支持[5]。日本如何吸收這套醫學與生物學理論並應用在與日本人人種差異並不顯著的亞洲殖民地，是個饒富深意的比較研究課題。范燕秋對這段歷史已有深入的開創性研究，並且指出日本醫學界一方面吸收歐美熱帶殖民醫學關於熱帶地區的種族較為低等、熱帶氣候會讓高等民族的人種體質變質退化的看法，而對於在台日人的健康問題與面臨的體質退化威脅極為憂慮。另一方面殖民當局和醫學界也發展出四種做法來因應此一狀況：一、在學校實施有系統的身體檢查，觀察在台生長的日本學童有無任何退化跡象，以及早預防與補救。同時也透過比較日本學童與台灣學童的身體檢查資料來證明日人的人種優越性。二、透過個人衛生實作來預防日人體質的退化，其中即包括鼓吹洗冷水澡、加強體育和鼓勵運動風氣。三、加強熱帶醫學研究與公共衛生設施來防治瘧疾等與環境因素有關之傳染

5　　Mark Harrison, *Climates and Constitutions: Health, Race, Environment and British Imperialism in India, 1600-1800* (New Delhi: Oxford Univ. Press, 1999); Michael Osborne, *Nature, the Exotic and the Science of French Colonialism* (Bloomington: Indiana University Press, 1994); David N. Livingstone, "Tropical Climate and Moral Hygiene: The Anatomy of a Victorian Debate," *British Journal for the History of Science* 32 (1999), pp. 93-110.

性疾病。最後，日本醫學界也從環境與氣候適應能力之角度，發展出一套日本種族優越論以回應歐美的種族醫學學說，宣稱日人的體質更能適應熱帶氣候也更有能力從事熱帶殖民事業，並且選擇被認爲最能適應台灣氣候的九州人來台拓殖[6]。巫毓荃和鄧惠文對此一課題的探討則擴及到日本的殖民精神醫學。這篇論文細膩地分析現代醫學如何將「鄉愁」、「不適應異地生活」等情緒與感受「醫療化」（medicalized），將殖民者身處異鄉的焦慮建構成爲「神經衰弱」的症狀。

　　在大英帝國各殖民地當中，香港殖民醫學的社會史與文化史研究相對而言算是很少。這點令人感到困惑與可惜，因爲香港是少數經歷二次大戰後歐洲殖民地紛紛獨立的去殖民化潮流，而持續到20世紀末的英國正式殖民地，而且擁有完整的殖民政府機構設施，其豐富的檔案紀錄和文書史料，提供難得的機會來研究西方殖民醫學在華人社會文化脈絡中的百餘年長程變化。楊祥銀的香港醫學史研究，是填補這個史學闕漏的重要一步。〈嬰兒死亡率與近代香港的嬰兒健康服務〉一文記錄了香港殖民政府試圖減少幼兒死亡率所推動的一系列醫療政策與措施，並指出這段期間香港的嬰兒死亡率確實顯著地降低。雖然這篇研究尚無法區辨出這樣的改善有多大程度該歸功於西方醫學與殖民醫療政策，又有多大程度是經濟發展的附帶結果，不過楊祥銀認爲殖民政府引進西式婦幼衛生的過程，港人並無強力的抗拒反而相當樂意使用這些設施。這樣的觀察提出了相當重要的史學問題：這樣的現象是殖民意識形態灌輸成功的成果？還是被殖民者主動利用殖民醫學的表現？除了抗拒之外，被殖民者在面對殖民醫學時還有哪些方式來展現其主體性和能動性（agency）？被殖民者接受某些殖民醫療措施卻抗拒另外一些措施的原因和脈絡是什麼？畢竟港人也曾抗拒英國當局引進抽水馬桶的衛生政策。殖民者使用殖民醫學的方式和態度是值得進一步探

6　范燕秋，〈熱帶風土馴化、日本帝國醫學與殖民地人種論〉，《台灣社會研究季刊》，57(2005)，頁87-132。值得注意的是日本醫界雖然吸收歐洲殖民醫學與種族科學的許多看法，但他們並沒有照單全收這套理論。例如，這段期間雖有許多日本醫師在德國接受醫學教育，但他們並沒有完全接受德國的種族衛生學說（Racial Hygiene）。這一方面當然是因爲日本人當然難以接受主張亞利安人種至上的納粹醫學理論，另一方面也是因爲許多日本醫師在德國受教於猶太裔教授，尊師重道的傳統讓他們不願背叛自己的恩師。感謝劉士永向我指出後面這點。

討的醫學史課題。

二、帝國的網絡和醫學知識的建構

在研究現代醫學史時，目前的國家疆界與國族主義的分類範疇，經常無法提供適切的分析架構讓我們有效地理解歷史過去。當英美的醫療傳教士將西方醫學帶到「異教的國度時」，他們的組織、計劃與行動並不受國家疆界所拘限，中國、非洲、印度都含括在他們以全球爲範圍的計劃當中[7]。當天津條約要求清朝政府將海關交由英籍人員主掌之後，海關的醫療勤務以英文出版的《海關醫報》（*The Half-Yearly Medical Reports of the Chinese Imperial Maritime Customs*），其內容不只涵蓋中國的通商港埠，也出版了日本、韓國等地的西方醫師的研究報告。英國醫師在觀察探討中國的衛生狀況時，其分析架構和醫學觀念則深受英國殖民印度所發展醫學學說的影響。在一篇回顧近年英語世界殖民醫學史研究狀況的文章，安德森（Warwick Anderson）批評道：「我們似乎成功地建立了一個沒有言明的國族主義史學家的封閉領地。我們很會追問西方醫學在某個特定殖民場所或後殖民場所有什麼特殊性，而非探討西方醫學的殖民性」[8]。安德森批評的對象，是那些依照殖民地獨立後的民族國家範圍，來畫訂研究範圍與設定歷史分析架構的殖民醫學史著作。

所幸的是近年台灣的醫學史研究已經試著要突破這樣的局限，而不致淪入以政權或國家的疆界來畫地自限的困境。由本文所收錄的文章就可以清楚地看出這點。例如，劉士永與范燕秋對日本殖民醫學史的研究，都非常注意日本醫學與歐美醫學之間的知識交流，如何影響日本在台灣所實施的醫療政策、衛生措施和醫學研究。李尚仁的〈健康的道德經濟〉則探討來華傳教醫師的醫學觀察、英國醫學界關於公共衛生學說的辯論以及蘇格蘭的社會經濟矛盾，如何形塑了德貞（John H. Dudgeon）對於中國衛生狀況的看法。戴麗娟的〈馬戲團、解

7　王文基，〈癩病園裡的異鄉人：戴仁壽與台灣醫療宣教〉，《古今論衡》，第九期（2003），頁115-124。

8　Warwick Anderson, "Where Is the Postcolonial History of Medicine?" *Bulletin of the History of Medicine*, 72（1998）, pp. 522-530.

剖室、博物館〉則透過「黑色維納斯」的悲慘命運，分析被殖民者的身體如何成爲「展示品」、「學術研究材料」、「博物館收藏品」，而流傳於英、法兩大帝國的秀場、解剖室、博物館等場合。從18到20世紀，博物館是帝國的全球資訊蒐集網路中進行集中分類整理的研究中心，19世紀到20世紀初的體質人類學，正是帝國認識殖民地環境、替不同種族劃定位階的「博物館科學」(museological sciences)的重要一環。過去對種族科學的歷史研究大多以種族形象再現(representation)爲討論的焦點，戴麗娟的研究則另闢蹊徑，分析研究材料、資訊與觀念的流通、交換和展示，進而探討殖民醫學與科學的物質基礎。若要研究日治到戰後台灣的體質人類學史，或是民國以來中國大陸少數民族調查研究的歷史，像戴麗娟這樣從物質文化入手的研究取徑應可帶來許多洞見。這篇文章還提醒我們注意知識、材料和實作(practice)的流通不只是跨國的、而且還是跨帝國的。正由於同一帝國不同殖民地之間以及不同帝國之間存在複雜交錯的流通關係，使得有些學者認爲過去的歷史研究所經常運用的「中心與邊陲」研究架構有所不足，應該代之以「多重權威與多重互動」的「多中心流通網路」[9]。

　　對歐洲帝國擴張和西方科學與醫學的歷史關係進行批判性歷史研究的先驅麥克勞德(Roy MacLeod)，在「科學史學會」年刊*Osiris*的專題「自然與帝國：科學與殖民事業」的主編序言中，對於未能收錄到討論美國的文章深表遺憾，因爲「美國科學、技術與醫學在古巴和菲律賓，更不用說在後殖民的世界所扮演的角色」是如此地重大。的確，相較於英國和法國，目前的殖民醫學史

9　Mark Harrison, "Science and British Empire," *Isis* 96(2005), pp. 56-63, on p.63; D. Wade Chambers and R. Gillespie, "Locality in the History of Science: Colonial Science, Technoscience and Indigenous Knowledge" in Roy MacLeod(ed.), *Nature and Empire: Science and the Colonial Enterprise*, *Osiris* 15 (2000), pp. 221-240. 李尚仁的研究則強調英國在印度的醫學經驗與知識，對19世紀來華英國醫師如何看待中國的環境、疾病與醫療衛生問題，有非常深刻的影響。參見Li, "British Imperial Medicine in Late Nineteenth-Century China and the Early Career of Patrick Manson"; Shang-Jen Li, "Eating Well in China: British Medical Men on Diet and Personal Hygiene at Nineteenth-Century Chinese Treaty Ports," in Angela Ki Che Leung(ed.), *Health and Hygiene in Modern Chinese East Asia* (forthcoming).

研究似乎常忽略掉美國這個新興帝國[10]。幸好本書沒有這樣的缺憾[11]。郭文華的論文指出，家庭計畫並不能等同於「節育」，其整體目標應該是「營造家庭幸福」，因此還應包含「家庭經濟、計畫生育、老年保險、幼兒照顧、子女教育、婦女健康」等領域。然而，1960年代台灣大力推動的家庭計畫幾乎完全以節育爲唯一目標，政策設計與執行都導向減少生育，而忽略了家庭計劃的其他面向。促成此一取向的重要因素則是來自美國的建議與壓力。冷戰時期美國爲了防堵共產主義而對台灣等開發中國家進行財經援助，卻又擔憂這些國家快速增加的人口會吃掉經濟成長而導致對美援的長期依賴，因此主張這些國家必須推動節育以減緩人口成長。甚至台灣衛生當局推廣樂普作爲主要的避孕方法，也是源自相當偶然的美國因素。郭文華的個案研究讓我們清楚看到後殖民時期不進行直接統治的帝國，是如何對其扈從國進行指導、施加壓力進而深刻影響其衛生政策。

三、帝國、現代醫學與身分建構

現代西方醫學擴張的動力並不只來自歐洲中心。許多遭到帝國主義侵略殖民的社會，隨後認爲現代科學、技術與醫學是國家強大的關鍵。追求現代科

10　Roy MacLeod, "Introduction," *Osiris* 15(2000), pp.1-13, on p.13. 科學史學會出版的另一本重要科學史刊物*Isis*，最近關於殖民科學的研究回顧專題，討論了英國、法國、西班牙、葡萄牙乃至耶穌會的海外科學活動，卻也沒有討論美國。Londa Schiebinger(ed.), "Focus: Colonial Science," *Isis* 96.1(2005), pp. 52-87. 此專題另一個重要的遺漏則是荷蘭。當然這並不表示這兩個國家的殖民醫學史沒有人研究。關於美國殖民醫學，可參見Warwick Anderson, *Colonial Pathologies: American Tropical Medicine, Race, and Hygiene in the Philippines* (Durham: Duke University Press, 2006). 關於荷蘭殖民醫學，參見G. M. van Heteren *et al* (eds.), *Dutch Medicine in the Malay Archipelago 1816-194*2 (Amsterdam: Rodopi, 1989); Harold J. Cook, *Matters of Exchange: Commerce, Medicine, and Science in the Dutch Golden Age* (New Haven: Yale University Press, 2007).

11　除了郭文華之外，林崇熙的研究也突顯了美國醫學力量主導台灣重要衛生政策的帝國面向。參見林崇熙，〈免洗餐具的誕生——醫學知識在台灣的社會性格分析〉，《台灣社會研究季刊》，32（1998），頁1-37。

學、醫學與技術成爲19世紀國族主義運動的重要成分[12]。殖民當局教育培養的
當地醫療人才，往往成爲殖民地新興的資產階級精英，並且在國族建構的過程
中扮演重要的角色。前殖民地或「次殖民地」在政治上取得獨立之後，現代醫
學更成爲「現代化」運動的重要一環，也是本土精英掌握實質利益與文化霸權
的有效手段。阿諾指出在印度：「到了1914年，印度菁英已經無法忽視西方醫
學的文化修辭和政治權威。它所代表的不只是直接的健康領域，還是領域更廣
的政治與文化霸權。從醫學和疾病的殖民語言中擷取的名詞和意象，滲透到印
度自我表達的語彙中，成爲新國族主義秩序之意識型態表述的一部分。」[13] 類
似的過程也可見諸日治與戰後的台灣[14]。

　　過去的史學著作經常把這個過程描繪成現代科學「傳播與吸收」的過程。
這樣的看法嚴重簡化了西方醫學進入非西方社會的複雜歷史過程，因爲它忽略
了當地社會往往對西方醫學抱持著分歧、矛盾以及選擇性利用的多樣態度，也
未能釐清糾葛其中的複雜動機與利益糾葛，更沒有看到當地人常是透過既有的
文化資源和認識框架來理解現代西方醫學。楊念群的〈「地方感」與西方醫療
空間在中國的確立〉就指出，西方醫學進入中國時，不論診斷與醫療的進行方
式或是空間安排和醫院管理，都必須因應當地文化習俗而折衷變通，如此才能
贏得當地人的接納。澳洲學者Michelle Renshaw最近分析美國傳教士博駕（Peter
Parker）的外科手術紀錄，發現他的中國病人術後感染與死亡率遠低於當時美
國或英國的醫院。Renshaw認爲造成這種差異的重要原因，就在於博駕的醫院
的運作方式配合了中國習俗：醫師在對病人遺體進行病理解剖後沒有消毒洗手
就接著檢查與治療病人，是十九世紀歐美醫院院內感染的重要因素。中國人不
肯接受屍體解剖反而減少了院內感染。同樣地，在各病床之間走來走去又沒有
適當感染預防概念的護士，也是十九世紀歐美醫院造成感染的重要因素。然
而，中國人住院通常都有家屬陪伴，不需要護士照料日常起居，結果也就減少

12　Worboys, "The Spread of Western Medicine," pp. 260-263.

13　Arnold, *Colonizing the Body*, p. 241.

14　陳君愷，《日治時期台灣醫生社會地位之研究》（台北：國立台灣師範大學歷史
　　研究所專刊，1992）；Ming-Cheng M. Lo, *Doctors within Borders: Profession,
　　Ethnicity, and Modernity in Colonial Taiwan*（Berkeley: University of California
　　Press, 2002）.

了感染的機會[15]。

　　西方現代醫學進入中國之後促使中國社會重新界定身體、疾病與衛生的複雜歷史，目前已成爲學者探討的焦點。例如，Rowgaski就認爲中文裡「衛生」一詞在知識上所指涉的範圍，和英文的hygiene或sanitation等詞彙不盡相同，因此在她的書中一律使用"weisheng"這個拼音字來加以指稱[16]。雷祥麟是近年對此一課題投注心力最多、成果也最豐碩的學者之一。他的研究指出在這個歷史過程中，透過一系列的論述和實作(practice)，醫生和病人的身分重新受到界定，過去傳統醫家擇病而醫、病人擇醫治療的醫病關係，被一套以「責任、權力與信仰」爲核心的契約關係所取代，並建構出「負責任的醫師與有信仰的病人」的新醫病身分[17]。傳統中藥「常山」在進入現代技術科學網絡(techno-scientific network)之後，即使它治療瘧疾的用途不變，此一藥物的身分和科學地位卻發生重大的轉換，而原本長期使用此一藥物的中醫卻被排除到網絡之外[18]。甚至中國傳統醫學的知識性格也被重新界定，原本在中醫傳統中不具重要地位的「經驗」，被建構成爲中醫的知識論基礎[19]。在本書收錄的〈衛生爲何不是保衛生命？〉一文，雷祥麟探討民國時期大量引介西方衛生學說與概念之後出現的各種另類衛生觀。他認爲這些中國的衛生之道，並非只是對現代衛生概念的誤解或是落伍過時的舊學說在負嵎頑抗，而是自有其「物質、情感

15　Michelle Renshaw, "What Missionary Doctors Learned from the Chinese," paper presented at "Medicine and Culture: Chinese-Western Medical Exchange," *Symposium, Ricci Institute for Chinese-Western Cultural History*, University of San Francisco, March 9th 2007. 關於19世紀與20世紀初中國的西醫院的運作如何配合當地的習俗，也可參見Michelle Renshaw, *Accommodating the Chinese : the American hospital in China, 1880-1920* (London: Routledge, 2005).

16　Ruth Rogaski, *Hygienic Modernity: Meanings of Health and Disease in Treaty-Port China* (Berkeley: University of California Press, 2004).

17　雷祥麟，〈負責任的醫師與有信仰的病人：中西醫論爭與醫病關係在民國時期的轉變〉，《新史學》，14.1(2003)，頁45-96。

18　Hsiang-lin Lei, "From *Changshan* to a New Anti-Malarial Drug: Re-Networking Chinese Drugs and Excluding Chinese Doctors," *Social Study of Science* 29 (1999), pp. 323-58.

19　Hsiang-lin Lei, "How did Chinese Medicine Become Experiential: The Political Epistemology of *Jingyan*," *Position* 10 (2002), pp. 339-364.

與認同」之基礎。一方面肺結核(tuberculosis)這個細菌學界定下的「疾病身分」(disease identity)，並無法取代「肺癆」這個傳統疾病範疇，反而在中國衍生出一個混雜的(hybrid)疾病身分；另一方面，雷祥麟認為對中國人而言：「擁有一個仍具活力的中國式衛生，便為另一種主體性保留了一份切身的可能。」西方醫療衛生所帶來的觀念轉化，對人、事、物的身分的重新建構，及隨之而來的「混雜」產物，也透過不同歷程以不同樣貌出現在日本殖民統治下的台灣。劉士永的〈「清潔」、「衛生」與「保健」〉一文指出，日治時期「健康」、「衛生」與「傳染病」等西方衛生概念，雖然取代了台灣傳統的「勇健」、「養生」與「瘴毒」等觀念，卻又參雜了後者的內容。王文基的〈「當下為人之大任」〉則指出，戴秉衡早年在中國反抗帝國強權的國族主義潮流下參與禁絕鴉片運動的經驗，聯繫到他日後在芝加哥進行的社會心理研究以及他的精神分析理論。中國抗日戰爭的時代背景也深刻地織入戴秉衡對中國人人格的精神分析探討。西方的精神分析理論在遷徙到中國的過程中，隨著當地的社會文化情境和政治情勢而為之調整修訂。

四、帝國、現代性與史學的視域

現代西方醫學之所以有強大的意識形態正當化作用和形塑身分認同的力量，並不僅在於其預防與治療的能力，也在於它在帝國擴張過程中扮演的重要角色，以及它在後殖民時期所具有的現代性光環。學者有時把現代西方醫學稱為「普世醫學」(cosmopolitan medicine)[20]。然而，由於現代醫學擴張的過程中表現出知識的排他特質和對於醫療市場的壟斷主張，使得1970年代之後有越來越多的歷史學者認為現代西方醫學本身就具有「帝國主義」與「殖民主義」的性質。麥克勞德指出：「醫學……今天越來越是個典型的西方文化體制。今天『醫學帝國主義』(medical imperialism)這個語彙所涵蓋的不只是征服新的疾病，也包括將『生物醫學』(bio-medicine)的模式擴張到非醫療的領域。它

20　Ming-Cheng M. Lo, *Doctors within Borders: Profession, Ethnicity, and Modernity in Colonial Taiwan.*

也意味著將西方文化價值延伸到非西方世界。」[21]大衛・阿諾則認爲「在某種意義上，所有的現代醫學都在進行一種殖民的過程」，其所追求的是「對身體的壟斷權力」。現代生物醫學在歐美透過與國家的「共生」（symbiotic）關係，排除民俗醫學而取得壟斷地位，也是一種殖民的過程[22]。安德森更認爲：「我們必須知道西方醫學的基本語言，它對普世主義與現代性的宣示，從過去到現在一直都是帝國的語彙。」[23]若把「帝國」納入考慮，我們就不會陷入以現代醫學爲標竿卻忽略帝國殖民擴張的歷史脈絡，淪入史學界早已揚棄的進步史觀而做出褊狹的論證和評斷[24]。

近年來科技史、醫學史以及科技與社會研究（STS）指出，「標準化」是現代醫學與科學這種「帝國擴張」過程的主要推動力量之一。標準化的對象則包括度量衡、器械與儀器、作業流程與檢測基準，乃至人員的訓練與檢定。標準化又很容易成爲國家以「現代化」之名進行監控規訓的技術。實驗室在現代西方醫學標準化診斷、治療乃至疾病身分（disease identity）的過程中扮演關鍵角色[25]。雷祥麟等人的研究卻指出，帝國、國家機器與專業菁英往往無法順利達成將單一壟斷的標準加諸人民身上的企圖，進行規訓的權力網絡總有無法觸及與遭遇頑強反抗之處。在中國、印度以及許多其他地區，現代西方醫學的進入並沒有導致傳統醫學的消亡，後者反而在西方醫學挑戰下經歷種種變革調

21　Roy MacLeod, "Introduction" in Roy MacLeod and Milton Lewis (eds), *Disease Medicine and Empire: Perspectives on Western Medicine and the Experience of European Expansion* (London and New York: Routledge 1988), pp. 1-18 on p. 2.

22　Arnold, *Colonizing the Body*, p. 9.

23　Anderson, "Where Is the Postcolonial History of Medicine?" p. 529.

24　對台灣醫學史寫作方式與史觀的批判性檢討，可以參見許宏彬，〈誰的杜聰明？從科學家的自我書寫出發〉，《台灣社會研究季刊》，No 54 (2004)，頁149-176；郭文華，〈歸檔台灣醫療：初探醫師書寫的歷史與社會學〉，《台灣社會研究季刊》，No 54 (2004)，頁105-148。關於帝國與殖民醫學史研究在英美從英雄傳記與進步史觀轉向批判性研究的史學變化及其背景，參見MacLeod, "Introduction" in MacLeod and Lewis(eds), *Disease Medicine and Empire.*

25　Andrew Cunningham, "Transforming Plague: The Laboratory and the Identity of Infectious Disease," in Andrew Cunningham and Perry Williams (eds.), *The Laboratory Revolution in Medicine*(Cambridge: Cambridge University Press, 1992), pp. 209-244.

適而展現出嶄新的風貌與強大的活力。此外，現代醫學的概念與實作在不同的
社會與文化有時甚至會發生轉化、雜交與變形。實驗室更不是唯一能界定疾病
身分、衛生概念與實作內容的「計算中心」[26]。當地社會往往根據自身的需
求、文化資源與認識方式，建構出對現代醫學多樣的想像與願景。歷史學研究
應該分析這些願景的生產脈絡與建構過程，它們和帝國主義與西方現代醫學糾
纏擷頏的複雜關係，以及其中所涉及的利益與權力。

　　帝國、殖民主義與現代醫學在東亞的歷史還有太多有待探索的領域與課
題。我們希望日後華文世界醫學史研究的眼界還能更進一步拓展。就研究課題
而言，專研南非史的英國學者Shula Marks十年前(1997)回顧英語學界的殖民
醫學史研究時，認為此一領域對於種族主義、身分認同、性別、權力等課題的
探討已有豐碩的成果，但是對於政治經濟課題的分析相對而言卻較為缺乏[27]。
同樣的觀察與批評似乎也可以適用於目前台灣學界的殖民醫學史研究[28]。這本
書的主題是帝國和現代醫學的關係，然而，醫學和帝國擴張的歷史淵源遠早於
19世紀。歐洲19世紀之前的傳統醫學也占有殖民事業的一席之地，雖然當時西
方醫學在知識性格上較不壟斷排他，對身體的監控介入也遠不如現代醫學那般
深入細密，然而，這個時期的西方醫學仍深刻參與了殖民知識與種族概念的建
構生產[29]。此外，中國也是個殖民擴張歷史悠久的帝國。種族思想在中國有相

26　關於標準化以及「計算中心」(Centres of Calculation)這個概念，參見Bruno
　　Latour, *Science in Action: How to Follow Scientists and Engineers through Society*
　　(Cambridge, MA.: Harvard University Press, 1987), pp. 215-257.

27　Shula Marks, "What Is Colonial About Colonial Medicine?: And What Has Happened
　　to Imperialism and Health?" *Social History of Medicine* 10 (1997) pp. 205-219. 強調
　　政治經濟分析的殖民醫學史研究可參見Randall M. Packard, *White Plague, Black
　　Labor : Tuberculosis and the Political Economy of Health and Disease in South Africa*
　　(Pietermaritzburg : University of Natal Press, 1990).

28　性別與醫療的研究是台灣目前發展最為蓬勃的一個領域，本書未收入此一主題的
　　論文並不是由於史學界在這方面缺乏研究成果，而是由於生命醫療史叢書當中已
　　有李貞德主編的《性別‧身體與醫療》一書收錄相關論文。處理台灣現代醫學史
　　的性別議題的代表性歷史專書是傅大為的《亞細亞的新身體：性別、醫療、與近
　　代台灣》(台北：群學，2005)。這本重要著作處理的時代範圍橫跨晚清到20世紀
　　末，清楚呈現出一個較長時段的重要演變。現代台灣醫學史還相當罕見這種較長
　　時程的大研究，這是未來需要投入更多努力的地方。

29　參見David Arnold, "Introduction: Tropical Medicine before Manson," in David

當長遠的歷史，而中國統醫學也對人群差異進行解釋與分類的工作[30]。近年來學者已經開始探討地圖學（cartography）這類的知識和技術在大清帝國的殖民擴張事業中所扮演的角色[31]。或許現在我們也該開始探討中國醫學和中華帝國的關係了。除了延展時間的歷史縱深之外，我們也有必要擴展空間的視域。當日本帝國殖民台灣並引進現代西方醫學協助其統治之時，現代西方醫學在日本亦不過發展僅20年左右，因此必須掌握日本醫學與德國、英國、美國等其他帝國強權的醫學傳統的傳承和互動，才能釐清某些日本殖民醫學中的預設和概念。只有了解日本帝國在滿洲、中國及韓國的醫療活動，我們才能更深入了解台灣的殖民醫學史。另一方面，台灣作爲日本第一個殖民地正好可以是個試金石，可以檢視擴大後的日本帝國，是否存在著一個與西方不盡相同的東亞殖民醫學型態[32]。同樣地，也只有了解到英美的傳教醫療活動、英國人掌握的中國海關醫療勤務、洛克菲勒基金會對中國醫療教育與公共衛生的介入參與，以及日本在中國引介現代西方醫學過程中扮演的關鍵角色，我們才能對清末到民國的中國醫學史有深刻的了解。帝國的視域是全球性的，它不以國家的疆界爲限，更遠超過國族主義史學的視野與想像力。正如安德森所說：「對於隱喻、預設和

（續）————————————————————

Arnold（ed.）, *Warm Climates and Western Medicine: The Emergence of Tropical Medicine, 1500-1900* (Amsterdam: Rodopi, 1996), pp.1-19; Ronald L. Numbers (ed.), *Medicine in the New World: New Spain, New France, and New England* (Knoxville: University of Tennessee Press, 1987).

30 關於中國的種族思想，參見Frank Dikötter, *The Discourse of Race in Modern China* (London: Hurst and Co., 1992)；關於中國傳統醫學的體質分類概念，參見Marta Hanson, "Robust Northerners and Delicate Southerners: The Nineteenth-Century Invention of a Southern Medical Tradition," in Elizabeth Hsu(ed.), *Innovation in Chinese Medicine*(Cambridge: Cambridge University. Press, 2001), pp. 262-291.

31 Laura Hostetler, *Qing Colonial Enterprise: Ethnography and Cartography in Early Modern China* (Chicago : University of Chicago Press, 2001).

32 日本在滿州的殖民醫學是個亟待進一步研究的重要領域，這方面最近的研究可參見Robert John Perrins, "Doctors, Disease, and Development: Engineering Colonial Public Health in South Manchuria, 1905-1926," in Morris Low(ed.), *Building a Modern Japan: Science,Ttechnology, and Medicine in the Meiji Era and beyond* (New York, N.Y.: Palgrave Macmillan, 2005). 關於日本帝國統治下台灣和滿洲的醫學關係，參見許雪姬，〈日治時期臺灣人的海外經驗——在「滿洲」的臺灣醫生〉，「文化差異與社會科學通則：紀念張光直先生學術研討會」（台北市：中央研究院，2002）。

實作的全球流通，我們需要凝神傾聽……我們必須學著讓歷史學家成爲能夠同時理解遷徙(migrancy)與在地(situatedness)的游牧者(nomads)，而不是文本的帝國主義者或國族主義者。」[33]要研究帝國醫學及其歷史遺產，史學家的視域不只必須和帝國的視域一樣遼闊，還需要在歷史縱深上加以超越。

　　本文改寫自〈醫學、帝國主義與現代性〉，《台灣社會研究季刊》，54(2004)，頁1-16。

33　Anderson, "Where Is the Postcolonial History of Medicine?," p. 529.

第一編

醫學與殖民統治

第一章

新醫學在台灣的實踐(1898-1906)
——從後藤新平《國家衛生原理》談起

范燕秋(台灣師範大學台灣史研究所副教授)

　　本文探討日治初期後藤新平與台灣新醫學發展的關連，並以後藤所謂「生物學原則」的統治作為討論的切入點。本文追溯1890年代後藤的論著，顯示19世紀生物學說作為科學的世界觀，成為其建構近代國家、支持日本國家主義發展的重要論據；而後藤的「衛生制度論」即是運用此概念、建立公共衛生，以增強國家發展的機能之構想。

　　1898年後藤新平來台擔任殖民行政之後，生物學說也發揮類似的作用。為克服日人遭遇的風土疫病問題，後藤認為符合生物學策略的方法即是運用新醫學。為此，殖民政府推展衛生制度，使新醫學朝向知識系統化及體制化的發，也重視研究台灣特有風土的「熱帶醫學」，並運用基層警察保甲行政、施行防疫活動，終於使主要傳染病獲得有效的控制。

　　據此而言，以生物學說為基礎的殖民地新醫學活動，包含深層的文化意義是支持殖民主義和帝國主義的發展。新醫學作為一種生物學的策略，是以保護日本人為優先，即支持殖民者在種族競爭上成為優勝者；而且，新醫學也協助日本人的台灣經營，鞏固殖民統治，有助於日本帝國的發展。

一、引言

　　1903年11月8日，台灣總督府民政長官後藤新平以來賓的身分、出席台灣醫學會第一次大會，並對該會日籍醫學社群演講。他說道：

　　如諸君所知，敝人來本島赴任之際，即考慮將新領土的經營置於生物
學的基礎之上。蓋此一方針幾乎爲世界所公認……。旣然要將基礎置
於生物學之上，有關本島經營、最適當者不外是醫學。應肩負本島經
營重任的，是立志遠赴他鄉的母國人。……而研究克服風土影響、獲
得抵抗力的方法，捨醫學者之外，則不可得[1]。

後藤這段話或可作爲討論日本統治時代台灣醫學發展的起點。他作爲殖民地行
政長官，顯然期待醫學者協助殖民地經營；此一論點若具有現實的意義，則在
台日人如何運用醫學保護日人自身，即是重要的問題。同時，所謂奠基於生物
學的殖民經營又似乎與醫學研究又密切關連，這現象亦值得探究。

　　日治初期，從1898年至1906年由台灣總督兒玉源太郎與民政長官後藤新平
經營台灣期間，乃是日本殖民統治奠定基礎的階段；而且由於兒玉身兼多職、
無暇顧及台灣經營，乃將治台重任委諸於後藤新平，使後藤居於殖民施政主導
的角色[2]。

　　後藤新平是日本近代著名的政治家，有學者依據他的生涯發展，列出其作
爲政治家的特質有四：(一)明治時期第二世代政治家。(二)醫師出身的衛生行
政官，是創建日本公共衛生的基礎者之一，也是將科學的行政視爲近代國家本
質的「科學政治家」。(三)歷任台灣總督府民政長官、南滿鐵道總裁，是海外
殖民地統治經營成功者。(四)大正民主時代歷任遞相、鐵道總裁、內相、外
相，而卻缺乏顯著事蹟的反民主政治家[3]。其中，後藤前三項的發展與本文討

1　《後藤新平文書》R23：台灣民政長官時代，二八、演說及訓旨(八、台灣醫師
　　會第一回大會に於ける)，微縮資料(中研院社科所館藏)(東京：雄松堂書店，
　　1979)。
2　後藤新平是日本近代、也是台灣近代史上舉足輕重的歷史人物，因此相關研究成
　　果頗多。舉要言之，如：鍾淑敏，《日據初期臺灣總督府統治權之確立》(台
　　大史研碩士論文，1989)。陳豔紅，《後藤新平在臺殖民政策之研究》(淡江日研
　　所碩士論文，1987)。小林道彥，〈後藤新平植民地經營——日本植民政策の形
　　成と國內政治〉，《史林》68卷5號(1985.9)。Chang Han-Yu and Romon Myers,
　　"Janpanese Colonial Developement Policy in Taiwan 1895-1906: A Case of
　　Bureaucra-tic Enterpreneurship," *Journal of Asia*, 1963.4.
3　溝部英章，〈後藤新平——鬥爭の世界觀と理性の獨裁〉，《法學論叢》，

論關係最爲密切。

　　本文探討後藤新平與台灣現代醫學發展的關係，其中涉及日本近代史，以至近代世界的脈動，有必要以較寬廣的歷史視野加以考察，本文擬以1880年代末後藤新平的兩本論著《國家衛生原理》、《衛生制度論》作爲討論的起點。此外，本文題目所謂「新醫學」指西方醫學(western medicine)或現代醫學(modern medicine)，也就是西方近代科學革命之後，以至19世紀細菌學與免疫學形成的現代醫學發展。相對於台灣傳統漢醫，從日本移植而來的西方現代醫學可謂是新醫學 [4]。至於「實踐」(practice)一詞，則有兩層含意：其一、作動詞解，描述行爲操控的過程，指殖民者如何規範台人的健康活動。其二，作名詞解，描述行爲的結果，說明這結果是在台灣而非日本完成 [5]。

二、《國家衛生原理》與日本近代衛生

　　凡討論後藤新平對於台灣的經營，研究者多數論及他強調生物學原則的統治，並指出其特點在重視科學調查、善用人才，採取漸進措施和理性獨裁等 [6]。這些說明固然無誤，然而，尚未完全掌握生物學概念。本文認爲欲理解後藤新平的作爲及生物學概念，必須追溯其轉向台灣經營之前，日本近代衛生發展的概況，以及他政治思想的基礎；而在討論上、最適當的切入點，是1880年代末後藤的兩本論著—《國家衛生原理》(以下簡稱《原理》)和《衛生制度

(續)────────────────

　　　100.2(1976-1977)，頁63-65。

4　有關新醫學在台灣發展，其開端雖然是在清末，由西方傳教士傳進台灣。不過，現代醫學有系統性的發展仍然是在日本統治台灣之後。

5　本文討論是以筆者相關研究成果爲基礎，提出新的詮釋觀點。參閱：范燕秋，〈日據前期臺灣之公共衛生——以防疫爲中心之研究〉，台灣師大史研所碩士論文，1994。范燕秋，〈醫學與殖民擴張——以日治時期臺灣瘧疾研究爲例〉，《新史學》，7.3(1996.9)。范燕秋，〈鼠疫與臺灣之公共衛生1896-1917〉，《臺灣分館館刊》，1.3(1995.3)。范燕秋，〈日治前期臺灣公共衛生之形成〉，《思與言》，33.2(1995.6)。另有關西方近代醫學發展，參閱：當代醫學編，《西方醫史》(台北：當代醫學，1978)。

6　有關後藤新平的生物學概念之相關討論，另可參閱鍾淑敏，《日據初期臺灣總督府統治權之確立》。

論》（以下簡稱《制度論》）。《原理》一書主要是翻譯德國參事官兼衛生醫官派氏(L. Pappenheim)的論著《衛生警察學》；《制度論》則是依據前書的思想概念，討論衛生行政的實務之作[7]。因此，兩書宜統合觀之。

　　誠如書名「國家衛生原理」所示，《原理》一書主要在提出一種近代國家建構的理論，而且是以生物學概念爲基礎的國家觀。如該書所謂「晚近國家學的基礎必藉取生物學說」，「國家實是至高的人體，至尊的有機體，生物學說亦轉而爲此國家衛生原理的起源」[8]。換言之，生物學說既是國家學的依據，國家也被比喻成人體或有機體。

　　生物學又如何成爲國家學的依據？《原理》首先追本溯源、提出「衛生」的特殊含意。該書提出：所有生物體均處於生存競爭之中，而且生物也有一種求生的本能，稱爲「生理的動機，或衛生的動機」。因此，「所謂衛生法是發於生理的動機，依據生存競爭、自然淘汰之理，加上人爲淘汰之力，享有生理圓滿之總稱」[9]。換言之，「衛生的動機」是動物界演進的基本動力，據此，動物界才能逐漸演化。動物界凡生理的保衛工具完備者，是「過單獨生活」；否則只好以團結合作之力維護生存，因此「組成社會」。其中，人類屬群聚的動物，乃是因個人衛生的機能柔弱，最初是團結合作組成「社會」，但最後、社會成員爲進一步鞏固生存，自然推戴「主權者」而形成「國家」。該書的總結指出：「國家是由至尊的生活分子、即人類所組成的衛生團體」[10]。

　　換言之，19世紀生物學上物種競爭、適者生存的概念，被運用在國家之間的競爭，並認爲團結合作和主權者的領導，才能確保國家在競爭上的優勝，這就是國家的衛生機能。就此觀之，後藤可謂運用當時生物學說，論述國家形構的原理，以及強調國家的重要性。這種概念若置於時代脈絡之中，實不難理解。19世紀生物學說作爲一種支配性的意識形態，其特點在機械論的宇宙觀被

7　後藤新平，《國家衛生原理》（東京市報文社，1889.9），共161頁。後藤新平，
　　《衛生制度論》（東京市忠愛社，1890.9），共708頁。有關《衛生制度論》的來
　　源，日野秀逸，〈後藤新平「國家衛生原理」の理論的泉源〉，《日本醫史學雜
　　誌》，34.1(1988.1)，頁79-81。

8　《國家衛生原理》，頁6。

9　同上，頁15。

10　同上，第二篇1-6章。

有機體論世界觀所取代，無論人類歷史、經濟、政治過程因而皆從屬於演化的法則，生物學成爲支配社會政治等廣泛領域的概念[11]；而運用在近代國家之建構，即形成「有機體的國家觀」。

事實上，當時歐美各國學者引用生物學說，往往依據其實際的需要而形成不同的社會哲學—社會達爾文主義，其思想取向大抵有二：(一)支持個人主義，作爲資本主義社會自由競爭的依據。這是強調自由放任、自然選擇是社會進步的動力，如斯賓賽(H. Spencer)哲學是英國維多利亞時代自助信念的表現。(二)支持集體主義，作爲國家主義或種族主義的論據。這是以國家爲競爭的團體，對內方面，認定個人競爭將減弱團體鬥爭力，因此強調內部合作團結，及排除激進改革，以穩定社會秩序；必要時採取人爲選擇，由國家控制人口，抑制不適者的繁衍。對外方面，則認爲不同種族位於生物界發展的不同階段，有文明與野蠻之別，「優勝劣敗」正符合自然演進之道。當歐美國家轉向帝國主義之路，即採取此一路徑[12]；而近代日本的發展亦屬之。

1880年代，正是日本國家主義(nationalism)盛行的時代。19世紀中葉，日本受到英美列強侵略的刺激，開始積極整編國家體制，建立以明治天皇爲主體的政權，初期以推動文明開化，發展資本主義爲目標。自1870年代末，明治政府轉向壓制自由民權運動。1881年，明治政府決定採取德國式的國會制；1889年公布「大日本憲法」，天皇成爲絕對權力與價值的中心，在教育上灌輸對天皇的效忠，日本天皇體制逐漸增強[13]。後藤新平作爲明治時期第二世代政治家，就是處於此一國權高漲的時代。

因此，後藤新平之譯著德國學者的論著，提出「國家爲衛生團體」的觀點，也是1880年代日本政治環境與思潮之反映，這種觀念並非他所特有的[14]。

11　Paul Weindling, *Health, race and German politics between national unification and Nazism 1870-1945* (Cambridge University press, 1989), p. 16.

12　Richard Hofstadter, *Social Darwinism in American Thought,* Revised edition (New York: George Braziller), Ch1, 9, 10, 1959; Peter J. Bowler, *Evolution—the History of an Idea* (University of California press, 1984), pp. 267-288.

13　李永熾，《日本近代史研究》(台北：稻禾，1992)，頁2-10。

14　近代日本引進生物學說的時間甚晚。1877年，美國動物學家摩斯(E.S. Morse)到東京大學演講達爾文學說，才正式將生物學說引介到日本。不過，當時日本學界因缺乏生物學的知識基礎，對於該學說僅止於翻譯的階段，迄至1880年代、相關

不過，後藤獨特之處在作爲日本政府衛生官員，以帶有生存競爭的「衛生」概念，推演其國家之建構；並以實務經驗，提出符合其理念的衛生制度。

至於在《制度論》一書，後藤藉著討論歐洲各國衛生制度，檢討、批判日本衛生制度的發展。該書將衛生制度與國家的關係圖示如下[15]：

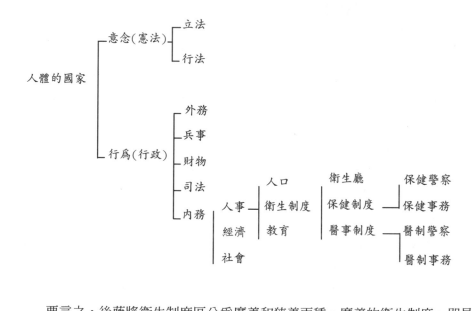

要言之，後藤將衛生制度區分爲廣義和狹義兩種。廣義的衛生制度，即是國家總體衛生機能，也稱爲「國務」，如上表包括外交、軍事、財政、司法、內務等行政事務。所謂「國家的身體是國土，國家的精神是人民，國家的智慧

（續）————————

出版物並不多。然而，日本學界卻將生物界「物競天擇、適者生存」的自然現象，迅速轉向社會進化哲學，即將生物進化論視爲科學的新世界觀，作爲詮釋社會政治發展的依據。當時日本最早引介生物學說支持國家主義的，是1882年加藤弘之出版的《人權新說》。該書以「優勝劣敗」的自然法則，反駁天賦人權說，其用意在支持日本絕對天皇制。換言之，加藤弘之可說是爲明治政府的國策忠實合理化的學界代表性人物，他即認爲日俄戰爭的結果、日本戰勝俄國，符合（日）優勝（俄）劣敗的自然法則。渡邊正雄，《日本人と近代科學—西洋への對應と課題》（東京：岩波新書，1976），頁106-115。村上陽一郎，《日本近代科學の步み》（東京：三省堂，1989），頁131-139。

15 《衛生制度論》，頁9。

是元首，國家的命令是憲法：國家的行爲是實務、即行政」[16]。由此顯示，在國家有機體觀之下，行政(行爲)各方面皆互相關聯。至於狹義的衛生制度，即基本衛生制度，屬內務、人事的一環；又包括衛生組織、保健制度、醫事制度三方面[17]。

後藤對於衛生制度之討論，有幾項要點值得注意。首先，他強調衛生並非單純醫學之事，而涉及廣汎的近代專門知識。即「衛生是廣泛的有關醫學、生物學、化學、工藝學、統計學、社會學、經濟學、法學、行政學等的一大學科」[18]。因此，「凡欲達到衛生的目的，僅知曉醫學的學理、施行醫術，並不足夠，而必須要有廣泛的見識者」；「……涉及氣象學、工學不少；風俗習慣、民情生活等，亦不可不知」[19]。由於衛生涉及各種專門知識，因此「可擔任衛生制度的審事者，是中央政府及地方自治體的衛生技術官員」[20]。在此，可見重視專家政治或技術官僚(主權者)。

其次，就衛生組織方面，這攸關當時日本衛生制度之創建，該書強調建立統合、貫通的衛生系統的必要；尤其，在比較歐洲各國衛生制度之後，基於普及制度、增強地方衛生行政之考量，讚許英國式的自治制[21]。事實上，1880年代明治政府加強中央集權體制，因此有1886年日本官制改革，衛生機關也歷經重大的調整。官制改革之後，內務大臣統籌全國行政，其下管轄的中央衛生機關有：衛生局、警保局、中央衛生會、衛生試驗所；其中，衛生局雖是衛生主務機關，但就衛生警察須與警保局合議辦理；後藤的批評是：兩者在職務上可能引起爭議；這問題也延伸到基層衛生組織[22]。

1879年，日本因霍亂流行的衝擊，地方官廳爲施行防疫之便，設置町村衛生委員及府縣衛生課。然而1886年官制的改革，設置警視總監，卻廢止町村

16　《國家衛生原理》，頁15。
17　《衛生制度論》，頁8。
18　《國家衛生原理》，頁77。
19　《衛生制度論》，頁112-114。
20　同上，頁111。
21　小野芳朗，《清潔の近代：衛生唱歌から抗菌グッズへ》(東京：講談社，1997)，頁110。
22　《衛生制度論》，頁138，156-57。

衛生委員；原本屬府縣衛生課的權限，又轉移到警視廳第五課由警察掌管，第五課職務又局限於防疫工作。當時內務省衛生局長長與專齋認為：這是衛生制度的退步。後藤在該書之中的批評為：將協同自治的事務轉移、集中於國家的官治，頗不得策，而且倒行逆施[23]。就當時日本衛生制度而言，這不僅造成府縣衛生課與警察有關衛生事務之爭，也使衛生局期待的綜合預防體制無法實現[24]。

相較而言，後藤在《制度論》讚許英國自治政體的優點。即「所謂自治是遵循國家法律，立於政府監督之下，以名譽職構成行政機關，地方的支出由其地方支辦，自定內部條規而有自主之權」。以及「國家有自治機關之必要，原因有二：(一)個人一方面是國家臣民，一面為自由人民。(二)個人生活狀態因時間、場所、發展狀況而有所不同，因此不能以相同方法治理之」[25]。而英國衛生制度的優點在於自治主義，即「凡衛生之事可依據地方性的，儘量委任各地方官廳全權處理；另一方中央官局也有管理監督之必要」[26]。換言之，無論就衛生行政的擴充，或基於地方發展的差異性，地方自主或自治的衛生活動、皆有其必要；中央機關僅擔負監督及統合之職責。

此外，《制度論》也提出行政變革必須考量生物習性，採取漸進的方式，不可急劇變革。蓋因「習慣是第二天性，對於社會人事、行政造成極大的限制。儘管為促進社會發展，又不得不變化其習性，然而，急劇變革恐有害生理、衛生」；以及「社會人事、國家政治，必須就進化之理考究之，急劇變革不可行也」[27]。而且，各國社會習慣及風俗不同，是由於地文學(自然環境)、土地人民沿革(歷史)、智識發達等因素，因此「衛生實務者最要注意的是地文學的關連及社會習慣衛生法的沿革，衛生制度的實施不可忽略調查和比較世

23　《衛生制度論》，頁166。

24　有關1879年(明治12年)及1886年衛生行政改革，及後藤新平對此的觀感，可參閱尾崎耕司的討論。尾崎耕司，〈後藤新平の衛生國家について〉，《ヒストリア》，153(1996.12)，頁199-219。

25　《衛生制度論》，頁187-190。

26　同上，頁199-201。

27　《國家衛生原理》，頁95。

態、人情、風俗、職業等變遷。」[28]。

　　總而言之，後藤對於衛生制度的討論，不僅呈現日本近代衛生發展的動態，也顯示其個人的重要理念。衛生制度作爲近代國家行政的一環，顯示國家權力介入個人(大衆)衛生之必要、即公共衛生時代的來臨。1880年代，日本中央集權體制的形成，顯示其國家主義的發展趨勢。此時，所謂「衛生」已不限於身體、生理層次，而擴及所有人事現象，衛生制度不只在防治傳染疾病，而須兼顧與國家發展有關的社會政治事物[29]。至於國家行政運作，如同對有機體的行爲操控，最好的策略是建立統合的衛生制度、以專業技術監督、地方自治、尊重習俗和舊慣，以及採取漸進措施。

　　1890年代，後藤似乎有更多實踐其理念的機會。1893年，他從德國留學返國，接任內務省衛生局長之職；同年底，一度因事去職。1895年8月，他因協助兒玉源太郎處理日清戰爭之後的軍隊檢疫成功，而恢復衛生局長之職。他任職期間推動的事務，如制定傳染病預防法，規定各家戶有施行清潔法、消毒法之義務，及經由衛生組合組成連帶責任，再由市、町村長等官員管理之；此外，致力壓制漢方醫學，以及支持北里柴三郎設立傳染病研究所，確立近代細菌學的發展[30]。

　　1895年起，後藤仿效德國宰相俾斯麥氏，欲在日本推動社會政策。是年12月，正式向國會提出設置「明治恤救基金」建議案，期以中日甲午戰爭償金部分充之，但未得通過。1896年底，他再度向第十議會提出第二方案，以捐贈和

28　《衛生制度論》，頁27。

29　在近代日本，後藤新平也最早提出社會衛生措施。參閱：瀧澤利行，〈近代日本に於ける社會衛生學の展開とその特質〉，《日本醫史學雜誌》，40.2，頁121。

30　1870年代，後藤醫學校畢業之後，先在愛知縣立醫院任職。他受奧國醫師羅倫茲(Albrecht von Roretz)的影響，已認知衛生行政重要，並對當局有所建言。他向愛知縣令提出設立衛生警察醫建言，強調衛生行政作爲預防醫學的一面，及醫師扮演的角色；以及向長與專齋建議、設立聯合公立醫學校，仍著眼於醫師的培養。1883年後藤因長與專齋的提拔，從縣立醫院院長轉任衛生局技師。1890年之後前往德國留學，論文題目是：「日本與各國衛生警察和醫療行政的比較分析」；期間並深受德。相俾斯麥參社會政策的影響。1893年，接任內務省衛生局長之職。石橋長英，小川鼎三，《お雇い外國人──醫學》(東京鹿島研究所，1969)，頁156-157。鶴見祐輔，《後藤新平傳第一卷》(東京：勁草書房刊行，1966-67)，後藤新平伯傳記編纂會(1937)，頁501-553。

課稅籌備財源，成立制度性的恤救法和救貧法，因內閣改組而失敗[31]。1898年初，後藤在新任台灣總督兒玉源太郎的推薦之下，轉任殖民地行政長官。從殖民母國中央轉向殖民地邊陲發展，似乎爲他個人帶來新的契機。

當時日本政府官員在國家主義的潮流之下，對於殖民經營抱持肯定的態度，後藤新平亦不例外。他認爲「殖民有利於商工、學術之運用，並隨疆域的擴充而推進」[32]，即肯定殖民可爲國家帶來更大的發展空間。更何況1895年台灣成爲日本的戰利品，被認爲是文明(日本)戰勝野蠻(中國)的結果[33]。

然而，所謂殖民統治乃是面對異地和異己(不同民族)，後藤的國家衛生策略是否有所調整，以及生物學概念又是否展現另一層意義？

三、台灣風土瘴癘與醫學介入

1895年之後，後藤新平在日本國家主義的浪潮中，被推向殖民地經營的位置。1896年初，他以日本內務省衛生局長之職，提出台灣「鴉片漸禁政策」，爲日本中央當局所採納；同年4月，被聘爲台灣總督府衛生顧問，來台負責規畫台灣鴉片制度和衛生制度。換言之，後藤最初參與殖民地經營事務，仍是從衛生行政著手。

後藤新平擔任台灣衛生顧問，顯然使他較早認知殖民地衛生問題，即日人來台面臨的傳染病威脅[34]。因此，初期他對於台灣衛生制度的規畫，包括公布傳染病預防規則，配合鴉片制度設置醫院及公醫制度，推薦東京大學工學教授巴爾頓(W. K. Burton)來台籌劃衛生工事，以及山口秀高來台任台北醫院院長等。

1898年，後藤新平隨兒玉源太郎來台任職，則轉向面對殖民地整體行政事

---

31 三浦正行，〈後藤新平小論——名古屋醫官時代から衛生局長までの若干檢討〉《立命館法學》，1980.2，頁753-757。

32 《國家衛生原理》，頁133。

33 周佳榮，《近代日本文化與思想》(台北：商務印書館，1994)，頁29。

34 1895年5月至11月日軍征台之役期間，日軍戰死者164人、負傷515人、病歿者4624人、罹病者26094人，而且病患死者以傳染病爲主因，顯示傳染病流行對日軍衝擊之大。

務。日治之初，由於日本政局遞嬗，台人武裝抗日活動亦持續發生；加上、日人缺乏殖民地統治經驗，治台政策未能確立，因此使台灣統治處於極不穩定的狀態。而台灣經營帶來的財政負擔，亦引發日本國內政黨之間的爭議；1897年底，「臺灣賣卻論」一時甚囂塵上。當此之時，日本中央當局將治台重任委與陸軍部大將兒玉源太郎，而兒玉選擇的搭檔則是後藤新平。1898年初，後藤以「臺灣統治急救案」，獲得日本中央當局的肯定，被派任為台灣總督府民政局長[35]。

後藤的「臺灣統治急救案」之受到重視，顯示其作為台灣經營的新方向。而該案的特點在於：一方面為符合中央當局縮減經費的要求，以保存台灣社會舊慣為原則，但另一方面又提出募集公債作為各項公共建設之用，展現積極治台的企圖。1899年以降，台灣總督府藉由「臺灣事業公債法」，增加台灣經營的特別事業費，進行重大交通建設，積極經營方案得以落實。而日本中央政黨通過公債法的原因，在基於國防戰略的觀點，認定台灣為日本南進的據點，有必要加強建設[36]。換言之，後藤積極經營台灣的作為，既有開拓日本帝國發展空間的目的，亦符合日本中央的要求。

同時，從後藤治台的措施觀之，可見展現其生物學概念的統治。日本治台之初，日本帝國會議依據六三法，委任台灣總督頒布具有法律效力的法令，使台灣總督擁有行政、立法、司法等大權，可施行專制統治。1898年起，在兒玉總督的全力支持之下，後藤新平力主總督府施政應排除國內政治的干擾，維持特殊統治體制，多次要求六三法施行之延長，以獲取行政施展的空間[37]。所謂特殊統治體制之維持，即在考量殖民地之特殊有機體，又有便於操控殖民行政的作用。

此外，後藤對於殖民地基層行政，也是講求「自治」；並經由整頓當時的警察—保甲制度，達到此一目的。1898年起，總督府為縮減行政經費及維持舊慣，納編傳統的地方自治組織—保甲制度，並結合上層的日人警察系統，形成

35　參考鍾淑敏，《日據初期臺灣總督府統治權之確立》，第二、三章。

36　小林道彥，〈後藤新平植民地經營——日本植民政策の形成と國內政治〉，頁8-13。

37　參閱鍾淑敏的相關討論，鍾淑敏，《日據初期臺灣總督府統治權之確立》。

強制的監控體系。保甲制度最初只用於「鎮壓土匪」－台民抗日活動；1903年以降，保甲行政涉及人民生活的各方面[38]，可謂符合「衛生」不單指身體生理或防疫工作，而指行政的全部。換言之，透過以傳統社會組織爲基礎的「保甲制度」，殖民行政力量得以施展與擴充，不僅減少官方行政的阻力，也使防疫工作能適度展開。

另一項考驗後藤如何採取生物學對策的，是日本人在台灣的風土適應問題。在後藤向兒玉提出的「治臺新方案」之中，檢討台灣統治的各種困難，指出除了來自日本的因素，如日本本國氣候風土良好，國民生活容易，以及欠乏殖民經驗等；而出自台灣的因素，其中之一是「惡疫瘴癘未除」，即傳染病盛行或亞熱帶自然環境的考驗[39]。

若依據總督府最初的疾病統計，當時日人面臨的「惡疫瘴癘」，最嚴重的莫過於鼠疫和瘧疾。就鼠疫而言，1896年，日人首先在殖民政治中心台北，發現爲世人驚恐、號稱爲「黑死病」的鼠疫病例。其後，又發現在古老的城市台南、鼠疫早已悄然蔓延。翌年，鼠疫流行逐漸擴及台灣西部主要市街，益發不可收拾。

儘管1896年總督府施行民政以來，已展開應急的防疫措施；然而，由於台灣人認爲鼠疫是日本人帶來的流行病，不願配合防疫措施，也沒有近代防疫的觀念；造成殖民政府防疫工作的困難[40]。1898年4月，兒玉、後藤來台任職之際，正當鼠疫流行。迄至五月，全台鼠疫患者共計1,033人，死者710人。各地方官廳雖依據傳染病防治規則，施行檢疫、隔離等防疫措施；而台人以各種方式逃避、抗拒，視防疫爲新政府的暴政。日、台人之間因鼠疫流行而益爲緊張、對立。而且，1897年起、臨近地區國家每公告台灣爲鼠疫疫區，禁止台人

---

38 有關保甲制度，參閱：Ching-chih Chen, *Police and Community Control Systems in the Empire*; Ramon H. Myers and Mark R. Peattie ed., *The Japanese Colonial Empire 1895-1945* (Princeton University press, 1984), pp. 213-239.

39 東鄉實、佐藤四郎，《日本殖民發達史》（台北：晃文館，1916），頁31。鶴見祐輔，〈臺灣統治急救案〉，《後藤新平傳第一卷》，頁913-918。

40 這項觀察是1902年高木友枝來台、擔任總督府衛生課長之後，對於當時台灣人防疫態度所作的觀察紀錄。鶴見的論著引用高木的觀察，來說明後藤新平就任時防疫工作面臨的困難。鶴見祐輔，《後藤新平傳第二卷》（東京：勁草書房刊行，1966-67），頁362。

或台灣的物品上岸，這不僅造成總督府的經濟損失，對日本殖民的威信也造成莫大的損傷[41]。

另就瘧疾而言，瘧疾是台灣亞熱帶的風土病，對在台日人的活動與健康影響尤其大。1896年起，總督府即特別統計全台官廳職員的瘧疾患者數，顯示官方重視瘧疾對日人行政效率的影響。同時，對日人殖民者最大的警示，是瘧疾對駐台日軍兵力的耗損問題；陸軍單位以詳細的疾病統計資料，說明瘧疾威脅之嚴重。總而言之，日治之初、在台日人死亡原因，以瘧疾占第一位；而且，日人每年因瘧疾之死亡人數在三百人以上[42]。

為處理這些傳染病流行問題，總督府開始整備近代衛生制度，以及推展相關衛生措施。1898年起，總督府施行的衛生措施可整理如下表(表1)[43]：

由以上觀之，總督府整備近代衛生制度是從近代醫療系統著手；繼之，1899、1900年公布環境衛生法規。進而，自1902年起全面展開鼠疫防治工作。在上表之中，「保甲制度」、也就是由日本警吏主導而台人保甲組織協力組成的基層保甲行政，顯然是後藤新平的「國家有機體」概念之中、作為操控生物體行為的重要機制。而殖民政府建構的新醫學體制，也就是後藤高度期許醫學在新領土經營擔負的任務，其地位和特色又如何？有必要作進一步討論。

四、新醫學與殖民權力

如引言所示，1903年、後藤新平在台灣醫學會第一次大會對日籍醫學社群的演講，指出新領土的經營必須奠定於生物學的基礎，也因此期勉這些醫學者，協助維護在台日人的健康、克服風土的影響。其實，他這場演講更重要的是提出「殖民地醫學」(colonial medicine)一詞，並認為「殖民地醫學異於本國

---

41 〈衛生課報告事務〉，《公文類纂》明治31年乙十一卷，民衛第693號。〈此黑疫的侵害は如何〉，《臺灣新報》明治31年，第470號。《臺灣總督府民政事務成績提要》明治30年度分，第四章衛生。

42 范燕秋，〈醫學與殖民擴張──以日治時期臺灣瘧疾研究為例〉，《新史學》7.3(1996.9)，頁159，160。

43 依據筆者的相關研究歸納，整理成表。

表1 日治初期台灣總督府衛生措施

1898	「臺灣統治急救案」、「治臺新方案」 向國會爭取設立醫學校 台灣總督府醫院官制 公醫候補生規則 公布「保甲制度」
1899	設公醫會、臨時台灣公醫講習規程 正式創設總督府醫學校 公布「臺灣下水規則」 設立「臺灣傳染病及地方病委員會」
1900	指示設立「公共衛生費」 公布「臺灣家屋建築規則」「臺灣污物掃除規則」
1901	公布「臺灣醫生免許規則」 組織醫生會 設置總督府警察本署衛生課 日軍軍營開始防蚊(防瘧)試驗
1902	鎮壓台人武裝抗日活動 聘請高木友枝來台,成立「臺灣醫學會」 確立撲滅鼠類為防疫策略
1903	制定「保甲條例施行細則標準」
1904	發布「公共衛生費整理規則」
1905	公布「大清潔法」
1907	設立台灣總督府研究所
1908	公布「臺灣鼠疫預防組合」

醫學」,而且,「殖民地醫學及熱帶衛生法終究會成為獨立的學科」[44]。而他對於殖民地醫學的定義是:保護日本人在「異地」的活動,即醫學主要在研究異地風土氣候,提供日本人增強身體抵抗力的方法。

　　同時,後藤在該演講中也強調醫學若要發揮效用,必須作適度的統合,提供衛生的實用價值。因此,他批評醫學專門化造成的分歧以及不切實際的流弊,期許醫學者留意衛生統計事業,研究飲用水的變化、下水道工事的改良,

---

44　同註1,〈八、臺灣醫師會第一回大會に於ける〉,《後藤新平文書》 R23:台灣民政長官時代,二八、演說及訓旨。

以及兩者如何影響居住或飲食衛生等[45]。

　　然而，殖民地醫學對於殖民地的台人(異已)，似乎有另一層意義，從後藤對台人商紳的談話，或能一窺其端倪。1890年3月，民政長官後藤新平在台北醫院、對揚文會台灣士紳代表演講，他指出：

> 日本政府建立醫院，創設醫學校，培養台灣人醫師，用意在保護人民的生命，廣被恩澤。……醫學發展關繫國家的盛衰，日本在明治維新之後、能開啓文明的門戶，醫學者的功勞最大。滿清中國因不能學習西醫的長處，落伍得僅保餘命。……希望來賓勸導親友子弟就讀醫學校[46]。

　　換言之，後藤演講的主要目的在說服台人接受新式醫學。然而他以西醫與漢醫、文明與落後、日本與清國等二元對立的論述，將新醫學的優越及殖民者文明作結合，日本殖民者也居於持有新醫學知識/權力的特殊位置[47]。在此，醫學成爲一種權力生產的機制，作爲緩和殖民權力壓制，及生產殖民者優越性與文明價值的作用。

　　以上，後藤的構想落實在擴充殖民地近代衛生制度。依據後藤新平最初規畫台灣的衛生制度，是以醫院及公醫制度爲主軸。1898年之前，總督府在全台各主要市街陸續設置九所醫院、六所分院，分屬各地方官廳。1898年6月，最大的改變是各地醫院轉由台灣總督府統轄，成爲府立醫院；並設醫長一職，提升醫院的專業地位。而且，醫院從原先十三所醫分院，經裁撤、合併

45　同上。
46　〈後藤民政長官演説筆記〉，《臺灣總督府醫學校一覽》，台灣總督府醫學校編，明治35年附錄。
47　依據後殖民文化研究，指出：殖民論述的支配性來自殖民者自最初統治階段、持續施行軍事壓迫和官僚控制，由於殖民者占有絕對的優勢地位，因此容易形成不平等的殖民與被殖民者的權力關係。殖民者憑藉優異的權位，並藉著二元對立的殖民論述，往往在殖民文化之中形塑出具支配性的認知架構。Bill Ashcroft, Graeth Griffth, Hellen Tiffin (eds), *The Post-Colonial Studies Reader* (London Routledege, 1995), pp. 18-23.

成爲九所[48]，使府立醫院朝向集中管理、節省經費及加強專業等發展。

　　同時，府立醫院進一步被組織，成爲監視風土疾病和發展新醫學的據點。1899年，總督府設立「臺灣傳染病與地方病調查委員會」，會長由民政長官後藤新平擔任，委員由全台各府立醫院醫長、醫師兼任，共計14人；並刊行《臺灣醫事雜誌》。1901年底，該醫事雜誌因山口秀高離職而停刊。1902年，高木友枝來台出任台北醫院院長和醫學校長，另發行《臺灣醫學會雜誌》，成立台灣醫學會，及每年舉辦一次醫學大會[49]。

　　若考察府立醫院的分布概況，以表2、1904年爲例，顯示在各縣廳設立官立醫院一所，此一時醫院規模尚小；其中，又以台北醫院編制規模最大。而

表2　1904年台灣總督府醫院

醫　院	位　　置	員額	院長及其職務
台北醫院	台北市街	17	高木友枝，總督府技師 臨時防疫課長， 傳染病及地方病調查委員 市區計畫委員， 醫學校教授，校長
新竹醫院	新竹市街	4	河田守恭，新竹廳，苗栗廳衛生顧問
基隆醫院	基隆市街	4	高柳元六郎，基隆廳衛生顧問，基隆港檢疫官，港務局醫務監督
台中醫院	台中市街	5	富士田謐平，台中廳，彰化廳，南投廳衛生顧問，地方病調查臨時委員
台南醫院	台南市街	5	築山葵一，鳳山廳鼠疫防治顧問，地方病調查臨時委員
嘉義醫院	嘉義市街	4	加藤信平
鳳山醫院	鳳山市街	5	鵜飼碧汀，鳳山、恆春廳衛生顧問
宜蘭醫院	宜蘭市街	4	米田倉英，廳衛生顧問
台東醫院	卑南街	4	浦地左總太，地方病調查臨時委員
澎湖醫院	馬宮街	4	澤田總五郎

資料來源：台灣總督府編，《臺灣總督府職員錄》（明治37年），頁593-594。

[48]　〈醫院長職務規程〉，《臺灣總督府府報》第443號，明治31年7月1日訓令166號。台灣總督府民政部編，《臺灣衛生概要》(1913)，頁35-37。

[49]　小田俊郎，《臺灣醫學五十年》（東京：醫學書院，1979），頁10-17.

且，醫院院長多兼地方衛生顧問，或傳染病與地方病調查委員；以及負責監督地方公醫之責。就醫療資源分布上，主要是集中在日人行政官廳所在的市街。

另依據表3：台灣地方病與傳染病調查會研究主題，可見包括：瘧疾、痢疾、毒蛇、鼠疫、登革熱、傷寒、流行性腦脊隨膜炎、鴉片煙癮、肺蛭寄生蟲、皮膚病等。其中，以瘧疾研究所占比例最高，大約近總篇數的四分之一。有關鼠疫的預防醫學研究，以堀內次雄最早處理鼠疫問題，先後發表多篇論文，提出臨床細菌學、非細菌學輔助的及症候等診斷法，及討論鼠疫人體免疫試驗和疫苗的預防效力。而且，這些研究主題若從西方近代醫學發展觀之，也代表傳統「瘴氣論」的衛生觀點已經改變，轉而以細菌學爲基礎，即以防治特定傳染疾病爲主，強調細菌學、免疫學的預防醫學發展。

表3所列研究主題以瘧疾研究篇數最多，也顯示日人對於了解此一問題之迫切。而瘧疾研究的最大突破，在於發現瘧疾病原蟲及傳播的病媒蚊，這是奠基於熱帶動物與植物的生物學研究，即以寄生蟲學、原蟲學及昆蟲學爲主的生物學科，說明日本在台灣開始發展「熱帶醫學」[50]。也是如後藤新平所言：在台灣發展異於日本殖民母國的，著重研究、克服台灣亞熱帶風土疫病的「殖民地醫學」。

其次，是推展基層的近代醫療系統「公醫制度」。日治之初，後藤設立公醫制度的用意，在模仿外國殖民地以傳教士爲拓殖的先驅，由於日本無傳教士，因此以醫師代替傳教士。他認爲：「公醫是地方公共衛生第一線工作者，猶如西方傳教士一般，扮演國家拓殖先驅、文明傳播者的角色，與地方警察行政並肩推展公共衛生。」[51]。換言之，若警察行政屬強制、嚴厲的一面，則醫師如同傳教士一般，扮演仁慈、救援的角色，具有平衡、緩和殖民行

50　Patrick Manson(熱帶醫學之父、英國人)不認爲熱帶醫學只是簡單的將細菌學的方法與技術運用到熱帶地區，而認爲此學科的科學特性是基於熱帶動物與植物學，即以寄生蟲學、原蟲學及昆蟲學爲主的生物學科。W. F. Bynum, *Science and Practice of Medicine in Nineteenth Century* (Cambridge University Press, 1994), pp. 149-150.

51　鶴見祐輔，《後藤新平傳第二卷》，頁368。〈公醫會に於ける後藤演説〉，《臺灣日日新報》第1018號，明治34年9月21日。

政的作用[52]。

　　公醫制度從初創到確立，採取漸進方式及適應異地爲目標。1896年，總督府開始召聘日本醫師來台擔任公醫。1897年，全台共派駐96名公醫。1898年7月，總督府制定「公醫候補生規則」，規定凡欲擔任公醫的醫師必先採用爲候補生，爲期六個月，研習有關台灣語言、醫事衛生、風土病、顯微鏡學、臨床實驗等課程，待有空缺而聘用之。同時，府立醫院院長備指定作爲地方公醫之監督。1899年，民政長官指示各地組織「公醫會」，進而組成全台公醫會。1904年，制定「臨時台灣公醫講習規程」，每年舉辦公醫在職訓練。至1911年，台灣醫師人數增加，「公醫候補生規則」才廢止[53]。

　　再者，後藤新平認爲醫學校才是衛生制度建立的原動力，蓋因公醫制度能上軌道是由於醫學校之設立[54]。山口秀高受命最早試辦「土人醫學教育」，他發現「在台灣推展文明的醫術，基於人種的情感因素，日籍醫師絕非台籍所能及；但傳統醫生又缺乏近代醫學知識，流弊頗大」；「日籍醫師因台灣風土的關係，無法長久留任。若養成台人醫士，既可接替日本醫師之職，又可扮演輸入日本文明的角色。」。在試辦成效的評估之後，1898年3月，後藤新平正式向日本國會第十三議會提出相關計劃，經說服之後，以「土人醫師養成所」名義，通過三萬餘圓預算經費[55]。1899年3月，總督府公布醫學校官制，正式開辦新式醫學教育。

　　日治初期，醫學校最初招生頗爲困難，原因之一在台灣傳統社會地位不高，願意習醫者不多[56]。在後藤試圖以說服、拉攏台灣社會上層階級的方式之後，逐漸克服此一問題。1905年以降，醫學校入學考試趨於競爭激烈，顯示其已成爲台人有志升學的青年競相爭取的目標。由於醫學校是殖民政府開放給台

52　David Arnold, *Imperial Medicine and Indigenious societies* (Manchester Univ. Press, 1988), pp. 17-18.
53　〈臺灣公醫會後補生規程〉，《臺灣總督府府報》第319號，明治31年7月2日府令第48號。
54　鶴見祐輔，《後藤新平傳第二卷》，頁370。
55　台北醫專編，《創立廿五周年紀念祝賀記事》(1925)，頁1-4。
56　陳君愷，《日治時期臺灣醫生社會地位之研究》，台灣師大專刊22(1992)，頁15。

人，極少數的上升管道之一[57]，新醫學之獲得上層社會的普遍支持，可說是經由特殊的權力宰制關係，使新醫學霸權(hegemony)得以形成。

迄至1919年爲止，醫學校總計培養544名台籍醫師。他們在任職的動態上，以獨立開業者最多，其次是任職官立醫院及公醫，少部分，則追隨日本國家力量活躍於海外[58]。換言之，散布各地的台籍開業醫，乃是影響新醫學散播、不可忽略的力量。

相較於上述新醫學的推展，總督府則刻意壓制傳統醫療的發展。依據1897年總督府初步調查「臺灣土人醫生」人數的結果，總計爲：1070人，其中包括漢醫1046人、洋醫24人。當時總督府基於台人較信賴傳統醫生，尚未決定處理方案。1898年之後，官方基於防疫的考量，也就是醫生協助患者隱匿、拒絕檢疫，成爲衛生行政的弱點，因此決定謀求儘速處理[59]。

1901年7月，總督府發布「台灣醫生免許規則」，規定凡台人從事醫務者，必須繳納手續費、向地方官申請許可證；而地方官宜適度認定其醫術之後，再發給醫生許可證；而且，醫生許可證的發給以是年12月31日爲限。該規則發布之後，申請者總數2126人；合計獲得醫生許可者1903人，未得許可者223人。此後，總督府並未再核發醫生許可證，限制傳統醫生發展成爲既定政策；而且，傳統醫生也被納編在公醫的指導下，輔助官方衛生工作[60]。自此，傳統醫生確定成爲從屬、邊緣的地位，相對提昇新醫學作爲中心、權威的位置。

綜合以上觀之，新醫學在殖民地經營上、扮演增強殖民地「特殊有機體」

57　〈醫學校學生異動、畢業人數〉，《臺灣總督府醫學專門學校一覽》（台灣總督府醫學專門學校編），大正9年，頁153。吳文星，《日據時期臺灣社會領導階層之研究》（台北：正中書局，1993），頁99。

58　〈醫學校畢業生地方別〉，《臺灣總督府醫學專門學校一覽》，大正9年，頁157-158。〈畢業生任職統計〉，《臺灣總督府醫學專門學校一覽》，大正11年，頁162。

59　〈新頒醫制〉，《臺灣日日新報》，第971號，明治34年7月28日。

60　〈臺灣醫生免許規則〉，《臺灣總督府府報》，明治34年7月23日府令第47號。〈免許後に於ける醫生成績〉，《臺灣日日新報》第1250號，明治35年7月6日。〈醫令章程〉，《臺灣日日新報》第1091號，明治35年1月25日。〈醫生近況〉，《臺灣日日新報》第1655號，明治36年11月3日。

機能的重要角色。也就是總督府為處理在台日人面臨的台灣「瘴癘惡疫」問題，將新醫學朝向知識系統化、專業化以及體制化的發展；尤其，因應台灣特殊有機體的需要，而發展「熱帶醫學」和「熱帶衛生學」。據此，新醫學成為增強殖民地「衛生機能」的工具。不僅如此，新醫學也作為殖民者文明的利器，在面對殖民地人民上，具有緩和殖民壓制以及再生產殖民者文明價值的作用。

若新醫學也代表一種近代文明的價值，則經由體制化的推展，如何引發台灣社會近代化的變遷，也就值得注意。基本上，日治初期新舊醫學代表兩種不同的民族/種族位階，即日本人的位置是：殖民者、權力中心、新醫學、研究者，而台人的位置是：被殖民者、權力邊緣、舊醫學、被研究者。然而，1899年起、伴隨總督府醫學校的設立，殖民地新式(近代)醫學教育與知識的推展，原有的知識/權力關係也有所變動。如表3，自1900年代末台籍醫師開始從事新醫學研究，或可作為重要的例證。

表3　1899-1909年台灣地方病及傳染病調查報告

(註：以下《台灣醫學會雜誌》簡稱醫學雜誌、《台灣醫事雜誌》簡稱醫事雜誌)

	題　　目	作　　者	發表時間	出　　處
1	肉叉蚊第一次報告	木下嘉七郎	1901.9	該會出版
2	肉叉蚊第二次報告	木下嘉七郎	1903.4	醫學雜誌12
3	肉叉蚊第三次報告	木下嘉七郎 宮島幹三郎	1904.10	醫學雜誌12
4	臺灣之地方病痢疾	今裕	1906.6	醫學雜誌12
5	臺灣產毒蛇調查報告	羽鳥重郎	1904.8	醫學雜誌12
6	鴉片癮者治療研究報告	稻桓長次郎	1908.3	醫學雜誌12
7	嬰兒腳氣之母乳研究報告	稻桓長次郎	1910.3	醫學雜誌12
8	臺灣之衛生	坪井次郎	1899.3.18	醫事雜誌1.2
9	脾臟破裂之實驗	川添正道	1899.3.18	醫事雜誌1.2
10	所謂臺灣熱私論	堀內次雄	1899.3.18	醫事雜誌1.2
11	痢疾析論	米田昌英、河內	1899.3.18	醫事雜誌1.2
12	台北城內衛生工事實況	W.K.Butron巴爾頓	1899.4.18	醫事雜誌1.3
13	論五指山麥巴來蕃社之某種皮膚病(ふろる)	和十	1899.4.18	醫事雜誌1.3

14	對瘧疾熱之結麗阿曹篤效力	小林	1899.4.18	醫事雜誌1.3
15	肺鼠疫考	堀內次雄	1899.4.18	醫事雜誌1.3
16	談本島人之脾臟	川添正道	1899.9.7	醫事雜誌1. 6-7.
17	談臺灣之黑水熱	田上	1899.6	醫事雜誌1.5
18	臺灣出生之本土人罹患瘧疾概況及其治療法	櫻井	1899.7.15	醫事雜誌1.6
19	瘧疾原蟲與其發病徵狀之關係	木下嘉七郎	1899.11.18	醫事雜誌1.10-11
20	瘧疾患死者病理研究	川添正道	1899.11.18	醫事雜誌1.10-11
21	瘧疾之診斷	鵜飼碧汀	1899.11.18	醫事雜誌1.10-11
22	熱帶性莓疹病	堀內次雄	1899.11.18	醫事雜誌1.10-11
23	所謂台灣熱私論	堀內次雄	1899.11.18	醫事雜誌1.10-11
24	間日瘧及惡性瘧瘧原蟲	木下嘉七郎	1900.1.18	醫事雜誌2.1
25	熱帶性皮膚病	青木大勇	1900.1.18	醫事雜誌2.1
26	肺鼠病之五病例	木下嘉七郎、鵜飼碧汀	1900.1.18	醫事雜誌2.1
27	無力情下腳潰瘍	青木大勇	1900.1.18	醫事雜誌2.3-4
28	脾臟膿瘍	川添正道	1900.12.24	醫事雜誌2.11-12
29	臺灣蕃人的一種皮膚病	青木大勇	1900.12.24	醫事雜誌2.11-12
30	談臺北附近傷寒之調查	鵜飼碧汀	1900.12.14	醫事雜誌2.11-12
31	二、三種瘧原蟲染色法之比較	木下嘉七郎	1899.9.19	醫事雜誌2.8-9
32	熱帶性莓疹病的實驗	堀內次雄	1899.9.19	醫事雜誌2.8-9
33	鼠疫診斷之困難及其病類	堀內次雄	1900.2.15	醫事雜誌2.2
34	脾臟破裂之實驗	山田義雄	1901.4.24	醫事雜誌3.1
35	談偶談性鼠疫人體免疫試驗及其預防接種效力	堀內次雄	1901.1.24	醫事雜誌2.2-3
36	鼠疫再傳染之病例	浦池佐總太	1909.10.20	醫學雜誌2
37	登革熱與班疹異同辨	堀內次雄	1902.10.20	醫學雜誌2
38	莓疹病及其實驗	早田今朝治	1902.11.30	醫學雜誌3
39	談瘧疾潛伏期	人見祐一郎	1902.11.30	醫學雜誌3
40	糞便及組織內阿米巴痢疾檢查之住意事項	田中祐吉	1903.1.30	醫學雜誌6
41	登革熱實驗	岡田次太郎	1903.1.30	醫學雜誌6
42	瘧蚊Anopheles maculatus檢出	英健也	1903.3.28	醫學雜誌8
43	黑水熱實驗	川田敬治	1903.3.28	醫學雜誌8
44	鼠疫早期的診斷法	堀內次雄	1903.3.28	醫學雜誌8
45	地方性阿米巴痢疾研究	青木大勇	1903.5.28	醫學雜誌10

46	氣候性「鼠蹊部淋巴腺腫」	官崎泰治	1903.6.28	醫學雜誌11
47	談因毒蛇咬殤之中毒症狀	松山五七郎	1903.7.28	醫學雜誌12
48	阿米巴瘰疾病理研究第一次報告	田中祐吉	1903.7.28	醫學雜誌12
49	對登革熱之己見	川田敬治	1903.8.28	醫學雜誌13
50	談水返腳流行之鼠疫	原玄一郎	1903.8.28	醫學雜誌13
51	瘰疾瑣談	人見祐一郎	1903.8.28	醫學雜誌13
52	在台實驗一班	山口弘夫	1903.9.28	醫學雜誌14
53	脾臟破裂之鑑定報告	水川龍太郎	1903.9.28	醫學雜誌14
54	鴉片癮者體革檢查第一次報告	木村謹吾	1903.10.28	醫學雜誌15
55	談本島產毒蛇	松山五七郎	1904.2.28	醫學雜誌18
56	談生蕃體格	森下薫	1904.3.28	醫學雜誌19
57	對阿米巴痢疾非病原說之問答	田中祐吉	1904.3.28	醫學雜誌19
58	流行性腦脊髓膜炎之實驗	植山儀吉	1904.4.28	醫學雜誌20
59	談流行性腦脊髓膜炎所見	鶴卷	1904.5.28	醫學雜誌21
60	服用庚油企圖自殺的報告	原玄一郎	1904.5.28	醫學雜誌21
61	有關庚油	松山五七郎	1904.5.28	醫學雜誌21
62	蛭之人體寄生	渡邊雅	1904.6.28	醫學雜誌22
63	流行性腦脊髓膜炎實驗	川島與一郎	1904.6.28	醫學雜誌22
64	臺南廳噍吧哖地方流行之腦脊髓膜炎調查報告	築山葵一	1904.8.28	醫學雜誌24
65	台灣產毒蛇調查報告(一)	羽鳥重郎	1904.8.28	醫學雜誌24
66	臺南廳噍吧哖地方流行之腦脊髓膜炎調查報告	築山葵一	1904.9.28	醫學雜誌25
67	急性局部性浮腫	長野純藏	1904.11.28	醫學雜誌27
68	桃仔園附近局部性皮膚水腫	森下薫	1904.12.28	醫學雜誌28
69	台東廳瘰疾調查報告	蒲池佐總太	1905.1.28	醫學雜誌29
70	瘰疾徵狀及其治療法	吉田坦藏	1905.1.28	醫學雜誌29
71	談瘰疾原蟲	木下嘉七郎	1905.1.28	醫學雜誌29
72	瘰疾預防法	高木友枝	1905.1.28	醫學雜誌29
73	瘰疾預防法	築山葵一	1905.1.28	醫學雜誌29
74	澎湖島瘰疾	澤田總五郎	1905.1.28	醫學雜誌29
75	黑水熱治療實驗	河田守恭	1905.1.28	醫學雜誌29
76	瘰疾之一、二例	高柳元六郎	1905.1.28	醫學雜誌29
77	原發性鼠疫病理解剖	今裕	1905.1.28	醫學雜誌29
78	甲狀腺腫研究第一次報告	岸一太	1905.1.28	醫學雜誌29
79	蛇毒研究報告	羽鳥重郎	1905.1.28	醫學雜誌29

80	嬰兒腦膜炎徵候論	吉田坦藏	1905.1.28	醫學會雜誌29
81	本島毒蛇咬傷之民間療法	謝唐山	1905.1.28	醫學雜誌29
82	台灣婦人骨盤及身體計測	角田寅藏	1905.1.28	醫學雜誌29
83	四日熱瘧疾十個病例	黑川嘉雄	1905.3.28	醫學雜誌31
84	氣候性「鼠蹊部淋巴腺腫」	粟原金彌	1905.5.28	醫學雜誌33
85	在台灣發現之佝僂病	今裕	1906.7.28	醫學雜誌45
86	熱帶病發者所謂傳染性庖瘡	粟原金彌	1906.8.28	醫學雜誌46
87	脾臟的皮下損傷結構	今裕	1906.9.28	醫學雜誌47
88	外傷性脾臟膿瘍	松尾知明	1907.2.28	醫學雜誌52
89	嬰兒腦膜炎	吉田坦藏	1907.10.28	醫學雜誌60
90	所謂腦膜炎	臼杵才化	1907.11.28	醫學雜誌61
91	論黑水熱	稻桓長次郎、角田	1907.11.28	醫學雜誌61
92	台灣地方病痢疾之原因	中川幸庵	1907.11.28	醫學雜誌61
93	論阿米巴痢疾	橫井喜極	1907.11.28	醫學雜誌61
94	台灣氣候與血液	稻桓長次郎	1907.11.28	醫學雜誌61
95	鴉片癮者研究報告	稻桓、林清月、王震謙	1907.11.28	醫學雜誌61
96	蕃人與瘧疾之關係	市川(軍醫部長)	1907.11.28	醫學雜誌61
97	瘧疾併發之急性白血病	川上和六	1907.11.28	醫學雜誌61
98	脾臟膿瘍	尾見薰	1907.11.28	醫學雜誌61
99	鴉片癮者研究	林清月	1908.3.28	醫學雜誌65
100	台灣之肝臟硬化	久保信之	1908.3.28	醫學雜誌65
	腫症之語	高木友枝	1908.4.28	醫學雜誌66
	台灣之十二指腸寄生蟲病	王震謙	1908.8.28	醫學雜誌70
	鼠疫與蚤關係之研究	倉岡彥助	1908.11.28	醫學雜誌73
	蚤與鼠疫傳播之關係	倉岡彥助	1908.12.28	醫學雜誌74

資料來源：臺灣地方病及傳染病調查，《臺灣に於ける地方病調查報告第一回》，1909，頁113~122。

註：本表由莊徵華先生助譯。(莊徵華，台大醫學院，省瘧疾研究所所長，聯合國防疫顧問，衛生署防疫處長退休)

　　換言之，新醫學也引發台人/被殖民者對於文明價值的追求，而帶動台灣社會近代化變遷。舉要言之，1920年代以來、新醫學的專業提高台灣醫師的社會地位，但殖民體制又存在極不平等的權力關係，因此，不少台籍醫師積極參與抗議日本殖民體制的社會政治運動。同時，新醫學作為一種近代文明的價

值，它也可能被台籍醫師用來批判台灣傳統文化，或者批判殖民地醫療不公平的問題[61]。顯然的，新醫學也成爲台灣社會變遷的動力。

五、防疫措施與衛生活動

1900年代以來，無論總督府機構進行的預防醫學研究，或者近代衛生制度之整頓，皆指向傳染病防治之迫切。而防疫工作作爲一種廣泛的衛生活動（practice），無論是透過衛生法規的規定，或者透過基層警察－保甲行政的運作，都是對殖民地人民行爲的操控和訓練（discipline）。1900年代總督府的防疫工作，即是透過一連串的衛生活動，達成控制主要傳染病的目的。

19世紀末期，西方近代衛生觀念受「瘴氣論」的影響，是以環境衛生作爲預防傳染病的基本措施。日治初期，總督府衛生措施的重點，亦不例外；不過，總督府是以規畫適合日人居住的環境爲起點。當時，巴爾頓（W. K. Burton）被聘請來台籌劃衛生工事，即在提供潔淨的飲水，以及排除污水，爲日人構建適合居住的生活環境。爲此，巴爾頓前往英國統治的上海、香港等華人居住區考察其環境衛生，而後再實地調查台灣北、中、南部以至澎湖等主要市街。據此，提出台灣各市區重新規畫的報告書。其後，總督府發布的衛生法規，就是以巴爾頓的調查報告爲基礎而擬定的[62]。

1899年，受到鼠疫流行嚴重的壓力影響，流行地的市區重新規畫、益爲迫切。當時台南市日人商工會社、即基於台南鼠疫流行之嚴重，而向總督府提議「市區改正」。同時，總督府基於衛生習慣的差異可能造成官方執行之阻力，及衛生經費有限的考量，乃是採取台、日人分區處理，而且，以規劃日人新居住區爲優先的原則[63]。

1899年起，總督府發布衛生法規，作爲強制推行的依據；先後發布「臺灣

61　在1920年代賴和的小說，對這幾個面相皆有所呈現。參閱：李南衡主編，《日據下臺灣新文學（一）賴和先生全集》（台北：明潭），1979。陳君愷，《日治時期臺灣醫生社會地位之研究》，頁194-195。

62　鶴見祐輔，《後藤新平傳第二卷》，頁367-368。

63　〈臺南市區改正二付建議書〉，《公文類纂》，明治32年追加一七卷之七。

下水規則」、「臺灣家屋建築規則」及「臺灣污物掃除規則」。而這三項規則皆以北部或台北市街爲優先，中南部、東部市街繼之，採漸進式推行。其中，台北市區作爲殖民政治中心，成爲展示日人文明衛生施設的櫥窗[64]。

　　爲確實施行上述法規，卻又限於衛生經費不足，後藤新平提出開徵「公共衛生費」的構想。1900年起，總督府指示各地方廳將食品市場、屠宰場、渡船場等委由市街共同經營，其收入充作一般衛生事業經費。據此，台灣各地區市街，從日人集中的地區開始，漸次施行「市區改正」—社區衛生空間的規畫[65]。

　　也由於總督府對於「市區改正」，是以日人居住的社區爲優先，因此伴隨各地「市區改正」之推展，社區環境衛生的變化可能形塑日人／衛生與台人／不衛生的空間區隔。其實，這種依據殖民階層而區別的衛生空間，正符合當時後藤所持有的生物學概念。

　　此外，由官方制定的每年春、秋兩季的大清掃活動，是更具操作性質的衛生活動，經由警察－保甲行政的體制化殖民行政，深入各家戶，促成社會的整體動員。1905年，總督府指示大清潔法施行規程，要求每年宜施行春、秋季各一次大清潔，並依據一定標準施行，由地方廳長訂定之。就清潔活動施行的季節，官方強調以防治鼠疫和瘧疾爲主。而且，爲確保清潔活動的施行效果，係動員街庄、警察保甲組織到各家戶檢查，貼上區分清潔、不清潔的分類標籤，並要求後者再清掃、查驗合格爲止[66]。

　　1901年，總督府依據細菌學研究的成果，針對單一、特定的傳染病展開防治工作。官方首先重視瘧疾問題，而且，基於軍隊與鞏固殖民統治的直接關係，瘧疾防治最先從駐台日軍著手。1901年，駐台日軍軍營展開防蚊試驗，其成效顯著，日人將其成果提到國際醫學會，展示此世界性的創舉[67]。不過，限

64　鶴見祐輔，《後藤新平傳第二卷》，頁367。

65　高木友枝以衛生行政主事者的立場，說明後藤新平制定公共衛生費的「貢獻」。〈官場拾有八年的回顧〉，《臺灣時報》，大正九年(1920)一、二月號。

66　鶴見祐輔，《後藤新平傳第二卷》，頁364-365。范秋燕，〈醫學與殖民擴張——以日治時期臺灣瘧疾研究爲例〉，頁74-77。

67　〈臺灣瘧疾預防法施行報告〉，《臺灣史料稿本》(台灣史料編纂委員會)，明治35年3月18日官報彙報。〈防蚊成績の萬國醫學會へ提出〉，《臺灣日日新

於衛生經費不足,兒玉、後藤時期並未施行普及的防癆措施[68]。

1902年,總督府積極展開鼠疫防治,是在完成鎮壓台人武裝抗日活動之後,官方行政也因此以警察保甲系統爲基礎。就防疫的策略,後藤新平向內務省申請特設防疫機關,並聘請高木友枝來台主持防疫計畫;及基於細菌學研究,確立以撲滅鼠類爲防疫大計,並進行細菌檢查、以掌握流行消長。另兼施行市區重新規劃,拆除疫病流行地區家屋,以及隔離、消毒措施等。1903年10月,設立臨時防疫課;1906年,增設防疫醫官[69]。在此,展現後藤重視專業與人才的作風,及貫徹根除鼠疫的決心。

1902年起,台灣社會展開大規模滅鼠的「人鼠大戰」。這場社會動員以兩種方式進行,其一,採取柔性訴求,誘之以利。即各廳先後施行懸賞收購鼠類。凡街民捕獲鼠類或發現斃鼠,送交防疫部或警所,交出一隻即賞給幾錢,並給與懸賞券一張,賞券累積至千號再行抽籤給獎,賞金因等級不一[70]。

其二,訴諸強制性鼠類驅除,以減輕收購鼠類所需鉅額經費。地方支廳或將捕鼠區分爲收購區及非收購區,凡故意懈怠者,甲長、保正具情報告,處以過怠金,收購費由公共衛生費及過怠金支出。或採各庄締結規約,庄民每戶每月須捕殺定數,不及者處罰。1903年11月,總督府統一指示各地方廳籌措共同衛生費收購,或依保甲規約義務驅除鼠類[71]。

另一項基本防疫措施是人體檢疫與健康監控。1896年底,總督府施行應急的鼠疫防治措施,開始對台灣社會造成莫大的衝擊,引發台人極大的疑懼和逃避。1902年以降,官方並行的衛生措施是「人體免疫」,即對鼠疫流行地區施行疫苗預防注射,對於住民造成直接的衝擊。1903年1至4月,官方在北部地區施行血清疫苗預防接種,總計接種者日人2,155名、台人4,990名,就該地區

(續)
　　報》,明治36年1月16日。
68　總督府防癆實際須鉅額經費之事,高木友枝以主事者的經驗有所說明。見〈官場拾有八年の回顧〉。
69　高木曾任日本衛生局防疫課長、大阪鼠疫預防顧問,任內完成日本本國鼠疫。總督府警務局,《臺灣總督府警察沿革誌第一篇警察機關の構成》(1916),頁115-116。〈警察本署置臨時防疫課〉,《臺灣總督府報》,明治36年10月10日號外,訓令第188號。
70　〈懸賞捕鼠〉,《臺南廳報》41明治35年2月1日,告示第5號。
71　〈鼠族驅除規則〉,《臺北廳報》第125號,明治35年12月19日,廳令第23號。

日、台籍人口比例而言，日人接種人數比台人高一倍；台人普遍疑忌，動輒逃避藏匿。官方爲屬行此一措施，動員區長、醫生、紳商勸誘；而且，爲取信於民，由官署、地方名望、紳商、醫生等依次施行接種，以爲表率。官方設置的新式教育設施，如小、公學校和醫學校等施行預防注射較爲容易[72]。

1908年，總督府公布「臺灣鼠疫預防組合」，對凡疫病流行的主要街區進行強制性編組，對患者、菌鼠、疫病隔離等加強監控，鼠疫流行因而初步控制。當時，後藤新平雖已轉任滿鐵總裁，鼠疫防治仍屬於他任內適度規畫與施行的結果。而台灣鼠疫完全被控制，則是1918年之事[73]。

總之，防疫衛生作爲廣泛的傳染病控制活動，包括市區重新規劃、衛生空間的區隔、家戶清潔、捕鼠活動、人體衛生等，都是殖民行政權力的廣泛運作，經由疾病分類、行政法規、空間隔離，從外部監視和操控個人的行爲，到從新知識的傳播改變個人觀念，持續規範殖民地人民的認知與行爲。近代式規範(discipline)源起於宗教與軍隊，即最初在宗教和戰爭的經驗中，人體持續受訓練、壓抑、規範；繼之，經由細緻的知識、權力關係，將身體編入科學的論述，以及對身體作外部的控制，據此形塑出近代社會的外形及價值觀[74]。從這樣的思考角度，或許較能理解台灣的近代衛生何以逐漸成形。

1900年代，就在總督府逐漸控制台灣主要傳染病之際，後藤新平也委託日本學者加強國際宣傳。如竹越與三郎、新渡戶稻造等陸續發表文章，宣揚台灣總督府積極統治，推展公共衛生、有效控制傳染病，既鞏固台灣經營，也證實日本帝國的殖民能力[75]。此外，伴隨殖民統治的穩固，總督府也積極引進、協助日本資本家及其企業，確立在台灣發展商業與金融資本，完成在殖民地的資

72　《臺灣日日新報》第864號，明治34年4月12日，「注射訛傳」；明治35年3月25
　　日，「議辨預防」、「百斯篤問題」；1078號，明治35年4月9日，「射卻病
　　魔」。
73　日治前期的鼠疫防治，另參閱：范燕秋，〈鼠疫與臺灣之公共衛生1896-
　　1917〉，《臺灣分館館刊》1.3: 59-84。
74　Bryan S. Turner, *Regulating bodies: Essay in Medical Society* (London: Routledge,
　　1992), pp.177-178.
75　竹越與三郎，《臺灣統治志》(台北，1905)，頁446。吳文星，〈新渡戶稻造與
　　日本治臺宣傳〉，《日據時期臺灣史國際學術研討會論文集》(台北：1993)，頁
　　31-41。

本獨占事業，據此將台灣納入日本帝國資本主義發展體系的一環[76]。此時，總督府鞏固台灣作爲日本帝國南進發展的據點，不僅象徵著日本帝國版圖的拓展，也促進日本帝國進一步發展的可能性。

六、結語

　　本文以後藤新平的兩本論著爲切入點，追溯他在1890年代轉向台灣經營之前的政治作爲與理念。藉此，考察日本近代衛生的發展，以及後藤在其中所占的位置，以釐清日本統治之下、新醫學(近代醫學)在台灣爲何及如何以有系統的方式展開。

　　從本文分析後藤的論著所顯示，生物學說與殖民地新醫學的發展確實有密切關係，其相關脈絡可由兩個層次觀之。首要，在1880年代的日本、生物學說被運用在集體主義的取向，作爲支持國家主義的論據。後藤新平身處於這樣的時代氛圍，而以衛生行政官員的立場，建構以生物學說爲基礎的「國家衛生論」；即將國家視爲立足於現實世界的競爭團體，強調增強國家衛生機能的重要。由此顯示，日本近代衛生的建構與國家發展有重大關係，公共衛生乃是鞏固國家發展機能不可或缺的一部分，這層意義也轉向支持殖民與帝國的建構。

　　其次，19世紀生物學說也代表一種科學的世界觀，其特性之一是先前的機械論的世界觀轉向有機體論，因此對於如何有效操控有機體，有其符合生物學法則的科學策略。比如：後藤討論「國家衛生機能」，即強調國家由在位的主權者領導以及團結合作之必要；國家行政也必須採取近代學術、科學的監督，並發展普及行政的地方自治；同時，採取漸進的改革，以減少抗阻。同樣的，新醫學作爲一種運用於殖民地的操作機制，也必須符合此種生物學的策略。

　　因此，新醫學運用在殖民地也具有以上兩層意義。首先，新醫學支持近代公共衛生之建立，而且協助克服日人遭遇的風土瘴癘問題，增強日人立足於殖民地的衛生機能，鞏固其殖民統治。1898年，後藤新平從衛生局長轉任殖民地

76　1904、1905年，台灣經濟大抵被納入日本資本主義在生產結構之中。涂照彥，《日本帝國主義下的臺灣》(台北：人間，1975)，頁33-46。

行政長官，儘管其行政職務已有重大轉變；然而，面對殖民地經營成敗的關鍵時刻，仍是面對如何增強國家衛生機能的問題。尤其，殖民政府必須克服在台日人的熱帶風土適應及傳染病問題。

所謂生物學原則，在面對台灣統治之際，不是全然移植日本國內的措施，反而必須因應台灣的自然環境及人文特性，即重視生物有機體的生存環境與習性。因此，後藤展現的生物學策略如：採取特殊統治法，是適應殖民地特性，減少抗阻，也有利於殖民行政的揮灑空間。

又基於衛生制度之建立，醫學必須作統合的運用，因此新醫學朝向系統的擴充。這主要呈現在兩方面：其一，建立衛生制度，包括從府立醫院的整頓、到公醫制度的布署，以及台灣傳染病地方病委員會展開的醫學研究，進而納編以及壓制傳統醫生的發展，及台籍醫師的培養、散布。在此，新醫學朝向知識系統化及權力體制化的發展，成為增強殖民地有機體機能的機制。同時，新醫學也因應探究台灣亞熱帶風土、疫病的特性，發展成研究異地風土的科學；即建立異於日本本國的「殖民地醫學」或「熱帶衛生學」。

另一項重要的基層行政建置是「保甲制度」。後藤運用其「自治」概念，在名義上、納編台灣傳統的自治組織「保甲制度」，而實質上、建立上層由日人警吏領導的嚴密監控系統，也因此使殖民行政力量貫徹到殖民地社會基層。1902年防疫衛生活動之展開，即是以警察─保甲的行政運作為基礎，加上殖民政府、新醫學的專業監督，進行多方面、廣泛的衛生活動。因此，逐漸控制台灣主要傳染病；也達到保護日人在熱帶地區活動，即後藤所謂熱帶衛生的成效。

綜合而言，以生物學說為基礎的殖民地醫學活動，也隱含深層的文化意義，即含有支持種族主義或殖民主義，以及日本帝國主義發展的作用。蓋因新醫學作為一種衛生機制，以保護日人在異地的活動、增強在台日人的衛生機能為主要目標。日人在台灣運用新醫學，確保其作為殖民者的優異性，也支持其在種族競爭成為優勝者；同時，經由鞏固台灣經營，確立殖民統治經驗，有助於日本帝國的發展，具有支持帝國主義的作用。

本文初稿發表於「醫療與中國社會學術研討會」（中央研究院歷史語言研

究所主辦,會議時間:1997.6.26-28)。經修訂、審查之後,刊載於《新史學》
9:3(1998,9)。

參考書目

傳統文獻

台灣史料編纂委員會

    1902 〈臺灣瘧疾預防法施行報告〉《臺灣史料稿本》明治35, 3, 18官報彙
        報。

台灣日日新報社

    1901 〈公醫會に於ける後藤演說〉《臺灣日日新報》第1018號,明治
        34,9,21。

    1901 〈注射訛傳〉《臺灣日日新報》第864號,明治34, 4, 12。

    1902 〈射卻病魔〉《臺灣日日新報》第1078號,明治35, 4, 9。

    1902 〈免許後に於ける醫生成績〉《臺灣日日新報》第1250號,明治
        35,7,6。

    1902 〈醫令章程〉《臺灣日日新報》第1091號,明治35, 1, 25。

    1903 〈醫生近況〉《臺灣日日新報》第1655號,明治36, 11, 3。

    1903 〈防蚊成績の萬國醫學會へ 提出〉《臺灣日日新報》明治36, 1, 16。

台灣新報社

    1898 〈此黑疫的侵害は如何〉《臺灣新報》明治31年,第470號。

台南廳

    1908 〈懸賞補鼠〉《臺南廳報》第41號,明治35年2月1日告示第5號。

台北廳

    1902 〈鼠族驅除規則〉《臺北廳報》第125號,明治35年12月19日廳令第23
        號。

台灣總督府

    1898 〈衛生課報告事務〉《臺灣總督府公文類纂》明治31, 乙11卷民衛第
        693號。

台灣總督府

　　1897　《臺灣總督府民政事務成績提要》，明治30年度分。

台灣總督府

　　1898　〈臺灣公醫會後補生規程〉《臺灣總督府府報》第319號，明治31,7,2
　　　　　府令第48號。

台灣總督府

　　1898　〈醫院長職務規程〉《臺灣總督府府報》第443號，明治31,7,1日訓令
　　　　　166號。

台灣總督府民政部編

　　1913　《臺灣衛生概要》（台北：臺灣總督府民政部，1913）。

台灣總督府警務局編

　　1916　《臺灣總督府警察沿革誌第一篇警察機關の構成》（台北，1916）。

台灣總督府醫學專門學校編

　　1920　《臺灣總督府醫學專門學校一覽》，總督府醫學專門學校，大正9年。

台灣總督府醫學專門學校編

　　1922　《臺灣總督府醫學專門學校一覽》，督府醫學專門學校，大正11年。

台北醫專編

　　1925　《創立廿五周年紀念祝賀記事》，台北醫專，大正14年。

台灣總督府醫學校編

　　1902　〈後藤民政長官演說筆記〉《臺灣總督府醫學校一覽》（台北，明治35
　　　　　年附錄）。

台灣地方病及傳染病調查會

　　1909　《臺灣に於ける地方病調查報告第一回》，台灣地方病及傳染病調查
　　　　　會。

竹越與三郎

　　1905　《臺灣統治志》（台北）。

東鄉實、佐藤四郎

　　1916　《日本殖民發達史》（台北：晃文館）。

後藤新平

1979 《後藤新平文書》(東京：雄松堂書店，微縮資料，中研院社科所)。

後藤新平

1889 《國家衛生原理》(東京：報文社)。

後藤新平

1890 《衛生制度論》(東京：忠愛社)。

高木友枝

1920 〈官場拾有八年の回顧〉，《臺灣時報》大正九年(1920)1、2月號。

近人論著

小野芳朗

1997 《清潔の近代：衛生唱歌から抗菌グッズへ》，東京：講談社。

小田俊郎

1979 《臺灣醫學五十年》(東京：醫學書院)。

小林道彦

1985 〈後藤新平植民地經營——日本植民政策の形成と國內政治〉《史林》68: 5。

三浦正行

1980 〈後藤新平小論——名古屋醫官時代から衛生局長までの若干檢討〉《立命館法學》1980, 2。

日野秀逸

1988 〈後藤新平「國家衛生原理」の理論的泉源〉《日本醫史學雜誌》，34. 1，79-81。

石橋長英，小川鼎三

1969 《お雇い外國人——醫學》(東京：鹿島研究所)。

李南衡主編

1979 《日據下臺灣新文學(一)賴和先生全集》(台北：明潭)。

李永熾

1992 《日本近代史研究》(台北：稻禾出版社)。

周佳榮

1994 《近代日本文化與思想》（台北：台灣商務印書館）。

村上陽一郎
1989 《日本近代科學の步み》，東京：三省堂。

吳文星
1993 《日據時期臺灣社會領導階層之研究》（台北：正中書局）。
1993 〈新渡戶稻造與日本治臺宣傳〉《日據時期臺灣史國際學術研討會論文集》（台北）。

尾崎耕司
1996 〈後藤新平の衛生國家について〉，《ヒストリア》153：199-219。

范燕秋
1994 〈日據前期臺灣之公共衛生——以防疫爲中心之研究〉，台灣師大史研所碩士論文。
1995 〈鼠疫與臺灣之公共衛生1896-1917〉，《臺灣分館館刊》1.3：59-84。
1995 〈日治前期臺灣公共衛生之形成〉，《思與言》33.2。
1996 〈醫學與殖民擴張——以日治時期臺灣瘧疾研究爲例〉，《新史學》7.3。

涂照彥
1975 《日本帝國主義下的臺灣》（台北：人間）。

渡邊正雄
1976 《日本人と近代科學——西洋への對應と課題》，東京：岩波新書。

當代醫學編
1978 《西方醫學史》（台北：當代醫學）。

鍾淑敏
1989 《日據初期臺灣總督府統治權之確立》，臺大史研碩士論文。

陳豔紅
1987 《後藤新平在臺殖民政策之研究》，淡江日研所碩士論文。

陳君愷
1992 《日治時期臺灣醫生社會地位之研究》，台灣師大專刊(22)。

溝部英章

　1976　〈後藤新平——鬪爭の世界觀と理性の獨裁〉《法學論叢》100: 2。

瀧澤利行

　1994　〈近代日本に於ける社會衛生學の展開とその特質〉《日本醫史學雜誌》40：2。

鶴見祐輔

　1966-67　《後藤新平傳第1-4卷》（東京：勁草書房刊行，後藤新平伯傳記編纂會、1937）。

Arnold, David

　1988　*Imperial Medicine and Indigenious societies*（Manchester Univ. Press）.

Bill　Ashcroft, Graeth Griffth, Hellen Tiffin（ed）

　1995　*The Post-Colonial Studies Reader*（London　Routledege）.

Bocock, Robert

　1986　Hegemony, *Tavistock Publications & Ellis Horwood*.

Bowler, Peter J.

　1984　*Evolution—the History of an Idea*（University of California press）.

Bynum, W. F.

　1994　*Science and Practice of Medicine in Nineteenth Century*（Cambridge University Press）.

Ching-chih Chen

　1984　*Police and Community Control Systems in the Empire*; Ramon H. Myers and Mark R. Peattie ed., *The Japanese Colonial Empire 1895-1945*（Princeton University press）.

Han-Yu Chang and Myers, Ramon

　1963　"Janpanese Colonial Developement Policy in Taiwan 1895-1906: A Case of Bureaucratic Enterpreneurship," *Journal of Asia*, 1963.4.

Hofstadter, Richard

　1959　*Social Darwinism in American Thought*, Revised edition（New York:

George Braziller）.

Turner, Bryan S.

  1992   *Regulating bodies: Essay in Medical Society*（London: Routledge）.

Weindling, Paul

  1989   *Health, race and German politics between national unification and Nazism 1870-1945* （Cambridge University press）.

第二章
氣候、體質與鄉愁
——殖民晚期在台日人的熱帶神經衰弱

巫毓荃(倫敦大學衛爾康醫學史研究中心博士班)
鄧惠文(萬芳醫院精神科主治醫師)

一、熱帶神經衰弱

　　1930年代末期，日本南方醫學研究會對於近500位在台灣從事智能性工作的日本人，進行了一個有關身體與精神自覺症狀的調查。該份調查書，列出十六個症狀，請受調查者回答自己渡台後是否曾出現該症狀。統計結果顯示，這些症狀在渡台日人中有著極高的發生率，包括：精神能率低下(男：66％，女：53％)，注意力散漫(男：62％，女：54％)，思慮困難(男：59％，女：66％)，頭暈(男：24％，女：32％)，身體懶倦發酸(男：77％，女：59％)，易厭煩(男：66％，女：56％)，嗜眠(男：59％，女：68％)，缺少活力(男：61％，女：54％)，性急(男：36％，女：37％)，容易中暑(男：17％，女：16％)，緊張易疲勞(男：40％，女：37％)，易發怒(男：41％，女：47％)，怕冷(男：60％，女：42％)，便秘(男：20％，女：30％)，下痢(男：23％，女：13％)，失眠(男：28％，女：22％)[1]。

　　當時，這些症狀被認為是「熱帶神經衰弱」(tropical neurasthenia)的表

1　中脩三、小林準一，〈熱帶馴化ノ精神醫學的研究(一)台灣に於ケル知能勞務者ノ自覺症ニ就テ〉，《台灣醫學會雜誌》第41卷第6附錄(1942)，頁1-21。

現。所謂「熱帶神經衰弱」這一疾病概念，起源於西方國家的熱帶殖民地，如英國的印度或美國的菲律賓，用以診斷、解釋許多移住到熱帶地域的西方白人，在經過一段時間的殖民地生活後，所出現的各式各樣、沒有特定病理變化的精神與身體不適。

1860年代，美國神經科醫師George M. Beard首先使用「神經衰弱」這個概念，描述一個他認為只發生在美國人或美國文明的症候群。這個症候群包含許多身體與精神的非特定症狀，從疲勞、緊張、到慢性消化不良等。Beard認為這些症狀起因於神經力(neural force)的耗竭，而美國獨有的高度文明與現代化(以蒸氣機、電報、期刊報紙、科學與女性的精神活動為代表性象徵)，則是造成神經力耗竭的主因[2]。在這樣的解釋模式中，神經衰弱成為個人或是國家文明進步程度的象徵，一種專屬上流社會「值得嚮往的」(desirable)疾病[3]。這個概念傳到歐洲後，其器質性(organic)的解釋模式、訴諸文明與社會發展的病因理論、以及連帶的社會階層意涵，也曾在一段時間裡得到廣泛的接受。但是隨著退化病因理論的盛行，神經衰弱很快就失去原有的意義。一方面，Beard的病因與解釋模式不再被接受，退化體質取代社會文化成為精神疾病的首要病因。另一方面，神經衰弱模糊而多變的表現，缺少足以界定特定疾病的主要症狀，也沒有可預期的一致病程，並不符合當時精神醫學理論對於疾病診斷的要求。於是，神經衰弱逐漸成為一個診斷的「垃圾桶」，作為一個異質性的分類範疇，只有那些無法被歸類為其他特定疾病的病症，才會暫時被診斷為神經衰弱，以作為有待進一步研究區分的對象[4]。

2　George M. Beard, *American Nervousness, Its Causes and Consequences* (New York: G.P. Putnam's Sons, 1881).

3　Tom Lutz, "Neurasthenia and Fatigue Syndromes—Social Section," in *A History of Clinical Psychiatry*, ed. German E. Berrios and Roy Porter (The Athlone Press, 1995), pp. 533-544.

4　參見Volker Roelcke, "Electrified Nerves, Degenerated Bodies: Medical Discourses on Neurasthenia in Germany, circa 1880-1914," in *Cultures of Neurasthenia: From Beard to the First World War*, ed. Marijke Gijswijt-Hofstra and Roy Porter (Amsterdam: Rodopi, 2001), pp. 177-197; Simon Wessely, "Neurasthenia and Fatigue Syndromes—Clinical Section," in *A History of Clinical Psychiatry*, ed. German E. Berrios and Roy Porter (The Athlone Press, 1995), pp. 509-532.

　　其後，精神分析與其他心理性、反應性病因理論的發展，更進一步削弱神經衰弱的理論基礎。在這些強調心理病因的理論中，雖然並未完全否定能量耗竭可能導致精神疾病的概念，但是認為這種「真性神經衰弱」相當罕見，往往只出現在罹患嚴重身體疾病的患者。他們認為大部分的神經衰弱都是「假性神經衰弱」(pseudoneurasthenia)，這是一種人格中潛藏心理衝突，或是現實生活中面對難以解決的困境時，患者「逃入疾病」(flight into the disease)，以避開衝突情境的心理狀態。這一類患者，通常被認為有著強烈的歇斯底里(hysterical)傾向[5]。

　　熱帶神經衰弱概念也有類似的演變。在Warwick Anderson對於菲律賓熱帶神經衰弱論述所作的研究中，我們可以看到這個變遷的過程[6]。Anderson提到，菲律賓熱帶神經衰弱的盛行，開始於1902到1903年間，當時也被稱為「菲律賓炎」(philippinitis)或「腦疲勞」(brain-fag)。雖然不同世代的醫生對其致病機轉有著不同的見解，但是熱帶氣候卻是他們共同認可的病因。其中，依循傳統理論的醫生，從能量平衡的觀點，認為潮濕氣候使得汗液無法自由發散，熱氣聚積在體內，身體只好減少產生熱與能量以達到平衡，因而造成能量不足的狀況。較注重物理化學模式的年輕醫生，則是認為白人皮膚無法抵抗熾熱陽光中的有害射線，從而造成身體的物質性破壞與能量損耗。無論如何，這種能量損耗對於生活型態與智能活動都很單純的當地人而言，或許不是太大的威脅，但是對於擁有高度文明並肩負殖民地各種行政工作，因而必須從事複雜智能思考的白人而言，卻是無法承受的負擔。

　　到了1920年代，精神分析逐漸成為美國精神醫學的主流理論，而殖民地的熱帶神經衰弱醫學理論，也有了相應的變化。在這些強調心理病因與性病因的精神分析理論中，熱帶氣候不再具有決定性，殖民者壓抑的性慾望，則被認為是熱帶神經衰弱的主要病因。當時的精神科醫生認為，相較於殖民地的土著，殖民者不像他們一樣，能在未開化的社會文化中，享有較大程度的性自由；相

5　Eugen Paul Bleuler, *Textbook of Psychiatry*, translated by A. A. Brill(Dover Publications, INC., reissue 1951), pp. 556-559.

6　Warwick Anderson, "The Trespass Speaks: White Masculinity and Colonial Breakdown," *The American Historical Review* 102.5 (1997): 1343-1370.

較於宗主國的同胞,他們又較少機會參與音樂會、戲劇、跳舞等各種文化活動,而這些正是文明社會用以調節被壓抑性驅力的重要機制。此外,隻身赴殖民地的殖民者,他們無法享有正常的家庭生活,而只能忍受禁慾的痛苦,或以手淫、婚外性行為(必須中斷性交)滿足部分性慾。於是,他們極易成為性慾作祟的受害者,而表現出各種神經衰弱的症狀。

同樣在1920年代,Anderson注意到菲律賓的熱帶神經衰弱,似乎不再像以往那麼盛行。早期它可說是一個極常見的疾病,不但許多殖民官員聲稱受其困擾,也有許多文學作品以此為主題。但是到了1920年代,熱帶神經衰弱卻越來越為罕見。Anderson認為這與病因理論的改變有關。早期的病因理論,強調惡劣氣候環境的影響,或是強調白人因為自身的高度文明與殖民使命,而承受較大的精神負擔。這樣的理論,維持了白人熱帶神經衰弱患者的男性認同與優越感,並使這個疾病成為可以彰顯自己犧牲精神的光榮象徵。但是在後一種理論中,熱帶神經衰弱卻是起因於不健康的性心理或「歇斯底里」特質,從而這個疾病不但不再是「值得嚮往的」疾病,甚至還帶有一些負面的意義。換言之,當疾病的文化意義改變時,疾病的流行情況也有了相應的變化。

此外,Anderson還指出,精神醫學論述的變遷,除了受到母國主流理論的影響外,也與殖民地醫生的身分認同有關。早期的殖民地醫生,多半在殖民地停留較長的時間,而成為當地殖民者社群的一員。因此他們的論述,更能反映出殖民者的意向與感受,而對疾病作出較為正面的評價。相對地,晚期的精神科醫生,他們停留於殖民地的時間多半很短暫,對話的對象也是逐漸成形的母國精神醫學專業社群,因此更傾向於追隨主流理論,而較少顧慮殖民者社群的感受。

因此,無論是在西方社會或是在殖民地,神經衰弱的醫學理論與文化意義,都曾經歷相當的變遷。而在Anderson所討論的菲律賓熱帶神經衰弱歷史中,一方面,這個變遷來自母國主流理論的改變,進而影響殖民地的熱帶神經衰弱理論與文化意義;另一方面,這個變遷也有一個在地的脈絡,亦即殖民地醫生在職務、身分與自我認同上的不同,也影響他們對於理論的偏好與選擇。而且從Anderson的有趣討論中,我們還可以發現熱帶神經衰弱是一個與殖民者自我認同有關的身心經驗。它曾是他們彰顯自我犧牲的光榮象徵,但後來又因

爲帶有某些負面意義而漸行消失。神經衰弱在醫學理論上的曖昧不明、各種理論所暗含的文化意義、以及病者對於自己身心經驗一定程度的自主性，讓這個疾病不再只是一個疾病，而能成爲我們研究殖民歷史特別是殖民者心理的重要主題。

如本文一開頭的調查資料所顯示的，在日本帝國的南進史中，熱帶神經衰弱同樣是一個受到注目的疾病。它不但是殖民地日人一個極普遍的身心困擾，而且透過對於勞動力與民族體質的影響，它還曾對帝國南進政策造成衝擊。而且在不同的醫學與社會文化脈絡中，日本南方殖民地的熱帶神經衰弱也與Anderson所描述的菲律賓，有著相當的不同。而本文將試圖從醫學理論的建構、文化意義的演變、政治社會的衝擊、以及病者自我的感受等層面，討論這段南方日人的熱帶神經衰弱史。

有關南方日人的精神狀態問題，早期並不是帝國與殖民者社群關心的焦點。但自1930年代初期起，陸續出現一些從勞動科學、心理學或精神醫學角度，討論熱帶氣候對於精神效率影響的文章。1930年代中期，在有關南向政策的爭議中，熱帶神經衰弱與其衍生的民族體質退化疑慮，也曾扮演了一定的角色，並激起殖民政府醫學菁英對此問題的回應。之後，台北帝國大學精神病學教室由中脩三教授帶領的團隊，對於台灣與海南島日人的神經衰弱問題，進行了一系列的研究與實作。藉由引進「心因性」、「植物神經系統」、「假性神經衰弱」等概念，他們發展出一套有關「熱帶神經衰弱」的論述，以及一些身體與心理技術，試圖從個人與國家層面解決這個問題。事實上，自從1895年日本開始殖民台灣以來，殖民政府便不斷遭遇來自殖民地熱帶或亞熱帶環境與風土病的威脅。面對這個有關「南方生命線的日人生命」問題，藉由醫學理論與實作的進展、醫療衛生制度的建立、公共衛生與個人衛生的改善與規訓等努力，1930年間，在台日人在各個年齡層上的死亡率都已接近甚至超越日本內地的水準。但是，死亡率與各種身體疾病發生率的降低，並不意味身在殖民地的日本人，就能自覺有著健康的身體。「熱帶神經衰弱」經驗的普遍存在，此時成爲「熱帶馴化」最後必須面對的挑戰，也攸關日本帝國在亞洲南方發展的成敗。

雖然是在這樣的歷史背景下，熱帶神經衰弱自1930年代起才逐漸成爲殖民

政府與殖民醫學關注的問題。但是這並不意謂這些身心症狀一直到這個時候，才成為殖民者的困擾。事實上，早在1930年代以前，它們就已是南方移住日人身心經驗的一部分。

二、台灣ぼけ

自從日本開始在南方活動以來，民間即流傳著「台灣ぼけ」、「海南ぼけ」、「南洋ぼけ」等說法。「ぼけ」的漢字可以寫成「呆け」或「惚け」，意即心智的癡呆糊塗。而上述「——ぼけ」的意義，則是指習於溫帶生活的日本人，在亞熱帶或熱帶殖民地生活一段時間之後，身體與精神的勞動效率都會大幅下降，變得又懶又笨，而與殖民者眼中的當地原住民沒什麼兩樣。除此之外，民間還流傳著有關「熱帶狂亂」的恐懼。這是指日本人來到熱帶地域後，原本卓越的腦力會變得愚蠢遲鈍，而且很容易疲倦，無法從事需要高級思維或情感的活動；此時若不能好好休息調養，而硬逼著自己工作或思考，往往就會罹患精神病，而陷入心神狂亂的狀態[7]。

這些現象後來被認為是熱帶神經衰弱的表現[8]。從前述南方醫學研究會所進行的調查，我們可以拼湊出當時在台灣從事智能性工作的日本人，其心理與身體經驗的部分面貌。通常，這些心智遲鈍的現象，是在來台半年至一年後出現。對於高級知識分子而言，他們發現自己的推理能力變差，閱讀、研究的效率低下，思維跳躍，缺少前後一貫的邏輯；原有的道德感情變得麻木不仁，感受力遲鈍，失去自我反省的能力，以致無法維持戒律嚴謹、充滿熱情的生活，而趨於享樂，只知追求肉體官能的享受。即使不是高級知識分子，所有來到台灣的日本人，無論男性或女性，他們也普遍發現自己的記憶力減退，注意力無法集中或變得過度固著。情緒上，他們經常抑鬱寡歡，性急焦躁，容易生氣，

7　中脩三，〈台灣の自然と精神病〉，《台灣時報》昭和11年10月號(1936)，頁5。

8　有關熱帶「ぼけ」的說法，多次出現於當時精神科醫生的論述中。他們以這類詞彙在民間流行的程度，證明熱帶神經衰弱問題的嚴重性，以及當時南渡日人心中的恐懼。

對生活不滿，常有感傷的心情，或覺得有壓迫感。意志上，他們變得懶散怠惰，失去腳踏實地認眞做事的態度，對於生活或是工作，缺少積極性與實行的決心。不僅如此，除了上述精神症狀之外，身體也會出現一些不適，而常有頭重腳輕的暈眩感，頭痛，容易疲倦，嗜眠，動不動就感冒，怕冷，酒量變差，身體老化，髮毛掉落，食慾不振，肩膀酸重(肩凝)等症狀[9]。

　　從調查報告中，我們還可以看到受調者對於自己身心症狀的歸因，以及他們自我調適的方法。如其病名所顯示的，大多數人都認爲自己的疾病與熱帶環境有關。高溫潮濕的的氣候、熾熱的日光、天候的急變、各種風土疾病特別是台灣盛行的瘧疾等，都被認爲是造成這些身心不適的原因。其中，炎熱氣候特別令人困擾。許多人提到，每當夏季日正當中之時，疲倦困頓、無法工作思考的感覺總是特別強烈，而在較爲涼爽的季節，或是入夜氣溫下降之後，情況就會有所改善。因此，有些人養成了在入夜之後才開始工作或研究的習慣，但是這又會打亂正常睡眠時間，而造成失眠的問題。此外，不少人因爲這些身心症狀，而懷疑自己是否罹患某種熱帶疾病，以致時常感到焦慮不安，並極爲注重養生之道。他們只要身體稍感疲倦，或是思考略有阻滯，就會盡快讓自己休息，或從事一些休閒娛樂活動，以防因爲過度勉強而成爲熱帶狂亂的犧牲品。雖然對於大多數人而言，他們認爲只要能回到祖國，回到溫帶生活環境，這些症狀應該就會不藥而癒，但是卻很少人在調查中坦承自己想回日本。作爲日本殖民政策的執行者，肩負國家民族的使命，必須忍受這些身心的痛苦。雖然有些人因爲症狀太過嚴重，不得不返國治療，但總強調那並不是個人的選擇[10]。

　　除了這份調查報告之外，還有許多有關「南洋ぼけ」的書寫。例如，太平洋戰爭期間曾以「從軍作家」身分轉戰東南亞的小說家林芙美子，在《浮雲》一書中，透過故事男主人翁，越南大叻(Dalat)農林研究所技師富岡，有過一段這樣的描寫：

9　中脩三、小林準一，〈熱帶馴化ノ精神醫學的研究(一)台灣に於ケル知能勞務者ノ自覺症ニ就テ〉，頁16-18。

10　分島俊，〈海南島ニ於ケル精神神經病ノ概況：其二熱帶神經衰弱ノ問題〉，《台灣醫學會雜誌》第41卷第6附錄(1942)，頁138。

富岡想著：「植物若不是生長在它們的土地上，一定無法生長得好，
看看大叻這個地方，山林事務所前面院子裡種下的那些日本杉，現在
長成了什麼樣子，民族的差異，應當也像這些植物一樣吧！植物難
道不是牢牢地生根在它們民族的土地上嗎？…」……富岡嘟噥地說
著：「加野和我都一樣，我們都愛上了不是愛的東西。我們兩人都
失去了在內地時所擁有的旺盛靈魂。我們就像這些被移植到大叻高
原的日本杉，正在一點一點地枯萎。無意間，我們都成了南洋呆的
犧牲品。」[11]

此外，台北帝大醫學部生理學教室的大喜多孝，在其〈熱帶醫學への途〉一文
中，先是提到居住在熱帶的歐洲人，他們在炎熱的氣候中，必須非常努力才
能有三分之一的時間，可以像在歐洲一樣地進行精神活動，而且還會造成精
神的疲勞、不活潑性與頭痛。這些伴隨著強度心智活動的不快，使得他們精
神逐漸遲鈍，對於精神價值抱持冷漠的態度，而逐漸在生活態度上朝往物質
方向傾斜[12]。隨後，他在提到在台日人的情況時，以櫻花作為比喻：

我曾於某年的正月，在台灣神社看到櫻花開放的情形。櫻花在正月開
放是件奇妙的事，就算是在亞熱帶的台北也很少見。但是更奇妙的是
這些櫻花開放的樣子。花都顯得太紅了，紅的好像有毒一般。這些紅
色的櫻花像是被淋濕的紅櫻一樣，笨拙地在這邊枝頭開一朵，那邊枝
頭開一朵，看起來都沒有什麼精神，像是在炎熱到會讓人流汗的空氣
中，一邊開花一邊喘著氣。人說：「花之櫻，人之武士」，比起故鄉
日本被認為擁有最純潔精神的櫻花，這些台灣櫻花即使看來相似，但
是並沒有它們真正的姿態。看到這些不像是櫻花的櫻花，我想到了住
在台灣的內地人與內地同胞之間性格的差異。人們常提到，住在台灣
的內地人，在性格上會變得無力氣性與無感動性，對於這樣的說法，

11　林芙美子，《浮雲》（東京：新潮社，1949），頁55-57。
12　大喜多孝，〈熱帶醫學への途〉，《台灣時報》昭和16年1月號(1941)，頁112。

我也感到有幾分的眞實性。[13]

不約而同地，林芙美子與大喜多孝都以移植到熱帶的日本植物爲比喻，描寫南方日人懶散無生氣的精神現象。若是日本人來到南方之後，思維變得遲鈍，道德感情變得麻木不仁，並且失去自我克制、犧牲奉獻的精神，只知追求安逸享樂，那麼這些日本人與他們所輕蔑的南方民族之間，又有什麼差異呢？即使從前述調查報告看來，有些在台日人似乎把這些苦痛視爲自己爲國犧牲的光榮象徵，但這是否會是個永久的傷害，而最終模糊了他們與被殖民者之間的界限呢？有趣的是，「ぼけ」在日文中的另一個意義是木瓜。而木瓜作爲一種熱帶常見的植物，似乎成爲一種南洋人種的象徵。富山一郎因而將「南洋ぼけ」解釋爲「腦袋變木瓜」，認爲其表達出南洋群島日本人低勞動力的概念，以及南方日人害怕自己變得像赤道島民一樣又笨又懶的恐懼[14]。橘越淮爲枳，習於溫帶生活的日本人，來到熱帶之後，變成熱帶的木瓜，變得如同當地住民一般的遲鈍昏瞶。若是植物在不同地域生長一段時間之後，會變成不同的品種，那麼民族是否也會遭遇一樣的危險呢？

三、氣候與退化

昭和十七年一月三十一日，日本企畫院次長在眾議員預算分科會回答議員質詢時，從民族活力永久保存的立場，表達反對日本人在南方熱帶地域大量進出的觀點：

依據地理學對於民族調查研究的結果，可以達到一個結論，即民族本質經過長期熱帶生活後會變得低下。因此，無論是從國防考量，或是從民族素質保存考量，寧可選擇繼續在滿州地區進出，繼續堅持滿州

13　大喜多孝，〈熱帶醫學への途(二)〉，《台灣時報》昭和16年2月號(1941)，頁25。

14　富山一郎，〈殖民主義與熱帶科學：「島民」差異的學術分析〉，《台灣社會研究季刊》，28(1997)，頁139。

開拓殖民的計畫。[15]

雖然由於史料限制,無法追溯這段答詢的詳細背景與其造成的影響,但是這位官員所表達的意見,反映出當時對於熱帶氣候可能造成民族體質退化的疑慮,並且強調其科學的佐證。事實上,在當時日本帝國的政策上,有關應往大陸或南方擴展版圖的爭議,除了軍事政治等各個層面的因素之外,日本人在南方殖民地因為氣候與風俗習慣所遭遇的生活困難、民間對於南方的恐懼、以及歐美科學家有關氣候與民族素質的理論[16]等因素,似乎也有一定的影響。

例如,持地六三郎在施行移民事業之初,就曾提出日本在台灣進行移民的幾點困難,其中包括了氣候風土的差異與種族退化的疑慮。一方面,他認為台灣氣候炎熱,日本農民很難適應瘴癘之地,無法與台灣農民競爭,只能仰賴政府的補助。但是這種補助會讓移殖民變得依賴,不利於未來的發展。另一方面,他則憂慮強悍結實的日本人移住到熱帶地區之後,逐漸適應熱帶氣候風土,將使種族在數代之後出現體質退化的現象[17]。即使到後來「南北並進」的殖民政策確立以後,在「南進熱」沸沸揚揚的政治氛圍中,長久以來有關南方是不潔不衛生的地域、並且對優生學有不利影響等觀念,依然根深蒂固地造成許多人的疑慮。這使得許多官方機構,特別是最為熱中鼓吹南進的台灣殖民政府,必需努力尋求科學證據,以證明從人種學來看,(與西方人不同的)日本人在南方進出有其合理的依據[18]。

但即使是在與殖民政府關係密切的台灣科學或醫學界中,仍有不少人提出反對「南進」的意見,或批評殖民政府輕率的樂觀態度。例如前一節所提到的

---

15 引自《台灣時報》昭和17年3月號(1942)「熱帶移民と日本人の素質」專題,編輯部引言。

16 有關英國在印度的殖民經驗所引發的氣候與退化論述,參見Mark Harrison, *Public Health in British India: Anglo-Indian Preventive Medicine, 1859-1914* (Cambridge University Press, 1994), Ch. 2; Mark Harrison, *Climates and Constitutions: Health, Race, Environment and British imperialism in India, 1600-1850* (Oxford University Press, 1999).

17 持地六三郎,《台灣殖民政策》(東京:富山房,1912),頁417-425。

18 後藤乾一,〈台灣と南洋—『南進』問題との連で〉,收入大江志乃夫等編,《近代日本と殖民地2—帝國統治の構造》(東京:岩波書店,1992),頁159。

大喜多孝，他在以失去生氣的櫻花比喻在台日人的精神現況後，接著就批評當時科學界對於南進殖民的樂觀預期。他認為這些順應政治情勢的說法[19]，幾乎都只有片面的科學證據，只能算是沒有責任感的空言。他憂慮如此不切實際的樂觀主義，將會為日本民族帶來無謂的消耗與損失[20]。此外，台北帝大專門研究南方氣候的助教授小笠原和夫，也曾撰寫文章指出「沒有管理、沒有限制的南方進出，在大和民族永代事業的達成上，具有誘發民族體質退化的危險性。」但是在不斷鼓勵南進的風潮中，其觀點受到嚴厲的抨擊。而在其回應的文章中，他仍大力抨擊當時宣傳「南方樂土」的文宣，是一種不負責任的虛幻承諾，有關長期熱帶生活是否造成民族素質低下的問題，必需經過嚴肅科學研究才可能得到答案。因此，他認為國家社會對於南進政策必須抱持更為謹慎的態度，而且在殖民地選擇與生活調適上必須有所安排[21]。

　　至於上述官員所提到的地理學研究，當時任職於台北帝大精神病學教室的中脩三教授認為，其所指的是美國地理學大師Ellsworth Huntington與C. A. Mills的學說[22]。特別是Huntington於1915年所著的*Civilization and Climate*一書，由間崎氏譯成日文後，曾在日本國內引起相當的討論[23]。Huntington的理論，主要根據他針對不同氣候地域的勞動效率變化，在美國各地所進行的一系列實驗，以及他在中亞所作的地質學與文明考察。他認為有三個氣候因素會對文明產生決定性的影響。首先是溫度對於身體與精神勞動效率的影響。一方

19　大喜多孝批評的說法，包括：日本人在體質上，特別是與體溫調節有關的皮膚色素形成能力上，比起歐洲人更能適應熱帶氣候；日本的本國、本州、四國、九州與沖繩等地，在氣候上與夏季特長且高溫多濕的熱帶有一些類似之處；日本民族是起源南洋島嶼的民族，來到南方就好像是回到故鄉一樣，因此不會有適應的問題。參見大喜多孝，〈熱帶醫學への途(二)〉，頁26-29。

20　同上。

21　小笠原和夫，〈南方圈の氣候：南方の科學認識〉，《台灣時報》昭和17年7月號(1942)，頁90-92。

22　中脩三，〈民族の素質は果して低下するか〉，《台灣時報》昭和17年3月號(1942)，頁99。

23　Ellsworth Huntington, *Civilization and Climate* (University Press of the Pacific, reissued 2001). 有關當時日本學界對於Huntington理論的理解與應用，參見富田芳郎，〈氣候と文化〉，《台灣時報》昭和7年5月號(1932)，頁1-22；力丸慈圓，〈氣溫と作業能率〉，《台灣時報》昭和8年10月號(1933)，頁1-9。

面，在每一個地域中，依據其氣溫的分佈變化，都有一個最適於勞動的溫度，例如美國北方的最適溫度為15度，較為溫暖的美國南方，其適溫則會高出二至三度，氣溫較高或較低，都會造成勞動效率的降低；另一方面，比較各個不同地域，攝氏15度被認為是最適於人類勞動的絕對適溫，換言之，適溫為15度的美國北方，其整體勞動效率高於適溫為17到18度的南方，他並據此依照緯度，劃分出不同的勞動效率帶。其次則是濕度。一般認為高濕度會減少人類的活動能力，但是Huntington反對這樣的說法，他認為冬季90%，春秋75-80%，以及夏季65-70%是最適合人類活動的濕度。潮濕的氣候只有在較為極端的氣候帶，如炎熱的熱帶，才會對人體造成不利的影響。第三也是最重要的因素，則是氣候的多變性。多變的氣候會促使人類文明進化以應付諸如暴風雨或龍捲風等突如其來的變化，單調的氣候則會阻礙文明的進步。因此，在寒帶或是南洋等極暑之地，就不可能孕育出發達的文化。

Huntington考察各個地域的氣候與文化，劃分出不同的氣候地域與文化地域，並以二者的吻合證明自己的理論。在這樣的地域分佈中，只有溫帶才可能產生進步的文明。此外，Huntington依據文明史與地質學的考察，勾勒出文化地帶移動與氣候變化的關係。某些古文明興盛的地區，Huntington認為這是因為當時的氣候條件適合文明的發展，而當此地域的氣候發生變化，譬如由潮濕變得乾燥時，該地域的文明與民族便會受此影響而逐漸退化。相對地，早先由此地域移出的同一民族成員，很可能在氣候變得適合發展的地區繼續文明的進步，從而造成現今文明分佈的地圖。因此，不管一個民族有著什麼樣的優良體質，如果他們居住在不適合文明發展的氣候地域，隨著其精神與身體效率的漸次降低，最後還是會退化成為有著劣等體質的民族，而陷入悲慘的命運之中。

Huntington的氣候決定論，以及民族體質文化會受氣候影響而進化或退化的演化理論，明顯是一種歐美中心(或盎格魯薩克遜中心)的思維。而在他所製作世界文明地域分佈圖中，美國北大西洋各州、英格蘭與威爾斯的文明程度以100分計算，其它歐洲各國只有德國、北法與荷蘭可以達到99分。至於在亞洲地區，日本北緯38度以南的地區是83分，38度以北62分，中國北部65分，中部66分，南部60分，日屬朝鮮半島45分，而台灣則只有32分。

但是當日本內地據此對南方日人形成論述時，同時也在生活於不同地域的

日本人之間，製造了體質與文化程度的差異，而將南方日人塑造成文化程度較爲落後且可能造成民族素質低下的危險「他者」。譬如在清野謙次(他兼有醫生與人類學家的身分)受太平洋協會委任於南洋群島所進行的一項調查中，他就在一些特定項目如「體力」、「生育率」、「工作效率」、「腦力」與「領導能力」上，指出南洋群島日人素質不良的傾向。這些「素質貧乏的日本人」有著「跟島人近似的心理狀況」，因此清野希望能夠透過醫學、衛生學、教育與改善生活方式等方法，「治療」這些「素質貧乏的日本人」[24]。

　　類似看法並不罕見，殖民時期所流行的「灣生」、「灣女」、「灣妻」、「第二世」等說法，就都是爲殖民地日人貼上標籤而加以污名化的名稱。例如，在皇民化運動時期，就曾有人撰文呼籲必須將「第二世」也列爲皇民化的對象。所謂「第二世」是指在台灣出生並在台灣接受教育的第二代日本人。文中認爲這些第二代日人「未曾經驗內地的四季」，就好像是在溫室中成長的花朵，因此出現「無氣力與退縮保守」的現象。他們在台灣過著安逸平凡的消費生活，對國家民族毫不關心，而且失去了日本青年應有的英勇氣魄，因此必須與本島人一樣接受皇民化運動的薰陶[25]。「灣妻」的說法也是如此。原本明治時期的「灣妻」，指的是與日本人結婚的台灣女性，隨著日本女性的渡台，這個名稱一度很少被使用。但是到了昭和時期，「灣妻」再度成爲常見的用語，只是此時所指的，已變成在台灣出生在台灣長大的日本女子。這些日本女性被認爲不是結婚的好對象，因爲「在台灣長大的女子都是這樣，都染上所謂的殖民地輕薄風習，而不夠端莊典雅。她們往往都相當活潑而一派悠閒，但是大多厭惡勞苦，欠缺女性應該擁有的忍耐服從與勤勞工作等貞淑美德」[26]。這樣的偏見使得這些台灣長大的日本女子，往往找不到適合的結婚對象，而成爲家庭的困擾。至於這些女子品德不佳的原因，則是由於「受到四季氣候變化影響的

24　清野謙次，《南方民族的資質與習性—日本人的熱帶馴化能力》，引自富山一郎，〈殖民主義與熱帶科學：「島民」差異的學術分析〉，頁139。

25　作者不詳，〈皇民化と第二世の問題〉，《台灣時報》昭和15年11月號(1940)，頁99。

26　竹中信子，《植民地台灣の日本女性生活史，昭和篇[上]》(東京：田畑書店，2001)，頁143。

機會少，無法洗鍊優雅的情操，感情則變得單純直接」[27]，失去日本女性原有
的特質。

　　不只是比不上內地同胞，有些人認爲由於必須適應氣候的緣故，在台日人
在各方面所表現出來的能力與素質，甚至還不如被殖民者。例如，昭和十五年
大阪每日新聞社邀請台灣總督府幹部與台灣工商界領導人物座談，討論台灣的
過去、現在與將來。其中，與會的幾位政府官員與工商界人士都指出，日本在
台第二代的子女，在體質、素質、意志、勞動力與競爭力上，幾乎都不如本島
人。前總督府衛生局長高木友枝還指出有人認爲這是由於氣候的緣故（雖然他
本人並不贊成這樣的意見）[28]。此外，曾田長宗也曾痛心地指出，許多第一次
回到內地的在台日人子女，連看到內地的車伕與農人都覺得敬畏恐懼。這樣的
自卑感，若只是單純對母國與母國同胞的敬畏也就算了，但他們常常因此變得
阿諛、退縮或嫉妒。他舉自己居住在馬來期間，所聽到有關盎格魯・印度人
（Anglo-Indian）的悲慘命運爲例，這些擁有純粹血統的英國人，經過兩、三代
的殖民地生活後，不但被英國同胞看不起，也無法融入當地原住民的生活，因
此出現一些異常的性格，如今在台日人第二代似乎也有陷入相同命運的危險
（但是曾田長宗認爲這種異常性格是由於上述偏見而非體質退化所造成，見下
文）[29]。

　　因此，以精神與身體勞動效率低下爲主要症狀的熱帶神經衰弱，原本可以
做爲日本人在氣候與文化環境惡劣的熱帶殖民地，爲國家民族犧牲奉獻的見
證，如今卻成爲他們受熱帶氣候影響體質逐漸退化的污名。熱帶神經衰弱的身
體，被視爲日本民族活力衰退的前兆與威脅。對於內地日本人而言，殖民地日
人已變成帝國的危險與負擔，而與被殖民者一樣都是有待「治療」、「教育」
的對象。更重要的是，受到熱帶神經衰弱影響的個體，不僅是下層勞動階級或
女性這些素質原本就較爲低下或精神能力較爲不足的日本人，它更常侵犯的是
從事知能勞務的日本知識分子與殖民地官員。既然這些原本擁有強健精神能力

27　同上，頁144。
28　黃昭堂，《台灣總督府》（台北：鴻儒堂，1981），頁246-247。
29　曾田長宗，〈台灣に於ける內地人の體質變化〉，《台灣時報》昭和17年3月號
　　（1942），頁111。

且深受日本文化薰陶的日本人，都可能受到氣候影響而逐漸失去原有的素質，那麼帝國對於南方殖民政策就不得不抱持更爲保守謹慎的態度，以免對於民族體質造成永久的傷害。

四、在台日人的回應

對於在台日人而言，上述有關氣候與退化的論述，將他們遭遇的困境本質化，並把他們視爲危及民族存續的危險個體。而且若如那位官員所言，不再繼續投入人力物資經營以台灣爲基地的南進殖民政策，這對殖民地的政治、社會與經濟處境，勢必造成莫大的衝擊。因此，當時殖民政府的機關刊物《台灣時報》，很快在同年3月份的刊物中，邀請兩位台灣熱帶醫學研究所的研究員（曾田長宗與中脩三），從科學角度對此問題作出回應。

在曾田長宗一文中，他依據一些在台日人的生物學統計資料，如出生率、死亡率、人口增殖率、以及若干身體調查結果（包括衛生當局的保健衛生調查、學校身體檢查、徵兵檢查、殖產局的渡台前後體力檢查、以及青年體力檢查等），指出在各項統計數據上，在台日人並不遜於內地日人，甚至還更爲優秀，據以駁斥有關在台日人體質退化的說法。至於炎熱氣候造成勞動效率下降的問題，他則承認確實有這樣的現象，但是他指出即使是在日本內地，氣候炎熱的夏季也有同樣的問題，只是台灣氣候炎熱的時間較長而已。而且相較於新渡台者，來到台灣一段時間的日本人，就可以回復較高的勞動效率。換言之，這是一個環境變化與適應環境的問題，而不是一個素質退化不可逆的過程。最後，他指出殖民地日人在精神層面上所遭遇的困境，不能化約爲生物學或是地理學的問題，而必須考量整個殖民地的政治、社會與經濟狀況。相較於氣候，殖民地各種物資、文化與社會建設的匱乏，才是造成殖民地生活困頓的主因。而內地同胞對於殖民地日人的歧視與優越態度，以及殖民地日人在文化等各個層面的自卑心理，則是造成這種民族退化恐懼盛行的眞正原因[30]。

30　曾田長宗，〈台灣に於ける內地人の體質變化〉，頁104-112。

　　另一篇由精神科醫生中脩三撰寫的文章[31]，也從相關的統計資料與醫學理論，駁斥風土病導致素質低下、以及不良氣候導致生殖腺破壞的說法。他更直接批評Huntington的氣候決定論與文化地帶理論，充斥著西洋白人對於有色人種的偏見。他以自身曾在德國居住一年半的經驗指出，德國冬季因為擁有暖房等設備，室溫一般都可維持在18度上下，反倒是台北的冬季還更為冷冽。而且台北的氣候日夜溫差大，又多暴風雨，其實有著更高的多變性。若說氣候多變性可以決定文明程度，那麼台北應該擁有比德國更高的文明才對（台北若是91分，德國只有30分）。此外，他還質疑日本內地氣候多變嚴峻的程度，也比歐美許多國家來得大，但是在Huntington的評分中，日本的分數卻遠不及西方各國，這些都反映出Huntington理論的荒謬與偏見。再者，他以久野對於汗腺的研究指出，日本人的汗腺與西方人不同，在結構上更接近於南洋民族，也更能適應熱帶氣候，因此不能只依據歐美的研究結果，輕率地做出結論。

　　在文明程度的高下問題上，他則指出東西文明有著很大的差異。西洋人永遠無法了解東方文明中諸如父母慈愛之心、忠義與孝行等高貴價值，反倒是台灣高砂族人還更能體會其中的意義。此外，他還認為高砂族中為愛殉情的少女，或是代酋長赴死的勇士，才是神聖精神價值的最高表現，因此不能只以物質文明的進步程度評斷文明高低，而必須去除種族偏見，重新認識南方民族。百年前的日本武士，從葡萄牙人眼中看來是野蠻人，怎知百年後的緬甸人、越南人或印度人不會是日本第二呢？因此，他反對殖民地日人是因受到異民族文化穢染，才導致文化低級化或是染上飲酒惡習與性病的說法，認為這是對於異民族社會文化的誤解，以及為自己不良行為開脫之詞。最後，他進一步批評日本文化在物質文明不斷進步的情況下，個人主義盛行，青年成為拜金奴隸的腐敗現象。正如近十年來英國青年對於熱帶生活的嫌惡，才是大英帝國崩壞的真正前兆，他憂心日本青年畏苦怕難、以自我利益為中心、對於環境諸多抱怨不滿等現象，也是日本民族文化受物質文明影響趨於毀壞的表現。

　　在中脩三的回應中，可以讀到一些同情異民族的看法，雖然這並不是他們

31　中脩三，〈民族の素質は果して低下するか〉，頁98-103。

的一貫立場[32]，但是當在台日人被視爲次等國民，甚至被歸類到與被殖民者地位相近的範疇時，他們在立場上也就更傾向於被殖民者，而對內地社會作出批判。一方面，中脩三指責這些看法複製西洋人的種族偏見；另一方面，他則強調南方民族與日本民族在傳統文化上的共通性，反過來抨擊西洋文明在日本內地所造成的腐敗墮落。這樣的立場選擇，不但反映出南方日人對於自己曖昧地位的焦慮與不滿，若是放大一些來看，它其實也反映了日本這個東方帝國在殖民主義中的尷尬處境。

因此，當殖民地的知識菁英，把熱帶神經衰弱從氣候決定論與生物決定論的悲觀預期中解放出來，而將其詮釋爲殖民地的社會文化問題時，南方日人的精神病理雖然仍是帝國的危機，卻已不再是退化體質這個不可逆而只能藉由隔離避開的威脅。假如熱帶神經衰弱反映的是一個社會的困境，一方面這個困境來自殖民地貧乏的物質與文化資源，另一方面則是來自日本民族的文化危機。內地日人與在台日人同樣面對著一個集體精神衰退、個人主義與好逸惡勞心態盛行的時代。日本文化的失落與殖民地的艱困生活，才是熱帶神經衰弱盛行的原因。但是危機也是轉機，在這個意義上，殖民地日人不僅與內地同胞沒有文化或體質上的差異，而且藉由殖民地艱困生活的考驗，他們還擔負著發揚固有精神、提升民族文化的使命。

在這個脈絡下，熱帶神經衰弱問題有了不同的意義。一方面，炎熱氣候對於勞動效率的不良影響，仍然是殖民政府迫切需要解決的問題。另一方面，熱帶神經衰弱的現象，不再只是自然環境與生物性身體的問題，它更是一種社會文化心理的表徵。因此，它的解釋與治療模式，也必須超越器質性的層面，而擴展到對於社會與個人心理的考察。

五、牛的勞動法

但是在考察台灣精神科醫生如何從社會心理角度，解釋與治療熱帶神經衰

32　巫毓荃，〈「病態」的民族：日治晚期台灣的民族性精神疾病〉（新竹：清華大學歷史所碩士論文，2005）。

弱之前，我們還必須先了解他們當時所提出另一種生理性理論：熱帶氣候下的植物神經[33]變化。此一生理性理論與退化理論不同，並未將神經衰弱視為一種遺傳性的體質變化，但它又為南方日人的身心不適提供了某種器質性解釋，而與下文所討論的心因性解釋，共同構成殖民精神醫學的熱帶神經衰弱理論。畢竟殖民地日人在熱帶氣候中所感受到的身體與精神疲倦，很難只把它們視為一種心理因素造成的感受，而完全不考慮氣候與身心的互動。而且在相關的勞動科學研究中，似乎也已證實了氣候對於日人勞動效率的影響。因此，在一般的見解中，殖民地日人的勞動效率問題，與文化怠惰、無法適應「規則性、責任制及連續性的工作」[34]的被殖民者不同，它不僅是一個文化心理問題，同時也是一個氣候與身體的問題。

例如，在力丸慈圓有關氣溫與勞動效率的研究中[35]，藉由比較內台人在不同溫度下的作業效率，指出台人最適合勞動的溫度是攝氏22.1度，在台日人則是18.4度，比台人低了3.7度。更重要的是，接受調查的日本人中，有三分之二是在台灣出生長大的日本人，他們沒有溫帶生活的經驗，卻仍有比本島人低的「適溫」；因此，力丸推論此一「適溫」並不只是環境適應的問題，同時還受到民族體質的影響。至於炎熱氣候對於殖民者身心所造成的影響，依照中脩三個人與其同儕、病患的經驗，包括在精神上，「……一天的工作量、作業力、思考能力、繁雜算數能力都受到損害，精神毅力減弱，厭惡複雜的事物，判斷力遲鈍，變得健忘」[36]；在肉體上，則是「一早起來就覺得倦怠，沒有精神，背後好像荷著重物一樣地覺得肩凝，後頭部疼痛，頭重腳輕……全身軟綿綿地覺得疲憊……食慾不振，越來越消瘦」[37]。

對於這些氣候所造成的身心症狀，中脩三從神經生理學理論提出了解釋與對策。首先，他仍然駁斥日本人無法適應熱帶氣候的說法。中脩三指出日本由

33　即今所稱之「自主神經」。

34　矢內原忠雄，《南洋群島研究》（東京：岩波書店，1935），頁107。

35　力丸慈圓，〈氣溫と作業能率〉，《台灣時報》昭和8年10月號(1933)，頁1-9。

36　中脩三，〈熱帶氣候の精神神經に及ばす影響〉，收入台灣總督官房情報課編，《南方醫學讀本》（台北：台灣時報發行所，1943），頁279。

37　中脩三，〈南方に於ける精神衛生〉，收入台灣總督官房情報課編，《南方醫學讀本》（台北：台灣時報發行所，1943），頁299。

於盲目追隨西方的理論，因此在氣溫對於勞動效率的影響上，一直存在著若干迷思。事實上，若說溫度高導致勞動效率低下，那麼溫度低則可能使人完全無法勞動。生物本有愛暖惡寒的天性，這從春天草木芽生的自然規律就可知道，因此不可能只恐暑氣而不妨寒氣。所謂的寒帶文化也必須依賴暖房設備才能運作，若是如寒帶住宅設置暖房設備一樣，也運用同樣的經費與智慧，並且利用在地氣候的多變性與住宅設計，絕不至於無法防範暑氣[38]。此外，日本人與西方人的體質差異，也會使二者適應熱帶氣候的能力有所不同。這一點，中脩三從日人渡台後自覺變得「怕冷」的曲線圖(見下圖)[39]，指出渡台時間越久，自覺「怕冷」的比例越高，這代表渡台者的身體已逐漸適應台灣的炎熱氣候。而且從調查中他還發現一定比例的渡台日人，對於台灣氣候有著極高評價[40]，甚至覺得自己的身體疾病，在來台後得到很大的改善。因此，他認為「熱帶馴化」決不是無法達成的目標。

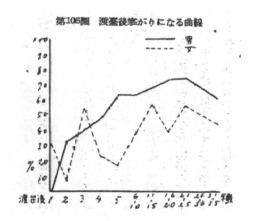

第106圖　渡臺後寒がりになる曲線

其次，對於精神與肉體勞動效率下降的現象，中脩三並不認為這是一種神經系統能量損耗或退化的病理現象，而將其歸因於植物神經系統(現今稱為自主神經系統)的調節功能。所謂植物神經系統是由交感與副交感神經系統組

38　中脩三，〈熱帶氣候の精神神經に及ばす影響〉，頁276-279。
39　同上，頁276。
40　同上，頁282。

成，二者有拮抗平衡的作用。例如交感神經興奮會使心跳加快、皮膚與內臟血
管收縮、腸胃蠕動減慢、瞳孔放大、汗腺分泌，副交感神經興奮則有相反的變
化。人體藉此調節許多非由意識控制的重要生理機能，以自動適應環境的變
化。至於植物神經系統相應於氣候的調節，中脩三指出在低溫環境中，身體爲
了避免發散過多的熱量，皮膚血管會收縮，以減少身體表面的血流量，而血管
收縮是交感神經的功能，因此在溫寒帶，植物神經會傾向交感神經緊張的狀
態；相反地，在熱帶爲了增加熱量發散，則會傾向副交感神經緊張的狀態。

　　藉著這樣的理論，中脩三認爲日人南渡後所感受到的身心變化，其實就是
副交感神經興奮的作用。這樣的身體狀態雖然與日人原有的溫帶身體經驗不
同，而會造成困擾，但並不是沒有對策可以克服。首先，在高級精神作業障礙
上，這是由於腦血管的生理性擴張，以致注意力變得散漫、無法思考，因此只
是腦部血流量的改變，而非本質的變化。有些人恐懼其是否爲「熱帶狂亂」的
前兆，從而變得不敢過度認眞，整日賦閒休息，甚至吃具有鎭定效果的藥物來
讓自己放鬆，卻不知這將使植物神經平衡，更傾向於副交感神經一方，反而讓
症狀變得更爲嚴重。因此，中脩三認爲要改善此一問題，必須反過來讓精神緊
張，以刺激交感神經興奮，降低腦部的血流量。他以戲劇爲例，指出在台灣的
夏季戲劇中，常出現「石頭裡的幽靈」或是「屋裡的鬼魂」等情節，而在熱帶
文化之中，類似「怪物藝術」也頗爲常見，他認爲這是文化適應環境的結果，
因爲這些足以讓觀賞者恐懼發抖的形象，可以保持交感神經緊張，改善高溫所
造成的心智昏憒[41]。此外，中脩三指出台灣人容易發脾氣，而在熱帶中這樣適
度的哭泣、發怒，都是可以使交感神經興奮而對身體極有好處的情緒[42]。至於
日本南方軍隊少有此問題，他也認爲這是由於在戰地中精神緊張的緣故[43]。因
此，只要能夠遵循此一原則，經常保持精神緊張，日本人在熱帶依然可以保有
原來的高級精神作業能力。

　　至於高溫所導致的疲勞與嗜睡，中脩三先是區分出「肉體疲勞」與「精神
疲勞」兩種疲勞狀態。所謂「肉體疲勞」是指筋肉過度運動後，肝醣等能量物

41　中脩三，〈熱帶氣候の精神神經に及ばす影響〉，頁286。
42　同上。
43　中脩三，〈南方に於ける精神衛生〉，頁298。

質消耗，乳酸等代謝物質積累，所引起的運動能力減退與疲勞現象，此時身體的植物神經系統傾向於副交感神經興奮狀態。「精神疲勞」則是密集精神作業後所出現的注意力下降、頭痛、易怒與意志力減退等不適，其發生的生理機制雖然不明，但此時身體傾向於交感神經興奮狀態。而在睡眠問題上，一般而言，人清醒時交感神經較爲興奮，反之睡眠時則由副交感神經主導生理機能的運作。由此推論，由於熱帶炎熱氣候會使副交感神經緊張，因此南渡日人在高溫下所感受到的疲倦，應是一種類似「肉體疲勞」的疲勞感，而且也會有白天嗜睡、難以保持清醒的困擾。

但是此處身體所感受到的疲倦與嗜睡，並不是眞正的「肉體疲勞」與睡眠需求，而只是一種高溫引起的「疲勞感」與「嗜睡感」。身體明明未曾運動，卻覺得好像經歷過激烈運動一般，但此時能量並未被消耗，也不需要休息來補充體力。因此，與前述反其道而行的對策一樣，對於熱帶地的身體疲倦，若只是一直睡眠與休息，反而讓血管遲緩血流變慢的疲倦感更形嚴重，越睡越覺得嗜睡，而且造成整體勞動效率的低下。此時唯有適當的肉體運動才能消解這種疲勞感，越是疲倦越必須運動或工作[44]，並且不可讓睡眠時間過長，必要時還可佐以咖啡、日本綠茶或南洋可拉果(cola)等藥用植物來提振精神[45]，如此日復一日使交感神經保持緊張，身體的疲倦感就會逐漸消失。

中脩三以他診療過的一位日本太太爲例，初到台灣時她只要煮飯掃除都覺得疲倦，因此把家務都交由女傭打理，但是仍常覺得頭重、吃不下飯，還自以爲是否染上了熱帶「愚癡」。後來女傭離職，她不得不自己來處理這些家務，此時她卻發現身體越來越有力氣，一些不舒服都消失了，因而有感而發地說：「畢竟還是要勞動身體才會變好！」另外一位剛從海南島回來的事務官，則是由於身體疲勞自以爲罹患熱帶神經衰弱前來求診，中脩三只指示他每日爬山運動，並且早起掃除劈柴，以乾麻布摩擦全身，如此一個月後就不藥而癒[46]。因此，中脩三認爲只要不顧疲累而更積極的運動，終可克服熱帶氣候所引起的疲勞問題。

44　中脩三，〈熱帶氣候の精神神經に及ばす影響〉，頁288-291。
45　同上，頁293。
46　中脩三，〈南方に於ける精神衛生〉，頁299。

　　在當時台北帝大精神病學教室對於熱帶神經衰弱的診斷分類中，包含了
「神經性熱帶神經衰弱」這一範疇[47]，所指的正是上述副交感神經緊張所引發
的神經衰弱現象。一些有關熱帶神經衰弱的身體檢查，諸如血壓、アツシユネ
ル氏現象[48]、皮膚紋劃症[49]、出汗點、黏膜反射、肌腱反射、壓痛點甚或腦脊
髓壓[50]的測量等，檢查的即是身體植物神經系統的狀態。由於這是身體與氣候
互動後發生的變化，因此除了上述「精神緊張」與「增加運動量」等平衡身體反
應的方法外，也可以透過調節氣候來加以改善。例如，在中脩三對於熱帶神經衰
弱所提出的預防與治療對策中，就包括了住屋防暑設計、山嶽都市建設、衣物樣
式質料改良、飲用良質淡酒補充水分、改變熱帶地作業時間等可以緩解氣候影響
的方法[51]，事實上，這也是當時台灣「生活科學」致力研究的方向[52]。

　　但是，副交感神經緊張是一種正常的生理現象，而不是病理現象。它只是
植物神經系統適應環境的調節性變化，而不是神經系統或腦細胞退化變質的表
現。因此，熱帶氣候所造成的副交感神經緊張，既不會影響個人的固有能力，
也不存在民族體質退化的問題。此外，副交感神經緊張所導致的疲倦，只是一
種「疲倦感」，不是身體身正的疲倦。而且由於身體此時處於較為放鬆的狀
態，能量的消耗反而比交感神經緊張時來得少，因此應當更不容易疲倦，更能
夠持續地工作。久居熱帶的人早已習慣這種身體感受，因此不會將其與疲倦混
在一起，只有從溫帶來的人，由於很少有這樣的身體經驗，才會誤以為這代表

47　中脩三等，〈海南島ニ於ケル熱帶神經衰弱ノ研究〉，《台灣醫學會雜誌》第40
　　卷臨時增刊號(1941)，頁32-58。
48　壓迫眼球引起心跳變慢的現象。這是由於壓迫到眼球後的副交感神經節引起迷走
　　神經興奮，從而造成心跳變慢。這種現象越明顯，代表副交感神經越亢奮。同
　　上，頁48。
49　重要性僅次於アツシユネル氏現象而可判定副交感神經亢奮的臨床檢查。副交感
　　神經亢奮時皮膚血管擴張，因此劃過皮膚會留下痕跡。同上，頁49。
50　宗本尚德，〈論腦脊髓液壓ノ季節的消長ニ就テ〉，《台灣醫學會雜誌》第43卷
　　468、469期(1944)，頁269-277。
51　中脩三，〈民族の素質は果して低下するか〉，頁101。
52　參見作者不詳，〈生活科學〉，《科學の台灣》昭和18年3月號(1943)，頁121-
　　145。文中介紹如何從飲食、衣物、住宅等生活層面，緩解熱帶氣候的影響，並
　　有許多精彩的圖片。

身體的能量耗盡，動不動就想要休息[53]。

　　因此，日本人的熱帶適應困難，事實上一部分來自身體文化與勞動文化的差異，而保持精神緊張與增加運動量等對策，就是從改變對於身體感受的認知與反應模式著手，以建立新的身體與勞動文化。於是，在〈台灣の自然と精神病〉這篇文章中，中脩三提到交感神經緊張像馬，副交感神經緊張像牛，前者敏捷而有爆發力，卻很容易疲倦，後者遲鈍，但有持續的長力，兩者所完成的工作量在較長時間後，其實沒有太大的差別。而他所觀察到的熱帶勞動文化，的確與東京人的勞動文化有著很大的不同。熱帶人就像水牛一樣，工作效率雖然不高，但卻能不知疲累似地整天工作，一天下來也能達到很高的工作量。因此，他認為必須因應自然環境調整勞動方法，適合熱帶地區的是「牛的勞動法」，亦即副交感神經性勞動法，每日的勞動時數必須比溫帶地區更長，即使效率不佳也不能休息，暑休的時間也不應太長[54]。

　　簡言之，雖然殖民地日人勞動效率不佳是一個身體與生理現象，但是整體勞動力下降卻是一個文化問題。在炎熱的氣候下，日本「馬的勞動文化」變成一匹速度既不快又無法持續奔跑的劣馬，真正適合這個環境的，是熱帶原住民「牛的勞動文化」，而這也是殖民者要在熱帶地域生根立足，必須模仿效法的對象。

六、日本精神醫學的心因理論

　　但是副交感神經系統緊張所能解釋的神經衰弱症狀，仍然只是問題的一環，在熱帶神經衰弱多采多姿的表現中，許多現象並無法從此生理觀點來加以說明。例如，熱帶神經衰弱多半是在渡台半年至一年後出現，但是從環境適應的角度來看，隨著在台時間增加，身體適應能力應該越來越好，而且渡台日人罹患重病的比率，也隨著渡台年數增加而逐漸下降，但是能率低下卻有著相反的走向（見下圖）[55]。

53　中脩三，〈台灣の自然と精神病〉，頁4。
54　同上，頁3-5。
55　中脩三，〈熱帶氣候の精神神經に及ばす影響〉，頁281。

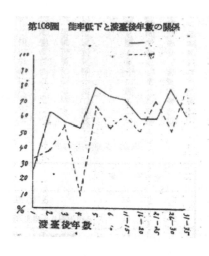

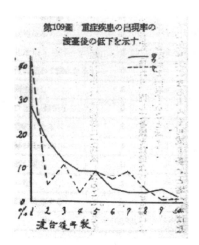

　　此外，一般而言，副交感神經緊張會使情緒由於放鬆而感到舒暢，但是在分島俊所做的熱帶神經衰弱調查中，卻有不少人爲惡劣情緒所苦。而且在幾位受調者具體寫出的不快內容中，都是對於殖民地人工設施、社會現象、人種與風俗的不滿（見下表）[56]，反倒很少提到氣候引起的不快。因此，雖然熱帶神經衰弱不是體質退化造成的精神疾病，但是它也不單純是植物神經系統的調節反應，而必須考慮社會與心理因素所造成的精神病理。換言之，除了副交感神經緊張外，熱帶神經衰弱同時還是一種心因性疾病。

不快的內容	實數
設備不完備	7
沒有文化	7
對本島人不滿	5
對社會不滿	4
形式主義	4
缺乏禮儀	2
殖民地氣氛	2
自然環境	2
人事問題	1

56　中脩三、小林準一，〈熱帶馴化ノ精神醫學的研究(一)台灣に於ケル知能勞務者ノ自覺症ニ就テ〉，頁17。

非日本性	1
表裡不如一	1
薪俸少	1
性刺激多	1
功利主義	1

　　有關精神疾病究竟是由身體病因或心理病因所造成，在西方醫學史是一個存在已久的爭議。而自18世紀精神醫學逐漸成為一個專業學科以來，西方各國對此問題也有不同的主流觀點。透過對此問題的歷史考察，我們往往可以看到醫學專業在理論的偏好與選擇上，事實上不僅考慮其所論述的對象，同時還會受到許多其他因素的影響。同樣地，在熱帶神經衰弱的解釋上，若是我們以殖民地精神科醫生建構的心因性理論，對照比較當時日本內地精神醫學的主流，也可以看到他們在理論的選擇與運用上所呈現的特殊性，並由此更了解其論述背後的殖民政治社會脈絡。但是在這麼做之前，我們必須先對日本精神醫學當時的主流理論，特別是心因性理論，有一些初步的了解。

　　日本近代精神醫學的發展開始於明治年間。早期幾位精神科醫生如榊俶與吳秀三皆留學德國，回國後於東京帝大開設精神病學教室，開始日本本土的精神病學講座。承襲此一傳統，直至二次大戰結束為止，日本官方精神醫學都是以德國精神醫學為主流。其中，Kraepelin的理論與診斷體系經由吳秀三引入日本，更有著絕對的影響力[57]。

　　Kraepelin的理論架構，摒棄以症狀為分類依據的疾病概念，認為精神疾病如身體疾病一般，也是有著明確器質性病因、症狀表現、病程與豫後的疾病實體。在這樣的概念下，神經衰弱原有模糊多變的症狀表現與病程，必須重新被界定。於是，先前被診斷為神經衰弱的疾病，被歸類到兩個更大的疾病範疇：「退化的精神疾病」與「耗竭的疾病」中。前者是由於神經系統的退化，最初

57　昱田源四郎，〈日本の精神醫療史——古代から現代まで〉，收入昱田源四郎編輯，《日本の近代精神醫療史》（RAIBU・SAIENSU株式會社，2001）。宮內充，《精神醫療の步みと旅》（東京：新風舍，2003），頁51-55。小俣和一郎，《精神病院の起源近代篇》（東京：太田出版社，2000），第二章〈大學病院精神科〉。

退化的原因往往是飲酒或感染梅毒等可能傷害神經系統的不當行為或身體疾病，但是這種不良體質延續到後代，而成為一種遺傳性疾病。後者則是由於身體疾病或精神刺激導致代謝物過度累積而造成的中毒反應。早期神經衰弱理論所重視的社會文化病因，被認為不是決定性的因素，而是人口中不良體質比率增加，以致社會文化敗壞的結果。對於Kraepelin而言，由遺傳得來的體質，是精神疾病唯一重要的病因。在他的比較精神醫學中，不同種族間各種精神疾病發生率與症狀的差異，甚至社會文化的差異，都是體質造成的結果[58]。不難想像，在以Kraepelin理論為主流的日本精神醫學論述中，神經衰弱經常被視為一種體質退化的疾病。

但是在這段期間裡，德國精神醫學其他學派對於精神疾病，特別是神經症(neurosis)心理病因的討論，也從未消失。起源於德語世界的精神分析，雖然不是德國精神醫學的主流理論，也在1916-1919年間由留學美國約翰‧霍普金斯大學Adolf Meyer門下的丸井清泰引入日本。只是，丸井清泰引入的精神分析理論，著重其有關性病因與精神病理的論述，問診與治療時，則以直接解釋法說明患者的病理與深層心理結構。這樣的作法不但無法得到患者與其他精神科醫師的認可，並且在日本留下精神分析就是性病因學或性學的成見。雖然1933年留學維也納的古沢平作開始批判丸井的作法，並且導入自由聯想、轉移與抵抗等核心的精神分析技術與概念，但是精神分析在日本較大規模的發展已是二次大戰後的事了[59]。至於在中脩三等人的論述，他們所討論的心理病因也很少是性病因，即使患者所做的自我解釋或是其所敘述的夢境，清楚地透露性驅力或是伊底帕斯情結的影響，他們也不認為這是最重要的因素，甚至將其視為患者自我中心性格的一種耽溺[60]。

---

58 Volker Roelcke, "Biologizing Social Facts: An Early 20th Century Debate on Kraepelin's Concepts of Culture, Neurasthenia, and Degeneration," *Culture, Medicine and Psychiatry* 21 (1997): 383-403.

59 岩崎徹也，〈精神療法のわが国における展開〉，收入昼田源四郎編，《日本の近代精神醫療史》(RAIBU‧SAIENSU株式會社，2001)。

60 分島俊，〈台灣ニ於ケル精神神經病ノ心因性ニ就テ：皇民ノ熱帶馴化竝民族精神醫學的考察〉，《台灣醫學會雜誌》第41卷第6附錄(1942)，頁48。此處所舉出的案例是一個畢業自帝大的31歲男性，他曾於高中時代受老師影響，接觸過佛洛依德伊底帕斯情結的理論。近來因為持續地夢到被父親以手槍或機槍射殺、被

　　但是除了精神分析之外，德國還有其他重視社會與心理病因的學派，並且被引入日本，如曾與Kraepelin學派論戰的Alfred Hoche與Oswald Bumke等人的理論。而Bumke有關反應性精神病理的著作，就是當時台灣精神科醫生經常引用的文獻。Bumke等人的觀點，簡要言之，他們反對Kraepelin的病因理論，認為退化遺傳並不是精神疾病唯一的病因，而必須同時考慮社會與心理因素的影響。此外，他們認為正常與異常之間，並沒有一條可以明確劃分的界限，雖然遺傳體質確實會影響個人對於外界刺激的反應，但這是一種量的差異，而非一種可以界定特定疾病的特殊體質，是否構成疾病仍須視刺激的強度而定。換言之，即使遺傳到精神疾病體質，若是未曾受到足夠強度的壓力，也未必發病；相對地，在高度壓力下，即使具有良好體質的人也可能出現精神病理。因此，在精神疾病的致病機轉中，各種外在刺激，譬如困難的生活處境，或是快速工業化與都市化所造成的社會結構變遷，才是決定其是否發病的因素。對於個別病患而言，醫生必須考慮其面對的社會情境與心理壓力；而對國家社會而言，神經症盛行則是整體社會文化與社會結構的問題；二者都與體質沒有決定性的關連，精神疾病盛行也不是民族體質退化的表徵[61]。

　　此外，Eugen Paul Bleuler是另一位在日本較具影響力的德語系（瑞士）精神科醫生。Bleuler的理論，同樣從遺傳體質與環境刺激的互動，解釋反應性精神病理（包括各種功能性神經症與某些精神病的症狀）的成因。但受Freud影響，Bleuler更為重視個人無意識心理的作用。諸如渴求滿足性本能與自戀本能的慾

（續）————————————————

　　父親持刀斬首、以及自己與母親親熱而被化身為老鷹的父親追趕等夢境，自以為罹患了與伊底帕斯情結有關的神經症，而被台灣精神科醫生診斷為心氣症。在分島俊的分析中，他認為此位青年是因從小被溺愛而養成自我中心性格，長大後常與父親意見不合，近來又因婚姻問題與父親發生爭執，在「自我中心情感受挫」的情況下，「自以為罹患了與伊底帕斯情結有關的疾病」，而讓自己「逃入疾病」（flight into disease），以逃避在現實中所受到的挫折。此外，對於許多自認因為手淫而罹患精神疾病的病患，台灣精神科醫生也不認為他們的疾病與手淫有關，而是因為他們過於執著手淫有害的錯誤認知，並因此過度自我檢視，才導致他們罹患精神疾病。

61　Volker Roelcke, "Biologizing Social Facts: An Early 20th Century Debate on Kraepelin's Concepts of Culture, Neurasthenia, and Degeneration," *Culture, Medicine and Psychiatry* 21 (1997): 383-403.

望、個人生命經驗中形成的特定情結(complex)、以及壓抑、轉化、替代、凝縮等動力防衛機制,都在症狀形成中扮演重要的角色。此外,Bleuler還認為精神症狀經常被用來作為一種解決內在心理衝突、逃離外在困難情境或謀求個人利益的手段,也就是說病患常會有「逃入疾病」(flight into the disease)的傾向,而使精神疾病難以治癒。治療上,雖然病態體質無法矯正,而只能以優生學方法解決,但是各種心理反應與外在情境卻可藉由治療加以調節,因此他並不像Kraepelin那麼地悲觀。雖然Bleuler肯定性本能在病因上扮演的重要角色,但是他並不認為治療必須從性本能著手,也不認為精神分析是唯一的治療方法。諸如暗示、安慰劑與某些補劑(tonics),或是一些神秘與宗教治療,都可能在病患心理機制中創造新的連結,而打斷或壓抑原有的致病連結,從而達到治療的目的。此外,針對病患「逃入疾病」的傾向,他主張醫生與周圍的人必須減少對其疾病的注意,避免非必要的局部治療,以免加深此一傾向。而加強病患的生活與職業技能訓練,使其在正向生活中獲得較多的滿足感,並且藉由教育加強個人對於自身健康的驕傲,強化其「健康良知」(health conscience),也是可以克服此一傾向的方法[62]。

　　雖然上述Bumke與Bleuler的理論,可以把熱帶神經衰弱從退化理論的悲觀預期中解放出來,並強調其與殖民地社會文化困境,或是殖民者艱苦生活經驗的連結,但是其中對於罹病者的心理內容,或是較少提及,不然就是帶有道德譴責的意涵。特別是Bleuler所提的「逃入疾病」傾向,即使他認為不應以此譴責病患,並且強調他們雖可藉此獲得某種滿足或利益,卻也同時承受更多的痛苦,但這仍然是病患「健康良知」的缺陷。因此,當中脩三引用Bleuler對於假性神經衰弱(起源於心理反應)與真性神經衰弱(起源於身體疾病)的區分,以說明西方精神醫學熱帶神經衰弱概念的演變時,他即認為假性熱帶神經衰弱最典型的患者,就是熱帶殖民地的白人女性,以及新一代嬌生慣養的白人青年。他譴責這些意志不堅定的病患,只因無法適應殖民地的艱苦生活,就想盡辦法假借各種身體或精神病痛,以引起他人的注意與關心,或爭取返回故鄉的機會,而完全不顧自身的尊嚴與驕傲。因此,他認為這種假性神經衰弱,其實只是一

62　Eugen Paul Bleuler, *Textbook of Psychiatry*, pp. 493-568.

種墮落的「思鄉病」[63]。

　　但是，當他面對自己的同胞，面對一同經歷殖民地生活的日本患者時，不管他(她)們是什麼性別或年齡，他在觀點上都與前述理論有所區別。例如，他在分析台灣或海南島的熱帶神經衰弱時，經常強調「神經性」神經衰弱與「心因性」神經衰弱並不容易區分，許多心因性病患也有植物神經異常的現象，相對地，植物神經異常的病患也可能受到心理因素的影響。此外，在進一步的心因分析中，無論是佛洛依德所謂的原發性利益(解決或壓抑心理衝突)或是次發性利益(得到實質的好處)，他從未考慮疾病可能會為患者帶來利益的機制，也從未質疑患者想要恢復健康的渴望。換言之，他們的「健康良知」不容置疑。事實上，中脩三認為這些熱帶神經衰弱患者最主要的心理病因，反倒是來自一種自覺或不自覺的恐懼，一種對於自身身心健康狀態的不確定感與執著，因此是一種「健康良知」與「自我意識」過度發達的表現。而他這部分的理論，許多援引自一直受到日本官方醫學排斥的森田正馬[64]。

　　森田正馬本身是一個神經症與結核病患者，30歲時受吳秀三影響進入精神醫學領域。因為經濟因素，他曾放棄進入公立大學任教的機會，但藉著自身的生病體驗與豐富的臨床經驗，發展出一套有別於當時日本精神醫學正統的神經症(神經質)理論與治療。或許因為早年受教吳秀三門下，從而受到Kraepelin理論影響的緣故，森田正馬也認為神經症是由神經質體質所決定，並曾與丸井清泰就精神疾病病因有過體質論或環境論的爭辯[65]。但是森田正馬所指的神經質體質，並不是一種變態體質，而是一種對於自我身心感受要求完美的傾向。擁有這類體質的人，無法忽略身體任何的病痛，無法忍受暫時的情緒不快或思維阻滯。對於一般人而言，這些小問題可能經常發生，但是他們不會在意，甚至

63　中脩三，〈台灣に於ける神經症の諸問題に就きて〉，頁358。

64　中脩三在〈海南島ニ於ケル熱帶神經衰弱ノ研究〉、〈熱帶馴化ノ精神醫學的研究(一)台灣に於ケル知能勞務者ノ自覺症ニ就テ〉與〈台灣に於ける神經症の諸問題に就きて〉幾篇文章中，都引用森田正馬的理論解釋熱帶神經衰弱，而且強調森田療法對於熱帶神經衰弱的療效極佳，見〈熱帶馴化ノ精神醫學的研究〉，頁15。此外，他還把森田療法與殖民事業結合在一起，認為只有藉由精神療法才能真正做到異民族間心與心的理解與交流，並認為精神科醫生負有國家的使命，見〈台灣に於ける神經症の諸問題に就きて〉，頁366。

65　岩崎徹也，〈精神療法のわが国における展開〉。

根本未曾意識到它們的存在，因此也不會影響他們的正常生活。但是神經質的
人無法忍受這種不完美的狀態，他們會想盡各種方法消除這些不適感受，卻總
是無法如願。於是他們開始憂心自己的健康，懷疑自己是否罹患重病，並更加
戒慎恐懼地檢視自己的身心狀況，從而陷入強迫意念與憂慮情緒的泥沼之中。
相對於「逃入疾病」的理論，森田正馬認為患者症狀或疾病的頑固性，並不是
出於患者想要維持生病狀態的無意識慾望，而是其自我意識太過強烈，太想要
完全恢復健康的結果。

　　治療上，以其為名的「森田療法」分為三個階段。首先是嚴格的臥褥休
息。這是讓患者在光線昏暗的小屋內，絕對地臥床休息，藉以阻斷外界的刺
激，使患者原本憂慮恐懼的情緒快速地安定下來。其次則是作業療法。這是強
制患者進行一些機械性的體能或精神勞動，嚴格地安排每日的生活(譬如，早
上六點起床，冷水浴，早餐，習字，寫生，午餐，輕勞動，重勞動，晚餐，朗
讀論語，冷水浴，晚上十時就寢)，使患者心無旁騖，並從勞動中恢復自信，
達到「生活常規化」的目的。同時，也開始進行使「精神常規化」的精神療
法。這是讓患者以寫日記的方式，紀錄每天的生活感受，再由治療者批註。治
療者必須針對患者各種憂慮予以開釋，確認其健康狀態，鼓勵他放下對於某些
身心病痛的掛念，安心地過正常的生活。

　　整體而言，森田正馬的神經質理論，強調精神病理存在於意識層面而非無
意識層面，而其療法所追求的生活常規化與精神常規化，則是要壓抑原本強烈
的自我意識，以化解意識中對於某些事物的執著。如此的理論與治療方式，一
方面，如渡辺利夫所言，其所欲達成的是「意識的無意識化」，而與精神分
析「無意識的意識化」原則有所不同[66]；另一方面，其對於意識或意志病理的
曖昧態度，認為過於強烈的自我意識不只是一種病態，同時也有其優越性的觀
點，似乎與當時西方認為病患需要意志或健康良知「再教育」的意志與生活療
法，也存在著若干的差異。

　　當時，日本醫學論文通常引用大量的德語參考文獻，森田完全以自身與臨
床經驗為依據，通篇都在抒發一己觀點的寫作風格，使其作品看起來更像是哲

66　渡辺利夫，《神經症の時代》(TBS・BURITANIKA株式會社，1996)，頁105。

學著作，而不是嚴謹的學術論文。因此，當他以《神經質の本態と療法》申請博士學位時，曾遇到極大的阻難，幸有其老師吳秀三從旁緩頰才得以通過。之後，雖有高良武久—本身也是一位神經症患者—等弟子的追隨，但是在日本正統精神醫學界中，森田的神經質理論與治療依然被視爲異端，一直到戰後才受到嚴肅的對待與討論[67]。

　　但是對於中脩三而言，一方面，他在九大的老師下田光造教授，是當時日本官方精神醫學界唯一對森田學說有著極高評價的一人。下田曾於大正十三年所著的《最新神經病學》第三版中，在介紹過Freud與Bleuler的理論後，緊接著介紹森田療法的內容，並推崇「森田教授以他眞摯的思索與犀利的觀察，並以東洋哲學爲基礎，所發展出來的神經質體驗療法，眞可以說是讓我們(日本精神醫學)揚眉吐氣的成就。」[68]另一方面，在中脩三處理南方日人的熱帶神經衰弱問題上，森田理論與療法也有極好的適用性。

　　首先，從疾病的文化評價來看，森田所描述的神經質並不帶有負面意義，神經質體質也不是一種變態體質。假如說Bleuler的神經症心理機制，指的是一種歇斯底里性追求慾望滿足的傾向，或是藉由精神症狀逃避心理與現實衝突的自我沈溺，森田正馬的神經質性格，則是一種嚴格的自我審視、細緻的自我體驗與追求完美的自我要求。這類性格的人對於身心健康有著強烈的渴望，正是這個渴望太過強烈，才使他們苦於病痛。因此，在中脩三看來，神經質與精神病或精神變質有著根本的不同。後者經常是由遺傳體質所決定，而其症狀則是來自某方面的精神機能缺陷。相對地，「神經質患者可以注意到正常人未曾注意到的地方，因此可說他們的神經比正常人更爲敏銳，相較於凡人，神經質患者的確更爲優秀，就是因爲優秀，而對於自己狀態過度了解，才會因此而得病。」「小孩與女人很少罹患神經質，從這件事也可以知道，神經質是只發生在精神已充分發展者的疾病。」[69]森田正馬以自身曾爲神經症患者的經驗提出

67　有關森田正馬的理論，參見森田正馬，《神經質の本態と療法——精神生活の開眼》、《神經衰弱と強迫觀念の根治法》，收入大原健士郎編，《森田正馬全集》(東京：白揚社，1974)；渡辺利夫，《神經症の時代》。

68　引自渡辺利夫，《神經症の時代》，頁166。「括弧内的說明」爲筆者所加。

69　中脩三，《精神病の話：精神病及び神經質の社會的意義と取扱法》(台北：養神院，1935)，頁59。

這樣的論述，同樣地，中脩三或許也是以自己同為殖民地日人的認同，而在理論選擇上對其有著更高的親近性。

其次，中脩三曾指出「日本自古以來的教育法，正是製造神經質的溫床……日本正常人多少都有此傾向，特別是大學生特別明顯」[70]。換言之，他認為神經質性格其實是日本民族文化的產物，也是民族性格中極為優秀的一面。因此從神經質理論解釋熱帶神經衰弱，可以緩解殖民地日人「去日本化」的恐懼，確認自己的民族認同。例如分島俊在比較分析本島人與在台日人精神疾病的心理病因時，就曾指出本島人的心理病因多半是歇斯底里性，其精神症狀多是由於慾望無法滿足而表現出的嫉妒、憤怒情緒；相對地，在台日人的心理病因多半是神經質或強迫性，他們過度壓抑自身慾望，執著於犧牲奉獻的理想；而他認為這可證明日人渡台後，並未失去民族原有的美德與高級感情[71]。

最後，無論是從殖民地勞動力或是從南方永續發展角度考量，熱帶神經衰弱都是一個必須克服的問題。對此，森田療法提供了一個具體可行的規訓手段。森田療法中的「生活常規化」與「精神常規化」，不但可以使「勞動常規化」，也可以藉由身體感受的再教育，平息殖民地不平不滿的聲音，以解決殖民政府所面對的勞動力不足與民心士氣低落等困境。

因此，當中脩三等人將森田理論與療法應用於熱帶神經衰弱問題時，除了精神醫學對於個人常見的規訓之外，其實還有書寫自我熱帶經驗的意義。作為殖民者社群的一份子，他們對於在台日人的困境，有著深刻的體驗，因此更能同情地理解。其中，思念故鄉的愁緒與對熱帶氣候的恐懼，是他們所提出的兩個心理病因。

七、鄉愁與恐懼

在中脩三等人針對海南島熱帶神經衰弱所做的研究中，62%的患者認為自己罹病的原因是「熱」，只有21%的患者認為家庭的憂慮與想要回家的心情，

70 同上，頁61。
71 分島俊，〈台灣二於ケル精神神經病ノ心因性二就テ：皇民ノ熱帶馴化竝民族精神醫學的考察〉，頁32-82。

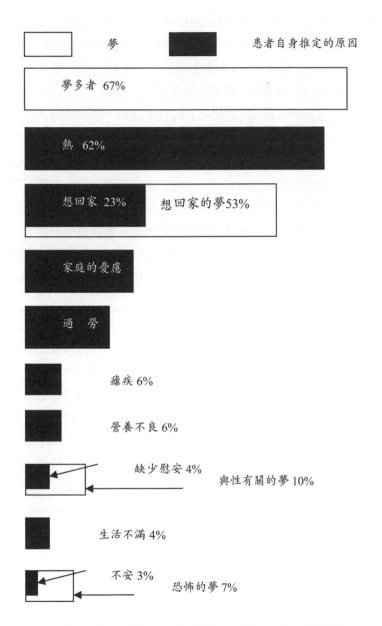

海南島　總數112例（昭和16年台大報國隊調查）

可能影響自己的健康。但是在夢境的調查中，卻有53％的患者坦承自己做過「想回家」的夢，這還不包括曾有這類夢境卻不願報告或已經遺忘的人（見下圖）[72]。據此，他們推測對於大多數病患而言，「鄉愁」是一個重要的心理病因；換言之，熱帶神經衰弱是一種「思鄉病」。

不同於西方殖民精神醫學對於「思鄉病」的負面評價，殖民地日人的「鄉愁」得到更多的同情，並被寬容地對待。熱帶白人同樣飽受思鄉之苦，但是這種思念故土的情感，卻被視為一種女性化的象徵。在他們的論述中，女性缺乏獨立人格，仰賴各種社會關係維持情緒穩定，她們無法離開家庭的羽翼，不能缺少可以閒聊、說長道短的女性朋友，一旦來到熱帶殖民地，脫離原本的社交圈，心理平衡就再也無法維持，而為惱人的思鄉病所苦。對於男性而言，一個人遠赴異地開疆闢土，原本就是西方社會文化對於男性特質的期待，一旦染上思鄉病，就被視為是失去男性特質而變得女性化的表現，這是一種精神上的墮落，因此需要強化精神的教育[73]。

　　但在中脩三等人的論述中，「鄉愁」卻是一個具有正當性的心理病因。一方面，對於患者的「家庭憂慮」與「想回家」等心情，他們沒有任何批判，也不認為必須加強精神的教育。甚至，它們被認為是所有殖民地移住者共同的心情。那些沒有說出家庭憂慮與返鄉意願的人，並不是沒有這樣的感受，只是想盡一己之力為帝國犧牲奉獻的理想勝過一切，使得他們壓抑自己的鄉愁，不願將其表現出來。另一方面，對於殖民地粗鄙文化的感嘆，對於內地富足的精神與文化生活的羨慕與嚮往，甚至是面對內地同胞時的文化自卑情結，都被認為只是如實反映殖民地文化生活的貧瘠，同時也是民族精神尚未喪失的證據，而絕不是個人精神的腐化墮落。換言之，鄉愁維持著殖民地日人與母國的聯繫，

72　中脩三，〈熱帶氣候の精神神經に及ぼす影響〉，頁294。

73　Warwick Anderson, "The Trespass Speaks: White Masculinity and Colonial Break-down," pp. 1353-1354. 針對女性神經衰弱史的研究，還可參見Janet Oppenheim, *'Shattered Nerves': Dortor, Patients, and Depression in Victorian England* (New York /Oxford: Oxford University Press, 1991), pp. 181-232. 中脩三在談及熱帶殖民地白人女性與青年的思鄉病時，也有類似的說法，而將其歸類為一種歇斯底里性的疾病。換言之，他對於自己同胞與西方人的思鄉病，有著不同的態度與解釋。參見中脩三，〈台灣に於ける神經症の諸問題に就きて〉，頁358。

也維持著殖民者與被殖民者的界限差異，作為一種集體的情感，它確立了殖民地日人的民族認同。

　　因此，面對這樣的鄉愁，必須負起責任的是國家，而不是個人。個人為了國家民族遠赴未開化異地，以致為鄉愁所苦，這是人性正常的情感，而不是任何身體或心理缺陷。在中脩三等人提出的對策中，國家必須以更積極的作為，緩解殖民地人民的鄉愁。例如擴充通訊設施、提供快速簡便的交通工具、提高待遇以減少對於家庭經濟的憂慮、增加工作輪調與返回內地機會等實際生活改善措施；以及提供各種新發行適合各階級品味的日文書報雜誌、增設電影放映設備放映祖國電影等文化慰安措施；並且強調這些文化慰安措施必須經常性地供給，才能真正縮短殖民地日人與母國的心理距離，否則反而加深他們的鄉愁[74]。要言之，他們希望國家提供足夠的資源，以讓殖民地在實際上與心理上，不再與內地有著那麼遙遠的距離。但是當時各方戰事正如火如荼地進行，國家財政困窘，這種「伴隨移民移植日本文化」[75]的主張，似乎很難期待實現的機會。或許，這些對策不只是科學家對於政策的建議，它們還是一種控訴，一種對於殖民地日人被污名化、以及國家資源分配忽略殖民地建設的悲嘆。

　　鄉愁只需被撫慰，而不需要精神教育，需要精神教育的是恐懼。幾個針對不同對象、地域的研究都指出，約有三分之二的熱帶神經衰弱患者，認為自己生病的原因是熱，這可看出南渡者普遍存有對熱的恐懼。雖然在熱帶環境中，殖民者身體處於副交感神經興奮的狀態，因此會在初期經歷一些不適的感受，但這本是一種適應環境的正常生理現象，若無其它因素干擾，通常可在一段時間後克服。然而，熱帶神經衰弱往往持續得更久，並且伴隨著焦躁、緊張、憂鬱、失眠等交感神經緊張的症狀。因此，中脩三認為他們患病的原因並不是熱，而是對熱的恐懼。這種恐懼使他們過度注意自己的健康狀況，從而陷入自以為得病的憂慮中。換言之，這是一種神經質的傾向與神經症。

　　分島俊曾指出，當時在台灣與海南有所謂的「甘黨」，這是一群擔心自己在炎熱氣候中耗盡能量，因此嗜食糖份與甜性飲料，深信可以藉此補充身體能

74　分島俊，〈海南島ニ於ケル精神神經病ノ概況：其二熱帶神經衰弱ノ問題〉，《台灣醫學會雜誌》第41卷第6附錄(1942)，頁142-143。

75　中脩三，〈熱帶氣候の精神神經に及ぼす影響〉，頁295。

量的人。但也就是這群人,他們罹患熱帶神經衰弱以及其他風土病如瘧疾等的
比率特別地高。相對地,他讚揚以麥酒等低濃度酒類爲飲料的人,認爲他們心
胸較爲豁達,性格積極,能夠以飲酒散去心中的憂鬱,而不會執著於細微的
不快與不適,因此更能適應環境的變化,完成開拓荒地的使命[76]。此外,中脩
三也以自己的生活經驗指出,習於溫帶生活的日本人來到熱帶之後,確實會
有許多身心感受發生變化,但是他認爲必須以順其自然、無所畏懼的態度面對
這些變化,即使感到疲倦仍應努力工作,不需多慮,自然就能適應環境。他批
評有些人過度擔心熱帶環境對於身體的危害,天氣一熱就不敢工作,動不動就
想要休息或從事休閒活動,殊不知這種神經質態度對於身心健康的危害,還遠
大於炎熱的氣候[77]。

　　但是他們對於這種神經質傾向並不抱持譴責的態度,也未將其視爲道德墮
落的表現。前文已經提到,從森田正馬的神經質理論來看,這種神經質性格即
使過度時會造成某些病態,但它並不完全是一種缺陷,而且這種追求完美、勤
於自省的傾向,還很接近日本對於自己民族性格的自覺。再者,神經質性格的
苦慮多思,原本就不適合開拓熱帶環境這樣的任務,但是神經質性格比例較
高、體格較爲細長瘦弱的智能階級[78],卻又是殖民統治不可或缺的中堅力量。
因此,這些人可以說是爲了帝國,而去承擔一個並不適合他們體質的任務,理
應成爲讚揚的對象。此外,在性格與體構上,戰士與勞動階級多屬熱中性性格
與鬥士肥滿型體構,本應不易罹患神經衰弱。但事實上,他們之中卻有許多人
爲此症所苦。因此,這並不是個人的問題,只能說環境考驗太過艱難,已超出
大多數人能夠承受的範圍。而內地沒有熱帶生活經驗的人,也不應指責殖民地
同胞的神經質,因爲如果身處同樣的環境,他們或許會有同樣的表現。從這樣
的論述可以看到,無論是對同樣身爲殖民政府官員或知識分子的同僚,或是對
較下層階級的勞動者與軍士,中脩三對於他們的神經質與不理性恐懼,都有著
同情的理解,也不忘讚美他們犧牲奉獻的精神。

　　但即使這樣的恐懼有正當性,神經質依然需要身體感受的再教育,以打破

76　中脩三,〈熱帶氣候の精神神經に及ぼす影響〉,頁136。

77　中脩三,〈台灣の自然と精神病〉,頁5-6。

78　中脩三等,〈海南島ニ於ケル熱帶神經衰弱ノ研究〉,頁32-58。

恐懼所形成的惡性循環，使普遍具有神經質性格的日本民族，能夠完成帝國南進的目標。對此，當時中脩三及其同僚提倡的治療方法就是森田療法。在日本內地，早期森田療法的施行必須讓患者住院，以進行臥褥治療與作業療法。但在台灣，僅有的幾間精神病院都是以收治精神病患者爲主，而且爲數甚多的神經質患者也不可能都讓他們住院治療。於是，中脩三等人就對森田療法做了一些改良，使其能運用於門診患者的治療，甚至普及到所有的在台日人。

取代作業療法的是更爲積極的身體鍛鍊。與作業療法一樣，身體鍛鍊可以減少患者執著於強迫意念的時間，而且在鍛鍊中，他們也可找回對於自己身體的信心；此外它還可以促進身體的血行與發汗，調節血壓，旺盛新陳代謝。但這不僅是對於個人生活方式的建議與提醒，同時也是必須從機構面落實的訓練與政策，而且有著階級的區別。對於勞動階級與戰士，他們建議必須加強各種工作與戰技訓練，不能因爲氣候炎熱就縮短訓練時間，反而應加以延長。對於智能階級，則必須充實各種體育設備，鼓勵並舉辦騎馬、游泳、登山、棒球、網球、園藝、釣魚等體能活動。如此，從個人與機構面雙管齊下，就可達到作業療法使「生活常規化」的目標。

更重要的則是精神療法。中脩三在談到自己爲本島患者施行精神療法的經驗時，曾認爲精神科醫生扮演的角色，就像是以前的西方傳教士。他們必須耐心聆聽原始民族內心的聲音，細心給予指導與教育，幫助他們從苦難與落後中解放出來[79]。但不僅是對原始民族如此，殖民地精神科醫生在面對自己同胞的精神疾病時，扮演的又何嘗不是類似的角色呢？透過精神療法的施行，他們聆聽每位神經衰弱患者的身心苦痛，給予同情的理解，但同時也指導他們如何去解釋與忽略這些病痛，重新形塑患者的身體與心理經驗，以達到「精神常規化」的目的，完成帝國南進的目標。

精神療法同樣有個人與集體的層面。在集體層次上，必須透過各種衛生宣導與教育，教導大眾認識熱帶環境可能造成的生理變化，減緩對於熱帶氣候的誤解與恐懼，推廣正確的衛生習慣與生活方式。此外，還必須加強精神教育，培養勇於克服困難、重視實踐而非空想的態度。在個人層次上，則仍然要求患

79　中脩三，〈台灣に於ける神經症の諸問題に就きて〉，頁352。

者以日記紀錄每天的身心經驗，使精神科醫生可以全面地審視患者內在的思維與感受，並即時給予矯正與指導。以下是一位病患以日記[80]進行治療的內容[81]：

12月22日（中脩三評註以引號表示）

昨日聽教授先生「萬事任憑自然」的開導後，病情立刻就有了好轉。

但是昨夜睡前又有兩三個疑慮縈掛心頭。

1. 我只要長時間與人說話，或是聽到某些刺耳的話，心臟就會噗通噗通跳，覺得心臟越來越沒力。

「慢慢習慣就好了。

不能害怕而避免與人談話，只能不斷地練習，即使心臟噗通噗通跳，也必須不斷地說話。」

2. 讀新聞與雜誌時，從心臟之中會有一股氣升起，這是因為心身過勞引起的心臟麻痺嗎？

「不是這樣的。這是交感神經的作用。交感神經是會造成疲勞與心臟跳動的神經，筋骨的運動對於此神經的穩定有益。」

3. 每天都有4、5回感到神經緊張，嘴角振動，鼻子覺得冷，手腳動脈劇烈跳動。

「這依然是交感神經異常。身體有抵抗力之後就會好了。」

12月23日

自己感覺到有精神，對於什麼事情都能以精神克服，有了堅定的信

80　森田精神療法要求被治療者紀錄自己身心經驗的日記，實際執行時有許多不同形式。有些如此處所舉出的例子，只紀錄某些症狀的變化與自己對於這些症狀的憂慮，類似患者與醫生於診療中的問答；有些則更為詳盡，而紀錄下自己生活與心靈活動的點點滴滴，參見中脩三，〈青年期の煩悶と修養（一）〉，《心理と醫學》第1卷第2號（1944），頁144-162。

81　中脩三，〈台灣に於ける神經症の諸問題に就きて〉，頁352-372。或許由於篇幅的緣故，日治晚期精神醫學文獻少有關於精神治療的完整記錄，因此此處所舉為中脩三治療一位罹患心氣症的本島「紳士」的例子。依中脩三等人對於森田精神治療的說明與描述，當時對於在台日人熱帶神經衰弱身體感知的再教育，大致應即是依此形式與原則進行。

念。

「這是最棒的了。」

12月24日

……

2. 近來寫字常寫錯，記憶力非常差。

「這是焦慮造成的，不要擔心自然就會痊癒。」

3. 常失眠，煩惱許多事。這要怎麼治療呢？

「不能一直想著要睡覺，要想即使不睡也很好。睡眠是自然現象，越想就越不能睡，任憑自然就好了。」

……

12月26日

1. 失眠時，頭好像崩潰一般地神經亢奮，可是在讀雜誌時，頭卻覺得疲倦而想睡覺，該怎麼辦呢？

「用了太多心思反而不行，只能靜靜地忍耐。」

……

12月30日

1. 想要請教統一精神的方法。

「越想統一精神，精神就越沒辦法統一。精神不是想有就有，除了任憑自然外，沒有其他辦法。」

在"Subject and Power"這篇文章中，傅柯曾談到pastoral power。這是一種不只看顧群體也看顧個人，而必須了解個人內心深處的靈魂，並以個人的救贖與福祉爲目標的權力形式[82]。我們這裡所看到的精神治療，要求患者爲了康復

82　Michel Foucault, "Subject and Power" in *Michel Foucault: Beyond Struturalism and Hermeneutics,* ed. H. Dreyfus and P. Rabinow(The University of Chicago Press, 1982), pp. 213-214.

的目標，必須向精神科醫生坦言每日每刻的感受與憂慮，再由醫生詳細指導如何感知與解釋自己的身體，以克服各種身心痛苦，把自己建構成能夠完成殖民任務的主體，這不也是一種pastoral power嗎？中脩三以宗教家自喻精神科醫生在殖民地扮演的角色，確實有著幾分道理。只是需要他以宗教教化的對象，除了被殖民者之外，還包括了與其一同生活在殖民地的日本同胞。

「熱帶馴化」最終面對的仍是「個人馴化」的問題。在帝國南進殖民的過程中，統合南方自然人文環境的熱帶概念，一方面結合日本傳統的南方意象，以及當代地理學理論所建構的溫／熱帶文明階層等概念，而確立了殖民者的優越性；另一方面，殖民者與熱帶的交界，則構成殖民者身心健康的威脅，而成為殖民統治有待治理的空間。然而，熱帶不只是炎熱的氣候、可怕的病菌、髒亂的環境與衛生習慣落後的被殖民者，即使科學與醫學技術可以克服熱帶的物理與生物環境，即使殖民統治技術可以壓制隔離被殖民者傳入的病原，但只要殖民者無法自覺健康，熱帶馴化的目標就不能算是完成。熱帶神經衰弱，南方日人所自覺的各種身心症狀，就是帝國最後必須克服的困難。帝國的南進殖民，創造出「南方日人」這一特殊族群。他們的熱帶神經衰弱，曾使他們一度被污名化，而成為殖民秩序中介於母國人民與被殖民者之間的曖昧族群。即使精神科醫生為他們洗刷了這個污名，但是他們的恐懼—這個帝國南方主義意識型態的副產品—卻像其它熱帶事物一樣，成為「熱帶馴化」必須馴服的障礙。

八、總結

本篇文章處理的是在台日人的熱帶神經衰弱歷史。神經衰弱各種不特定的症狀，與熱帶生活經驗連結在一起，形成殖民地日人對於自己身體與環境的特殊感受與詮釋，並且建構出「熱帶神經衰弱」、「台灣ぼけ」、「海南ぼけ」等身體經驗與概念。這樣的疾病概念，不僅傳達出殖民者對於熱帶的恐懼，同時也是他們為帝國犧牲奉獻的勳章。但是無可避免地，低下的工作效率會造成殖民地勞動力的困擾，普遍存在的身心病痛也會影響殖民地的民心士氣。

更進一步地，當日本內地的學者與政治人物，從氣候決定論或精神疾病的體質與退化理論來解釋這些精神病理時，熱帶神經衰弱成為民族體質受氣候影

響而退化的表徵。在這些論述中，殖民地移住者—無論是智能階級或是勞動階級—被建構爲介於本國人民與被殖民者之間的二等國民與危險個體，在他們身上所出現各種身心症狀則是帝國崩毀滅亡的前兆。於是，要求放棄南向殖民政策的主張有了更有力的論據，他們要求將更多資源人力配置在氣候更適合日本人生活的滿州。

對於中脩三等人而言，他們正親身經歷熱帶殖民生活，爲熱帶神經衰弱所苦的患者，都是與他們一同在殖民地犧牲奉獻的同僚或同胞，而且他們還兼有殖民政府技術官僚的身分。因此，這些充滿歧視與偏見的論述所激起的反彈、殖民政府財政的困窘、殖民地社會文化的貧瘠、被祖國拋棄的恐懼、以及必須提出具體對策的使命感等因素，必然都對他們所架構的熱帶神經衰弱論述，造成一定的影響。藉著從器質性、退化性理論轉向心因性的解釋模式，他們使熱帶神經衰弱成爲一個應當受到同情與尊敬、同時也是可以治療克服的疾病。

但是並非任何心因性理論都適合這樣的脈絡。在當時德國與日本的主流理論中，心因性精神疾病被視爲一種歇斯底里性的疾病，它是爲了解決心理衝突或謀求現實利益而「逃入疾病」的狀態，是一種女性化的特質，也是一種道德或「健康良知」的缺陷。相對地，森田正馬的神經質理論，雖然被日本官方精神醫學視爲異端，但是他對「神經質」較具同情與同理心的解釋，以及藉此勾勒的東方道德形象，更符合殖民地日人的自我理解與認同。此外，森田療法中的作業療法與精神療法，也可以化爲殖民地的具體政策，並讓精神科醫生對患者的身體感受進行再教育，從而藉著「生活常規化」與「精神常規化」等「個人馴化」的手段，完成「熱帶馴化」的目標。

回顧這段歷史，或許其中最引人注意的面向，就是一場疾病文化意義的戰爭。在戰陣的一方，熱帶神經衰弱是一種被污名化的疾病，是退化墮落的象徵，而與「南洋ぼけ」、「熱帶狂亂」、「灣生」、「灣製」、「第二世」甚至「有毒的櫻花」等帶有負面意義的名稱或意象連結在一起；但是在另一方，它卻是一個光榮的疾病，是個人爲帝國身履險境的犧牲，而且當其病因被認爲是民族性格中固有的神經質恐懼時，熱帶神經衰弱就成爲整個民族自我超越的絕佳試煉。同樣一個疾病，卻有著二元對立的文化意義。醫學理論的曖昧，讓交戰雙方都不難找到可以動用的理論資源，而它在文化意義上所引致的疑慮與

回應，則使它在殖民晚期成爲受到注目的疾病。

　　戰爭在內地與台灣之間展開，殖民主義對於民族、地域所操作的分類與判斷，爲其提供了動力與背景。然而，對於在台日人而言，這場戰爭無疑令他們感到悲哀，當他們以倨傲的姿態面對被殖民者時，轉過身卻發現自己已是內地同胞眼中的異己。或許，神經衰弱症狀的多變性與主觀性，訴說的還是南方日人的悲嘆與自憐！

　　本文係根據2004年發表於《台灣社會研究季刊》第五十四期〈熱、神經衰弱與在台日人──殖民晚期台灣的精神醫學論述〉一文，經增補資料並修訂若干論點而成。感謝《臺灣社會研究》兩位評審人深入的評論與建議，並感謝傅大爲、雷祥麟、王文基與李尚仁幾位老師的指導。

中日文參考書目

力丸慈圓
　　1933　〈氣溫と作業能率〉，《台灣時報》昭和8 年10月號。
小笠原和夫
　　1942　〈南方圈の氣候：南方の科學認識〉，《台灣時報》昭和17年7月號。
小俣和一郎
　　2000　《精神病院の起源近代篇》（日本：太田出版社，2000）。
大喜多孝
　　1941a〈熱帶醫學への途〉，《台灣時報》昭和16年1月號。
　　1941b〈熱帶醫學への途(二)〉，《台灣時報》昭和16年2月號。
中脩三
　　1935a《精神病の話：精神病及び神經質の社會的意義と取扱法》（台北：養神院，1935）。
　　1935b《小兒の精神發育とその危險期：子そ持つ父母の爲めに教育者の爲めに》（台北：養神院，1935）。
　　1936　〈台灣の自然と精神病〉，《台灣時報》昭和11年10月號。
　　1942a〈民族の素質は果して低下するか〉，《台灣時報》昭和17年3月號。

1942b 〈台灣に於ける神經症の諸問題に就きて〉，《台灣醫學會雜誌》第41卷444期。

1943a 〈熱帶氣候の精神神經に及ぼす影響〉，收入台灣總督官房情報課編，《南方醫學讀本》，台北：台灣時報發行所，1943。

1943b 〈南方に於ける精神衛生〉，收入台灣總督官房情報課編，《南方醫學讀本》(台北：台灣時報發行所，1943)。

1944 〈青年期の煩悶と修養(一)〉，《心理と醫學》第1卷第2號。

中脩三、分島俊

1939 〈台灣ニ於ケル精神神經症ノ研究：第一報，統計的觀察〉，《台灣醫學會雜誌》第38卷413期。

中脩三等人

1941 〈海南島ニ於ケル熱帶神經衰弱ノ研究〉，《台灣醫學會雜誌》第40卷臨時增刊號。

中脩三、小林準一

1942 〈熱帶馴化ノ精神醫學的研究(一)：台灣に於ケル知能勞務者ノ自覺症ニ就テ〉，《台灣醫學會雜誌》第41卷第6附錄。

分島俊

1942a 〈台灣ニ於ケル精神神經病ノ心因性ニ就テ：皇民ノ熱帶馴化竝民族精神醫學的考察〉，《台灣醫學會雜誌》第41卷第6附錄。

1942b 〈海南島ニ於ケル精神神經病ノ概況：其二熱帶神經衰弱ノ問題〉，《台灣醫學會雜誌》第41卷第6附錄。

竹中信子

2001 《植民地台灣の日本女性生活史，昭和篇[上]》(東京：田畑書店)。

巫毓荃

2005 《「病態」的民族：日治晚期台灣的民族性精神疾病》，新竹：清華大學歷史研究所碩士論文。

作者不詳

1940 〈皇民化と第二世の問題〉，《台灣時報》昭和15年11月號。

1943 〈生活科學〉，《科學の台灣》昭和18年3月號。

宗本尙德

1942　〈熱帶馴化ノ精神醫學的研究(二)氣候卜精神異常─文獻考察卜台灣ニ於ケル觀察〉，《台灣醫學會雜誌》第41卷第6附錄。

1944　〈論腦脊髓液壓ノ季節的消長ニ就テ〉，《台灣醫學會雜誌》第43卷468、469期。

林芙美子

1949　《浮雲》（東京：新潮社，1949）。

岩崎徹也

2001　〈精神療法のわが國における展開〉，收入昼田源四郎編，《日本近代精神醫療史》，RAIBU・SAIENSU株式會社，2001。

持地六三郎

1912　《台灣殖民政策》（東京：富山房，1912）。

後藤乾一

1992　〈台灣と南洋──「南進」問題との關連で〉，收入大江志乃夫等編，《近代日本と殖民地2──帝國統治の構造》（東京：岩波書店，1992）。

昼田源四郎

2001　〈日本の精神醫療史─古代から現代まで〉，收入昼田源四郎編，《日本近代精神醫療史》（RAIBU・SAIENSU株式會社，2001）。

黃昭堂

1981　《台灣總督府》（台北：鴻儒堂，1981）。

森田正馬

1974a　《神經質の本態と療法──精神生活の開眼》，收入大原健士郎編，《森田正馬全集》（東京：白揚社，1974）。

1974b　《神經衰弱と強迫觀念の根治法》，收入大原健士郎編，《森田正馬全集》（東京：白揚社）。

曾田長宗

1942　〈台灣に於ける內地人の體質變化〉，《台灣時報》昭和17年3月號。

富田芳郎

1932 〈氣候と文化〉，《台灣時報》昭和7年5月號。

富山一郎

1997 〈殖民主義與熱帶科學：「島民」差異的學術分析〉，《台灣社會研
究季刊》第28期。

渡辺利夫

1996 《神經症の時代》（TBS・BURITANIKA株式會社，1996）。

英文參考書目

Anderson, Warwick

1997 "The Trespass Speaks: White Masculinity and Colonial Breakdown," *The American Historical Review* 102.5.

Beard, George M.

1881 *American Nervousness, Its Causes and Consequences*(New York: G.P. Putnam's Sons).

Bleuler, Eugen Paul

1916 *Textbook of Psychiatry*, translated by A. A. Brill. Dover Publications, INC., reissued 1951.

Foucault, M.

1982 "Subject and Power" in *Michel Foucault: Beyond Struturalism and Hermeneutics*, edited by H. Dreyfus and P. Rabinow(The University of Chicago Press).

Harrison, Mark

1994 *Public Health in British India: Anglo-Indian Preventive Medicine, 1859-1914*(Cambridge University Press).

Harrison, Mark

1999 *Climates and Constitutions: Health, Race, Environment and British imperialism in India, 1600-1850*(Oxford University Press).

Huntington, Ellsworth

1915 *Civilization and Climate.* (University Press of the Pacific, reissued 2001 Lutz, Tom).

1995 "Neurasthenia and Fatigue Syndromes—Social Section," in *A History of Clinical Psychiatry*, edited by German E. Berrios and Roy Porter (The Athlone Press).

Oppenheim, Janet

1991 *'Shattered Nerves': Dortor, Patients, and Depression in Victorian England* (New York/Oxford: Oxford University Press).

Roelcke, Volker

1997 "Biologizing Social Facts: An Early 20th Century Debate on Kraepelin's Concepts of Culture, Neurasthenia, and Degeneration," *Culture, Medicine and Psychiatry* 21.

Roelcke, Volker

2001 "Electrified Nerves, Degenerated Bodies: Medical Discourses on Neurasthenia in Germany, circa 1880-1914," in *Cultures of Neurasthenia: From Beard to the First World War*, edited by Marijke Gijswijt-Hofstra and Roy Porter(Amsterdam: Rodopi).

Wessely, Simon

1995 "Neurasthenia and Fatigue Syndromes—Clinical Section," in *A History of Clinical Psychiatry*, edited by German E. Berrios and Roy Porter(The Athlone Press).

第三章

從阿片君子到矯正樣本：

阿片[1]吸食者、更生院與杜聰明

許宏彬(倫敦大學亞非學院歷史博士候選人)

在台灣，阿片吸食的演變與近代醫學的發展是彼此緊密關聯的。近代醫學於19世紀中葉引入台灣後，對於阿片以及阿片吸食者產生了什麼樣的影響？又，阿片研究在台灣醫學開始發展的初步階段中，又占據了何種位置？這是本文主要探討的兩個問題。

從林清月到杜聰明的阿片研究，我們看到了近代醫學如何將阿片吸食者的形貌，從原初的阿片君子轉變成懦弱無能的阿片成癮患者；同時，我們也看見了近代醫學如何在台灣立基與開展。不同於林清月尊重病人生活型態的門診治療，杜聰明創建了阿片治療專門醫院「更生院」，將吸食者強制隔離。專門醫院，這個近代醫學最重要據點的成立，讓近代醫學在治療矯正大量的阿片吸食者的同時，也能匯集無數珍貴的實驗樣本，生產合法的知識，並確立阿片的負面形貌。而強制隔離措施的實行，伴隨著更生院內種種的教育、醫療措施，讓吸食者在失去其原本的生活型態的同時，也領會了「近代的文明」以及「健康的身體」。在思考台灣的近代化與身體規訓時，阿片與近代醫學會是我們不能忽視的重要線索。

我的很多朋友都不知道，在台灣的歷史長河裡，曾經有一段時期，存在著許多吸食阿片的人。當時吸食阿片的情景，我們或可從下面這首詩詞中略為感

1　阿片，即今日的鴉片，在台灣日治時期則稱為阿片。

受一番。

> 煙飛漠漠繞千家，珠玉輝增蔗管華（台地多甘蔗，以蔗管嵌金飾玉爲
> 鴉片煙槍，人皆寶貴）；異客不知何物好，隔村遠聽賣風車（台人呼鴉
> 片煙槍爲風車）。[2]

在描寫1884年前後，台灣北部情況的《臺遊筆記》中，我們也看到了如下
的記載：「（台地）風俗尚樸。惟男子大半食鴉片煙」、「男子出門，隨身肩一
枕箱；內藏者，鴉片煙槍等物也」[3]。到了日治初期，總督府爲了阿片專賣所
進行的「阿片吸食特許者網羅」，也曾統計出高達169,064人的吸食者，占當
時人口的6.3%[4]。很明顯的，阿片在台灣是個曾經存在、且相當重要的歷史現
象。

在1895年日本開始治理台灣之前，台灣民眾心目中的阿片吸食形貌，是相
當多元而複雜的。有人視之爲「藥」，亦有人視之爲「毒」，更多時候我們所
看到的記載是視之爲「害」；但此三種想像間並非彼此涇渭分明，而是有緊密
且互相穿透的關連[5]。但在日本治台後，台灣總督府採取阿片漸禁政策。也就
是採取阿片專賣，將阿片癮癖深重者予以登記發予執照，唯有持有執照者方能
購買阿片，而禁止一般民眾購買或吸食阿片。

然而到了1929年底，由於總督府提出「阿片新特許」的構想，欲重新調查
阿片吸食者。由於此舉可能導致持有阿片吸食執照者人數之增加，因而在

2　黃逢昶，《臺灣生熟番記事》，台灣文獻叢刊第五十一種（台北：大通書局，
　　1987），頁21。黃逢昶，湖南湘陰人，清光緒初，宦遊台北。八年，嘗奉委至宜
　　蘭催收台北城捐。本書之作，當在此前後時，1874-1882年間。參考：吳幅員，
　　《臺灣文獻叢刊提要》（台北：大通書局，1977），頁27。括弧內之註解，爲原書
　　中所有，非筆者所加。

3　作者不詳，《臺遊筆記》，收於《臺灣輿地彙鈔》，台灣文獻叢刊第兩百一十六
　　種（台北：大通書局，1965），頁100-103。此書對光緒十年（1884）後期台北與基
　　隆社會狀況頗有描述。參考吳幅員，《臺灣文獻叢刊提要》，頁98。

4　劉明修，《台灣統治と阿片問題》（東京：山川出版社，1983），頁93。

5　關於清末台灣民眾的阿片想像，可參考許宏彬，〈臺灣的阿片想像：從舊慣的阿
　　片君子到更生院的矯正樣本〉（新竹：清華大學歷史研究所，2002），第一章。

1929-1930年間引發爭議，幾乎當時知名的知識分子都捲入此爭議中，此謂「阿片新特許爭議」[6]。爭議的結果，則出現大規模強制性的阿片吸食者矯正事業。此後，阿片在台灣的歷史，便移轉至以近代醫學爲主的矯正治療。而在其中，負責整個矯正治療的關鍵人物，正是台灣第一個醫學博士，杜聰明。藉由其領導的阿片吸食者矯正醫院——更生院，杜聰明不僅開創了自己的研究事業，培養出一群以台灣人爲主的研究團隊，更直接將其研究成果，應用於全台的阿片吸食者矯正治療，且影響後續的阿片吸食者之命運。以更生院爲中心，總督府展開了大規模的阿片吸食者矯正工作，在更生院及各地公立醫院之矯正科[7]內，於四年間(1930-1934)，共有17,468人接受矯正，15,434人完成矯正[8]。在各地矯正科的矯正事業結束之後，更生院仍繼續扮演阿片癮矯正的專門醫院，由杜聰明持續推動阿片特許者的矯正計畫，一直到1945年日本戰敗，更生院改名省立戒煙所，1946年8月完成所有吸食者之治療，關閉戒煙所。

　　本文所欲探討的，主要便是1930年後總督府的阿片矯治事業，以及其中杜聰明的行動與研究所扮演的角色。關於杜聰明的阿片研究，歷來已多有所論及。如劉麗娜從橫跨戰前戰後，從阿片、蛇毒到中藥的整個杜聰明研究團隊的研究事業來進行的的分析[9]。劉明修將其放在整個日治時期阿片政策下，將杜聰明的阿片研究治療，視爲台灣財政獨立以及醫學研究之進步的討論[10]。范燕秋針對杜聰明的阿片矯正事業，以及其醫學論文中的知識內容所做的分析[11]。

6　關於阿片新特許爭議，可參考葉榮鐘，《日據下台灣政治社會運動史》(台北：晨星出版有限公司，2000)，頁450-451。劉明修，《臺灣統治と阿片問題》，頁157-174。范燕秋，〈日本帝國發展下殖民地台灣的人種衛生(1895-1945)〉(台北：政大歷史所博士論文，2001)，頁135-143。但上述研究多站在反對新特許的立場，對總督府及其支持者提出批評。亦可參考許宏彬，〈臺灣的阿片想像：從舊慣的阿片君子到更生院的矯正樣本〉，第三章，試圖同時分析爭議兩造的行動與策略。

7　在杜聰明部分論文中，矯正科亦被稱爲更生科。

8　杜聰明，〈臺灣二於ケル阿片癮者ノ統計的調查第二報告〉，《臺灣醫學會雜誌》，363(1935)，頁827-982。

9　劉麗娜，〈台灣科學的一種開始及其歷史轉折——以體質人類學及蛇毒研究之發展爲例〉(新竹：清華大學歷史研究所碩士論文，1989)。

10　劉明修，《臺灣統治と阿片問題》。

11　范燕秋，〈日本帝國發展下殖民地台灣的人種衛生(1895-1945)〉，頁148-165。

還有劉士永將其阿片相關研究，置於國際藥理研究脈絡下的討論[12]。但這些研究往往傾向將杜聰明視爲一個只在實驗室專心作實驗的科學家，忽略了即使是杜聰明本身，也有其阿片想像存在；在他成功的科學事業背後，也有策略上的經營。特別是杜聰明如何藉由更生院所生產的阿片知識，來介入阿片爭議、確立阿片想像、擴大其研究事業，將是本文關切的重點。

此外，即使在台灣的阿片研究上，杜聰明也並非孤立。對比杜聰明與先前重要的阿片研究者，林清月，我們可以發現杜聰明阿片事業的成功處，與其說是「療法」上的創新或突破，不如說是他妥善地把握了醫學研究中，對研究者特別有利，也是知識得以大量產出的場所：「實驗室(更生院)」。在這個對科學家特別有利的地方，杜聰明與其學生成功的生產了一系列的「阿片知識」，由此確立阿片想像與阿片身體，同時亦藉此開創其橫跨戰前戰後的科學事業。

與此同時，我們也將試圖追隨杜聰明的足跡，把他與當時代其他知識分子，如蔣渭水等人並列，比對其行動的差異。有別於蔣渭水等人的街頭運動、辦報演講等傳統意涵之社會政治行動，我們可以看到杜聰明作爲一個科學家，如何以一個截然不同的策略來介入政治之中。在此，我將藉助傅科(Michel Foucault)所提出的「特定的知識分子」[13]的概念，來理解杜聰明行動的特殊之處。

一、1929之前的阿片研究，以林清月爲核心的討論

前面我們曾提及，在清末台灣人心中，阿片作爲一種「害」的想像。由於這想像，台灣民間長久以來便一直存在著戒除阿片的需求。除了靠意志力努力克制之外，求助於宗教力量如扶鸞戒煙亦爲當時盛行的方法[14]。而另一個選

12　劉士永，〈杜聰明對臺灣藥物戒癮治療的貢獻〉，發表於「二十世紀臺灣歷史與人物學術討論會」，2001。

13　Michel Foucault, "Truth and Power," in *Power/ Knowledge* (New York: Pantheon Books, 1980), pp. 109-133.

14　關於宗教與戒阿片間的關係，可參考王世慶，〈日據初期臺灣之降筆會與戒煙運動〉，《臺灣文獻》第37卷4期(台中：台灣文獻會，1986.12)；宋光宇，〈清末與日據初期臺灣的鸞堂與善書〉，《臺灣文獻》49.1(台中：臺灣文獻會，

擇，則是透過醫學或藥物來幫助戒煙。當時所流傳販售的，就有超過五十種的戒煙丸散[15]。除此之外，我們也看到了中醫師及西醫師投入於阿片煙癮的治療。當時盛行的治療法（包括中西醫），便是將阿片與補藥混和製成藥劑，讓病人服用，再逐次減少阿片的量，使阿片吸食者逐漸習慣而致斷癮[16]。

總督府公醫的阿片治療

1895年日本統治台灣之後，總督府開始在台推行阿片漸禁政策。在當時的日本內務省民政長官，也就是日後總督府民政長官後藤新平的倡議下，阿片不再是一般治病的藥方，阿片成為一種藥的想像消失了，反而「阿片吸食」本身成為一種疾病，需要被治療。於是在日治初期，總督府中央衛生會內曾設有「阿片癮者治療調查委員會」，1889年12月「台灣地方病及傳染病調查委員會成立」，關於阿片癮治療事項逐轉由該會研究，並命令總督府醫院及各地方配置之公醫，研究阿片癮治療法[17]。在漸禁政策中扮演辨別阿片吸食者是否成癮重任的，即為派駐於各地方的公醫。但除此之外，這些公醫平日也必須為民眾看診，這其中亦不乏有阿片吸食者前來求助戒癮。如日本公醫木村謹吾於1902年曾有如下報告：

> 在中港鴉片癮者之請求治療者，有九人。其治療方法，乃採鴉片之嗜好慾，轉至飲酒慾之方針，施行對症治療法，而對女癮者，則採其他之方法，如已達到治療目的之一男子，其治療前之體重為十三貫三百匁，而治癮後之今日，已輕易增加五百匁云[18]。

（續）————————————

1998.3）。

15　程大學，許錫專編譯，《日據初期之鴉片政策》（台中：省文獻會，1978），第一冊，頁162-167。

16　China Imperial Maritime Customs, *Medical reports* (Shanghai: Statistical Department of the Inspectorate General, 1871-1911), Takow (1880-81), p. 65.

17　杜聰明著，〈臺灣阿片癮者之統計的調查第8報告〉，收錄於《杜聰明言論集第二輯》（高雄：高雄醫學院，1964），頁591。

18　台灣省文獻委員會編譯，《臺灣慣習記事（中譯本）》（台中：臺灣省文獻委員會，1984-1993），2.1，頁43-44。1匁=3.75公克；1貫=3750公克。十三貫三百匁約為50公斤。增加五百匁則為增加1.875公斤。

另外，於1904、1905年總督府民政部警察本署的《阿片行政成績》中，也清楚記載著各地公醫治療阿片吸食者與阿片中毒者的狀況。此處的中毒者，指的不是一般狀況下的阿片吸食，而是爲了自殺(少數爲醫療誤食過量)，大量吞食阿片或阿片煙灰，因而導致中毒者。1904年的《阿片行政成績》中記載，各地方公醫治療阿片吸食者數爲275人，全治95人，因事故或痛苦而中斷治療的有156人，另外有24人治療失敗。全治的比例爲34.5%。其中以新竹廳求治的阿片吸食者最多，有111人。此處亦提及，去年也就是1903年前來求診的阿片吸食者共117人，較今年減少158人。1904年的阿片中毒者共44人，較1901年之21人，增加了23人。其中吞食煙膏的有38人，利用煙灰的有6人；全治者17人，死亡27人[19]。1905年，各地公醫之阿片吸食者治療人數爲68人，其中全治爲32人，因事故或痛苦中止治療者25人，治療失敗者11人。全治的比例爲47.06%。至於阿片中毒的部分，共有60人，全治23人，死亡37人。其中吞食煙膏導致中毒者有47人，但這47人中僅有5人是阿片吸食特許者，由此可知當時即使不是特許者，也可以輕易的取得阿片煙膏[20]。關於阿片吸食者治療人數以及，阿片中毒人數相關資料，製表如下：

	阿片吸食者治療數／全治比例	阿片中毒者治療數/全治比例
1901	117／不詳	21／不詳
1902	275／34.5%	44／38.6%
1903	68／47.06%	60／38.3%

由上述可知，從清末一直到日治初期台灣的阿片吸食者一直有著戒除阿片的需求，而近代醫學(包括海關的外籍醫師，以及總督府配置的公醫)也成爲渴

19　台灣總督府民政部警察本署，《明治三十七年阿片行政成績》(台北：台灣日日新報社，1906)，頁45-49，收錄於永岡正己監修，《醫療と衛生——救療と阿片問題》，殖民地社會事業關係資料集[臺灣編]第二十二卷(東京：近現代資料刊行會，2001)，頁171-175。

20　台灣總督府民政部警察本署，《明治三十八年阿片行政成績》(台北：台灣日日新報社，1907)，頁50-56，收錄於永岡正己監修《醫療と衛生——救療と阿片問題》，頁262-268。

望戒癮的民眾的選擇之一。仔細觀察其治療法，清末是以阿片與補藥混和製成藥劑，日治初期的木村公醫則是用酒癮來取代阿片癮。木村公醫的治療法中，另一個特別的地方是他所採取的「對症治療法」，雖然此處他並未詳細說明，但應該是指針對阿片吸食者戒癮時的禁斷症狀，如胃痛、失眠等，針對這些症狀進行的療法。也就是說，木村除了試圖以飲酒來取代吸食阿片，同時也對吸食者的禁斷症狀進行治療，希望減輕吸食者戒癮時的痛苦。但在台灣，真正開始有系統地對阿片吸食者進行治療及研究，並留下詳細報告與記錄的人，則首推1908年赤十字醫院的林清月。

林清月[21]的阿片治療及研究

林清月（1883-1960），台南人，1895年進入國語（日語）傳習所學習日文，六個月後結業，隨即前往台南醫院當通譯。1899年，台南醫院方面建議他去報考當時剛設立不久的總督府醫學校[22]，成為醫學校第四屆的畢業生。1904年自醫學校畢業，進入赤十字醫院內科，在日本教授吉田坦藏的指導下，進行了五年的實地臨床研究[23]。也就是在這段期間，他針對前來赤十字醫院求診的阿片吸食者、艋舺與大稻埕之阿片吸食所內的吸食者，以及他本人可以接觸到的任何阿片吸食者，進行觀察及治療，並於1908年將其成果，〈關於阿片癮者的研究〉[24]發表於《臺灣醫學會雜誌》。

林清月這篇論文的內容相當豐富，我們從中可以得到相當多關於1908年當時的阿片吸食狀況，以及他自身的阿片想像。他首先論及阿片之害，除了身體之害以外，最重要的還是在於對經濟的損害。他以中國為例說明道：

21　林清月除了是日治時期一位有名的醫師之外，也是有名的台灣歌謠研究者及創作者，共創作有近千首的歌詞，被稱為「歌謠作家」。李騰嶽，〈林清月先生之生平〉，收錄於李騰嶽，《李騰嶽（鷺村）翁文存》（台北：李陳乖，1981），頁51-55。
22　台灣總督府醫學校創立於1897年。
23　關於前述林清月之生平，參考李騰嶽，〈林清月先生之生平〉，頁51-55。
24　林清月，〈阿片癮者ノ研究ニ就テ〉，《臺灣醫學會雜誌》，65（1908.3），頁81-124。

現今支那的人口約四億萬，依台灣來計算支那的阿片吸食者的話，目
下台灣的吸食者假定看做十二萬人，支那的四億人口是台灣三百萬人
口的百三十三倍，其吸食者亦相當於百三十三倍，即千五百九十六萬
人。換算其消費金額，對照台灣的四百五十萬圓，相當於五億九千八
百五十六萬圓。再將彼等吸煙者不事生產的金額合計上去，於國家經
濟及個人經濟，年年都帶來莫大損害[25]。

　　也由於阿片對經濟的損害如此之大，因此有徹底研究之價值。而台灣正是
研究阿片的最佳場所，因爲「癮者到處散佈，何時調查都十分便利」[26]。他透過
三個管道來蒐集阿片吸食者以供研究調查：一、前來赤十字醫院內科求診的吸
食者；二、他自己前往艋舺與大稻埕之阿片吸食所進行調查；三、他的朋友當
中，也有阿片吸食者，並請這些人再介紹其他吸食者。最後總數爲245人。接
著，他開始針對這些人，分析其阿片吸食的原因如下表：

閒暇	妓樓	疾病	夜業	合計
78	99	58	10	245

　　可以看出，在林清月調查的245名阿片吸食者中，因爲娛樂而吸食的人占
了大多數，其次爲疾病，最後則是夜業；也就是從事夜間工作的人，藉由吸食
阿片以防止入睡。林清月指出，閒暇與妓樓其實是密切相關的，因爲妓樓在當
時是「最好的娛樂場，亦是唯一的娛樂機關。大抵人們閒暇時，來此娛樂場同
娼婦一同嬉戲並吸食阿片，抑或閒散時同朋友或於自宅吸食阿片者不少。與其
說這是種弊病，不如說是社會組織的缺失」[27]。而此處的社會組織缺失，指的
是缺乏「文明的」娛樂機關，如圖書館、博物館等，人們閒暇時只好去妓樓尋
求娛樂；而凡是去妓樓的人，則沒有不吸食阿片的[28]。

25　林清月，〈阿片癮者ノ研究ニ就テ〉，頁82。原文爲日文，中文翻譯爲筆者自
　　譯。
26　同上，頁83。
27　同上，頁84-85。
28　同上，頁84。此處妓樓的阿片吸食，則不免讓人想起《海上花》一書中，描寫上

　　至於阿片吸食的症狀，他則分爲兩期討論。第一期症狀，是指從開始吸食至成癮這段期間的症狀。此期症狀相當多，其中較特別的爲食慾不振、身體羸弱、勃起力異常，射精時間延遲平常二倍以上、以及不眠等[29]。第二期症狀，則是指成爲吸食者之後的症狀，爲食慾不振、身體羸瘦、全身脫力、色情大減，勃起不充分或陰萎[30]。也就是說，就阿片與性的關係而言，初期在上癮之前，吸食阿片的確可以延緩射精時間；但成癮之後，則會導致性機能衰退，勃起不全或陽萎。這與清末日初的阿片想像裡，阿片吸食初期可使氣脈緊縮，因而可以壯陽；但後其則會造成精氣大量流失，因而陽萎的說法相互吻合[31]。至於阿片吸食者的平均成癮時間，則分爲兩類：因疾病吸食者，爲三個月又兩天；因娛樂及其他原因吸食者，爲七個月又七天。但亦有不定期吸食者，即使經過四年、九年也不會上癮[32]。換言之，阿片吸食與阿片成癮之間並沒有必然關係，端視吸食習慣而定。

　　關於阿片吸食者的治療，林清月指出我們首先必須明白，「阿片癮者之所以抗拒治療，乃因禁避現象[33]；今知禁避現象乃(交感神經系統)亢奮症狀，故阿片癮者之治療在於除去此亢奮症狀，其藥物非使用麻醉性或鎮靜作用之藥物不可」[34]。其次，阿片煙膏中的主要致癮成分爲嗎啡等生物鹼，要決定投藥量，則必須先判定阿片吸食者的吸入量，也就是「定量」的問題。透過日籍教授之介紹，林清月詢問總督府專賣局，得知阿片煙膏中的主要成分如下[35]：

（續）──────────────────────
　　海妓樓煙霧瀰漫的情景。參考韓子雲著、張愛玲註譯，《海上花開──國語海上花列傳一》、《海上花落──國語海上花列傳二》(台北：皇冠文化出版有限公司，2000)。另可參考侯孝賢1998年根據小說所拍攝的電影「海上花」。
29　林清月，〈阿片癮者ノ研究二就テ〉，頁87。
30　林清月，〈阿片癮者ノ研究二就テ〉，頁91。此處陰萎，應該就是今天的陽萎。
31　許宏彬，〈臺灣的阿片想像：從舊慣的阿片君子到更生院的矯正樣本〉，頁34-36。
32　林清月，〈阿片癮者ノ研究二就テ〉，頁90。
33　即禁斷症狀，也就是阿片癮者停止吸食阿片後，所產生的如胃痛、下痢、流淚、不隨意射精等症狀。
34　林清月，〈阿片癮者ノ研究二就テ〉，頁100。括號內文字爲筆者所加，禁斷症狀與交感神經的關連，主要是參考杜聰明，〈臺灣阿片癮者之統計的調查第8報告〉，頁591-592。
35　林清月，〈阿片癮者ノ研究二就テ〉，頁101。

	モルヒネ（嗎啡，Morphine）	ナルコチン（那可汀，Narcotine）
一等煙膏	9-9.5%	6%
三等煙膏	7.5%	4%

接著林清月觀察阿片吸食者中，有吸食與吞食兩種方法。同樣一個吸食者，如果透過吞食，其需要阿片煙膏的量約爲吸食量的1/4。他也發現吸食之時，嗎啡會隨著煙霧而部分飄散，無法完全進入人體。由這兩點，他判斷經由吸食進入人體的嗎啡量，應該是阿片煙膏中嗎啡量的1/4[36]。知道進入人體的嗎啡量之後，再參考吸食者的年齡、吸食法、併發症之有無、一日間之吸食回數等因素，來調節給予不同吸食者的投藥量。至於失眠、胃痛、全身抽搐等禁斷現象，則採取對症治療的處置，亦即「頭痛醫頭、腳痛醫腳」，以防止吸食者因過於痛苦而中斷治療[37]。依照上述原理，林清月開發出治療阿片癮的藥劑，海那散。其成分爲鹽酸海洛英、那可汀以及乳糖的混和劑，至於三者的比例則可視患者的情況作調整。

海那散的成分中，鹽酸海洛英爲主要成分。這是由於如前述，阿片煙膏中的主要成分爲嗎啡及那可汀，其中嗎啡爲主要的成癮藥物。而海洛英作爲嗎啡最早的衍生物之一，其化學結構與嗎啡接近，故可用以取代阿片煙膏的吸食，使阿片吸食者不至於因停止吸食阿片而產生激烈的禁斷現象，影響吸食者除癮的意願。在以鹽酸海洛英取代阿片吸食的同時，逐漸減少鹽酸海洛英的量，如此可使阿片吸食者較少痛苦的除癮。用鹽酸海洛英爲主藥的另一理由在於，鹽酸海洛英是林清月在赤十字醫院，用於治療慢性氣管支氣管炎及肺結核患者的用藥。其優點是，即使經數個月的投藥亦不致產生習慣性，而且用藥量亦較其他阿片製劑爲少[38]。至於海那散中添加的「那可汀」成分，也是阿片煙膏中主樣成分之一。林清月發現在用藥中加入那可汀，可以有效減少禁斷症狀的發生。於是他的「海那散」用藥原理，便是以鹽酸海洛英取代阿片中的嗎啡，再保留阿片中原有的那可汀成分，最後輔以大量的乳糖補充體力。以此用藥，在

36　林清月，〈阿片癮者ノ研究ニ就テ〉，頁88-89。
37　同上，頁100-101。
38　同上，頁102。

1908年2月17至3月21日之間於赤十字醫院治療18名阿片吸食者，全治者13人，全治率爲72%。丸山芳登於1929年編著的《臺灣的衛生事情及保健生活法》一書中，在第九章談論阿片慢性中毒之治療時也提到，鹽酸海洛英的使用，被公認是最簡單的阿片治療法；按照原本的阿片吸食量，換算成鹽酸海洛英的藥量，漸次減之即可廢止吸煙；林清月及稻垣兩位醫師以此法已使不少人廢煙[39]。由此可見，林清月的療法在當時醫界是相當被認可的。

　　但林清月並不以此爲滿足。他認爲會前來赤十字醫院求醫的，都是中等生活以上的人，他們即使不工作也相當富裕，所以營養狀況佳，因之身體不好的人很少。然而下層勞動社會，如果不工作的話即無法生活，又生活狀態不良，身體不好的人很多。對這種下層社會，爲了觀察其發明的治療劑之效力，所以林清月自己前往吸食所調查，並勸吸食者改煙。但吸食者卻對他說：「改煙固然好，但是改煙中的痛苦會讓我們無法工作，如果要改煙的話，我們要先存好治療中的費用」[40]。因此林清月認爲：

> 我所發明的改煙法雖然在內科中有充分的成績，不過對這種下層社會，是否能如他們要求的，在不妨礙其工作下進行治療；以實驗來觀察其（改煙法）效力是很急切的事情。所以自明治四十一年（1908）三月五日起，在自宅中集合74名勞動者及身體虛弱者，自費治療之[41]。

　　此處所爲的「自宅中自費治療」，是指免收門診費及藥費，但仍與赤十字醫院一般，採門診治療而非住院治療。雖然此處林清月自述有74名接受治療，但實際留下記錄的只有66例。其中全治的有55例，全治率爲83%[42]。綜合林清月的療法，我們可以發現他基本上希望，在不影響阿片吸食者生活的情況下進行治療。對生活有困難的下層社會，也儘可能的研發「不影響患者工作」的治

39　丸山芳登，《臺灣の衛生事情と保健生活法》（台北：杉田，1929），頁113-114。

40　林清月，〈阿片癮者ノ研究ニ就テ〉，頁101-102。

41　林清月，〈阿片癮者ノ研究ニ就テ〉，頁110。原文爲日文，中文部分爲筆者自譯。括號內文字爲筆者自加。

42　林清月，〈阿片癮者ノ研究ニ就テ〉，頁113。

療劑。這種治療態度與其對阿片的想像也有密切關係。

　　林清月於1910年離開赤十字醫院，在大稻埕創設私立宏濟醫院[43]。其後數次前往大陸，視察其阿片吸食情況。1923年，當時中國各界正在議論阿片制度，應採嚴禁政策或政府專賣漸禁制度(也就是類似台灣的漸禁制度)時，他亦於上海出版了《地球上阿片之命運》一書，以研究阿片18年的醫師身分，向中國各界提供意見。在此書中，我們可以更進一步看出他對阿片吸食者的態度：

> 賭博喻於利，猶比諸小人；阿片出於情，而不失為君子。就吸阿片之中而詳查之，亦有多數之偉人在焉，賭博則不然。吸食若吸有定性、食有定量，雖吸食多年，亦不見為害。以其彼神經無病，富有感覺及推考力，於衛生上多所注意，日食充足，起居如常，身體健全，精神暢旺，能定、能靜、能安、能慮、能得，恬然自思而推考之，其判斷力之精確，實令人可讚賞。彼之老成練達，謀無遺策，視諸不吸阿片之青年輩者，急償事者，殆有過無不及也。阿片之於人雖曰害人，豈曰無益於人之處乎？[44]

　　因此，我們可以看出，做為台灣早期的阿片研究者，林清月固深知阿片之害，但卻也推崇阿片之「利」。他不將吸食阿片者視為可恥之事，認同其生活模式。正如林清月在其論文中的調查結果，阿片吸食的原因，除了治病之外，友朋交際(友情)與妓樓娛樂(男女之情)亦是主因，因此「阿片出於情，而不失為君子」。他認為阿片吸食只要「定性定量」，不致成害，甚至有益；會因為阿片吸食而對身體造成不良影響的，他認為多出於深癮之人[45]。由於他認同阿片吸食者的生活形態，因此在治療其煙癮之時，他儘可能在不影響患者生活的情況下，進行治療。因而其患者都無須住院。而這個作法同時也可兼顧有生活困

43　有趣的是，此醫院日後為總督府所購，成為阿片治療專門醫院「更生院」的院址。但此時主事者已非林清月，而是杜聰明。

44　林清月，《地球上阿片之命運》(上海：商務印書館，1923)，頁41-42。感謝中研院林滿紅老師慷慨提供此書給筆者參考。

45　林清月，《地球上阿片之命運》，頁41。

難之下層社會患者，讓他們可以在治療期間正常工作、賺取生活費。這與1930年之後，杜聰明對阿片吸食者完全負面的想像，以及在阿片吸食者專門治療醫院「更生院」中，強制阿片吸食者隔離住院的作法，有著極大的差異。

二、杜聰明開始行動

杜聰明(1893-1986)，台北淡水人。1914年台灣總督府醫學校畢業，1915年留學日本京都帝國大學醫學部，1921年返台，兼任台北醫專助教授及中央研究所技師。1922年4月昇為台北醫專教授，12月得到京都帝大博士學位，為台灣第一位醫學博士，也是日本第一個非日裔的博士。杜聰明創建了台灣最早期的科學研究團隊，以阿片、蛇毒及中藥為主要研究方向，在大量的生產各種論文的同時，也培育出一批台灣醫學博士，並將相關研究延續至戰後的台灣醫學界。無疑地，杜聰明是日治時期台灣最傑出、也最成功的科學研究者；而使其研究事業得以擴大發展的，則正是以更生院為核心的阿片研究。

杜聰明回台不久後，便對阿片煙癮產生興趣。1923年8月，他於《臺灣日日新報》漢文版分三日連載〈鴉片煙癮〉一文，指出吸食阿片非因迷信，而實有其治療疾病之效果存在：

> 夫人之好吸鴉片者，絕非迷信，亦非無原因也。蓋鴉片之為物，實有靈妙作用在。人吸食之，便生快氣，莫名其妙。有疾病者，且可至之，使無苦痛矣。鴉片中含有嗎啡及他一切，重要成分者凡20種，吾人醫者，素用此等成分乃至鴉片，以致百病。……夫人之吸食鴉片也，其數初之動機，在小數之人，以吸食之，能生快感，即為享樂而用。而多數之人，以吸食之能除苦痛，即為疾病而用矣。……要之，鴉片嗎啡不宜多量吸食。如多吸食，則宜漸減其量，毋使其癮之長為人患也哉。[46]

46　杜聰明，《杜聰明言論集》(高雄：高雄醫學院，1964)，頁37-38。

可以看出，對此時的杜聰明而言，阿片並不只是止痛而已，其內含成分有著實際的治療功效，因此他在此文中亦提到，吸食阿片可以緩和各種的呼吸困難症狀，也可以治療急性胃腸疾病等。此外，由於阿片吸食有治療的功效，因此為了疾病而吸食阿片便是自然之事，並不出奇。只要注意不要過量，以致成癮即可。我們或許會好奇的問，杜聰明為何此時突然對阿片產生興趣？我們可以從他當時的其他研究及言論中，看出一些端倪。在杜聰明發表〈鴉片煙癮〉之前，他曾發表〈關於薯蕷科槐根的毒性〉[47]的研究，以及〈臺灣的民間藥〉[48]的言論；在發表〈鴉片煙癮〉之後，也有〈八角蓮藥用研究〉[49]、〈番人的常用藥草〉[50]、〈木瓜葉有效成分Carpain的研究〉[51]等研究興趣。對比1923年前後杜聰明的研究及言論，可以發現他的興趣，主要是基於其藥理學專業，分析台灣民間藥草所含的成分、藥效、作用以及在醫學上的實際應用。他對阿片的關心，基本上也是在這個藥理學範圍之內，而非如何治療阿片吸食者。對他而言，阿片就如同木瓜葉與八角蓮一般，值得分析、並進一步探索如何在醫學上利用其成分。換言之，杜聰明本質上是個醫學研究者，而非醫師。

但杜聰明真正開始進行阿片研究，則是自1929年才開始的。值得注意的是，1928年年底總督府也才剛頒布新修正的阿片法令，將「對阿片吸食者施以矯正措施」的想法，明確列入法律條文之中。換言之，此時亦正是總督府開始思考如何矯正阿片吸食者的時候。1929年年初，杜聰明先透過當時台北醫專校長，也是其恩師堀內次雄的介紹，開始擔任總督府專賣局囑託一職，從事對阿片煙膏及其附產物之性質與反應的研究。與此同時，他也與其學生前往當時台北艋舺的乞丐收容所「愛愛寮」，利用其中的嗎啡中毒者及阿片吸食者，從事治療的研究。6月，杜奉總督府之命前往朝鮮、關東及中國大陸，調查阿片吸

47　杜聰明，《杜聰明言論集》(高雄：高雄醫學院，1964)，頁26。此文原名為〈薯蕷科槐根ノ毒性ニ就テ〉，發表於1922年11月19日的第17回台灣醫學會大會。

48　同上，頁35-36。此文原名為〈臺灣ノ民間藥〉，發表於1923年6月11日的《臺灣日日新報》日文版。

49　同上，頁38。此文發表於1923年10月22日的《臺灣日日新報》漢文版。

50　同上，頁40。此文原名為〈番人ノ常用藥草〉，發表於1924年11月12日的《臺灣日日新報》日文版。

51　同上，頁41。此文原名為〈木瓜葉有效成分Carpainノ研究〉，發表於1925年8月24日的《臺灣日日新報》日文版。

食者及嗎啡類中毒者，及其治療收容所的情況。8月，杜聰明回台提出考察調查報告書的同時，亦提出了〈臺灣阿片癮治療醫院設置建議書〉[52]。杜聰明日後在回憶其建議書的影響時，便提及由於他在愛愛寮研究的成功，此建議書對總督府的阿片政策產生了相當大的影響：

> 嗣後著者在愛愛寮之除癮治療之研究會得良好成績，癮者無感覺痛苦，而得除癮，所以台灣總督府採納著者之建議，決定要施行阿片症矯正政策。照此方針總督府1929年(昭和四年)12月18日對一般人民公告新特許及矯正處分之旨趣……。[53]

而此處所提及的「新特許」，正是前述引發台灣知識分子與總督府爭議的起點。於是我們可以發現，從1928年的總督府修訂阿片法令開始，一直到1929年年底的「阿片新特許」、緊接著1930年年初阿片吸食者專門醫院「更生院」的成立，杜聰明一直都在總督府的架構中，扮演重要的角色；而他的行動，更促成了阿片新特許及阿片吸食強制矯正治療措施的成形，催化更生院的成立。將阿片吸食者強制治療的想法，在當時是相當不尋常的。國際聯盟阿片調查委員於1930年2月視察台灣結束後，在提交的報告書中便提到，台灣是唯一以法令來規定阿片吸食強制治療的地區[54]。

但我們必須注意，即使已經接受了阿片吸食者強制治療的想法，也並不表示必須將阿片吸食者集中至一特定醫院，來進行治療。讓阿片吸食者以門診的方式，接受各地醫師的治療，也是個可行的方向。如民眾黨在新特許爭議中，為了說明阿片吸食者矯正絕非困難，民眾黨就認為：

> 依民眾黨的計算，現在台灣的醫師人數，昭和三年(1928年)時為1,118名，相對於25,527人(癮者)，每位醫師分擔23人，在矯正上沒有

52　杜聰明，〈臺灣阿片癮者之統計的調查第8報告〉，頁569。
53　同上，頁571。
54　劉明修，《臺灣統治と阿片問題》，頁154。

任何不便之處[55]。

　　在此民眾黨對醫師有著強大的信心，認爲只要是醫師，就可以毫無困難的
治療阿片吸食者。但杜聰明在〈臺灣阿片癮治療醫院設置建議書〉中，卻明白
的指出這種作法的不可行，認爲阿片吸食者必須在專門醫院中接受治療，而不
應放任一般醫者的治療。其理由在於，第一、防止吸食者因爲治療斷癮時的痛
苦，而在家中繼續密吸食阿片；第二、藉此可以進行治療相關實驗研究，釐清
禁斷症狀的本質。由此可以看出，杜聰明認爲設置專門的阿片吸食者治療醫院
(更生院)的必要性在於，「在方便施行此等耽溺者的實際治療的同時，也可以
進行麻醉藥中毒的學理以及實際問題系統性的實驗研究」[56]。杜聰明認爲唯有
透過實驗的研究，理解禁斷症狀的本質之後，才能進行適當的治療。因此，阿
片吸食者不應放任給一般醫師來處理，而應該集中在專門醫院中，由專家來處
理，同時可以藉此集中大量的吸食者，以進行禁斷症狀本質的研究。

　　也就是說，從林清月到杜聰明，台灣的阿片治療有了三個重大的轉變：
一、阿片吸食者的治療從自願到強迫；二、阿片吸食者的治療，從居家治療變
成住院治療；三、在住院治療同時，阿片吸食者的身分不在只是單純的患者，
同時也兼具科學研究「樣本」的身分。

三、更生院做爲「醫院」：完全隔離、嚴屬監視

　　自1930年1月15日更生院成立，一直到1946年6月10日最後一個吸食者出院
爲止，更生院以及後來的省立戒煙所一共矯正了11,498名阿片吸食者及麻藥中
毒者，其他總督府各醫院矯正科[57]則矯治了8,870名，總矯正人數爲20,368人，

55　謝春木，《臺灣人の要求》(台北：台北新民報社，1931)，頁207。原文爲日
　　文，由筆者自譯。

56　杜聰明，〈臺灣阿片癮者之統計的調查第8報告〉，頁571。

57　自1930年開始、1946年結束的阿片矯正事業一般分爲三期。其中伴隨著阿片新特
　　許而來的，是第一期矯正事業，時間從1930-1934，期間共矯正了15,434人，其
　　中更生院6,564人，其他各醫院矯正科8,870人。各地公立醫院矯正科的阿片矯正
　　業務自1934年之後也就完全終止了，所有剩餘癮者集中更生院矯正。公立醫院矯

其中絕大多數爲阿片吸食者[58]。可以看出光是更生院一地，就匯集、矯正了超過半數以上的吸食者。與此同時進行的是，以更生院爲核心，杜聰明研究團隊所發表的大量阿片相關醫學論文。參考范燕秋的研究，我們可以發現1931-1945年間，杜聰明團隊一共在《臺灣醫學會雜誌》上發表阿片相關論文21篇[59]。換言之，更生院的進行模式，的確成功落實了杜聰明在〈臺灣阿片癮治療醫院設置建議書〉的想法，將「治療」與「實驗研究」合爲一體。

醫院作爲醫學臨床實習、研究的場所，其實並不出奇。正如傅科在《臨床醫學的誕生》中所提及的，這發展是從法國大革命後就開始了。當醫院成爲疾病匯集之所，目視成爲醫學知識的來源之際，醫院便開始成爲培養醫師、研究醫學的必要場所。在當時，富人們並不到醫院求醫，只有貧民才渴望醫院中低廉的醫療。於是，富人以慈善名義來興建醫院，提供低廉的醫療服務；與此同時，其代價便是，醫院成爲醫學研究的場所，病人成爲醫學觀察、探索的對象；進而生產新的醫學知識，藉此回饋富人[60]。在台灣，近代醫院的出現也是循著類似的模式。台灣第一個大型的近代醫院是1895成立的台北醫院，但此醫院的病人主要以日本內地人爲主，因此不願讓以本島人爲主的總督府醫學校學生進行臨床實習。因此當赤十字會(即今日紅十字會)計畫在台灣成立醫院時，總督府醫學校便極力爭取該院成爲醫學校附屬醫院，以供學生實習之用[61]。與台北醫院相較，赤十字醫院的患者以本島人爲主；也就是說，本島人在接受較

(續)────
　　正科對阿片癮者的矯正法，基本上都是來自更生院，在藥劑上都採用杜聰明的藥劑。各地醫院矯正科也都有配置一定的病床數；各地配置床數不一，其中以台北更生院150床最多，澎湖醫院2床最少，各醫院矯正人數與病床數成正比。因此，雖然沒有直接證據，但各地矯正科應該亦如更生院一般，強迫癮者住院。參考杜聰明，〈臺灣阿片癮者之統計的調查第8報告〉，頁596。
58 杜聰明，〈臺灣阿片癮者之統計的調查第8報告〉，頁598。
59 范燕秋，《日本帝國發展下殖民地台灣的人種衛生(1895-1945)》，頁152。這些論文無疑只是杜聰明團隊阿片相關論文的一部分，其他尚有發表於《日本藥理學雜誌》的多篇論文。參考，劉士永，〈杜聰明對臺灣藥物戒癮治療的貢獻〉，頁36-38。
60 米歇爾‧傅科(Michel Foucault)著，劉絜愷譯，《臨床醫學的誕生》(台北：時報文化，1994)，頁107-139。
61 小田俊郎著，洪有錫譯，《臺灣醫學五十年》(台北：前衛出版社，1995)，頁68-69。

低廉的醫療服務同時，也成爲醫學生進行實習，以及醫師從事研究的對象。如前述林清月的阿片研究，就是在赤十字醫院內科中進行的。

杜聰明並不是第一個試圖透過近代醫學，來治療阿片吸食者的人。但是對比清末台灣打狗海關的外籍醫師、日本公醫、林清月一直到杜聰明等人的療法，我們可以發現，杜聰明跟其他人最大的不同處，並不在於治療藥劑上的創新。林清月所開發的阿片治療藥劑「海那散」，如前述主要是以「鹽酸海洛英」取代阿片，並輔以那可汀以減輕禁斷症狀，再加上大量乳糖補充阿片吸食者體力[62]。而杜聰明的藥劑則是則以「鹽酸嗎啡」來取代阿片，輔以其自行研發的「更生院散劑」、「更生院溶劑」，再針對失眠、新陳代謝異常(大量流汗、流淚、腹瀉不止等)等症狀，採取對症療法[63]。其中更生院散劑的成分爲Ephedrin等藥物，主要用於調節交感神經系統，減緩禁斷症狀。更生院溶劑的成分則爲氯化鈣、硫酸鎂以及葡萄糖等溶液，用於全身倦怠及腰痛的患者。可以看出林、杜二氏的療法，在原理上極爲類似，都是以一種嗎啡類藥劑爲主藥來取代阿片吸食，再設法控制患者的禁斷症狀，並以營養劑補充患者體力[64]。

因此我以爲，杜聰明眞正特出之處，並非其治療藥劑，而是他透過國家權力，強迫所有的吸食者都要在專門醫院內住院治療。從台灣的阿片治療史來看，這是相當奇特的。因爲之前的醫師如木村謹吾、林清月等人，在治療阿片吸食者時，也都只進行門診，而未強迫吸食者住院。同時期民眾黨在思考如何矯正阿片吸食者時，也只是主張將吸食者平均分配給各地醫師，而並沒有設立

62　林清月，〈阿片癮者ノ研究ニ就テ〉，頁81-124。

63　杜聰明，〈臺灣阿片癮者之統計的調查第8報告〉，頁592。

64　雖然杜聰明宣稱其療法的優越處，在於能完全控制禁斷症狀，使癮者於矯正時幾乎沒有痛苦。但是從目前可見的少數病例觀之，仍有癮者在接受杜聰明治療時，對貧血、胃潰瘍、腸出血、氣喘等症狀多所抱怨。對照林清月的治療，他也宣稱其患者在治療期間可以正常工作，沒有痛苦。所以在原理相似的情形下，沒有明顯的證據可以證明，杜聰明的療法較林清月有效。杜聰明，〈臺灣阿片癮者之統計的調查第8報告〉，頁589-595。林清月，〈阿片癮者ノ研究ニ就テ〉，頁110。另外劉士永也提到，當時台灣與歐美醫界的的阿片療法都差不多，皆以海洛英或嗎啡來替代阿片，並以Ephedrine等藥物拮抗戒癮症狀。林清月與杜聰明都是在同一原理上作變化。劉士永，〈杜聰明對臺灣藥物戒癮治療的貢獻〉，頁24。劉士永認爲杜聰明阿片治療的成功之處，在於其掌握了微量定量分析的技術。關於這點，筆者於下文中另有討論。

專門醫院、強迫住院治療的想法。但是從更生院開始，所有的吸食者都必須住院；且在國家權力的支援下，這並不是一般的、可流動的醫院住院，而是「完全隔離、嚴厲監視」的住院模式[65]。

在更生院中，之所以採取「完全隔離、嚴厲監視」之措施，一個重要的原因即在於防止住院患者於矯正期間因意志薄弱而密食阿片。杜聰明在〈關於臺灣阿片癮者統計的調查(第二報告)〉中，就曾提到：

> 我們要在台灣進行阿片癮者的除癮治療，我考慮要用對患者幾無痛苦又易達目的之治療方法。但癮眾中有毫無除癮意志，僅賴單方面強制者，故當這類患者入院時，台北更生院在入院時會檢查其身體和攜帶物品，且在入院期間與外界隔離並加上嚴厲監視……。[66]

從1931年總督府警務局衛生課〈臺灣阿片癮者的矯正〉[67]一文中，我們可以更清楚的觀察到，更生院的嚴密隔離措施。綜合該文的敘述，可以得知更生院對患者有如下限制：一、患者於入院時必須進行身體及隨身物品的檢查；二、在入院期間患者無正當理由絕對禁止外出，外出亦以所轄警察署認定為必要的場合為限；三、每週有固定的時間讓患者與家人朋友會面時，但會面時必須有更生院的職員在場；四、沒有醫師許可，絕對禁止擅自服用其他藥物，或使用注射藥物；五、醫師要求受療者提供治療及診斷上必須的試驗材料之時，

65　與此相關的是，總督府亦於1927年成立了癩病(痲瘋病)的隔離療養院「樂生院」。樂生院也是台灣癩病史上，第一個採完全隔離方式的療養院。換言之，若是局限在特定的疾病史來看，更生院及樂生院的確相當特別；但若從廣義的「醫院的歷史」來思考，那麼在1930年前後出現的隔離醫院，則值得更進一步的研究。關於癩病與樂生院的情況，可以參考陳威彬，〈近代台灣的癩病與療養——以樂生療養院為主軸〉(新竹：清華大學歷史研究所科技史組碩士論文，2001)。

66　杜聰明，〈臺灣二於ケル阿片癮者ノ統計的調查(第二報告)〉，《臺灣醫學會雜誌》卷34(1935)，頁815-816。中文翻譯參考，劉士永，〈杜聰明對臺灣藥物戒癮治療的貢獻〉，頁25。

67　台灣總督府警務局衛生課，〈台灣阿片癮者の矯正〉(台北：台灣總督府警務局衛生課，1931)，收錄於岡田芳正等等解說，《阿片問題》，續・現代史資料12(東京：みすず書房，1986)，頁51-68。

受療者不得任意拒絕[68]。可以推想此處的「試驗材料」應爲血液、尿液,或者是配合院方進行各種阿片相關實驗等等。

此外,阿片吸食者如果拒絕入院治療,或是在治療上故意違反更生院職員之命令,則必須接受處罰。更生院發給每個出院患者的「阿片癮矯正完了者通報(證票)」[69]也會記載,該患者在院中接受處罰的次數、刑期及金額。故可推知,處罰的內容可能是「禁足」及「罰金」。除此之外,患者在更生院期間必須每日檢驗糞便、尿液以及體溫,醫師亦每天巡迴檢診。如此,除了可以治療阿片患者的併發症,亦可藉此檢驗出患者是否密吸食阿片[70]。最後,當患者矯正治療告一段落,爲了測試其是否已完全除癮,患者必須於退院前數日進入特別室,一方面觀察其是否仍有禁斷症狀,另一方面藉由驗尿等藥理學方法檢驗之。照此步驟得到完全治癒的證明後,才能得到退院的許可[71]。

對比林清月與杜聰明的阿片治療,可以發現除了強制住院、嚴密監視的差別之外,林清月也很明顯地較替阿片吸食者設想。如前述,他擔心下層階級的吸食者,因戒癮而無法工作,因而希望其藥劑可以使吸食者正常工作。但杜聰明並未如此設想。更生院雖然有對貧窮的阿片吸食者補助交通費,並免除住院的食費、藥費、看診費用,但阿片吸食者一旦住院,便無法外出工作,賺取家庭所需之生活費。更生院的平均住院矯正期間,1934-1938年間平均矯正日數在35-58日[72]之間,亦即阿片吸食者一旦入院,便有1-2個月無法工作。這中間的差異,關連著林、杜兩人對阿片吸食者的想像。關於杜聰明如何透過統計確立阿片想像,將於第五節進一步探討。

換言之,在防止密吸食的名義下,從入院到退院,患者在更生院的一切都必須在院方的掌控之下:從肉眼可見的日常活動,一直到每天的排泄,一切都

68　台灣總督府警務局衛生課,〈台灣阿片癮者の矯正〉,頁62、66。

69　台灣總督府警務局衛生課,《臺灣ノ阿片制度(附‧麻藥取締ノ概要)》(台北:台灣總督府警務局衛生課,1939),頁71,收錄於永岡正己監修,《醫療と衛生—救療と阿片問題》(東京:近現代資料刊行會,2001),殖民地社會事業關係資料集[臺灣編]第二十二卷,頁301-394。

70　杜聰明,〈臺灣阿片癮者之統計的調查第8報告〉,頁592。藉由驗尿來判斷吸食阿片與否,是杜聰明團隊的研究重點之一。下文中將另有介紹。

71　台灣總督府警務局衛生課,〈台灣阿片癮者の矯正〉,頁66。

72　台灣總督府警務局衛生課,《臺灣ノ阿片制度(附‧麻藥取締ノ概要)》,頁28-29。

處於更生院的監視之下。藉由這種鉅細靡遺的掌握，確保了更生院在阿片癮矯正治療上得到近乎百分之百的成功；所有的患者都必須通過層層檢驗，確定已然除癮後，方得退院。但這種「完全隔離、嚴屬監視」的醫療模式，卻也更凸顯了更生院的另一個角色，「實驗室」。在此，我們不應只把更生院視為阿片吸食者治療醫院，而更應重視其作為實驗室所產生的效果。

四、更生院做為「巴斯德式實驗室」

作為阿片專門矯治醫院的台北更生院，最令人訝異的是，與其說它是傅科意味下的現代醫院，倒不如說它更接近拉圖(Bruno Latour)口中的巴斯德微生物實驗室[73]。拉圖以法國科學家巴斯德(Louis Pasteur, 1822-1895)的炭疽病研究為例，向我們展示了實驗室之所以能夠成為科學研究有利場所，在於其能夠扭轉內(實驗室)／外(社會)、巨觀／微觀、可見／不可見等種種被認為既定的、不可超越的區分。原本在炭疽病發生的農場上，炭疽病病毒是任何人都無法掌握、無法捉摸的「強者」，它總是無預警的發作，造成牲畜大量的死亡。在科學家(巴斯德)在剛到農場之時，相對炭疽病來說科學家是弱者，必須向獸醫、農夫等人學習。但是一旦病毒與炭疽病的關係被連結了，病毒從農場移至實驗室之後，病毒不再難以捉摸，反而被大量的集中、操弄。換言之，病毒從「不可見」變為「可見」，科學家則成為可以操控病毒的「強者」。從這個角度來思考，我將把目光集中在更生院的實際操作上，展示更生院做為實驗室的力量。

阿片吸食者從「不可見」到「可見」、從「強」到「弱」

在更生院的阿片矯正事業中，最值得注意的一件事，並不是總督府的強制矯正；正如前面曾提過，強制矯正的方法有許多，如門診矯正、居家矯正等等，更生院無疑只是其中的一個選擇。也不是杜聰明的治療方法，因為他的療

73　Bruno Latour, "Give Me a Laboratory and I Will Raise the World," In *The Science Studies Reader*, ed. Mario Biagioli(New York and London: Routledge, 1999), pp. 258-275.

法基本上並無突出之處。我以為，真正值得注意的，是在更生院裡，前所未有的事情發生了：「阿片吸食者史無前例的被大量集中，並與其生活完全剝離」。

這是非常奇特的事情。我們知道，如林清月所說，除了癮癖深重的吸食者外，一般阿片吸食者與常人在外觀上並無差異，其行為、工作亦皆與他人無異。且由於阿片吸食的活動往往是在自家、妓樓或夜間，是在陽光之外的陰暗場所進行，因此在相當程度上，阿片吸食者是「不可見」的。因此，總督府才會對密吸食感到困擾。也因此，林清月才必須四處探詢，尋找阿片吸食者接受其治療。而一旦吸食者被強制集中在更生院接受矯正治療，便產生了一個巨大的變化，即吸食者從原本的「不可見」變為「可見」。這裡的可見，除了是可以清楚辨識誰是阿片吸食者之外，阿片吸食者的一切，從一舉一動到排泄物的性質，都在更生院嚴密監控之下清晰可見。

在這個情況下，可以清楚的看出阿片吸食者從原本難以捉摸、無法掌控的「強者」，變為清晰透明、無一不在院方控制之下的「弱者」。我們知道阿片吸食者之所以一直令總督府感到棘手，即在於阿片吸食不單單只是阿片吸食的行為，更伴隨著特定的生活形態、社會因素、個人需求。就如同今天的搖頭丸往往在PUB出現，與台灣的夜晚文化、娛樂習性有密切關連，因此光是取締「服食搖頭丸」這樣的行為，難以有所成效。阿片吸食亦然。在日治時期台灣社會中，阿片吸食與當時的工作狀況、休閒習慣(妓樓)、生意往來、友朋交際、疾病需求間的關係千絲萬縷；換言之，阿片吸食與阿片吸食者的整體生活形態是緊密相扣的。也因此，在一般社會裡的阿片治療是極為困難的，因為我們無法找到決定性的原因；我們所面對的往往是千頭萬緒、錯綜複雜的成因，因而難以下手。過往如林清月等人的治療，多採取門診方式，阿片吸食者在治療同時，仍依循其往常的生活模式。因此，阿片吸食者往往在治療途中會因為生活形態上的需求，如交際、娛樂等，而再度吸食阿片。但是一旦吸食者被集中在更生院，在「完全隔離、嚴厲監視」的原則下，我們赫然發現，吸食者原有的生活模式、交際網絡都被徹底剝奪；阿片吸食者史無前例的被「去社會化」、「去生活化」。藉此，原本千頭萬緒的複雜成因，在「進入更生院」這個簡單的動作中，被純化成單一的原因：禁斷症狀。因此，在更生院中，禁斷

症狀是戒癮中唯一的障礙，只要禁斷症狀解除、體內嗎啡含量低於一定值而無法測得，便代表阿片吸食者矯正成功，可以順利出院。在更生院裡，杜聰明不再需要去考慮吸食者的工作狀況、娛樂習慣、交際情形；在更生院裡，每個吸食者都是一樣規律的作息、飲食、出入。也正是在這個意義下，阿片吸食者從「強」變「弱」。

於是我們可以看見，更生院中「完全隔離、嚴厲監視」更深層的意義在於，第一、使阿片吸食者從不可見到可見，被徹底掌握；第二、使吸食者去社會化，由強者變弱。也就是藉由這樣的操作，阿片吸食者成為柔順、透明的醫學研究對象，成為在實驗室(更生院)內科學家(杜聰明)操控的對象，在治療其癮癖的同時，並由此生產出大量的醫學知識。但弔詭的是，我們可以看見這些經由阿片吸食者所生產的醫學知識的意義，並不在於治療阿片吸食者，而是使阿片吸食者更為「可見」，更為「弱小」。

更生院中生產的阿片知識

關於杜聰明所生產的阿片論文，近年來頗引起相當的注意。這兩年間便有范燕秋、劉士永兩位針對杜聰明阿片論文做出不同的研究。就如同范燕秋在〈台北更生院與醫療解煙(1930-1946)──一項社會衛生事業的分析〉[74]一文中所指出的，杜聰明的阿片研究主要分成三類。第一類、是關於禁斷症狀本質的研究，亦即以動物實驗或人體實驗，來論證禁斷症狀與神經系統間的關連。第二類、是利用尿液來檢驗患者是否密吸食阿片或嗎啡的研究。這一系列的研究從最早的阿片吸食導致尿液中Mekon酸的反應，一直到最後的尿液嗎啡定量，也是杜聰明研究的重點之一。第三類、是對於阿片吸食者的種種生理及社會機能的統計調查。觀察這三類研究的內容，范燕秋認為第一類的研究有助於了解及控制阿片癮治療的生理機制；第二類研究則有助於取締密吸食者，提供有效的威嚇來預防吸食；而第三類研究則證實了，阿片如何毒化社會、消耗國家及國民的體力[75]。在此，可以看出對范燕秋而言，杜聰明的研究無疑是真實

74　范燕秋，〈台北更生院與醫療解煙(1930-1946)──一項社會衛生事業的分析〉，《北臺灣鄉土文化學術研討會論文集》(台北：政大歷史系，2000)。

75　范燕秋，〈台北更生院與醫療解煙(1930-1946)──一項社會衛生事業的分

世界的誠實反映。她大體上接受了杜聰明對自己研究的詮釋，視其爲「純然客觀」的研究者。但杜聰明做爲日治時期成功的台灣科學家，實有其自身經營科學事業的策略與考量。或許我們在注意杜聰明說了些什麼的同時，也應該一併思考他是在什麼位置上、什麼策略下說了這些。

劉士永的〈杜聰明對臺灣藥物戒癮治療的貢獻〉，則把焦點集中在杜聰明的微量分析研究，以及統計報告。劉士永認爲，杜聰明的突破在於微量分析研究；藉由微量分析，精確掌控投藥量避免阿片吸食者二次成癮，奠定杜聰明成功的基礎[76]。至於其統計報告，劉士永認爲杜聰明在解釋其統計成果時有其預設的立場：同情下層無知的民眾，批判上層富裕階級。在阿片與犯罪的統計中，杜聰明並未將阿片吸食者的犯罪行爲模式化，而是關心其生理機能的轉變，如何影響其反社會人格異常。因此，劉士永認爲，杜聰明的阿片吸食者研究雖有提供政府參考的目的，但最大的關懷還是在阿片癮的治療及成癮機制的掌握。

但在此，針對杜聰明的三類研究，我們或許可以有與范、劉兩位不同方向的思考。沿用范燕秋的分類，首先在第一類中，即關於禁斷症狀的研究中，這些研究與更生院中實際治療間的關係，其實相當薄弱。正如前面曾提及的，杜聰明的治療方法本質上與林清月等人相同。他雖然在其發明的藥劑「更生院散劑」中，加入Ephedrin等對交感神經系統產生作用的藥物，並搭配「更生院溶劑」來治療阿片吸食者，但這並不足以證明其研究與療法間的關連。從時間的排序上我們得知，至少從1931年開始杜聰明就使用更生院散劑、溶劑來治療阿片吸食者[77]，一直到戰後杜聰明的〈臺灣阿片癮者之統計的調查第8報告〉中，治療阿片吸食者的方法也還是更生院散劑、溶劑。但他關於禁斷症狀的研究，最早的卻是1932年，其學生王人佶關於阿片吸食者胃液的研究。其後在1933、34、35、36年也都有相關的研究。因此，我們實在很難將1932年之後的研究，與1931年之前的療法劃上等號。由此可以推得，這些研究或許在釐清禁斷症狀的本質上，有其學術的意涵；但對於實際更生院中的阿片癮治療，卻看

（續）

析〉，頁409-412。
76　劉士永，〈杜聰明對臺灣藥物戒癮治療的貢獻〉，頁3、15-21。
77　台灣總督府警務局衛生課，〈台灣阿片癮者の矯正〉，頁61-62。

不出有直接的關係。

　　同樣的，雖然杜聰明在嗎啡的微量定量上有相當的研究及掌握，我們仍缺乏足夠的證據，來支持這些研究成果被實際運用在更生院的治療上。就杜聰明的尿液中嗎啡含量的相關研究來看，杜聰明雖然在早期(1933)年就掌握了藉由尿液中的Mekon酸，來判斷吸食阿片與否的技術，但這其實只能定性，尚未能定量[78]。也就是說，這樣的技術只能判斷患者是否曾吸食阿片，卻尚無法精準的測定其尿液中的嗎啡含量，進而推斷其阿片吸食量；既然無法推斷患者的吸食量，也就無法藉此來決定投藥量，藉此輔助阿片癮的治療。換言之，要判斷一個人是否吸食阿片容易，要精確的測得其吸食量卻較為困難。杜聰明一直要到1936年才真正掌握了定量的技術[79]，但此時第一階段，也是最大規模的阿片吸食者矯正事業已然結束[80]，且在更生院的「完全隔離、嚴屬監視」措施下，幾乎可以確保阿片吸食者在出院時完全除癮。換言之，即使是在1936年杜聰明掌握微量定量技術之前，更生院的戒癮成績已相當可觀。我們可以看出杜聰明在阿片吸食者矯正上，的確在規模及成效方面都較林清月成功許多。但其成功處，乃在於他確實的掌握了更生院這個實驗室，成功的讓阿片吸食者成為「可見」。換言之，是「完全隔離、嚴屬監視」確保了杜聰明矯正事業的成功，而非其研究對於治療藥劑的幫助。我們或許不該只關注更生院所生產出的知識，而必須更加重視實驗室(更生院)中，其「機構的實際操作(institutional practice)」與「廣義的醫病關係轉變」之重要性。

　　但更生院的重要性絕不僅局限於機構操作上，杜聰明在更生院中所進行的

78　杜聰明、楊慶豐，〈阿片吸食者の尿に於けるメコン酸反應の證明及實際的應用〉，《臺灣醫學會雜誌》，32(1933)。

79　杜聰明、李超然，〈阿片吸食者及慢性モルヒネ中毒者ノ尿ニ於ケル「モルヒネ」ノ定量及實際的應用〉，《臺灣醫學會雜誌》，36(1936)，頁161-177。

80　除此之外，這樣的技術是否能十分便利的應用於臨床治療上，也還是個問題。據精神科(藥物成癮治療目前屬於精神科)醫師陳嘉新表示，現今在決定病人的投藥量時，也並未先透過儀器測得其成癮藥物的使用量，而往往是直接透過口頭詢問的方式進行。他同時表示，掌握「毒品」用量並不見得就能精確投藥，使用藥物用量的大小固然反映癮頭的強弱，不過所謂「精確」兩個字，在臨床上其實是不容易達成的，臨床醫師所做的只是「依照經驗或學理，推算戒癮者可能需要的藥量」，畢竟個人體質上的差異還是很大。

研究無疑在阿片吸食者矯正治療上也有所助益。更深一層的來說,其研究的重要性並不在於藥劑的開發、投藥技術的掌握,而是在於持續讓阿片吸食者更加的可見、弱小。這在杜聰明第二、三類的研究中,可以看到清楚的軌跡。杜聰明的研究絕大多數是植基於更生院的阿片吸食者;而正如前面提及,更生院之所以可以產出大量醫學知識,在於它具備實驗室的特質,讓阿片吸食者「可見」、「變弱」。因此,杜聰明的第二類研究,也就是尿液分析的相關研究,固然有其威嚇密吸食者的功能,但更有意思的是,它進一步使得阿片吸食者無所隱藏,完全透明。威嚇阿片吸食者的方法可以有很多種,例如加重刑罰、加強取締等等。但是再怎樣強烈的威嚇,如果阿片吸食者持續維持「不可見」的狀態,終究是無用。而更生院的重要性正在於此。在更生院,阿片吸食者由「不可見」成為「可見」,因此可以成為醫學目光注視的焦點,進而得以藉此生產醫學知識。而從中生產的醫學知識,如尿液檢驗法,則又回過頭來更進一步地,讓阿片吸食者更加清晰透明、一目了然。換言之,更生院無論是的治療、實驗之種種操作,都是要讓阿片吸食者一步接著一步的更加可見,更加弱化;而從林清月到杜聰明,醫師逐步將阿片吸食者導向實驗室,並生產、掌握醫學知識的意義,即在於使醫師的角色逐步的變強。

強調更生院作為「巴斯德式實驗室」的意義何在?更生院強調治療與研究同時進行,但如前述,一般的臨床教學醫院也都是在治療病人的同時,生產醫學知識。我們可以看到更生院與其他臨床醫院最大的不同在於,阿片吸食者在更生院中是處於一種極端不利的地位,與一般醫院中的病人所得到的待遇有很大的差異。雖然使病人、疾病成為醫學目光的「可見」之物,是近代醫院興起的成因;但是在一般醫院中,這是基於貧民與富人間的契約關係。亦即,貧民們是在使用低廉的醫療服務的條件下,才願意成為醫學注視的對象。但阿片吸食者卻非如此。他們是被迫進入更生院、被迫成為可見、被迫與脫離原本的生活。我們可以說,只有在強大的國家力量干預之下,這種情況才有可能發生;意即,是總督府以法令強迫吸食者在更生院中接受治療、強迫他們服從更生院的治療與實驗命令。換言之,更生院不僅是一般的醫院,在醫師與病人間的契約關係下,從事治療及研究;在更生院中,阿片吸食者無法發言、無法行動、無法享有與一般病人同樣的自由、與原本自然的生活環境完全隔離,就如同是

巴斯德微生物實驗室中的病毒一般，成為科學家操控的對象。例如在杜聰明的尿液中嗎啡定量實驗中，為了求得阿片與尿液中嗎啡的定量關係，杜聰明也讓院內的患者服用「阿片末」10日，在收集尿液檢驗之[81]。很明顯的，阿片末並非是治療阿片癮的藥物，反而有讓患者再次成癮的風險，但在更生院中吸食者無法發言、行動，只能成為科學家操控、測試的「樣本」。反而是科學家成為阿片吸食者的代言人，為他們創造意義。在更生院中，透過統計杜聰明成為阿片吸食者的代言人，為他們確立形象。也正是在這個特定的歷史時空下，更生院不只是「醫院」，更擁有「實驗室」的意義。

　　這種對阿片吸食者如此不利的情況之所以可能，則是由於當時(1930)人們的阿片想像中，阿片的「害」的部分已被廣泛的接受，而阿片作為「藥」、或是「阿片有害亦有利」的部分則逐漸消失中。也正是因為阿片的「害」已經如此的顯明，因此不得不借助國家的力量來強制矯正之。但值得注意的是，在1930-34年更生院第一期阿片癮矯正事業中，只有將癮癖較輕的阿片吸食者附予強迫矯正，但仍有23845名癮癖深重的阿片吸食者可以繼續吸食，無須矯正。而杜聰明所進行的第三類阿片研究，「阿片癮者的統計調查」的意義，正是將阿片想像更進一步完全的推向「害」的一方，更進一步確立了阿片吸食者與犯罪、體質不良、教育低下等種種負面想像的關係。這種阿片想像的確立，則有助於進一步合理化更生院的存在，並擴大杜聰明的阿片矯正事業，將所有的阿片吸食者全數送進更生院予以矯正。在下一節中，我們將仔細的分析杜聰明此類的論文，從中釐清其書寫的策略。而杜聰明在統計論文中所呈現的，並非全然是真實世界的反映，亦有其自身對阿片想像的向外投射。

五、杜聰明的阿片統計，與阿片想像的確立

　　要如何面對杜聰明的阿片統計？從方法論來說，統計本身可以有兩方面的意義。首先，統計可以反映出外在世界的真實。例如，透過統計可以告訴我們

81　杜聰明、李超然，〈阿片吸食者及慢性モルヒネ中毒者ノ尿ニ於ケル「モルヒネ」ノ定量及實際的應用〉，頁168-169。

到底是哪些人在抽阿片：哪些職業，哪些性別，哪些犯罪傾向，通常得哪些疾病，其死因爲何等等。但反過來說，這些問題的設計，也反映了統計者(杜聰明)的心底，阿片吸食者「應該」是怎樣的人。爲什麼統計者(杜聰明)要特別注重身高、體重以及胸圍？便是因爲他認爲吸食阿片會影響身體健康，於是透過統計來落實他的想法。爲什麼杜聰明要特別注意阿片吸食者的職業、教育及犯罪率？同樣也是因爲他認爲從事勞力工作，低教育水平比較容易吸食阿片，而阿片吸食者因爲必須花費大量金錢買阿片，所以容易犯下關於經濟方面的罪。又爲什麼杜聰明不作關於喝酒與阿片的統計調查？即是因爲他認爲喝酒與吸食阿片毫無關係。同樣的理由可以解釋爲何在杜的研究裡看不到阿片與宗教的統計，也看不到阿片與政治傾向的統計。因此，用「數字會說話」一詞來描述統計的意義，是有問題的。眞正讓統計數字說話的，或許應該是那些經過精心設計的問題，以及統計者對統計數字的解釋。也就是說，統計學一方面反映眞實，同時卻也可以說是「創造普遍性的眞實」，將原本不相干的事物拉在一起。藉此，統計者成爲被統計事物的「代言人」，即杜聰明成爲阿片吸食者的代言人；阿片吸食者無法再爲自己發言，即使他們爲自己發言，也只能成爲單一的例外，而被排除。在此，我並不認爲統計的結果便是「僞」，我眞正在意的，是「眞實」透過統計被確立的過程。也由於統計「創造普遍性眞實」的能力是如此強大，我們更應小心翼翼的來檢視統計論文中，從問題的提出到結論的產生，這中間進行推論的每個步驟，以及統計者的對問題的想像與預設。

杜聰明並非第一個針對阿片進行統計的人。在他之前，由於吸食阿片與否會被紀錄在個人的戶籍資料中，因此總督府的一些大型統計，如衛生保健調查書或國勢調查書中，也會出現一些阿片相關的統計數字。除此之外，從《臺灣省五十一年來統計提要》[82]中，也可以看到專門針對阿片的統計，分佈在「專賣」以及「警衛」兩類統計中。但無論是包含在國勢調查書中的阿片統計，亦或是專門針對阿片進行的專賣、警衛統計，我們都只看見數字的累積，而未見任何進一步對這些數字的闡釋。杜聰明的阿片統計論文或許是第一個將數字累

---

82 台灣省行政長官公署統計室編，《臺灣省五十一年來統計提要》(台北：古亭書屋，1969)，頁1038-1040、1373-1384。

積後，明確賦予意義的統計者。除此之外，杜聰明的統計也將原本不相干的事物並列在一起，創造出新的意涵。例如原本總督府所進行的「警衛」類阿片統計中，所謂「阿片犯罪」的統計，是指觸犯台灣阿片令的犯罪行為，也就是針對無照密吸食、販賣阿片犯行等等，依不同年份，統計出密吸食若干人，私下販賣者若干人等等；換言之，此時並未觸及到「臺灣阿片令」以外的其他犯行的統計。但是到了杜聰明的「阿片與犯罪」統計，則開始統計阿片吸食者所觸犯的任何罪刑，從殺人放火一直到偷竊、偽造文書。這部分在下文中會有更詳細的討論[83]。

　　杜聰明關於阿片統計的多篇論文，皆發表於《臺灣醫學會雜誌》中。在此，我將僅針對其中與阿片想像的確立直接相關的數篇論文進行分析討論，即〈關於臺灣阿片癮者的統計調查〉[84]、〈關於臺灣阿片癮者的統計調查(第二報告)〉[85]、〈關於臺灣阿片癮者的統計調查第三報告：阿片吸食特許者的死亡率及死亡原因〉[86]等等。下面將分別針對杜聰明在這幾篇論文中關於「阿片與體格」、「阿片與死亡率」、「阿片與教育程度」以及「阿片與犯罪」等項目的統計，分段討論之，進而分析杜聰明的書寫策略。

阿片與體格

　　在杜聰明的研究中，關於阿片吸食與體格間的關係，是他最早的統計項目之一，集中在〈關於臺灣阿片癮者的統計調查〉、〈關於臺灣阿片癮者的統計調查(第二報告)〉兩篇論文中。要如何來連結阿片與體格間的關係？杜聰明的作法相當單純，就是將「阿片吸食者」與「非阿片吸食者」的體重、身高、胸圍做對照。第一報告(1931)是以總督府的衛生保健調查書中的阿片吸食者、非

83　感謝范燕秋老師提醒筆者，要注意關於杜聰明之前總督府的阿片相關統計，將杜聰明的研究置於更大的脈絡下加以討論。

84　杜聰明，〈臺灣二於ケル阿片癮者ノ統計的調查〉，《臺灣醫學會雜誌》，30(1931)，頁893-913。

85　杜聰明，〈臺灣二於ケル阿片癮者ノ統計的調查(第二報告)〉，《臺灣醫學會雜誌》，34(1935)，頁807-826、961-982。

86　杜聰明，〈臺灣二於ケル阿片癮者ノ統計的調查第三報告：阿片吸食特許者ノ死亡率及死亡原因二就テ〉，《臺灣醫學會雜誌》，37(1938)，頁1213-1246、1383-1424。

阿片吸食者以及1930年更生院中的阿片吸食男子，這三者做做對比。第二報告（1935）則同樣以總督府保健衛生調查成績中的台灣民眾（包含吸食與非吸食）平均體格，與1930-33年更生院的阿片吸食者做對比。但值得注意的是，在第二報告中杜聰明還額外比對了保險公司的保戶（非阿片吸食）之平均體格。這個新增加的對比，對杜聰明維持其「阿片與不良體格」的結論有很大的幫助。

在1931年杜聰明在第一報告中，進行體格相關統計報告的開頭處，杜聰明便已經清楚的預設了阿片吸食對體格的不良影響：

> 阿片癮者一般來說氣色不良，眼睛有異樣光澤，且因為長年月用煙管吸飲阿片而口唇突出，呈現出一種特異的容貌吾人稱之為阿片容貌。皮膚蒼白、皮下脂肪少而贏瘦，營養比非吸食者要來得不良雖是明顯之事，但阿片癮者的體格至今仍未有數字上的統計調查[87]。

可以看出，在此杜聰明已經預設阿片吸食者營養不良為事實，所欠缺的只是確切的統計數字罷了。也正因杜聰明已先將「阿片導致體格不良」預設為「真」，因此當統計出現了阿片吸食者比阿片非吸食者體格較佳之時，杜聰明便視之為「偽」，而以各種理由排除之。例如在第一報告中，便出現了女阿片吸食者的平均身高、胸圍，較女阿片非吸食者來得高的數字[88]。這顯然與杜聰明的預設不符，因此他便以「女子阿片吸食份量較少」、「女子吸食者統計數較少（105人），其結果純屬偶然」[89]等說法，來排除這些不利的數字。

到了第二報告，杜聰明將統計的規模擴大，以更生院中男子阿片癮矯正患者4131名，女子阿片癮矯正患者686名進行統計；並將結果與本島人之平均體格做對照。從中我們又看到了，阿片吸食者無論男女，在身高上都較一般本島人為高；男吸食者平均比本島人要高1公分，女吸食者則比本島人平均要高3公分。[90]顯然又是個杜聰明預設不符的結果。為了轉移這個「不確定」的情況，

87　杜聰明，〈臺灣二於ケル阿片癮者ノ統計的調查〉，頁902。
88　同上，頁902-903。
89　同上，頁904。
90　杜聰明，〈臺灣二於ケル阿片癮者ノ統計的調查（第二報告）〉，頁962-963。

杜聰明引入了另一組統計數字，也就是與一家民間保險公司有保險契約者2974人；由於保險公司並不接受阿片吸食者的保險契約，於是這2974人便成為「非阿片吸食者」的代表。於是更生院的阿片矯正者、保險公司的非阿片吸食者保戶與一般本島人，這三者再做一次對比。終於，無論男女，在體重、身高、胸圍上，都是非吸食者保戶優於吸食者，但吸食者還是優於本島人平均身高。[91]但在引入新的比較族群之後，「阿片吸食者身高較本島人為高」的統計結果得以被轉移、較不受重視。但這是否是個合宜的比較？保險公司的保戶除了是非阿片吸食者之外，是否也都並非重症患者，因此遠較一般本島人健康許多？又為何阿片吸食者平均身高比本島人為高？杜聰明並未處理這些問題。於是杜聰明得到與其預設相同的結果，在第一報告與第二報告的結論中，他都指出阿片吸食會使體質不良，在保健衛生上頗為有害。於是我們可以看見，從預設的問題意識一直到結論的出現，「不確定」是如何的被層層轉移、消弭，最後得出統計者所想得到的結論。

阿片與死亡率

　　阿片與死亡率之間的關係，也是杜聰明最早的統計之一，且杜聰明非常重視這兩者的關係，在〈關於臺灣阿片癮者的統計調查〉第一、第二及第三報告中都有所論及。其中第三報告更是完全針對此議題所做的研究。

　　以總督府的統計書及國勢調查書為材料，杜聰明在第一報告(1931)中整理出1901-1927年間，阿片吸食者的年平均死亡率[92]為6.407%。而一般本島人的年平均死亡率為2.81%。因此杜聰明得到了，阿片吸食導致身體衰弱、增加死亡率的結論[93]。但在此處他也下了兩個但書，第一、由於阿片吸食者平均年齡較高；第二、阿片吸食者往往是因病而吸食，故身上常帶有各種併發症(也就是痼疾)。杜聰明認為，這兩個原因是「阿片與死亡率」的統計中，必須顧慮

91　杜聰明，〈臺灣二於ケル阿片癮者ノ統計的調查(第二報告)〉，頁962-963。

92　所謂特定族群的年死亡率，是將該年特定族群中的死亡人數，除以該族群總人數，結果即是年死亡率。年平均死亡率則是將不同年份的死亡率加總之後，求其平均值。

93　杜聰明，〈臺灣二於ケル阿片癮者ノ統計的調查〉，頁905。

的重點[94]。可是到了第一報告最後的結論處，我們發現這兩個但書消失了。在結論裡，阿片吸食毫無疑問的會增加死亡率，而無需考慮其年齡與併發症之有無[95]。而在第二報告(1935)中也是相同的情況。杜聰明雖然在分析的正文中提到，雖然統計上阿片吸食者年平均死亡率爲8.21%，高於一般本島人的年平均死亡率2.162%[96]，但仍必須考慮阿片吸食者高齡化與併發症的問題[97]。但在最後結論處這些顧慮也都消失了。唯一剩下的只有確定的事實：「阿片吸食增加死亡率」[98]。

　　杜聰明一直到1938年的第三報告中才開始正視，關於阿片吸食者高齡化是否影響死亡率的問題。他使用一套新的統計數學，來計算每個年齡的死亡率，得出的結果爲：25-40歲男子阿片吸食者，死亡率較一般男性本島人爲低；40歲之後的男性阿片吸食者之死亡率，則開始較男性本島人爲高。女性阿片吸食者的死亡率，則無論年齡均較女性本島人爲高[99]。由於杜聰明已經預設「阿片導致死亡率增加」的立場，因此便必須解釋爲何25-40歲的男性死亡率，阿片吸食者反較常人爲低。他的解釋是，開始阿片吸食的平均年齡爲32-35歲，此後要3-4年才會成癮；因此，要等40歲成癮之後，阿片吸食才開始對死亡率產生影響[100]。

　　但杜聰明一直無法解決併發症影響死亡率的問題，即「阿片吸食者的高死亡率，究竟是肇因於吸食阿片，還是因爲他們本身就有種種痼疾？」在第三報告中，他將阿片吸食者因呼吸器結核(肺結核)的死亡率，與一般本島人因呼吸器結核的死亡率做對照時，便出現這方面的問題。阿片吸食者的平均呼吸器結核死亡率爲0.89%，而一般本島人的呼吸器結核死亡率爲0.45%；且自40歲之後，各年齡層的死亡率，也都是阿片吸食者較高。但值得注意的是，根據杜聰

94　杜聰明，〈臺灣二於ケル阿片癮者ノ統計的調查〉，頁905。。

95　同上，頁912。

96　杜聰明，〈臺灣二於ケル阿片癮者ノ統計的調查(第二報告)〉，頁964-966。

97　同上，頁976。

98　同上，頁978。

99　杜聰明，〈臺灣二於ケル阿片癮者ノ統計的調查第三報告：阿片吸食特許者ノ死亡率及死亡原因二就テ〉，頁1230-1231。

100　同上，頁1232。

明自己的調查，因爲呼吸困難、喀血[101]乃至肺結核而吸食阿片的人，高達全部吸食者的15%[102]。換言之，阿片吸食者高肺結核死亡率的原因，雖然有可能是因爲吸食阿片，但也同樣可能是因爲他們原本就有肺部的痼疾在身。杜聰明雖然意識到這點，卻並未提出任何解決的方法。跟之前的作法相同，這個但書在結論中被忽略消失了，於是杜聰明的第三報告結論是，「阿片的慢性中毒導致體質全體的纖弱不良，使體位低下，增加各種疾病，特別是高年齡層的死亡率，可以斷言阿片吸食的風習，在保健衛生上明顯有害」。於是從第一報告、第二報告到第三報告，我們清楚的看見了透過統計，一個「阿片吸食導致死亡率增加」此一事實，是如何被確立；而種種的不確定因素，又如何被消弭。

阿片與教育程度

雖然杜聰明是在1935年的〈關於臺灣阿片癮者的統計調查(第二報告)〉中，才開始進行阿片吸食與教育程度的統計，但是從其第一報告中，對阿片吸食原因的分析，可以看出他對此一問題所預設的立場。他提到，阿片吸食的原因以「無智」的自家治病爲最多[103]。也就是說，在台灣鄉間民眾，在生病時往往並不求助於醫師，而直接以阿片或阿片製成的藥丸來治病。在杜聰明第二報告(1935)中，他以全島阿片矯正完了者2433人進行其教育程度的調查，發現受過漢學教育，即傳統書房教育的，占38.02%；而受過新式教育，即日本公學校及其他高等教育者，僅占5.63%[104]。但他的結論卻是，「阿片吸食者多爲無學文盲者」[105]。這樣的結論，無疑是無視於那高達38.01%，曾接受過漢學教育，至少可以讀懂大部分《臺灣民報》的吸食者。藉此，杜聰明將阿片吸食與教育程度低下連結在一起，將阿片想像更進一步推往負面的一方。他更進一步的推論認爲，台灣辮髮、纏足及阿片吸食等三大惡習，在教育普及之下幾乎

---

101 根據研究台灣肺結核的朋友說法，呼吸困難、喀血等症狀會出現在各種肺部疾病(包括肺結核)中，且通常會出現喀血症狀的，已經屬於後期的症狀。

102 杜聰明，〈臺灣二於ケル阿片癮者ノ統計的調查第三報告：阿片吸食特許者ノ死亡率及死亡原因二就テ〉，頁1394-1397。

103 杜聰明，〈臺灣二於ケル阿片癮者ノ統計的調查〉，頁898。引號爲筆者所加。

104 杜聰明，〈臺灣二於ケル阿片癮者ノ統計的調查(第二報告)〉，頁970。

105 同上。

全數改善，誠爲可喜的現象[106]。

阿片與犯罪

在阿片與犯罪的統計中，在第一報告(1931)中，同樣杜聰明在一開始便清
楚的表明其立場。他認爲，向來阿片吸食者便有怠惰、貪圖安逸的習性，且因
每天必須支付一定的阿片費用，因此在經濟上較一般人窘困[107]。接著，他透
過總督府的犯罪統計表，比對吸食者與非吸食者的犯罪類別及人數。他發現自
1909-1915年，阿片吸食者的1.02%，比非吸食者的0.42%要高出許多。且其中
以僞造文書、賭博、偷竊等經濟型犯罪爲多，可見阿片吸食者在經濟上的窘
迫[108]。但在此，他並未注意到，在阿片吸食者多爲經濟型犯罪的情況下，吸
食者的傷害、放火等重罪的犯罪率卻較非吸食者要低得多。於是在第一報告的
結論處，阿片吸食與犯罪的關係只剩下：阿片吸食者的犯罪率較之非吸食者高
出2-3倍，就種類來看，特別以僞造文書、賭博、竊盜、強盜等罪爲多[109]。

到了1935年的第二報告，在阿片與犯罪的統計中，杜聰明將統計的範圍擴
大，從1905-1932年間的台灣犯罪統計，對照吸食者與非吸食者的犯罪類別及
總數。就總犯罪率來說，其結果與第一報告接近，吸食者的犯罪率約爲非吸食
者的2-3倍[110]。此處杜聰明除了提到阿片吸食者在經濟犯罪方面較多之外，也
開始注意到，吸食者在強姦、通姦、傷害、暴力傷害等罪的犯罪率，較非吸食
者爲低。但這並不表示，杜聰明開始在這些方面予以阿片吸食者正面的評價；
相反的，他試圖用另一個負面想像來解釋這些現象，即「阿片吸食導致性機能
衰退，又另一方面減少殺伐粗暴之氣，寧可小心翼翼的行事，故較少有傷害罪
的情況發生」[111]。換言之，對照之前林清月眼中，「能定、能靜、能安、能
慮、能得，恬然自思而推考之，其判斷力之精確，實令人可讚賞」的阿片吸食
者，杜聰明塑造了另一個阿片吸食者的形象：一個性無能、懦弱的形象，來解

---

106 杜聰明，〈臺灣ニ於ケル阿片癮者ノ統計的調查(第二報告)〉，頁971。
107 杜聰明，〈臺灣ニ於ケル阿片癮者ノ統計的調查〉，頁908。
108 同上，頁909。
109 同上，頁912。
110 杜聰明，〈臺灣ニ於ケル阿片癮者ノ統計的調查(第二報告)〉，頁971-972。
111 同上，頁972-973。

釋他們犯罪率低的部分。

綜合之前的各種統計，在一步步消弭「不確定」，確立「事實」之後，杜聰明成功的將自身的種種阿片負面想像，經由統計論文的書寫與操作，轉化成確定的科學知識。於是，杜聰明在第二報告的總結論如是斷言：

> 阿片吸食會使體質不良，特別是造成貧血及體重減少，並且除了增加
> 死亡率、減少性機能、使生產率降低之外，還會增加犯罪率，因此阿
> 片吸食的習癖在衛生保健上頗爲有害[112]。

杜聰明統計的歷史脈絡

最後，綜合觀察杜聰明的阿片統計相關論文，就其所運用的統計學工具來看，最令人驚訝的或許便是，他只運用了代表中央趨勢的「平均數」概念，而完全沒有使用代表著離散趨勢的「變異數」概念。也因此，他的論文中只強調各種平均值，卻未見如標準差的數值。換言之，杜聰明所描繪的阿片吸食者的圖像，並非我們今日所慣見的「常態分佈」圖形，而是條明確的直線分佈。這種現象有何意涵？

根據葉啓政的研究回顧，將統計學用於描述社會的狀態，其實並非一成不變，而是有著歷史上的轉變過程。在法國大革命之前，人們相信事物有著「一般法則」，因此統計及概率的想法，只是輔助人們去相信所謂「理性」的行爲，統計(機率)本身並無法成爲眞實。可以看出這樣的思考，基本上預設了人類是理性的動物，而社會是理性個體的集合。

但十八世紀末，法國大革命動搖了「人是理性的」這個信念，而社會的行動也不再只是理性個體的集合，而是有著自體的規則。在這種情況下，社會的一般法則不再只是理性推論的結果，反而可以透過統計來展示社會事實。爲了同時描述「一般法則」與「變異性」，常態分佈便成爲相當適當的工具。關於這個工具的運用，則各家學者各有不同。如十九世紀比利時學者Adolphe

---

112 杜聰明，〈臺灣二於ケル阿片癮者ノ統計的調查(第二報告)〉，頁978。

Quetelet提出的「均值人」概念，就是重視常態曲線中的平均部分，認爲兩端的變異皆爲瑕疵、爲誤差的結果。但是同時期的英、德統計學家卻認爲平均值所代表的僅是表象，無法完全反應社會內涵，應該重視的是變異性。如1864年德國統計學家Hermann Lotze以犯罪的統計爲例指出，如偷竊，可以開車偷竊、也可以走路偷竊；可以爲了娛樂偷竊、也可以因爲貧窮而偷竊。即使在法律上均屬於同一類型的犯罪「偷竊」，卻都有著不同的倫理內涵。因此，縱使將數以百計的這類行爲加以彙整而得到規律性，也無法完整的表達出偷竊的整體[113]。

要如何把杜聰明「置入」這樣的歷史脈絡中？在阿片的例子中，很清楚的對杜聰明而言，「阿片=惡習」是毫無疑問的一般法則，因此無須考慮變異性的存在。他甚至可以在統計之前便表明他相信「阿片有害」的立場。也因此，他的統計基本上相當類似法國大革命前，人們相信理性下一般法則的存在，而統計僅用於支持其「信念」[114]。

六、杜聰明的再行動，與阿片故事的尾聲

在此，我們可以清晰的看見，做爲日治時期台灣最成功的醫學研究者，杜聰明是如何透過阿片，開展其日後的研究事業。在他的行動中，最重要的關鍵點無疑便是掌握了「更生院」這個場所。許多事情，都同時在「更生院」中發生了：第一、透過這個兼具「醫院」與「實驗室」身分的特殊場所，他成功的讓阿片吸食者「可見」與「弱小」。第二、藉此，在成功矯正阿片吸食者的同時，也順利生產出大量的阿片論文、阿片知識。第三、這些知識，在爲杜聰明取得其學術上地位的同時，也持續讓阿片吸食者更加的「可見」與「弱小」。特別是阿片統計，成功的確立阿片吸食者「一無是處」的想像，藉此，杜聰明

---

113 葉啓政，〈均值人與離散人的觀念巴貝塔：統計社會學的兩個概念基石〉，《台灣社會學》，1(2001)，頁1-55。

114 另一個可以繼續追索的方向則是劉士永老師所提到的，日治時期公衛方面的統計研究，普遍都僅呈現平均值，而忽略變異度。這是否代表著，這時期的研究都有某種爲政策背書的意涵？

得以進一步擴大其阿片矯正事業。

　　隨著1930年阿片新特許爭議的結束，所展開的以更生院爲核心的矯正事業，被稱爲第一期的阿片矯正事業。1930年間對新舊特許者的僅診結束後，有17,468名阿片癮者必須接受強制矯正，但尚有23,845名阿片吸食者得以繼續吸食，無須矯正。於是自1930-1934年間，第一期矯正事業在更生院及全島醫院的矯正科中，一共矯正阿片癮者15,434人[115]，其中更生院6,564人，其他各醫院矯正科8,870人。但1934年第一期矯正事業結束後，更生院內的矯正業務轉以自願的阿片、嗎啡成癮者爲主，人數驟減之下，總督府便關閉全島醫院內的矯正科，並將更生院的床位，從原先的150床減爲50床。於是自1934-1942年間，更生院內一共只矯正了1,815人，稱爲第二期矯正事業[116]。可以看見總督府的阿片矯正事業，從1934年開始便由盛轉衰，到1942年九年間，平均每年於更生院只矯正兩百餘人，且人數逐年下降。到了1941年，更生院全年的矯正人數竟只剩下101人[117]，較之1933年全盛期的2146人[118]，實不可同日而語。可以看出，更生院存在的必要性，到了1941年之際已日漸薄弱。

　　但是從1941年開始，總督府卻又開始計畫新一波的，第三期阿片癮矯正事業。而在背後爲總督府謀劃建議此矯正計畫的人，則正是杜聰明。或許正因爲感受到阿片癮矯正事業江河日下，更生院正面臨存廢的危機，杜聰明於1940年向總督府提出〈阿片吸食特許者矯正治療建議書〉[119]。他首先提到，由於「時勢變遷，島民的文化衛生思想的發達，阿片除癮治療方法的進步」，因此應該儘速矯正僅存的阿片特許者。接著他提出八項理由，除了從財政、國際關係、戰爭特殊局勢等方面來申論阿片癮矯正的必要外，特別值得注意的，是杜聰明以一個阿片研究者，基於更生院中阿片研究成果所提出的意見。首先，杜聰明認爲，基於更生院的成績，可證實除癮方法的進步，他預計可以成功的讓七成的僅存特許者除癮。其次，我們可以看見藉由阿片統計所確立的，諸多關

115　杜聰明著，〈臺灣阿片癮者之統計的調查第8報告〉，頁597。

116　同上。

117　同上。

118　同上，頁596。

119　杜聰明，〈阿片吸食特許者矯正治療建議書〉，收錄於〈臺灣阿片癮者之統計的調查第8報告〉，頁573-575。

於阿片吸食的想像，如何透過杜聰明的建議書，進而影響阿片政策。在最後一項理由中杜聰明提到：

> 第八理由爲，此事在衛生保健上的重要性。阿片吸食對一般衛生保健之害雖然容易想像，但迄今缺乏確切的數字根據。依照台北更生院至今的研究，一人一日有3~4瓦[120]的平均吸食量的話，阿片癮者明顯的體質惡化，特別是貧血以及體重的減少；性機能降低、出生率減少，犯罪率增加。又各年齡的死亡率，特別是隨著高齡明顯的死亡率增加，各種死亡原因的死亡率也因此增加，對此應該速以醫學救療之[121]。

在杜聰明的建議下，總督府再度大力推行阿片矯正計畫，即第三期阿片矯正事業。1942年，台北更生院從原本的50床擴增爲100床；1944年由於戰爭導致阿片原料短缺，阿片煙膏正式停止生產，因此更生院床位更增加到180床的史上最大量[122]。1945年中華民國政府接收台灣，更生院改名爲「臺灣省立戒煙所」。總計自1942-1946年間，更生院一共矯正了3119人。一直到1946年6月10日，更生院最後的阿片癮矯正者，基隆九份的女子陳氏退院，阿片在台灣的故事也到了尾聲。

特定的知識分子，杜聰明

要如何思考杜聰明？比對日治時期的其他知識分子，我們可以發現杜聰明的行動、策略都相當特別。杜的發言向來謹慎，他雖然常常在《臺灣日日新報》、《臺灣民報》等島內各媒體發表言論，但通常只針對其醫學專業發言，如中醫科學化、阿片煙癮、台灣民間藥草等等，以醫學專業的形象發言。這與台灣日治時期從事社會政治運動，對社會改革充滿熱誠的醫師，如蔣渭水等人的社會運動路線，有著極大的差異。當1930年阿片新特許爭議在島內如火如荼的上演，民眾黨對新特許嚴加抨擊之際，我們並未看見向來與林獻堂、蔣渭水

---

120 瓦，グラム，指公克或公分。在此指的是3-4公克。
121 杜聰明，〈阿片吸食特許者矯正治療建議書〉，頁575。
122 劉明修，《臺灣統治と阿片問題》，頁234。

等人關係密切的杜聰明發表任何意見。杜聰明相當謹慎的只針對阿片吸食者矯正治療發言，對新特許支持與否則不置一詞。或者應該說，這是杜聰明一貫的態度。在這個意義上，杜聰明或許是台灣歷史上，第一個傅科所說的「特定的知識分子」。

傅科在〈眞理與權力〉[123]訪談稿中，將知識分子分爲兩種類型來加以討論。第一種是「普遍性的知識分子(universal intellectual)」，第二種則是「特定的知識分子(specific intellectual)」。普遍性的知識分子自認、也被認爲是正義與眞理的掌握者，他承載了所有人的價值，以對抗不義的君主或強權，如法國的伏爾泰以及1960年代法國左派的知識分子等。在這個意義下，蔣渭水無疑是台灣日治時期最突出的普遍性知識分子。他站在總督府殖民統治的對立面，爲所有台灣民眾的利益發言，對抗所有的不公不義。但傅科認爲，自20世紀開始，我們這個時代正經歷著此類「普遍性的知識分子」之消逝；另一種值得重視的知識分子類型則是「特定的知識分子」。特定的知識分子並不爲所有人的公義發言；他們占據特定的點，如實驗室、醫院、學校等地方，只針對特定的議題發言，只進行局部的、在地的鬥爭。但這並不表示特定的知識分子之行動，只有局限於其專業上的含意；相反的，他們可以藉由其所占據的特殊有利位置，來介入「何謂眞理」的鬥爭中。換言之，傅科認爲在當今社會中，眞理不再是「等著被發現的整體」，不再只專屬於那些已經自覺、具有良知的普遍性知識分子；相反的，所有知識分子都可以藉由其占據的特定位置，來介入、影響「眞理的身分及其功能」，亦即「眞理的政治」。

也正是在「特定的知識分子」之意義上，以台灣的阿片歷史爲例，我們可以重新思索杜聰明的行動、策略及影響。在阿片問題上，我們曾看見許多人的不同意見，如林清月、連橫、民眾黨、蔡培火、總督府等等。但杜聰明從未參與任何阿片相關爭議，贊成或對抗任何一方；他固守著對研究者特別有利的位置「實驗室／更生院」，專注於矯正吸食者、生產知識。表面上看來，杜聰明的研究成果應該僅有局限於藥理學專業領域的意義，無法如其他行動者如林清

---

123 Foucault, Michel, "Truth and Power," in *Power/ Knowledge* (New York: Pantheon Books, 1980), pp. 109-133.

月、連橫、民眾黨或總督府一般,直接介入阿片政策的決定。但從阿片的歷史
我們可以看到,最後眞正將自己的阿片想像向外擴大,進而確立阿片想像、介
入阿片決策、擴大阿片吸食者矯正事業、決定台灣阿片命運的人,不是別人,
而是杜聰明。作爲一個特定的知識分子,透過實驗室這個特定的場所,杜聰明
反而較其他人更有力的參與了眞理的政治[124];也正是在這種情況下,局部
的、在地的知識,具有了普遍的意義。

七、小結:何謂「更生」院?

最後,我想用一段小插曲來結束本文。歷來凡是對杜聰明阿片矯正事業有
興趣的研究者(也包括我自己),都對更生院裡的一個小機構感到興趣,那就是
「私立芙蓉國語講習所」。這是個專門針對更生院內的阿片吸食者所開設的講
習所,目的在於使吸食者能夠認識日文,並做些簡單的計算。杜聰明認爲,因
爲阿片吸食者多不識字,因此如此對其日常生活會有相當大的幫助。根據劉明
修的說法,講習所還會講述關於個人、家庭、社會、民族的不良影響,以及退
院後的保健衛生知識等等[125]。歷來的研究者也均認同杜聰明的意見,認爲此
舉爲一種社會再教育,有助於阿片吸食者重新適應社會。

但我試圖從另一個角度來理解它。從前述可知,更生院在矯正治療上的成
功,在於其「完全隔離、嚴屬監視」。如此,除了可以讓阿片吸食者「可見」
與「弱小」之外,卻也有另外一個效果,即將吸食者與原本的生活模式徹底剝
離。但是,從「私立芙蓉國語講習所」的設置,我們可以看見更生院另一個更
深遠的企圖:除了剝離阿片吸食者者原有的生活之外,更重要的是賦予阿片吸

---

124 當然,杜聰明、更生院與阿片知識是如何介入阿片的「眞理的政治」,所涉及的
    要遠超過本文論及的部分。例如,杜聰明如何藉由阿片論文提升其在醫界的地
    位?其他研究者如何看待他的研究?更生院中護士、警衛、教師等角色爲何?更
    生院中的空間設計與完全隔離、嚴密監視之關係等等,都是值得更進一步加以研
    究的課題。

125 劉明修,《臺灣統治と阿片問題》,頁210。劉明修並沒有交代這些說法的出
    處,唯一的註釋是杜聰明的回憶錄。但回憶錄中並未提到日語及算術之外的講
    習。

食者另一種新的生活。也正是在這個意義上，阿片吸食者被「更生」了。他必須知曉、認同阿片的毒害，拋棄自己原先「阿片有利」的想像；他必須學會日文、懂得算數，再也不能熬夜吟詩唸書、在妓樓與友朋聊天抽阿片；最重要的是，在更生院裡他必須規律生活、早睡早起，充分有效的運用時間，讓自己成爲一個現代意義下的文明人。這不只是尋常的「接受教育、適應社會」，而是一整套的，深入到阿片吸食者的日常生活每個小細節中，阿片吸食者拋棄舊自我、擁抱新生活。

　　於是我們終於可以理解，更生院爲何要稱作「更生」院。換言之，從更生院出來，你除了不再是阿片吸食者，你也不再是原來的自己。

　　本文原發表於《科技、醫療與社會》，3(2005)，頁113-174。

參考書目

傳統文獻

丸山芳登，《臺灣の衛生事情と保健生活法》（台北：杉田，1929）。

作者不詳，《臺遊筆記》，收於《臺灣輿地彙鈔》，台灣文獻叢刊第兩百一十
　　　　六種（台北：大通書局，1965）。

杜聰明，〈臺灣ニ於ケル阿片癮者ノ統計的調查〉，《臺灣醫學會雜誌》，
　　　　30(1931)，頁893-913。

———，〈臺灣ニ於ケル阿片癮者ノ統計的調查第二報告〉，《臺灣醫學會雜
　　　　誌》，34(1935)，頁807-826，961-982。

———，〈臺灣ニ於ケル阿片癮者ノ統計的調查第三報告：阿片吸食特許者ノ
　　　　死亡率及死亡原因ニ就テ〉，《臺灣醫學會雜誌》，37(1938)，頁
　　　　1213-1246、1383-1424。

———，《杜聰明言論集》（高雄：高雄醫學院，1964）。

———，〈臺灣阿片癮者之統計的調查第8報告〉，《杜聰明言論集第二輯》
　　　　（高雄：高雄醫學院，1964）。

杜聰明、李超然，〈阿片吸食者及慢性モルヒネ中毒者ノ尿ニ於ケル「モルヒ
　　　　ネ」ネ定量及實際的應用〉，《臺灣醫學會雜誌》卷36(1937)。

杜聰明、楊慶豐，〈阿片吸食者の尿に於けるメコン酸反應の證明及實際的應
　　　　用〉，《臺灣醫學會雜誌》卷32(1933)。

林清月，〈阿片癮者ノ研究ニ就テ〉，《臺灣醫學會雜誌第六十五號(1908)，
　　　　頁81-124。

———，《地球上阿片之命運》（上海：商務印書館，1923）。

黃逢昶，《臺灣生熟番記事》，台灣文獻叢刊第五十一種（台北：大通書局，
　　　　1987）。

程大學，許錫專編譯，《日據初期之鴉片政策》第一冊（台中：省文獻會，
　　　　1978）。

韓子雲著、張愛玲註譯，《海上花開——國語海上花列傳一》、《海上花落——

　　　國語海上花列傳二》（台北：皇冠文化出版有限公司，2000）。

謝春木，《臺灣人の要求》（台北：台北新民報社，1931）。

台灣總督府民政部警察本署，《明治三十七年阿片行政成績》，台北：台灣日
　　　日新報社，1906，頁45-49，收錄於永岡正己監修，《醫療と衛生—
　　　—救療と阿片問題》，殖民地社會事業關係資料集[臺灣編]第二十二
　　　卷（東京：近現代資料刊行會，2001），頁171-175。

———，《明治三十八年阿片行政成績》，台北：台灣日日新報社，1907，收
　　　錄於永岡正己監修，《醫療と衛生——救療と阿片問題》，頁262-
　　　268。

台灣總督府警務局衛生課，《台灣阿片癮者の矯正》（台北：台灣總督府警務
　　　局衛生課，1931），收錄於岡田芳正等等解說，《阿片問題》，續・
　　　現代史資料12（東京：みすず書房，1986），頁51-68。

———，《臺灣ノ阿片制度附・麻藥取締ノ概要》（台北：台灣總督府警務局
　　　衛生課，1939），收錄於永岡正己監修，《醫療と衛生——救療と阿
　　　片問題》，頁301-394。

台灣省行政長官公署統計室編，《臺灣省五十一年來統計提要》（台北：古亭
　　　書屋，1969）。

台灣省文獻委員會編譯，《臺灣慣習記事（中譯本）》（台中，台灣省文獻委員
　　　會，1984-1993）。

China Imperial Maritime Customs, *Medical reports* (Shanghai: Statistical Depart-
　　　ment of the Inspectorate General, 1871-1911).

近人論著

小田俊郎(洪有錫譯)

　1995　《臺灣醫學五十年》（台北：前衛出版社，1995）。

王世慶

　1986　〈日據初期臺灣之降筆會與戒煙運動〉，《臺灣文獻》，37.4
　　　　（1986.12）。

米歇爾・傅科(Michel Foucault)，劉絮愷譯

1994 《臨床醫學的誕生》（台北：時報文化公司，1994）。

李騰嶽

1981 〈林清月先生之生平〉，收錄於李騰嶽，《李騰嶽（鷺村）翁文存》（台北：李陳乖，1981，頁51-55）。

宋光宇

1998 〈清末與日據初期臺灣的鸞堂與善書〉，《臺灣文獻》，49.1（1998.3）。

范燕秋

2000 〈台北更生院與醫療解煙(1930-1946)——一項社會衛生事業的分析〉，《北臺灣鄉土文化學術研討會論文集》（台北：政大歷史系，2000）。

2001 〈日本帝國發展下殖民地台灣的人種衛生(1895-1945)〉（台北：政大歷史所博士論文，2001）。

許宏彬

2002 〈臺灣的阿片想像：從舊慣的阿片君子到更生院的矯正樣本〉（新竹：清華大學歷史研究所，2002年）。

陳威彬

2001 〈近代台灣的癩病與療養——以樂生療養院為主軸〉（新竹：清華大學歷史研究所科技史組碩士論文，2001）。

劉明修

1983 《台灣統治と阿片問題》（東京：山川出版社，1983）。

劉麗娜

1989 〈台灣科學的一種開始及其歷史轉折——以體質人類學及蛇毒研究之發展為例〉（新竹：清華大學歷史研究所碩士論文，1989）。

劉士永

2001 〈杜聰明對臺灣藥物戒癮治療的貢獻〉，發表於 國史館主辦「二十世紀臺灣歷史與人物學術討論會」，2001年10月23-24日。

葉榮鐘

2000 《日據下台灣政治社會運動史》（台北：晨星出版有限公司，2000）。

葉啓政

2001　〈均值人與離散人的觀念巴貝塔：統計社會學的兩個概念基石〉，《台灣社會學》，1(2001)，頁1-55。

Foucault, Michel

1980　"Truth and Power," in Power/ Knowledge (New York: Pantheon Books), pp. 109-133.

Latour, Bruno

1999　"Give Me a Laboratory and I Will Raise the World" In *The Science Studies Reader*, edited by Mario Biagioli (New York and London: Routledge), pp. 258-275.

第四章
嬰兒死亡率與近代香港的嬰兒健康服務
(1903-1941)

楊祥銀(溫州大學人文學院中國史研究室講師)

　　19世紀末、20世紀初隨著西方帝國之間競爭不斷加劇，戰爭造成了巨大人員傷亡，因此人口數量和質量日益成為增強國家實力和提高競爭力的重要因素。正是在這個背景下，加上當時各國普遍降低的出生率和持續偏高的嬰兒死亡率，嬰兒健康問題日益受到國際社會的關注。當然不同國家和地區對於這個問題關注的出發點是不一樣的，對於那些在海外擁有廣大殖民地的帝國來說，嬰兒健康不僅關係到國家的實力，同時也意味著海外殖民地的長期穩定統治問題。那麼，對於這些帝國邊緣的海外殖民地來說，對於嬰兒健康問題的關注是在一種怎樣的邏輯下展開的呢？殖民政府在改善和提高殖民地嬰兒健康水平的過程中扮演著一個怎樣的角色呢？本文試圖通過分析近代香港嬰兒健康服務的興起與發展，比較殖民政府和非政府組織(華人慈善組織、教會以及私人慈善機構)在其中扮演的角色，並借此考察殖民地複雜的社會、經濟、政治、文化和種族關係如何形塑了近代香港的嬰兒健康政策。同時，文章也會通過比較華人嬰兒死亡率與非華人嬰兒死亡率趨勢的變化，來考察嬰兒健康服務的實際效果，並借此指出嬰兒健康水平的提高亦有賴於總體社會經濟水平的改善。

一、前言

　　為了解決英軍士兵中因氣候、衛生和環境問題而造成的大規模死傷問題，並使香港成為英國殖民者的合適居住地，從1841年英國占領香港開始，殖民政

府當局就啓動了旨在控制傳染病和地方性疾病以及改善總體健康和衛生條件的一系列措施[1]。然而，這些衛生和醫療服務因殖民政府的政治和財政考慮，而主要針對殖民者，尤其是對帝國統治至關重要的英國士兵，反之華人居民的健康相對來說則較不受關注。

隨著殖民統治的加強，殖民政府通過建立醫院、醫局、衛生福利中心和診所，頒布公共衛生條例及改善居住衛生條件和個人衛生習慣等，一系列措施不斷擴展其醫療衛生服務對象。從19世紀末、20世紀初開始，華人成爲殖民醫療衛生服務的重要目標人群[2]。正是在這一背景下，嬰兒健康問題開始受到殖民政府的關注，一系列旨在改善和提高嬰兒健康和醫療水平的措施應運而生，包括產科醫院、產科病房和留產院的開辦；傳統產婆的規管和訓練；新式助產士的培訓和登記；產前檢查診所和嬰兒福利中心的設立等等。當然，在嬰兒健康服務中華人慈善團體、教會組織和其他私人慈善機構同樣占有重要的角色。

因爲嬰兒健康與婦女健康與醫療服務有著直接的聯繫，所以目前關於近代香港嬰兒健康服務歷史的研究一般都是放在產科與婦科發展歷史的脈絡下展開的。Janet George在其博士論文中，從社會政策的角度通過考察1881-1941年間香港產科服務的發展來闡述殖民地背景下西方醫學、種族和性別之間的互動關係。其論文主要圍繞著以下幾個方向展開：西方醫學與傳統中醫之間的關係；婦女作爲衛生服務的提供者和使用者之間的關係；以及殖民政府和香港華人社會之間的關係。作者根據產科學發展的專業化過程，以編年史的方式將這段時

1　Gerald H. Choa, "A History of Medicine in Hong Kong," in *Medical Directory of Hong Kong*(Hong Kong: The Federation of Medical Societies of Hong Kong, 1985), pp. 13-29; Gerald H. Choa, "Hong Kong's Health and Medical Services," in *Whither Hong Kong: China's Shadow or Visionary Gleam*, ed. Albert H. Yee (Lanham: University Press of America, 1999), pp.153-186; Robin Gauld and Derek Gould, *The Hong Kong Health Sector: Development and Change* (Hong Kong: The Chinese University Press, 2002), pp. 33-49; 羅婉嫻，〈1842年至1937年間政府醫療政策與西醫體制在香港的發展〉（香港：香港浸會大學歷史系碩士論文，2003）；楊祥銀, "The Development of Medical Services Network in Colonial Hong Kong, 1841-1941," 發表於中央研究院歷史語言研究所主辦，「從醫療看中國史」學術研討會（台北：中央研究院歷史語言研究所，2005年12月13-15日）。

2　楊祥銀, "The Development of Medical Services Network in Colonial Hong Kong, 1841-1941."

期香港產科服務的發展做了相當全面的分析，可以說爲本文的研究奠定了良好
基礎[3]。

　　此外，在部分有關香港助產學、產科學和婦科學發展歷史的綜述性研究中
提到了這一時期香港嬰兒健康服務的情況。不過，這些研究主要限於描述性論
述，很少放在更爲廣闊的政治、經濟、社會和殖民主義背景中加以考察[4]。另
外，一些見證和參與香港婦嬰衛生發展的機構的歷史有助於我們更爲全面地了
解這一歷史進程，其中尤以贊育醫院、雅麗氏何妙齡那打素醫院、東華三院和
瑪麗醫院備受關注[5]。

3　Janet George, "Moving with Chinese Opinion: Hong Kong's Maternity Service, 1881-
　　1941" (Ph.D. dissertation, University of Sydney, Sydney, 1992).

4　Daphne Chun, "Maternity Service in Hong Kong-Its Past, Present and Future,"
　　University of Hong Kong Gazette supplement2 (1958):1-3; Ho Kai Ma, "Obstetrics
　　and Gynaecology in Hong Kong," *Hong Kong Journal of Gynaecology Obstetrics and
　　Midwifery* (*HKJGOM*) 1.1 (2000): 4-16; Anne Chow, "Metamorphosis of Hong
　　Kong Midwifery," *Hong Kong Journal of Gynaecology Obstetrics and Midwifery*
　　(*HKJGOM*) 1.2 (2000): 72-80. 另外，1922-1931年間香港大學醫學會(Hong Kong
　　University Medical Society)出版的雜誌Caduceus有很多關於產科醫院的臨床報告
　　以及香港產科發展的簡介。

5　H. N. Soo, Carolina A. Braga and Daphne Chun, "Maternal Mortality in Tsan Yuk
　　Hospital Hong Kong," *The Bulletin of the Hong Kong Medical Association*22
　　(1970):19-31; 贊育醫院，《贊育醫院七十五周年紀念》(香港：香港醫院管理
　　局，1997)；*Alice Ho Miu Ling Nethersole Hospital, 1887-1957* (Hong Kong: Alice
　　Ho Miu Ling Nethersole Hospital, 1957); *Alice Ho Miu Ling Nethersole Hospital,
　　1887-1967* (Hong Kong: Alice Ho Miu Ling Nethersole Hospital, 1967); Edward
　　Hamilton Paterson, *A Hospital for Hong Kong: The Centenary History of the Alice Ho
　　Miu Ling Nethersole Hospital* (Hong Kong: Alice Ho Miu Ling Nethersole Hospital,
　　1987); H. M. Michael, *When Science and Compassion Meet: A Turning Point in the
　　History of Medicine in Hong Kong-The Alice Ho Miu Ling Nethersole Hospital 110th
　　Anniversary Exhibition, 1887-1997* (Hong Kong: Hong Kong Museum of Medical
　　Science Society, 1997); Fung Chi-ming, *A History of Queen Mary Hospital Hong
　　Kong, 1937-1997* (Hong Kong: Queen Mary Hospital, 1997); Ou Jiecheng, *70th
　　Anniversary: Kowloon Hospital* (Hong Kong: Kowloon Hospital, 1997); 香港東華三
　　院庚子年董事局編纂，《香港東華三院發展史：創院九十周年紀念》(香港：香
　　港東華三院，1960)；東華三院百年史略編纂委員會，《東華三院百年史略》(香
　　港：香港東華三院，1970)；李東海，《香港東華三院一百二十五年史略》(北
　　京：中國文史出版社，1998)；東華三院，《東華三院一百三十年》(香港：香港
　　東華三院，2000)。

本文試圖通過分析近代香港嬰兒健康服務的三個主要面向——助產士改革、產科醫院(病房)和留產院的建立與創辦產前檢查診所和嬰兒福利中心；這三個面向正好涵蓋了保持嬰兒健康的產前、產中和產後健康服務的整個過程。基於此，文章將比較殖民政府和非政府組織(華人慈善組織、教會以及私人慈善機構)在推動嬰兒健康過程中扮演的角色，並借此考察殖民地複雜的社會、經濟、政治、文化和種族關係如何形塑了近代香港的嬰兒健康政策。同時，文章也會通過比較華人嬰兒死亡率與非華人嬰兒死亡率趨勢的變化，來考察嬰兒健康服務的實際效果，並藉此指出嬰兒健康水平的提高同時有賴於總體社會經濟水平的改善。當然，限於資料不足，文章無法對近代香港嬰兒健康服務發展過程中的其它重要面向，如產科醫師與助產士之間的關係以及性別關係對於形塑嬰兒健康服務體系的影響等等，作出詳細分析。

二、嬰兒死亡率與「發現」嬰兒

19世紀末、20世紀初，不管是在殖民母國還是在殖民地都存在對高嬰兒死亡率的焦慮[6]。對於殖民帝國來講，在國內因高嬰兒死亡率和低出生率帶來的人口減少以及隨之而來的國力衰弱，不僅日益面臨著其他帝國的挑戰，同時也關乎海外殖民地的統治問題，尤其是白人殖民地更需要不斷通過移民進一步拓殖[7]。而在殖民地，情況可能更加複雜，不同類型的殖民地對於這個問題焦慮的原因可能是不一樣的，對於亞非等熱帶殖民地來說，殖民政府害怕高嬰兒死亡率造成潛在勞動力的不斷減少，這將直接影響到殖民地的經濟利益[8]。而在澳大利亞和新西蘭等白人殖民地，對於嬰兒死亡率擔憂的出發點可能比較類似

6   Valerie Fildes, Lara Marks and Hilary Marland eds., *Women and Children First: International Maternal and Infant Welfare, 1870-1945* (London: Routledge, 1992).

7   Anna Davin, "Imperialism and Motherhood," *History Workshop Journal* 5.1 (1978): 9-66.

8   Lenore Manderson, *Sickness and the State: Health and Illness in Colonial Malaya, 1870-1940*, pp. 201-229; Cecilia Van Hollen, *Birth on the Threshold: Childbirth and Modernity in South India* (Berkeley: University of California Press, 2003).

於宗主國，即如何通過開展嬰兒健康服務培養健康的公民[9]。當然，除了這些經濟與政治考慮之外，我們也不排除殖民國家關注嬰兒健康問題的道德考慮和人道主義關懷，儘管這可能被認爲是通過視嬰兒健康服務爲「文明化任務」(civilizing mission)來合理化殖民統治。

回到殖民地香港，從現有的資料來看，我們無法確定殖民政府關注高嬰兒死亡率的具體原因是什麼，是不是存在如上所述的政治、經濟和人道主義考慮不得而知。不過，顯然殖民政府和當時一些在當地的歐洲人對於如此高的嬰兒死亡率是感到非常驚訝的。

香港殖民政府對於嬰兒死亡率的關注最早可以追溯到1886年，當時立法會就香港法國修道院(French Convent)和義大利修道院(Italian Convent)的高嬰兒死亡率表示擔憂。根據潔淨局(Sanitary Board)秘書Hugh MacCallum的調查報告顯示，導致兩間修道院嬰兒死亡率如此之高的原因，不是這兩個機構本身的運作有什麼問題，而是大部分嬰兒送來的時候都處於即將死亡狀態[10]。同時，殖民地總醫官(Colonial Surgeon, Head of Medical Department)B. C. Ayres和其他官員也調查了這兩個機構的嬰兒死亡情況，他們的結論跟潔淨局的報告差不多，不過他們發現這兩個機構中一歲以上的兒童的死亡率並不比當時英國的育嬰機構要高[11]。我們知道這些對於嬰兒死亡率問題的關注主要集中於個別機構，可是對於香港整體的嬰兒死亡率一直沒有受到政府生命統計的重視。直到1895年在衛生醫官(Medical Officer of Health)的年度報告中才將嬰兒死亡率作

9　Milton Lewis, "The 'Health of the Race' and Infant Health in New South Wales: Perspectives on Medicine and Empire," in *Disease, Medicine and Empire: Perspectives on Western Medicine and the Experience of European Expansion*, ed. Roy MacLeod and Milton Lewis, pp. 301-315; Alison Bashford, *Imperial Hygiene: A Critical History of Colonialism, Nationalism and Public Health* (New York: Palgrave Macmillan, 2004), pp. 172-180.

10　"Report of the Committee Appointed by His Excellency the Governor to Inquire into the Causes of Chinese Infantile Mortality in the Colony," *Hong Kong Government Gazette*, 22nd January, 1904. 當時很多人將棄嬰丟棄在修道院門口。根據政府相關機構報告顯示，當時香港的棄嬰現象非常嚴重，街道和山頭經常都能發現棄嬰屍體。

11　"Further Correspondence Respecting Deaths in the Italian and French Convents," *Presented to the Legislative Council, by Command of His Excellency the Officer Administering the Government*, on the 7th January, 1887.

爲其中一個部分單獨提出來。根據該報告估計，1895年華人0-1歲嬰兒年死亡率大概是680/1000，這個數字在1896年的報告中被修改爲759/1000，而在港歐洲人的嬰兒死亡率則大概是116/1000，這個數字被認爲與當時英國本土的數字差不多。同時報告指出，一歲以下嬰兒的死亡人數占整體死亡人數的28％左右，這個數字足以看出當時香港嬰兒死亡率之高[12]。之後的年度報告都對嬰兒死亡率的情況做了統計和分析，不過嬰兒死亡率仍然沒有太大的改善，1895-1902年間一直維持在600/1000-900/1000之間，而且在1901年一歲以下嬰兒死亡人數更是超過出生人數，當然造成這種反常的原因有很多，除了出生登記不嚴格之外，還存在大量不在香港出生而在香港死亡的嬰兒[13]。

持續偏高的嬰兒死亡率讓殖民政府注意到這個問題的嚴重性，於是1903年一個由總督任命的華人嬰兒死亡率調查委員會成立了。該委員會主要以在港法國和義大利修道院的嬰兒死亡情況爲基礎，並結合歷年衛生醫官年度報告就嬰兒死亡率的現狀、持續偏高原因和改善措施提出了一系列建議。該報告以這兩個機構的嬰兒死亡原因(通過政府殮房的驗屍體報告)爲主要分析依據，並指出造成這些死因的人爲與社會經濟因素。報告認爲造成高嬰兒死亡率的主要原因有：華人產婆(在香港稱爲穩婆)和華人醫生(主要指中醫，經常被稱爲庸醫)的無知和不當操作；分娩空間和家庭衛生條件惡劣以及母親缺乏正確的育兒知識[14]。基於上述原因，委員會主要提出以下幾條建議：

(1)通過提高華人(尤其是下層民眾)的教育水平，讓他們意識到維持個人和家庭衛生的重要性。同時，讓他們掌握兒童撫養方法的基本原則。

(2)鼓勵華人婦女在醫院分娩。不過委員會認爲大部分華人婦女不願意去醫院，寧願在家由未經過培訓的華人產婆接生。

(3)建立一個免費婦女慈善團體(maternity charity)，這樣窮人可以在家接受幫助。

---

12 "Report by the Medical Officer of Health of the Colony of Hong Kong for the year 1895."
13 "Report by the Medical Officer of Health of the Colony of Hong Kong for the respective years."
14 "Report of the Committee Appointed by His Excellency the Governor to Inquire into the Causes of Chinese Infantile Mortality in the Colony."

(4)鼓勵對未滿月嬰兒進行出生登記，同時建議拿出2元錢作爲報酬獎賞那些前來登記未滿月嬰兒的人，包括母親、產婆和其他人。爲了實現這些目標，需要對修改1896年生死登記條例(Births and Deaths Registration Ordinance, No.16 of 1896)的部分條款。同時，爲了確保產婆登記的準確性，建議雇傭一位女性訪者(葡萄牙人或華人)來監督產婆。直到確認登記準確之後，才能支付2元報酬費。

(5)修道院需要向總登記官辦公室(Registrar General' Office)登記每位元入院兒童的情況。同時，當兒童死亡後，需要連同死亡證明向總登記官辦公室登記。

(6)修道院雇傭的奶媽需要在修道院或總登記官辦公室登記，同時她們需要接受身體檢查。

(7)每個警局需要準備一份出生和死亡登記冊，這樣產婆就可以不用走很遠去登記出生情況。而2元報酬費亦可以由警察局警官負責，待登記確認後，可以由警官發放[15]。

正是對於高嬰兒死亡率的焦慮，嬰兒開始被政府透過統計與調查「發現」，一系列涉及嬰兒健康有關的婦嬰衛生服務被提到議事日程[16]。

不過這裡還需要強調的一點是，殖民政府在藉由嬰兒死亡率「發現」嬰兒的同時，還不斷通過修改《生死登記條例》來加強對嬰兒生命的監控。如上所述，衛生醫官報告中經常評論因爲出生與死亡登記執行的不力造成控制和掌握嬰兒死亡率資訊的困難，很多嬰兒死亡率數的準確性都相當爭議。根據19世紀末、20世紀初醫官報告估計，當時未滿月死亡嬰兒當中至少有三分之一甚至一半沒有進行出生登記。因爲如此，促使政府不斷地修改《生死登記條例》，以期獲得關於人口的更全面資訊。1872年首部《生死登記條例》(Births and

---

15　"Report of the Committee Appointed by His Excellency the Governor to Inquire into the Causes of Chinese Infantile Mortality in the Colony."

16　其實政府早在1873年就開始引入跟兒童有關的條例《婦女與兒童保護條例》，不過這個條例中跟兒童有關的主要是涉及兒童(尤其是女孩)拐賣問題，很少提到健康福利事宜。*Hong Kong Government Gazette*, 10th May, 1873. 有關香港婦幼保護歷史，請參閱陳紹劍主編，《香港保良局百年史略》(香港：香港保良局，1978)。

Deaths Registration Ordinance, No.7 of 1872)頒布,根據條例建立總登記辦公室
(General Register Office)負責殖民地居民的出生與死亡登記[17]。當然,政府對於
人口管理早在殖民地統治初期就已開始,作為政府與華人妥協的產物的《登記
條例》(Registration Ordinance, No.16 of 1844)於1844年通過,1845年正式生
效,1846年再次修改[18]。以《登記條例》為基礎的人口普查與統計工作未能滿
足政府對於人口全面了解的需求,因為在1872年《生死登記條例》頒布之前,
所有的人口普查的資料不是很完整,尤其是出生率、死亡率和根據疾病分類系
統制定之死亡原因等與人口健康有關的資料。

有效的生命統計,包括人口統計學和流行病學資料制度,一直被認為是調
配醫療服務資源與推動公共衛生發展的基礎條件,隨著英國1837年建立總登記
辦公室(General Register Office)辦公室之後,其殖民地大部分都在19世紀70年
代紛紛通過條例和建立登記辦公室推動生命統計的正規化工作[19]。但是由於香
港華人傳統習慣、人口流動和官員貪污等情況造成1872年條例的運作越來越有
問題,不僅大量的新出生兒沒有及時登記,而且死亡登記也因華人中醫無法以
西醫的疾病分類系統來確定死亡原因而日益困難。由於1894年開始的香港鼠疫
以及隨之而來的對於東華醫院(Tung Wah Hospital)的調查都刺激政府採取措
施,這樣就產生了1896年《生死登記條例》(No.16 of 1896)[20]。其中涉及出生
的條例規定,地區登記員被分配駐紮在警局;棄嬰如果被發現需在7天之內登
記上報;在家出生的新生兒必須在出生後42天登記;如果延遲登記則需要支付
登記費[21]。通過這些條例,我們可以發現政府對於人口生命的控制更加緊密與
嚴格,儘管從操作層面上來說,當時的登記還非常不完善,不過政府顯然已經

17 Government Proclamation No.6, *The Hong Kong Government Gazette*, 26th October,
    1872, p. 463; Births and Deaths Registration Ordinance No.7 of 1872, *The Hong Kong
    Government Gazette*, 27th July, 1872, pp. 349-353.

18 "Report of the Census of the Colony of Hong Kong," 1931, p. 88.

19 有關英國總登記辦公室的內容,請參閱Simon Szreter, "The GRO and the Public
    Health Movement in Britain, 1837-1914," *Social History of Medicine* 4.3 (1991): 435-
    463.

20 Janet George, "Moving with Chinese Opinion: Hong Kong's Maternity Service, 1881-
    1941," p. 81.

21 *The Hong Kong Government Gazette*, 14th March, 1896.

意識到登記本身的意義。另外，1896年條例規定負責生死登記的主管機構由總登記官轉到潔淨署署長辦公室(Sanitary Department Head Office)，這個轉變也意味著生死登記的公共衛生意義更加明顯[22]。

從1911年開始，該條例的條款開始適用於新界(之前政府沒有對新界進行正式的生死登記)。不過在很長時間內，條例在新界並沒有有效執行。直到1932年醫務衛生署主任(Director of Medical and Sanitary Services)成為生死登記總登記官之後條例才開始比較嚴格遵守，這個權責的變化主要是因為1932年《生死登記條例》(No.12 of 1932)的引入[23]。1934年又引入新的《生死登記條例》(No.21 of 1934)，之後政府在報告中指出，出生與死亡登記的情況已經大大改善。正是如此，從1934年開始計算出生率和死亡率的時候需要將新界人口納入進來[24]。

三、傳統產婆vs.現代助產士[25]

在很多社會，尤其是當時代面臨比較大的變化時，傳統產婆在醫療專業化

22　潔淨署成立於1908年，對成立於1883年的潔淨局負責，主管全港的公共衛生工作。而醫務署(Medical Department)主要負責醫療服務方面，這兩個機構的建制後來不斷發生變化。具體內容，請參閱Y. W. Lau, *A History of the Municipal Councils of Hong Kong, 1883-1999: From the Sanitary Board to the Urban Council and the Regional Council* (Hong Kong: Leisure and Cultural Service Department, 2002)；楊祥銀，"The Development of Medical Services Network in Colonial Hong Kong, 1841-1941."

23　"Annual Medical Report for the year 1933," Hong Kong.

24　"Annual Medical Report for the year 1934," Hong Kong. 不過需要指出的是，香港的出生登記在二次世界大戰前仍然是不準確的，我通過比較政府報告中1928年的出生登記數字與當年各個醫院以及政府助產士接生的分娩(這些出生基本上會登記的)數量相比，發現這兩個數字相當接近。這就讓我們懷疑是不是當時大部分的產婦都是通過醫院和政府助產士分娩的，在當時這顯然是不可能的。

25　由於當時政府某些報告中，對於那些未接受培訓的華人接生婆和西式助產士都用midwives來表示，為表述統一，這裡對那些沒有接受過正式培訓的接生婆稱為「傳統產婆」(在香港也稱「穩婆」)，而對於那些接受過正式培訓和持有證照的助產士則成為「現代助產士」。1926年政府修改1910年《助產士條例》，明確表示傳統產婆不能使用midwives作頭銜表示自己接受過正規訓練，誤導公眾。*The Hong Kong Government Gazette*, 27th August, 1926, pp. 388-389.

的過程中總是遭遇被邊緣化和污名化的共同命運。如1903年華人嬰兒死亡率的報告中指出的那樣，傳統產婆的無知和缺乏基本的衛生與醫學知識是造成嬰兒死亡率偏高的主要原因。甚至，當時一些在港的歐洲醫生就認爲在分娩過程中有傳統產婆的存在就一定會導致產婦或嬰兒死亡。

根據1885年殖民地總醫官報告指出，「7位華人產婦被送入醫院，她們都已經生產了好幾天，不過仍然不能成功分娩，因而需要手術幫忙。其中三位死亡，她們送來的時候已經基本無救，因爲耽誤了太長時間。……然而，她們唯一的選擇就是留在家裏由她們的聰明婦人（wise women，筆者注：指傳統產婆）處理，而這對她們和她們的嬰兒來說就意味著死亡。」[26]顯然，這種評價是相當極端的，畢竟當時華人社會的接生工作主要是這些傳統產婆來完成的。不過，這樣的評論仍然充斥在政府報告當中。除了西醫對於傳統產婆（其實還包括華人中醫）的偏見（這裡當然有醫學和種族的雙重因素）之外，主要是因爲從1870年代以來政府醫院每年都有幾位難產產婦被緊急送進醫院接受治療，但多數都以產婦死亡悲劇收場。這個問題日益引起政府的重視，1895年衛生醫官報告中就指出，爲避免這些不當行爲繼續存在，政府需要通過立法對所有的華人產婆和華人中醫進行登記[27]。不過這個提議沒有獲得通過，是因爲當時立法會（Legislative Council）中華人議員反對，他們認爲針對這些傳統產婆進行立法是不合適的和不成熟的，而政府應該建立一個當地的助產士培訓學校[28]。

因此，政府對於傳統產婆的登記工作暫時沒有繼續推動，轉而培訓華人年青婦女成爲新式助產士。1902年國家醫院（產科部，成立於1897年）開始了一個培訓華人婦女成爲新式助產士的計畫，當年有2位婦女接受培訓[29]。1905年政府正式啓動一個計畫，就是通過這些新式助產士向那些在家分娩的貧窮產婦提供服務，當年有2位助產士加入這個計畫，她們在雅麗氏紀念產科醫院（Alice Memorial Maternity Hospital, 成立於1904年）負責人Dr. Alice Sibree的管理下展

26 "Annual Report of the Colonial Surgeon for 1885," Hong Kong.
27 "Report by the Medical Officer of Health of the Colony of Hong Kong for the year 1895."
28 Janet George, "Moving with Chinese Opinion: Hong Kong's Maternity Service, 1881-1941," p. 83.
29 "Report of the Principal Civil Medical Officer for the year 1902," Hong Kong.

開工作。當年她們總共接生了22例，其中3例有緊急情況需要獲得Dr. Sibree的幫助[30]。有學者指出，這些新式助產士為推動香港西法助產學的發展有著很大作用，而且承擔了當時大部分西法接生的工作。據統計，1909年8位政府助產士共接生1,381例家庭分娩，而當年的醫院分娩只有235例[31]。儘管如此，這裡需要強調的是在20世紀初期政府對於助產士培訓的主要目的並不是在具體的接生工作，而是希望通過她們推動嬰兒出生登記工作以及獲得更多關於嬰兒死亡率偏高原因的資訊[32]。

　　1910年《助產士條例》(Midwives Ordinance, No.22 of 1910)的頒布標誌著香港助產士的正規化工作進入了一個新的階段。根據條例規定，「如果自己的名字不在助產士名冊上，任何人不得為了盈利目的從事助產業務，也不能將自己描述成一個有資格執行助產工作的人。」[33]這一條例的主要目的通過建立助產士管理局(Midwives Board)實施助產士培訓、認證、登記和管理等工作，同時對那些違反條例的助產士實施懲罰[34]。助產士管理局不僅制定了相關的課程進行培訓工作，同時在完成規定的課程之後，通過考核後才能獲得資格，同時也會登記在政府助產士名錄中。政府之所以對助產士的規控如此嚴格，是因為助產士對於產婦和嬰兒的生命安全和健康負有重要的責任。在條例頒布之後，

30　"General Report of the Principal Civil Medical Officer and the Medical Officer of Health for the year 1905," Hong Kong.需要指出的是1904年雅麗氏紀念產科醫院(London Missionary Society所屬)的助產士培訓學校成立之後，國家醫院的助產士培訓工作就轉移到這裡進行，由Dr. Sibree負責。Anne Chow, "Metamorphosis of Hong Kong Midwifery," *Hong Kong Journal of Gynaecology Obstetrics and Midwifery* (*HKJGOM*) 1.2 (2000): 72-80; Janet George, "The Lady Doctor's Warm Welcome: Dr. Alice Sibree and the Early Years of HK's Maternity Service, 1903-1909," *Journal of the Hong Kong Branch of the Royal Society of Hong Kong* 33 (1993).

31　Anne Chow, "Metamorphosis of Hong Kong Midwifery," *Hong Kong Journal of Gynaecology Obstetrics and Midwifery* (*HKJGOM*) 1.2 (2000): 72-80. 根據筆者對於各個醫院產科部的統計，1909年醫院分娩數可能要比這個高，但是現有的資料仍然無法得出具體的數字。

32　"General Report of the Principal Civil Medical Officer and the Medical Officer of Health for the year 1905."

33　"Report of Medical Department of Hong Kong for the year 1928."

34　*The Hong Kong Government Gazette*, 2nd September, 1910, pp. 395-397.

政府隨後通過根據條例制定的具體細則，裏面對助產士培訓對象的條件(年齡和個人衛生習慣等)、助產士專業操守(接生過程)、助產士對產婦的職責以及助產士對嬰兒的職責都做了嚴格的規定[35]。

條例同時規定，任何人要成為註冊助產士，必須接受正規的訓練。在1931年之前助產士培訓主要有兩種課程：一般培訓需要兩年；對於那些已獲普通護理訓練的人只需6個月的訓練[36]。1931年之後有了更為嚴格的區分：對於那些已獲不足兩年護理訓練的人，需要兩年的助產學訓練；對於那些已獲兩年護理訓練的人，則需要一年的助產學訓練；對於那些已經是註冊護士的人，則需要接受為期6個月的助產學訓練[37]。在完成規定的課程要求之後，候選人還要通過助產士管理局舉辦的考試才能成為註冊助產士[38]。而那些已經獲得英國中央助產士管理局(Central Midwives Board)資格的人則無需參加考試就可以登記註冊[39]。

在經過訓練並取得資格的助產士當中，政府每年會雇用部分人作為政府助產士(government midwives)，她們被派駐在華人公立醫局(Chinese Public Dispensaries)和政府醫局(Government Dispensaries)為有需要的產婦提供免費服務(表1：政府助產士人數和負責的分娩數量)[40]。這些政府助產士尤其滿足了那些沒有產科醫院的地區的產婦對於西法接生的需求，以新界為例，在1939年，共有9名政府助產士分別駐紮在新界的六個政府醫局[41]。相對於政府助產士來說，私人執業助產士人數則要多得多(表2：香港登記助產士數量)。

在近代香港助產士正規化的過程中，除了上述政府通過相關條例對於她們的行為和操守做出明確規定之外，還有微觀層面的醫生對助產士的管理與控制，以及助產士對產婦和嬰兒的監控。首先，在助產士管理局舉行的考核中，

---

35 *The Hong Kong Government Gazette*, 22nd September, 1910, pp. 400-403.

36 "Report of Medical Department of Hong Kong for the year 1930."

37 "Report of Medical Department of Hong Kong for the year 1931."

38 從1928年至1939年間，每年通過考試的人數分別為：15，25，23，48，36，33，53，34，74，37，54和53。

39 "Report of Medical Department of Hong Kong for the year 1934."

40 有關華人公立醫局和政府醫局，請參閱楊祥銀，"The Development of Medical Services Network in Colonial Hong Kong, 1841-1941."

41 "Report of Medical Department of Hong Kong for the year 1933 and 1939."

表1 政府助產士人數和負責的分娩數量

年份	1905	1910	1915	1920	1925	1930	1935	1939
人數	2	9	4	7	7	7	15	16
接生數量	22	1799	552	625	856	1248	2097	/

資料來源：來自各年度醫務衛生報告。

表2 香港登記助產士(包括政府助產士)數量

年份	1913	1915	1920	1925	1930	1935	1939
數量	28	37	72	81	161	330	765

資料來源：來自各年度*The Hong Kong Government Gazette.*

主考官是清一色的醫生，他們完全以醫學的標準來決定助產士的專業操守和實踐技術。其次，所有的政府助產士需要接受政府女醫生(Lady Medical Officer)的監督和定期檢查。根據政府報告顯示，政府女醫生會定期會見她們，檢查她們的接生包以及每個接生案例的記錄。同時，她也會調查每例非正常分娩的原因，嬰兒和產婦死亡原因以及所有針對助產士的投訴[42]。第三，如果分娩過程出現複雜情況，助產士必須通知執業註冊醫生尋求幫助，而不能私自處理。從這些可以看出，相對於醫生來說，助產士的專業地位顯然是較低的[43]。不過需要指出的是，由於這段時期香港醫生的供應仍然非常緊張，尤其是產科醫生，所以助產士在某種意義上滿足了社會上日益增強對於西法接生的需求。

而助產士對產婦與嬰兒的規訓更是明顯，這種關係不僅表現在分娩過程中，同時也呈現在產前和產後的日常行為規範中。助產士不僅鼓勵孕婦去產前診所接受檢查，同時也說服母親帶著孩子到嬰兒福利中心定期檢查，這些做法在某種程度上能使生育過程完全在正規和科學的標準下，得到監控並不自覺地

---

42 "Report of Medical Department of Hong Kong for the year 1928."

43 至於這段時期香港產科醫生與助產士之間的具體關係如何(是不是如英國那樣，產科醫生與助產士之間因市場競爭而導致緊張關係)，限於資料筆者無法作出進一步分析。關於20世紀初英國助產士與醫生之間的關係，請參閱Joan Mottram, "State Control in Local Context: Public Health and Midwives Regulation in Manchester, 1900-1914," in *Midwives, Society and Childbirth: Debates and Controversies in the Modern Period*, ed., Hilary Marland and Anne Marie Rafferty (London: Routledge, 1997), pp. 134-152.

規範產婦的行為。如果從這個角度來理解的話，就不難明白爲什麼政府極力推動助產士發展，其實政府的目標正是希望通過助產士培養香港華人社會對於西醫的認可和接受程度，尤其是新界等農村地區。

1936年政府頒布《助產士條例》修改案，決定禁止那些未接受西法訓練的傳統產婆開業。不過政府也做出一些讓步，1937年111位符合助產士管理局要求經過短期培訓的「穩婆」獲得登記[44]。之前政府培訓的助產士沒有從已經從事接生工作的傳統產婆中進行選拔，政府做出這個決定的目的可能是爲現實原因所迫。因爲儘管新式助產士的發展取得了重大進展，但是提供免費服務的政府助產士的數量很有限，而大量私人執業助產士的收費比較高，顯而易見，在這個時期傳統產婆仍然有很大的從業市場，因爲當時大部分傳統產婆只是收取一些象徵性的報酬，甚至是免費的。而且我們不能忽視傳統產婆在出生過程中扮演的協調出生的社會和文化意義過程中的作用，因爲在華人社會，出生不僅是一個生物學過程，同時也是一種具有社會和文化意義的公眾儀式[45]，而這種功能是現代助產士和產科醫生不能實現的，因爲他(她)們更多地將出生視爲病理和醫療事件。

最後需要指出的是，在培訓現代助產士的過程中，非政府組織起到了非常重要的作用，在某種程度上可以說是在政府無暇顧及或者沒有足夠資源投入的情況下，包括華人慈善組織、教會組織和其他私人慈善團體承擔了大部分工作。根據統計，到1935年，開辦助產士培訓學校的機構有雅麗氏紀念和聯合醫院(Alice Memorial and Affiliated Hospital, 1904年爲創辦培訓學校時間，以下同)[46]、東華醫院(1930)、廣華醫院(Kwong Wah Hospital, 1925)、東華東院(Tung Wah Eastern Hospital, 1932)、香港養和醫院(Hong Kong Sanatorium and

---

44 "Report of Medical Department of Hong Kong for the year 1937."

45 楊念群，〈"蘭安生模式"與民國初年北京生死控制空間的轉換〉。

46 雅麗氏紀念和聯合醫院由成立於1887年的雅麗氏紀念醫院(Alice Memorial Hospital)、1893年的那打素醫院(Nethersole Hospital)、1904年的雅麗氏紀念產科醫院和1906年的何妙齡醫院(Ho Miu Ling Hospital)組成，1954年經立法定案後，合併爲雅麗氏何妙齡那打素醫院(Alice Ho Miu Ling Nethersole Hospital)。詳細參考書目，請參閱注釋6。

Hospital，1934)、贊育醫院(1922)和國家醫院(1920)[47]。從這些機構可以看出，不管從時間上還是數量上來說，非政府組織在助產士培訓方面的工作顯然是相當積極的，這在某種程度上也顯示出近代香港社會慈善事業的發達。在這些機構中，雅麗氏紀念聯合醫院由倫敦傳道會(London Mission Society)創辦，而東華醫院、廣華醫院和東華東院(稱東華三院)和贊育醫院(1934年作爲禮物送給政府)則由當地華人領袖建立，養和醫院屬於私立醫院。需要指出的是，在當時教會醫院和東華三院提供的服務基本上是免費的，當然它們也設有私家病房，相對收費比較高。

四、分娩空間醫療化：產科(病房)醫院和留產院

如1903年華人嬰兒死亡率報告所指出的，應該鼓勵華人婦女到醫院接受分娩，這樣不僅能夠避免因爲家庭分娩環境不衛生造成嬰兒生病致死，同時醫院生產能夠確保生產過程的安全性。當時的政府醫官經常把華人(尤其是華人婦女)不去醫院接受治療認爲是一種愚昧和無知的表現，指出很多被送來醫院治療的華人大部分是即將死亡的狀態，因爲華人只會在其他辦法無法治療的情況下才會選擇來醫院(尤其是政府醫院)。很多歐洲醫生更是戲稱，華人來醫院就是準備死的，因爲他們忌諱親人死在家裏，這樣會帶來霉運[48]。正如上面指出的，來醫院生產的華人產婦大部分是因爲難產或其他緊急情況才會來醫院接受幫助。他們更是把這種情況歸咎於華人厭惡西醫。情況眞如這些歐洲醫生所說的那樣嗎？當然當時華人不傾向於去醫院看病可能是存在的，也可能比較普遍，因爲在西方醫學進入中國之前，醫院對於華人來說仍然是比較陌生的醫療空間。然而，是不是有現實的原因導致華人不願意去醫院呢？本人的研究發現，19世紀香港醫院的高死亡率讓華人相當懼怕，而且華人當中有很多關於醫

47　"Report of Medical Department of Hong Kong for the year 1937." 國家醫院儘管從1902年已經開始培訓，不過當時並沒有建立自己的培訓學校，而是由產科部負責培訓，1904年雅麗氏紀念產科醫院助產士培訓學校創辦之後，政府也開始將助產士送往該院培訓。不過後來，國家醫院也設立自己的培訓學校。在近代香港助產士培訓過程中，同樣不能忽視香港大學醫學院在其中扮演的角色。

48　"Annual Report of the Colonial Surgeon for 1882," Hong Kong.

院屍檢和用病人屍體來做其他用途的謠言[49]。

再說華人對於西醫的態度問題，如果說華人對西醫天生厭惡和排斥，那麼當時由教會開辦的西醫醫院爲何如此受歡迎，而華人卻偏偏不去政府醫院看病呢？當然，有人可能會認爲華人去教會醫院的眞正目的不是去看病，意即並不是把醫院作爲一個醫療空間，因爲當時更多的華人把教會醫院看成是一個能夠獲得免費膳宿的救濟機構。這個可能是存在的，在當時醫院的非醫療功能是很突出的，比如東華醫院，它更常被視爲救濟機構，每年都要收留大量的流民並將他們遣送回家鄉。不過我的研究發現，很多技術的問題更能夠解釋爲什麼華人不是很願意去政府醫院。首先是在華人與醫院之間缺乏溝通，也就是說當時很多華人根本就不知道他們可以去政府醫院看病，而且也不知道是免費的。其次是不同醫院的紀律不同，在政府醫院病人要嚴格遵守醫院的規章制度，比如探病時間管理得非常嚴格，而教會醫院則更加尊重華人的傳統和生活習慣，爲病人提供最大限度的方便。第三爲語言問題，由於政府醫院的醫生都是外國人，儘管有翻譯隨從，但是華人病人覺得還是不方便；相反，教會醫院中的很多病人是華人西醫，因此與病人的關係比較融洽。其實，政府之後也針對存在的上述問題進行了一定程度的改革，隨著這些調整，政府醫院在華人中的受歡迎程度也開始提高[50]。

回到婦女對於產科醫院使用的問題來。在19世紀末之前，香港不僅沒有專門的產科醫院，連專門的產科病房都沒有。而且當時婦女對於普通醫院的使用率也是相當低的，根據統計，1889年國家醫院的女性入院人數只占到總入院人數的4.75％，儘管這個數字上升到1896年的15.5％，但是國家醫院向女性開放的資源相當有限。到1896年只有一間可容納14位病人的普通病房供女性病人使用，在緊急情況下，醫院的兩間私家病房之一會偶爾供女性病人臨時使用[51]。

政府對於產科病房需求的關注可以追溯到1880年，當時因爲國家醫院沒有

49　楊祥銀, "The Development of Medical Services Network in Colonial Hong Kong, 1841-1941."

50　楊祥銀, "The Development of Medical Services Network in Colonial Hong Kong, 1841-1941."

51　"Annual Report of the Colonial Surgeon for 1889 and 1896," Hong Kong.

專門的產科病房,所以分娩工作只能在普通女性病房進行,可是發現在普通病房分娩感染的可能性很高,不管對於產婦還是其他病人來說都是不安全的[52]。1881年醫務署建議政府設立一個小型產科醫院(Lying-in Hospital),可是這個計畫因為當時國家醫院正在進行擴建而被擱置,所以當時醫務署建議東華醫院籌建一個產科病房以滿足貧窮華人的需求,必要的時候可以獲得政府西醫的幫助(當時東華醫院只看中醫,1896年才開始引入西醫)[53]。

不過這個問題一直沒有解決,直到1897年在舊的臨時天花醫院的舊址上建立了一個附屬於國家醫院的產科部(Maternity Block),共有病床12張,當年共有20例分娩,其中3位產婦死亡[54]。當時產婦的死亡率相當高,其中以產褥熱(Puerperal Fever)為主要死因。1900年衛生醫官報告中指出,「從死亡統計表可以看出,每年至少有40多位華人婦女死於生產過程。這意味著年青成人生命的嚴重損失,毫無疑問這是由於缺乏適當的照顧和不清潔的環境造成。」[55]其實,衛生醫官在之前的多次報告中已經針對產婦死亡率提出補救意見,他認為應該通過與東華醫院的合作為華人產婦提供更多的產科病房。同時建議雇用香港西醫書院(Hong Kong College of Medicine,成立於1887年)的畢業生,將他們派駐在各區的醫局以滿足不斷增加的需求[56]。不過這些計畫都被擱置,具體的原因不是很清楚,不過政府的財政緊張問題可能是重要原因。

這樣政府在這方面的不足就由非政府組織的積極推動彌補了,尤其是教會

---

52 "Annual Report of the Colonial Surgeon for 1880," Hong Kong.
53 "Annual Report of the Colonial Surgeon for 1881," Hong Kong.有關東華醫院引入西醫的過程,請參閱,Elizabeth Sinn, *Power and Charity: The Early History of the Tung Wah Hospital*(Hong Kong: Oxford University Press, 1989);楊祥銀, "The Development of Medical Services Network in Colonial Hong Kong, 1841-1941."
54 "Report of the Principal Civil Medical Officer for the year 1897," Hong Kong.
55 "Report by the Medical Officer of Health of the Colony of Hong Kong for the year 1900."
56 香港西醫書院於1912年香港大學成立後併入該大學醫學院。相關內容請參閱K. C. Wong and Wu Lien-The, *History of Chinese Medicine*(Tientsin: The Tientsin Press, 1932), pp.317-323; Dafydd Emrys Evans, *Constancy of Purpose: An Account of the Foundation and History of the Hong Kong College of Medicine and the Faculty of Medicine of the University of Hong Kong, 1887-1987*(Hong Kong: Hong Kong University Press, 1987).

組織和華人慈善團體。1904年香港第一家產科醫院—雅麗氏紀念產科醫院成立，由香港第一位女醫生Dr. Alice Sibree負責。這家醫院的成立對於香港華人婦女的健康與福利的改善有著非常重要的意義[57]。而香港歷史上產科發展的另外一個重要里程碑是1922年贊育醫院的成立，該醫院最先由華人西區公立醫局管理，1934年作為禮物轉交給政府。至於移交的原因，政府報告認為是隨著贊育醫院業務的不管擴大，華人公立醫局已經無法滿足其進一步發展的要求，應該由政府來管理[58]。當然，需要強調的是雖然政府沒有直接建立產科醫院，但是這些醫院每年都獲得政府的資助(其實香港的華人醫院和教會醫院都獲得政府每年的定而資助，二次世界大戰後這種資助越來越多，也正是在這種情況下，這些醫院後來慢慢納入公立醫院的範疇。

總體上來看，進入1920年代之後，香港產科醫院和病房的發展開始進入全面發展的時代，除了專門的產科醫院之外，香港的大部分政府醫院、華人醫院(主要是東華三院)、教會醫院和其他私人醫院都開設了產科部。同時，政府和聖約翰救傷會(St. John Ambulance Association)還在新界部分地區設立了產科病房(maternity ward)。根據統計，到1936年提供產科服務的機構(不包括下文即將提到的留產院)有19家，它們分別是：國家醫院、維多利亞醫院(Victoria Hospital)、九龍醫院(Kowloon Hospital)、贊育醫院、大埔醫局產科病房(Tai Po Dispensary Maternity Ward)、灣仔產科醫院(Wanchai Maternity Hospital)、東華醫院、廣華醫院、東華東院、雅麗氏紀念產科醫院、聖保羅醫院(St. Pauls Hospital)、嘉諾撒醫院(Canossa Hospital)、明德醫院(Maltida Hospital)、戰爭紀念福利院(War Memorial Hospital)、養和醫院、長洲產科病房(Cheung Chau Maternity Ward)、錦田產科病房(Kam Tin Maternity Ward)、沙頭角產科病房(Sha Tau Kok Maternity Ward)和荃灣產科病房(Tsun Wan Maternity Ward)(表3 1936年香港產科病房供應)[59]。

---

57 "Report by the Medical Officer of Health of the Colony of Hong Kong for the year 1903."

58 "Report of Medical Department of Hong Kong for the year 1934," "Annual Report of the Secretary for Chinese Affairs for 1934, Hong Kong."

59 "Report of Medical Department of Hong Kong for the year 1936." 關於這些醫院的簡單歷史，請參閱楊祥銀，"The Development of Medical Services Network in Colonial

表3　1936年香港產科病房供應情況

機　　　構	主　管　單　位	病床數目
國家醫院	Government Medical Department	21
維多利亞醫院	Government Medical Department	26
九龍醫院	Government Medical Department	34
贊育醫院	Government Medical Department	46
大埔產科病房	Government Medical Department	5
灣仔產科醫院	Chinese Committee	31
東華醫院	Chinese Committee	24
東華東院	Chinese Committee	14
廣華醫院	Chinese Committee	59
雅麗氏紀念產科醫院	London Mission	12
聖保羅醫院	French Mission	9
嘉諾撒醫院	Italian Mission	2
明德醫院	Board of Trustees	8
戰爭紀念護理院	Board of Trustees	6
養和醫院	Board of Trustees	6
長洲產科病房	St. John Ambulance Association	12
錦田產科病房	St. John Ambulance Association	8
沙頭角產科病房	St. John Ambulance Association	7
荃灣產科病房	St. John Ambulance Association	7
合　　　計		337

資料來源：來自"Report of Medical Department of Hong Kong for the year 1936."

　　表3清楚地顯示了香港產科服務廣泛的社會基礎，非政府組織在其中扮演著相當重要的角色。以表3為例，我們可以看到1936年60％以上的產科病床由非政府組織提供，尤其是華人醫院更是占據了將近40％左右。限於篇幅這裡無法做出全面的分析，以下就通過幾個表格來粗略地展示一下這段時間香港產科服務的發展。由於1928年之前政府沒有系統的統計，尤其是私家醫院的情況不是很了解，表4僅能展示1928-1939年間產科病床數目的變化，我們可以看出病床數目一直處於穩定增長狀態。表5和表6分別展示了這段時期國家醫院產科部和贊育醫院的產科入院人數和分娩人數的情況。

(續)————————
　　Hong Kong, 1841-1941."

表4　香港產科病床數目（1928-1939）

年份	1928	1929	1930	1931	1932	1933	1934	1935	1936	1937	1938	1939
數目	205	260	255	265	277	274	389	337	337	358	378	390

資料來源："Report of Medical Department of Hong Kong for these years."

表5　國家醫院產科部入院人數

年份	1900	1905	1910	1915	1920	1925	1930	1935
數目	54	67	107	276	560	668	755	1041

資料來源："Report of Medical Department of Hong Kong for these years."

表6　贊育醫院入院人數和分娩人數

年份	1923	1929	1930	1931	1932	1933	1934	1935	1936	1937	1938	1939
入院人數	436	1274	1326	1323	1328	1282	1729	1541	1636	2096	2449	3413
分娩人數	/	1185	1251	1248	1252	1192	1582	1412	1539	1934	2272	3218

資料來源："Report of Medical Department of Hong Kong for these years."

表7　1928-1930年間香港產科醫院分娩數量、政府助產士負責的
　　　分娩數量和出生登記人數

	產科醫院分娩數量(a)	政府助產士負責的分娩數量(b)	出生登記人數
1928	8172	1115	9309
1929	8391	1194	10223
1930	8866	1248	11134

說明：(a)這部分的分娩由產科醫師或助產士負責；(b)這部分的分娩是由政府助產士
　　　負責並在產婦家中完成。
　　資料來源："Report of Medical Department of Hong Kong for these years."

　　這段時期香港分娩空間醫療化的程度到底有多大呢？根據1928-1930年香
港醫院的分娩數量、政府助產士負責的分娩數量和這三年的登記出生人數做一
比較，即足以呈現分娩空間醫療化的程度(表7)[60]。

　　從表7可以反映出很多問題，不過首先我們需要說明的是，一般情況下，

60　由於缺乏完整的資料，無法做出比較長時段的統計分析，正好這三年政府對於私
　　家醫院和教會醫院的分娩情況也有記錄，所以選擇這三年做一個比較粗略的分
　　析，看看能不能反映出一點問題。

在醫院出生和由政府助產士接生的嬰兒都是有登記的。那麼我們來做兩個假設，如果出生登記人數是準確的話，很顯然可以看出在當時有將近80％的嬰兒在醫院出生。而根據當時政府對於出生登記情況的評價，認為還是有很大一部分嬰兒沒有登記(報告認為登記的人數只占到總數的三分之一)，如果出生登記人數再加上三分之二的話，我們還可以發現當時有將近30％的嬰兒(如果假設在醫院出生的都有登記)在醫院出生。當然這種假設的分析方法不是很準確，不過Anne Chow的研究從另外一個角度可以部分證明我的分析可能比較合理。她認為，香港在1950年代有50％的產婦選擇在醫院分娩，47％在留產院(maternity homes)，而只有大概2-3％選擇在家分娩[61]。如果她的分析是正確的話，那麼說明我上述的分析應該是比較合理的[62]。因為1930年代以後，一方面醫院的產科服務不斷擴展，應該會有更多產婦選擇在醫院生產。而另一方面，從1936年政府鼓勵開辦私家留產院，由於留產院的收費比較低，這勢必會吸引一部分產婦。

　　醫院分娩對於減少嬰兒死亡率和提高嬰兒健康到底有多大的重要呢？同樣由於缺乏完整的資料，很難反映出這種變化。不過政府也在報告中指出，隨著助產學和產科學技術的發展，分娩中出現的產婦死亡和嬰兒死亡的比率都普遍降低。尤其是從1920年代中期以後，香港大學醫院與多家產科醫院和普通醫院的產科部建立了學術聯繫與合作關係，很多產科病床專門由香港大學醫學院的產科和婦科部負責，顯然醫學院雄厚的技術優勢能夠相對保證生產過程的安全性[63]。

　　為了緩解日益增強的對於產科病床的需求，政府於1936年頒布《護理院和留產院註冊條例》(Nursing and Maternity Homes Registration Ordinance, N0.48 of 1936)登記和管理留產院。根據條例定義，「留產院是指用作或擬用作收容懷孕婦女或剛分娩婦女的任何處所；但不包括任何由帝國或地方政府部門管理

61　Anne Chow, "Metamorphosis of Hong Kong Midwifery."

62　當然，這裡仍然是基於假設分析，未必符合當時的實際情況，僅供參考。

63　Ho Kai Ma, "Obstetrics and Gynaecology in Hong Kong."; Dafydd Emrys Evans, *Constancy of Purpose: An Account of the Foundation and History of the Hong Kong College of Medicine and the Faculty of Medicine of the University of Hong Kong, 1887-1987.*

或控制的醫院或其他處所。」[64]這些私家留產院接受助產士總監（Supervisor of Midwives）的定期檢查。當然，相對於產科醫院和普通醫院的產科部，這些私家留產院經常被發現不符合要求，而在助產士總監巡查完之後會有比較大的改善。根據統計，1937-1939年間香港留產院的數量分別是75、88和94家[65]。

五、產前檢查診所和嬰兒福利中心

上述提到的助產士改革與分娩空間醫療化，對於嬰兒的健康來說主要涉及到生產過程的安全性，如何盡可能地避免生產過程的不當操作和保證分娩環境的清潔。當然，1903年華人嬰兒死亡率報告和其他醫官報告中也經常提到產前缺乏檢查和產後嬰兒缺乏科學撫養方法是導致嬰兒死亡的重要原因。政府和非政府組織開始通過建立產前檢查診所（Ante-natal Clinic）和嬰兒福利中心（Infant Welfare Centre）推動嬰兒福利服務，不過這項工作直到20年代以後才開始進行。

1923年Dr. Alice Sibree在贊育醫院一樓建立了香港第一個嬰兒福利中心，每週五上午有一位或多位政府女醫生主持，向本院出生的嬰兒提供相關服務[66]。而這個醫院的產前檢查診所直到1930年才建立。然而這個診所開始並不是很受歡迎，因為華人婦女將懷孕只視為正常情況而不需要特別檢查，而她們來診所的目的只是要知道預產期[67]。不過從表8和表9可以看出，嬰兒福利中心和產前診所越來越受歡迎。表8中1939年嬰兒訪問總數突然減少的原因可能是由於其他機構提供的同樣服務在不斷增加。

跟隨著贊育醫院的努力，其他非政府醫院也積極推動這方面的工作。1928年雅麗氏紀念和聯合醫院也同樣開辦了產前檢查診所和嬰兒福利中心，其服務對象也主要局限於本院出生的嬰兒[68]。1929年東華醫院創辦了嬰兒福利中心，

64　*Hong Kong Government Gazette*（supplement no.336），1936, pp.988-996.

65　"Report of Medical Department of Hong Kong for the year 1939."

66　"Annual Report of the Secretary for Chinese Affairs for 1934, Hong Kong;" "Report of Medical Department of Hong Kong for the year 1932."

67　"Report of Medical Department of Hong Kong for the year 1931 and 1932."

68　"Report of Medical Department of Hong Kong for the year 1928."

表8　贊育醫院嬰兒福利中心檢查的嬰兒人數和訪問總數

年　　份	1923	1925	1930	1935	1939
嬰兒人數	181	341	589	718	746
訪問總數	630	2025	2394	2565	1118

資料來源："Report of Medical Department of Hong Kong for these years."

表9　贊育醫院產前檢查診所病人數目和訪問總數

年　　份	1930	1931	1932	1933	1934	1935	1936	1937	1938	1939
病人數目	129	156	/	170	223	189	235	499	489	966
訪問總數	209	239	/	263	319	289	399	952	1064	1985

資料來源："Report of Medical Department of Hong Kong for these years."

表10　雅麗氏紀念和聯合醫院嬰兒福利中心和產前檢查診所訪問總數

年　　份	1929	1930	1931	1932	1933	1934	1935	1936
嬰兒福利中心訪問總數	450	225	355	750	918	855	795	1190
產前檢查診所訪問總數	120	/	190	227	280	313	368	328

資料來源："Report of Medical Department of Hong Kong for these years."

表11　東華醫院嬰兒福利中心訪問總數

年　　份	1929	1930	1931	1932	1933	1934	1935	1936	1937	1938	1939
訪問總數	1704	2523	1486	1103	1270	2291	2523	1726	492	1387	1443

資料來源："Report of Medical Department of Hong Kong for these years."

表12　廣華醫院兒童診所和產前檢查診所訪問總數

年　　份	1934	1935	1936	1937	1938	1939
兒童診所訪問總數	2670	5288	7812	8045	503	464
產前檢查診所訪問總數	259	110	134	271	559	486

資料來源："Report of Medical Department of Hong Kong for these years."

每週三由一位西醫負責，對嬰兒進行體重檢查和教授母親嬰兒餵養與照顧方法[69]。1934年廣華醫院則分別創辦了兒童診所(Children's Clinic)和產前檢查

69　"Report of Medical Department of Hong Kong for the year 1929."

診所[70]。表10、11和12分別呈現了這段時期這三家醫院產前檢查診所和嬰兒福利中心的訪問情況，總體上可以反映出這兩項服務越來越受歡迎。而表11和12中訪問總數到一段時期開始減少的原因，可能跟政府多家嬰兒福利中心的建立有關，同時還有其他諸如醫局和診所的建立也分流了部分訪問者。

相對於上述各個醫院的工作，政府在這方面的實際行動又比它們要慢。1932年政府才在灣仔（維多利亞城東區）建立第一家嬰兒福利中心[71]。為擴展和提高其他地區的嬰兒福利服務，政府分別於1934和1939年在九龍和維多利亞西區皇后大道建立了兩個嬰兒福利中心[72]。與其他非政府嬰兒福利中心相比，政府嬰兒福利中心因為擁有相對比較多的經濟與人力資源，其提供的服務範圍不僅廣泛，而且服務質量也要高得多。更為重要的是，政府設立福利中心是根據各區的實際需求，盡可能平衡不同地區的醫療資源。根據政府報告顯示，福利中心提供各種各樣的服務，包括家訪（home visit）、瓦色爾曼氏反應測試（Wasserman reaction test）、主要病因調查與簡單治療、育兒方法教育、免費奶粉和湯水供應，有時候也會提供一餐飯，以及霍亂疫苗和天花疫苗注射等等（服務內容可參見圖1、2、3和4）。

從上述四張圖我們可以看出當時這些福利中心的受歡迎情況，不過從現有的資料我們無法判斷母親帶嬰兒去的目的是為了嬰兒的健康著想，也就是說她們是否對科學的育兒方法真正感興趣，還是因為貧窮而希望去領取免費食物。報告指出，前來福利中心檢查的嬰兒所患的疾病大部分是跟營養不良有關，這裡也可以看出免費食物對於母親的吸引力。不管怎樣，我們都無法否認這些嬰兒健康服務的積極作用，可能會潛意識地改變母親的育兒觀念，或許這正是健康教育的意義所在。表13和表14展示了兩個政府嬰兒福利中心（灣仔和九龍）的訪問情況，這足以證明這些服務越來越受歡迎，正如醫務署報告指出的，

---

70 "Report of Medical Department of Hong Kong for the year 1934."

71 "Report of Medical Department of Hong Kong for the year 1932." 灣仔福利中心在 1935年Violet Peel Health Centre成立之後就成為其一部分。同時，這個健康中心還包括一個學校福利部、一個聯合診所和藥房以及一個性病檢查診所。"Report of Medical Department of Hong Kong for the year 1935."

72 "Report of Medical Department of Hong Kong for the year 1934 and 1939."

「母親們對於福利中心的工作越來越有信心。」[73]而且，母親們的這種信心增加還反映在第一次訪問中心的嬰兒平均年齡大幅度減少，從1938年的8個月降到1939年的3個月。需要指出的，從1938年開始嬰兒福利中心訪問數量突然增加是因爲1937年中日戰爭爆發後，周邊地區的大量難民湧入香港，其中很多是患病的嬰兒[74]。

　　除了上述嬰兒健康服務之外，還有其他各種機構和眾多社會熱心人士積極參與推動這方面的工作。比如，成立於1926年的香港保護兒童會(Society of the Protection of Children)通過政府福利中心向貧窮母親免費供應奶粉和其他有關育兒方面的協助工作[75]。成立於1936年的香港優生學聯合會(Hong Kong Euge-nics League)同樣通過政府福利中心，向那些已經有小孩的貧窮婦女提供有關家居衛生的知識，並且鼓勵懷孕婦女做體檢以及早發現疾病並及時治療[76]。此外，基督教青年會(YMCA)、基督教女青年會(YWCA)、聖約翰救傷會和救傷隊(St. John Ambulance Association and Brigade)等機構在推動嬰兒健康與福利工作方面也做出了積極的貢獻。Mrs. C. W. E. Bishop和Mrs. D. Cuthbertson是眾多熱心人士中受政府表彰的代表，她們經常定期到政府福利中心提供自願服務[77]。

　　到了1930年代末，隨著覆蓋香港島、九龍和新界地區，以醫院(政府醫院、軍隊醫院、華人醫院、教會醫院和私家醫院)、醫局(政府公立醫局、華人公立醫局和聖約翰醫局)、護理院與留產院、產前檢查診所和嬰兒福利中心及社會衛生中心(Social Hygiene Centre)爲主體的集臨床與預防醫學爲

73　"Report of Medical Department of Hong Kong for the year 1939."

74　"Report of Medical Department of Hong Kong for the year 1938 and 1939."

75　"Report of Medical Department of Hong Kong for the year 1932, 1933, 1934, 1935 and 1936."該會目前仍然存在，繼續致力於推動香港兒童福利工作。有關該會歷史請參閱，Hong Kong Council of Social Service, ed. *Meeting the Social Challenge: A Survey of the Work of Voluntary and Government Social Service Organization in Hong Kong* (Hong Kong: Hong Kong Council of Social Service, 1953), pp.66-68.

76　"Report of Medical Department of Hong Kong for the year 1937, 1938 and 1939." 在1939年的醫務署報告中有關於這個機構的歷史介紹與工作報告，頁112-116。

77　"Report of Medical Department of Hong Kong for the year 1935, 1936, 1937, 1938 and 1939."

表13 仔嬰兒福利中心檢查的嬰兒人數和訪問總數

年　　份	1932	1933	1934	1935	1936	1937	1938	1939
嬰兒人數	767	1200	1584	2215	1811	no record	124046(a)	no record
訪問總數	4321	10561	16812	20183	24618	22339	60278	153283(b)

說明：(a)代表1938年灣仔和九龍兩個福利中心檢查的嬰兒人數之和。
　　　(b)代表1939年灣仔和九龍兩個福利中心的訪問數量之和。
資料來源："Report of Medical Department of Hong Kong for these years."

表14 九龍嬰兒福利中心檢查的嬰兒人數和訪問總數

年　　份	1934	1935	1936	1937	1938	1939
嬰兒人數	835	1073	1217	no record	124046(a)	no record
訪問總數	7670	15041	18900	23858	63768	153283(b)

說明：(a)代表1938年灣仔和九龍兩個福利中心檢查的嬰兒人數之和。
　　　(b)代表1939年灣仔和九龍兩個福利中心的訪問數量之和。
資料來源："Report of Medical Department of Hong Kong for these years."

一身的醫療服務網絡的形成，嬰兒健康與福利工作獲得了更爲廣泛和高質量的資源支援[78]。

六、嬰兒死亡率趨勢、醫療服務與社會經濟水平

以下我將根據這段時期嬰兒死亡率(華人與非華人)變化趨勢，考察上述嬰兒健康服務到底在多大程度上改善了嬰兒健康水平。亦即，嬰兒健康水平改善與醫療服務到底是不是有直接的關係？是不是還有其他因素也會影響嬰兒死亡率的變化？此處需要指出的是，華人嬰兒死亡率的準確性是值得懷疑的，政府醫官報告中不斷地指出這些數字是不可靠的。在20世紀1920年代末之前，華人嬰兒的死亡人數基本上都超過華人嬰兒的出生登記人數，即使政府報告中把可能沒有登記的嬰兒人數計算在內，可是在很多年份前者還是大於後者。這樣的話，嬰兒死亡率基本上是無法計算的，也就是說1000個出生嬰兒沒有幾個可以活的。當然，造成這種極端的情況除了大量新出生嬰兒沒有登記之外，最爲重

78　有關香港近代醫療服務網路的形成，請參閱楊祥銀, "The Development of Medical Services Network in Colonial Hong Kong, 1841-1941."

圖1　Violet Peel健康中心一瞥

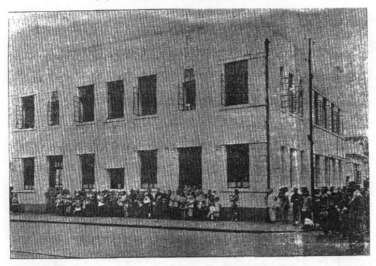

The Violet Peel Health Centre

資料來源："Reort of Medical Department of Hong Kong for the year 1938."

圖2　母親正在等待領取食物

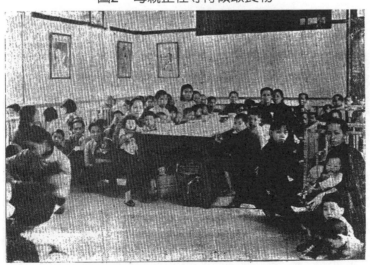

Mothers receiving a meal

資料來源："Report of Medical Department of Hong Kong for the year 1938."

圖3　嬰兒測量體重

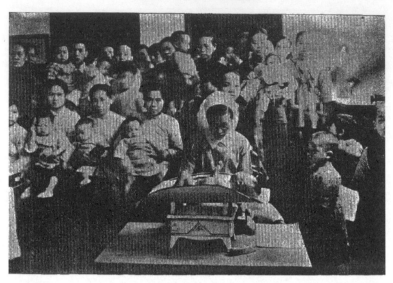

資料來源：“Report of Medical Department of Hong Kong for the year 1938.”

圖4　嬰兒洗澡

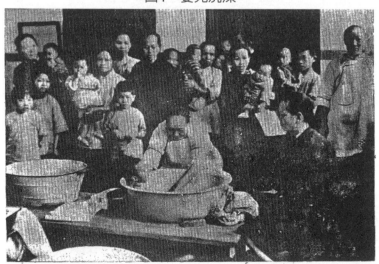

Babies being bathed

資料來源：“Report of Medical Department of Hong Kong for the year 1938.”

要的是很多不在香港出生的嬰兒被帶到香港之後死了，而這些死亡卻被登記到嬰兒死亡總數中。因此，這段時期政府醫官報告中很少提供嬰兒死亡率的明確數字，因爲它們認爲這是相當不可靠的[79]。不過，大概從1928年開始政府報告中就出現了比較明確的數字，不過1928年到1930年政府提供的嬰兒死亡率是根據香港總人口計算得來的。從1931年開始分別提供華人與非華人嬰兒死亡率數（當然之前部分政府報告中也有非華人嬰兒死亡率數據）[80]。

　　表15呈現了20世紀上半葉英國及其三個殖民地嬰兒死亡率的變化趨勢，目的並不是做全面的分析與比較，而是希望借此討論香港嬰兒死亡率的特點以及統計數據可能存在的問題。同時，表中之所以計算出1931-1939年間香港華人嬰兒死亡率的另外一個假設性數字，主要是基於兩個考慮。首先，與海峽殖民地與錫蘭兩個殖民地相比，爲什麼在1939年之前香港華人嬰兒死亡率會如此之高？顯然這種反差是相當可疑的，當然政府也認識到這些數據是有問題的。其次，我們無法解釋爲什麼戰後香港的嬰兒死亡率會突然降低？不管是從醫療服務還是從社會經濟水平都無法解釋這個現象，因爲首先經歷日本統治香港的醫療設施遭受大規模破壞，直到1950年代末1960年代初才通過大規模重建得以改善[81]。其次，同樣經歷日本占領，經濟與商業也遭受破壞，同時加上1940-50年

79　當然，即使如此，從1895年開始政府報告中都有對華人嬰兒出生率做出評價，而且給出了一些具爭議的數字（包括了可能沒有登記的嬰兒人數之後計算得出），其中1895-1900年分別爲：759、745、593、630、848和928（每千名出生嬰兒的嬰兒死亡數目）；1902-1909年分別爲：796、832、784、872、979、564、915和873；1901、1911和1916-1920年，死亡嬰兒人數超過出生嬰兒登記人數。1912-1915年報告指出，每千名嬰兒中有三分之二死亡。1921-1927報告沒有給出具體數字，只是給出嬰兒死亡人數和登記人數，不過從報告可以看出還是相當高。具體內容，請參閱各年醫官報告。

80　政府提供的1928-1930年香港整體人口的嬰兒死亡率分別是：458、662.9和557.5（每千名出生嬰兒的死亡數目）。而在1937年的政府報告中，又突然把1930年整體人口的嬰兒死亡率當成是華人嬰兒死亡率。需要指出的是戰前政府報告中類似的問題相當多。這樣，經過我的計算華人嬰兒死亡率則分別是：483.5、686.5和574.56（每千名出生嬰兒的嬰兒死亡數目）。具體內容，請參閱各年醫官報告。

81　有關日本占領時期香港的醫療服務，請參閱P. S. Selwyn-Clarke, *Report on Medical and Health Conditions in Hong Kong for the period 1st January, 1942-31st August, 1945* (London: His Majesty's Stationary Office, 1946).

代大規模難民湧入，這些勢必都會造成對社會經濟水平的消極影響。同樣，如果說是因為戰後生死登記條例執行情況改善，也很難令人信服，因為戰後初期香港處於百廢待興時期，而且大量難民湧入，這些對於生死登記肯定帶來影響。

正是基於這樣一種假設分析，那麼比較合理的解釋應該是戰前香港華人嬰兒死亡率應該沒有政府統計中所說的那樣高。那麼這個嬰兒死亡率到底處於一個怎樣的位置呢？根據政府報告中指出的，出生登記人數可能只占到總數的三分之一，這樣將剩下的三分之二出生人數計算在內，因而就得出了華人嬰兒死亡率的另外一組數字。從表15中可以看出，這新的數字跟海峽殖民地和錫蘭相比，應該更加可信，因為當時香港與這兩個殖民地的社會經濟水平以及醫療服務水平應該沒有很大的差別[82]。同時，從縱向來看，也能比較合理地解釋戰後香港嬰兒死亡率的突然降低。當然這種分析只是一種假設，儘管將可能沒有登記的出生人數包括進去，但是不在香港出生而又死在香港的嬰兒人數無法確認，因而這種假設也仍待商榷，僅供參考。

現在問題回到香港華人與非華人嬰兒死亡率變化的趨勢上來，從表15中我們可以看到華人嬰兒死亡率(不管是政府統計的還是我個人計算的)從1930年代初開始基本上呈現逐步降低的趨勢，不過根據當時政府醫官的報告，它們認為死亡率是相當高的，基本上是三個嬰兒中就有一個會死亡[83]。反觀香港非華人的嬰兒死亡率，我們不僅可以看出從1920年代中期開始呈現降低的趨勢，並在1930年代中期開始保持在一個比較低的水平。同時，也可以看到這段時期這個比率還基本上與英國本土保持在同一個水平。結合上述關於嬰兒健康服務的開展，我們可以看到嬰兒死亡率的變化趨勢與醫療服務的開展與推進在時間上有著一定程度的吻合，尤其是從1920年代中期開始，隨著大量產前檢查診所和嬰兒福利中心的創辦與其服務的拓展，如上所述這個時期嬰兒死亡率也開始呈現降低的趨勢。當然，我們不能忽視嬰兒死亡率降低的其他原因，諸如營養和住

82　關於這兩個殖民地的醫療服務請參閱，Lenore Manderson, *Sickness and the State: Health and Illness in Colonial Malaya, 1870-1940*; Margaret Jones, "Infant and Maternal Health Services in Ceylon, 1900-1948."

83　"Report of Medical Department of Hong Kong for the years 1934-1939."

表15　不同地區嬰兒死亡率比較

（每千名出生嬰兒的嬰兒死亡數目）

年　份	香港華人	香港非華人	海峽殖民地	錫蘭	英國
1901		129	230	180	151
1906		157	255	197	132
1911		133	270	218	130
1916		118	216	184	110
1921		137	179	192	90
1926		47	214	174	76
1931	617(205)	61	185	158	68
1932	525(175)	97	166		
1933	454(151)	88	172		
1934	347(115)	49	175		
1935	316(105)	56	165	263	62
1936	372(122)	38	170		
1937	376(122)	46	155		
1938	343(113)	42			
1939	345(113)	58		166	55
1946	89				
1950	99			80	36

說明：(1)嬰兒死亡率資料小數點後全部忽略不計。(2)由於香港政府報告中指出，出
　　　生登記人數可能只占到總數的三分之一，所以經過我的處理，將剩下的三分之二
　　　出生人數計算在內，因而就得出了華人嬰兒死亡率的另外一組數字，括弧內即
　　　是。(3)1941－1945年香港因為日本占領，沒有統計數據。1946和1950年的香港數
　　　據為整體人口的嬰兒死亡率。
資料來源：香港部分資料來自香港年度醫官報告。海峽殖民地資料來自Lenore Mander-
　　　　　son, *Sickness and the State: Health and Illness in Colonial Malaya, 1870-1940*,
　　　　　p. 44. 錫蘭和英國資料來自 Margaret Jones, "Infant and Maternal Health
　　　　　Services in Ceylon, 1900-1948," *Social History of Medicine* 15.2 (2002): 287.

房條件等反映社會經濟水平的因素。由於這段時期沒有嬰兒死因的系統統計，
我們無法準確判斷嬰兒死亡原因，儘管1903年華人嬰兒死亡率報告中做出了一
定的評論，而政府也根據這些評論針對性地採取上述幾項措施，如助產士改
革、分娩空間醫療化以及創建產前檢查診所和嬰兒福利中心加以改善。可是在
醫療健康服務與社會經濟水平改善之間，我們無法確定它們與嬰兒死亡率降低

的具體關係。

　　不過正如上面指出的醫療服務與嬰兒死亡率降低之間存在的可能性關係那樣,政府報告中的其他資料也可能有助於我們了解社會經濟水平與嬰兒死亡率之間的可能聯繫。其實1903年嬰兒死亡率報告中就已經指出導致華人嬰兒死亡的主要死因之一——消瘦(marasmus)是因為營養不良、消化不良以及住房過於擁擠和不衛生[84]。之後政府報告中就沒有關於嬰兒死因的系統統計,這給我們的分析帶來了很大困難。不過根據1933-1939年間政府嬰兒福利中心關於嬰兒第一次去中心檢查,所發現的患病種類的統計可以看出社會經濟因素對於嬰兒健康的影響。根據統計,這段時期嬰兒的主要患病種類有:消化不良(digestive disturbance)、營養不良(malnutrition)、呼吸道疾病(respiratory diseases)、結膜炎(conjunctivitis)和皮膚病(skin diseases)等等[85]。消化不良和營養不良明顯跟營養水平有關,而營養水平直接跟經濟水平有關,儘管前者可能與營養沒有直接關係,可是消化不良當時多半是因為母乳餵養不正常引起的,而之所以母乳餵養不正常很大程度上跟母親的營養狀況有關。而呼吸道疾病與結膜炎直接跟住房擁擠情況、生活水平與衛生條件有關。根據政府報告,30年代每年因呼吸道疾病死亡的人數占總死亡人數的30-40％左右。對於病因的解釋,該報告認為是過度擁擠的住房條件、人們隨便吐痰的不良習慣和貧窮[86]。1939年的醫務署報告也把嬰兒的大量死亡歸結於「營養不良、住宿條件惡劣與過度擁擠以及不衛生環境的累積影響。」[87]

　　為考察餵養(feeding)對於嬰兒健康的重要性,1936年政府嬰兒福利中心做了一個關於不同乳品對嬰兒健康的影響的調查研究。這個研究從某種程度上也可以說明營養與貧窮等社會經濟因素確實會對嬰兒健康產生影響。這項研究的第一步是考察四種乳品的營養指標,包括歐洲婦女母乳(European Breast Milk)、華人婦女母乳(Chinese Breast Milk)、甜煉乳(Sweetened Condensed

---

84　"Report of the Committee Appointed by His Excellency the Governor to Inquire into the Causes of Chinese Infantile Mortality in the Colony."

85　"Report of Medical Department of Hong Kong for the years 1933-1939."

86　"Report of Medical Department of Hong Kong for these years."

87　"Report of Medical Department of Hong Kong for the year 1939."

Milk)和奶粉(Dried Milk)(表16)。從表中可以看出，歐洲婦女母乳與華人婦女母乳的營養指標基本上差不多，而與母乳相比，甜煉乳的脂肪含量是最低的[88]。另外，奶粉的營養指標跟母乳基本上差不多，除了蛋白質含量略高。

表16　不同乳品營養指標

	歐洲婦女母乳	華人婦女母乳	甜煉乳	奶粉
蛋白質(Protein)	1-2%	1.46%	1.06%	2.64%
脂肪(Fat)	3-4.5%	3.26%	1.05%	3.10%
碳水化合物(Carbohydrate)	6-7%	6.70%	6.86%	5.80%

資料來源："Report of Medical Department of Hong Kong for the year 1936."

表17　不同乳品與嬰兒健康監測分組報告

	第一組	第二組	第三組
	母乳	煉乳	奶粉
體重平均增加	4.2盎斯(每週)	2.8盎斯(每週)	3.4盎斯(每週)
監測平均時間	27周	32周	28周
平均生病日期	16%	18%	9%
實驗嬰兒數目	21	86	14

資料來源："Report of Medical Department of Hong Kong for the year 1936."

　　研究的第二步按照餵養乳品(母乳、煉乳和奶粉)的不同將嬰兒分成3組，經過一段時間的觀察，進而考察不同乳品對於兒童健康的影響(表17)。從表17可以看出，煉乳是最不適合嬰兒餵食的，不僅平均體重增加少，而且生病的可能性也大。報告認為，這組的父母可能普遍比較貧窮，因而沒有足夠的乳品供應。而相對於第一組來說，第三組嬰兒生病的可能性更低。報告指出，這組嬰兒的父母的經濟條件可能比較好，因而可能購買更為昂貴的奶粉，並且能夠更好地照顧他們。當然報告也指出，這項研究無法得出任何明確的結論，畢竟影響嬰兒健康的原因還有其他原因。不過，研究也明顯可以看出奶粉相對於煉乳來說更適合餵養嬰兒[89]。當然，選擇奶粉或煉乳最終的決定因素在於家庭的經

88　"Report of Medical Department of Hong Kong for the year 1936."

89　"Report of Medical Department of Hong Kong for the year 1936."

濟水平。

綜上所述，在考察嬰兒死亡率降低和嬰兒健康水平改善的原因時，不僅需要考量醫療健康服務資源的供應情況，同時也要考慮社會經濟因素的影響[90]。這兩個方面不僅是不矛盾的，而且是相互補充的，這點我們從政府嬰兒福利中心的運作過程就看得很清楚。嬰兒福利中心不僅提供各種各樣的醫療服務，也同樣通過免費供應食物來改善嬰兒因經濟條件不佳而造成的營養不良問題。

七、結語

Margaret Jones在一項關於英國殖民地錫蘭(斯里蘭卡)的婦嬰健康服務的研究中指出，目前殖民醫學研究被一種主流觀點主導著，即認為殖民醫學是壓制性的並且對於福利是具有破壞性的。而反映在婦嬰健康服務上，很多研究者認為婦嬰健康服務將西方醫療實踐和價值施加到當地婦女身上是一種文化霸權主義[91]。Margaret通過個案研究並且在批判現有研究路向的基礎上指出，對於殖民地婦嬰衛生福利政策的評價應該根據「它們的實際效果來判斷，也就是它

---

90 關於醫療服務、社會經濟水平與死亡率降低之間的關係，可以參閱Thomas McKeown, *Medicine in Modern Society* (New York: Hafner Publishing Company, 1965); Thomas McKeown, *The Modern Rise of Population* (London: Edward Arnold, 1976); Simon Szreter, "The Importance of Social Intervention in Britain's Mortality Decline c. 1850-1914: A Re-interpretation of the Role of Public Health," *Social History of Medicine* 1 (1993): 1-37; Anne Hardy, *Epidemic Streets: Infectious Disease and the Rise of Preventive Medicine, 1856-1900* (Oxford: Clarendon Press, 1993); Charles H. Brooks, "The Changing Relationship between Socioeconomic Status and Infant Mortality: An Analysis of State Characteristics," *Journal of Health and Social Behavior* 16.3 (1975):291-303; Lara V. Marks, *Metropolitan Maternity: Maternal and Infant Welfare Services in Early Twentieth Century London* (Amsterdam: Rodopi B. V., 1996); Carol Dyhouse, "Working Class Women and Infant Mortality in England, 1895-1914," *Journal of Social History* 12.2(1979): 248-267; R. I. Woods, P. A. Watterson and J. J. Woodward, "The Causes of Rapid Infant Mortality Decline in England and Wales, 1861-1921, Part Ⅰ," *Population Studies* 42.3(1988): 343-366; R. I. Woods, P. A. Watterson and J. J. Woodward, "The Causes of Rapid Infant Mortality Decline in England and Wales, 1861-1921, Part Ⅱ," *Population Studies* 43.1(1989): 113-132;

91 Margaret Jones, "Infant and Maternal Health Services in Ceylon, 1900-1948," p. 263.

們是否眞的有助於改善健康和提高自主性。」[92]

　　基本上我也同意這種觀點，通過上述香港嬰兒健康服務的分析，我們很難判斷到底在多大程度上嬰兒健康服務成爲帝國統治的工具。無可否認，我們並不排除殖民政府以「文明化」爲己任通過改善嬰兒健康水平來合理化其統治事業。可是，通過上述分析我們也應該看到隨著嬰兒健康服務的開展與深入，嬰兒的健康水平的確在逐漸改善。我們姑且不論這種努力到底有沒有眞正地改善和提高嬰兒的健康與福利，畢竟嬰兒健康與福利的改善還依賴於其他諸多因素，但至少殖民政府已經比較早地注意到高嬰兒死亡率的影響，並且盡可能的試圖解決這個問題。但由於財政等方面的因素，政府在這方面的具體努力對其他非政府組織來說相對遲緩，不過政府在整體嬰兒健康服務政策的制定以及資源的分配上起到了宏觀調控的作用。而且，我們需要注意到，非政府機構創辦的產科醫院和相關醫療設施都曾在不同程度上獲得政府的定額資助，尤其很多醫院的土地也是政府免費撥出的。

　　有學者之所以將婦嬰健康服務解釋爲帝國統治的霸權過程(hegemonic process of imperial rule)的一部分，[93]主要是基於以下幾點：首先通過婦嬰衛生服務加強了國家對婦女生活的監控，尤其是將生殖(reproduction)過程納入了國家控制的範圍[94]。其次，通過取締與邊緣化傳統產婆以宣揚西式助產法的優越性[95]。第三，殖民醫學服務有著明顯的優先次序，以殖民者的健康爲首要關

92　Margaret Jones, "Infant and Maternal Health Services in Ceylon, 1900-1948," p. 289.

93　Margaret Jones, "Infant and Maternal Health Services in Ceylon, 1900-1948," p. 263.

94　Lenore Manderson, *Sickness and the State: Health and Illness in Colonial Malaya, 1870-1940*, p. 201.

95　Geraldine Forbes, "Managing Midwifery in India," in Contesting *Colonial Hegemony: State and Society in Africa and India*, ed. D. Engels and S. Marks (London: IB Taurus, 1994), pp. 152-172; Maneesha Lal, "The Politics of Gender and Medicine in Colonial India: The Countess of Dufferin's Fund, 1885-88," *Bulletin of the History of Medicine* 68.1 (1994): 29-66; Cecilia Van Hollen, *Birth on the Threshold: Childbirth and Modernity in South India* (Berkeley: University of California Press, 2003), pp. 36-56; Hilary Marland, "Midwives, Missions and Reform: Colonizing Dutch Childbirth Services at Home and Abroad ca.1900," in *Medicine and Colonial Identity, ed.Bridie Andrews and Mary P. Sutphen* (London: Loutledge, 2003), pp. 61-78; Wu Chia-Ling, "Infant Death and the Politics of Scientific Motherhood in Colonial Taiwan," paper

注點。當然這些都是殖民醫學運作的特點所在，我在這裡並不是想否定這些，而是想指出這些是不是一定會影響殖民醫學可能帶來的有利於被殖民者的積極結果呢？殖民醫學服務的對象在這個被稱之爲霸權的過程中又是一種怎樣的體驗呢？他(她)們是消極的、被動的接受者，又或是積極的、主動的參與者呢？面對著這些問題，如果我們的焦點始終集中於殖民者的身上，始終以殖民者的帝國利益爲考量的出發點，那麼我們就永遠無法捕捉到被殖民者的眞實體驗。

以分娩空間的醫療化和西式助產法的推廣爲例，上述的分析我們可以看到醫院(包括留產院)分娩和西式助產法漸漸地受到產婦的青睞，這些不是殖民政府強制力能夠實現的。甚至，當時有傳統產婆爲招徠顧客謊稱自己是(西式)助產士，如果沒有存在對於西法生產的市場需求，如果傳統產婆的位置無可替代的話，那麼她們根本沒有必要盜用頭銜。也正是如此，政府爲規範西法生產於1926年修改條例禁止產婆濫用助產士頭銜。另外，產前檢查診所和嬰兒福利中心的運作，也可以讓我們看到產婦與母親在接受服務的過程中都是一種主動選擇的過程，這一點從這些機構不斷增加的訪問數量就完全可以證明。

本文首次刊登，經生命醫療史叢書編輯委員會外發審查通過，感謝導師香港中文大學歷史系葉漢明教授和兩位匿名評審人的寶貴意見，文中任何不足與錯誤概由筆者負責。

參考書目

傳統文獻

Annual Medical and Health Reports (Hong Kong , 1845-1939).

Annual Reports of the Secretary for Chinese Affairs(Hong Kong , 1913-1939).

Caduceus (Journal of Hong Kong University Medical Society, 1922-1931).

"Further Correspondence Respecting Deaths in the Italian and French Convents,"

(續)————————————————
        presented at International Conference on "The Ideas, Organization, and Practice in Han Society from the Traditional to the Modern Periods" (*RCHSS*, Academia Sinica, Taiwan, November 22-24, 2004).

Presented to the Legislative Council, by Command of His Excellency the Officer Administering the Government, on the 7th January, 1887.

Report of the Committee Appointed by His Excellency the Governor to Inquire into the Causes of Chinese Infantile Mortality in the Colony, Hong Kong Government Gazette, 22nd January, 1904.

Selwyn-Clarke, P. S.

1946 *Report on Medical and Health Conditions in Hong Kong for the period 1st January, 1942-31st August, 1945*（London: His Majesty's Stationary Office）.

Wong, K. C. and Wu Lien-The

1932 *History of Chinese Medicine*（Tientsin: The Tientsin Press）.

近人論著

李東海

1998 《香港東華三院一百二十五年史略》（北京：中國文史出版社）。

東華三院

2000 《東華三院一百三十年》（香港：香港東華三院）。

東華三院百年史略編纂委員會

1970 《東華三院百年史略》（香港：香港東華三院）。

東華三院庚子年董事局編纂

1960 《香港東華三院發展史：創院九十周年紀念》（香港：香港東華三院）。

陳紹劍主編

1978 《香港保良局百年史略》（香港：香港保良局）。

楊念群

1999 〈「蘭安生模式」與民國初年北京生死控制空間的轉換〉，《社會學研究》4：98-113。

楊祥銀

2005 "The Development of Medical Services Network in Colonial Hong Kong,

1841-1941,"發表於中央研究院歷史語言研究所主辦，「從醫療看中國史」學術研討會(台北：中央研究院歷史語言研究所，2005年12月13-15日)。

贊育醫院

1997 《贊育醫院七十五周年紀念》(香港：香港醫院管理局)。

羅婉嫻

〈1842年至1937年間政府醫療政策與西醫體制在香港的發展〉。香港：香港浸會大學歷史系碩士論文。

Alice Ho Miu Ling Nethersole Hospital

1957 *Alice Ho Miu Ling Nethersole Hospital, 1887-1957* (Hong Kong: Alice Ho Miu Ling Nethersole Hospital).

1967 *Alice Ho Miu Ling Nethersole Hospital, 1887-1967* (Hong Kong: Alice Ho Miu Ling Nethersole Hospital).

Bashford, Alison

2004 *Imperial Hygiene: A Critical History of Colonialism, Nationalism and Public Health* (New York: Palgrave Macmillan).

Brooks, Charles H.

1975 "The Changing Relationship between Socioeconomic Status and Infant Mortality: An Analysis of State Characteristics," *Journal of Health and Social Behavior* 16.3:291-303.

Choa, Gerald H.

1985 "A History of Medicine in Hong Kong," in *Medical Directory of Hong Kong* (Hong Kong: The Federation of Medical Societies of Hong Kong), pp. 13-29.

1999 "Hong Kong's Health and Medical Services," in *Whither Hong Kong: China's Shadow or Visionary Gleam*, edited by Albert H. Yee(Lanham: Univer-sity Press of America), pp. 153-186.

Chow, Anne

2000 "Metamorphosis of Hong Kong Midwifery," *Hong Kong Journal of*

Gynaecology Obstetrics and Midwifery (*HKJGOM*) 1.2: 72-80.

Chun, Daphne

1958　"Maternity Service in Hong Kong-Its Past, Present and Future," *University of Hong Kong Gazette* supplement 2:1-3.

Davin, Anna

1978　"Imperialism and Motherhood," *History Workshop Journal* 5.1:9-66.

Dyhouse, Carol

1979　"Working Class Women and Infant Mortality in England, 1895-1914," *Journal of Social History* 12.2: 248-267.

Evans, Dafydd Emrys

1987　*Constancy of Purpose: An Account of the Foundation and History of the Hong Kong College of Medicine and the Faculty of Medicine of the University of Hong Kong, 1887-1987* (Hong Kong: Hong Kong University Press).

Fildes, Valerie Lara Marks and Hilary Marland eds.

1992　*Women and Children First: International Maternal and Infant Welfare, 1870-1945* (London: Routledge).

Forbes, Geraldine

1994　"Managing Midwifery in India," in *Contesting Colonial Hegemony: State and So-ciety in Africa and India*, edited by D. Engels and S. Marks (London: IB Taurus), pp. 152-172.

Fung, Chi-ming

1997　*A History of Queen Mary Hospital Hong Kong, 1937-1997* (Hong Kong: Queen Mary Hospital).

Gauld, Robin and Derek Gould

2002　*The Hong Kong Health Sector: Development and Change* (Hong Kong: The Chinese University Press).

Hardy, Anne

1993　*Epidemic Streets: Infectious Disease and the Rise of Preventive Medicine,*

1856-1900（Oxford: Clarendon Press）.

Hollen, Cecilia Van

2003　*Birth on the Threshold: Childbirth and Modernity in South India* （Berkeley: University of California Press）.

Hong Kong Council of Social Service, ed.

1953　*Meeting the Social Challenge: A Survey of the Work of Voluntary and Government Social Service Organization in Hong Kong*（Hong Kong: Hong Kong Council of Social Service）.

Janet, George

1992　"Moving with Chinese Opinion: Hong Kong's Maternity Service, 1881-1941" （Ph.D. dissertation, University of Sydney, Sydney）.

Lal, Maneesha

1994　"The Politics of Gender and Medicine in Colonial India: The Countess of Dufferin's Fund, 1885-88," *Bulletin of the History of Medicine* 68.1:29-66.

Lau, Y. W.

2002　*A History of the Municipal Councils of Hong Kong, 1883-1999: From the Sanitary Board to the Urban Council and the Regional Council* （Hong Kong: Leisure and Cultural Service Department）.

Lewis, Milton

1988　"The 'Health of the Race' and Infant Health in New South Wales: Perspec-tives on Medicine and Empire," in *Disease, Medicine and Empire: Perspectives on Western Medicine and the Experience of European Expansion*, edited by Roy MacLeod and Milton Lewis（London: Routledge）, pp. 301-315.

Ma, Ho Kai

2000　"Obstetrics and Gynaecology in Hong Kong," *Hong Kong Journal of Gynaecology Obstetrics and Midwifery* （*HKJGOM*） 1.1: 4-16.

Manderson, Lenore

1996　*Sickness and the State: Health and Illness in Colonial Malaya, 1870-1940*

（Cambridge: Cambridge University Press）.

Margaret, Jones

  2002　"Infant and Maternal Health Services in Ceylon, 1900-1948," *Social History of Medicine* 15.2（2002）:263-289.

Marks, Lara V.

  1996　*Metropolitan Maternity: Maternal and Infant Welfare Services in Early Twentieth Century London*（Amsterdam: Rodopi B. V.）.

Marland, Hilary

  2003　"Midwives, Missions and Reform: Colonizing Dutch Childbirth Services at Home and Abroad ca.1900," in *Medicine and Colonial Identity*, edited by Bridie Andrews and Mary P. Sutphen(London: Loutledge), pp. 61-78.

McKeown, Thomas

  1965　*Medicine in Modern Society*（New York: Hafner Publishing Company）.

  1976　*The Modern Rise of Population*（London: Edward Arnold）.

Michael, H. M.

  1997　*When Science and Compassion Meet: A Turning Point in the History of Medicine in Hong Kong-The Alice Ho Miu Ling Nethersole Hospital 110th Anniversary Exhibition, 1887-1997*（Hong Kong: Hong Kong Museum of Medical Science Society）.

Mottram, Joan

  1997　"State Control in Local Context: Public Health and Midwives Regulation in Manchester, 1900-1914," in *Midwives, Society and Childbirth: Debates and Controversies in the Modern Period*, edited by Hilary Marland and Anne Marie Rafferty（London: Routledge）, pp. 134-152.

Paterson, Edward Hamilton

  1987　*A Hospital for Hong Kong: The Centenary History of the Alice Ho Miu Ling Nethersole Hospital*（Hong Kong: Alice Ho Miu Ling Nethersole Hospital）.

Ou, Jiecheng

1997 70th Anniversary: Kowloon Hospital（Hong Kong: Kowloon Hospital）.

Sinn, Elizabeth

1989 Power and Charity: The Early History of the Tung Wah Hospital（Hong Kong: Oxford University Press）.

Soo, H. N. Carolina A. Braga and Daphne Chun

1970 "Maternal Mortality in Tsan Yuk Hospital Hong Kong," The Bulletin of the Hong Kong Medical Association 22:19-31.

Szreter, Simon

1991 "The GRO and the Public Health Movement in Britain, 1837-1914," *Social History of Medicine* 4.3: 435-463.

1993 "The Importance of Social Intervention in Britain's Mortality Decline c. 1850-1914: A Re-interpretation of the Role of Public Health," *Social History of Medicine* 1.1: 1-37.

Woods, R. I. P. A. Watterson and J. J. Woodward

1988 "The Causes of Rapid Infant Mortality Decline in England and Wales, 1861-1921, Part Ⅰ," *Population Studies* 42.3: 343-366.

1989 "The Causes of Rapid Infant Mortality Decline in England and Wales, 1861-1921, Part Ⅱ," *Population Studies* 43.1: 113-132.

Wu, Chia-Ling

2004 "Infant Death and the Politics of Scientific Motherhood in Colonial Taiwan," paper presented at International Conference on "The Ideas, Organization, and Practice in Han Society from the Traditional to the Modern Periods"（*RCHSS*, Academia Sinica, Taiwan, November 22-24, 2004）.

第二編

中心邊緣的互動
與知識生產

第一章

馬戲團、解剖室、博物館
——黑色維納斯在法蘭西帝國

戴麗娟（中央研究院歷史語言研究所助研究員）

　　藉著「霍騰托維納斯」——一個在19世紀初被帶到歐洲展示的南非女子—事例所揭露的零星史實，本文試圖回溯19世紀法國人類學作為一門新興科學的操作脈絡，並且探討土著人種的刻板形象如何在學界、娛樂界、官方的相互推波助瀾下深植人心，成為殖民時期留下的知識遺產中極受批評，卻也極難超越的一部分。

　　受到自然史作法的影響，發展中的人類學與人種研究以系列資料蒐集與分類、比較研究為主，逐漸形成一個以世界為範圍、以首都博物館為中心的長程資料蒐集網絡。博物館在此網絡中不僅是資料集中收藏的所在地，也是資料分析和理論出產的中心。博物館的陳列不僅是一種研究成果的發表，也是理論探索過程的一部分。研究者所選擇的陳列秩序與其物種分類的觀念有關；每一世界人種依其外部特徵在此資料庫的知識秩序中占有特定的位置。而這樣的類型標本化也成為逐漸媒體化、企業化經營的土著人種展演之依據。這類土著展演的觀念和作法，乃至於以帝國博物館為資料中心所建立的長程網絡雖然在殖民時代得到相當助力，卻不因殖民事實的結束而消失。其影響力到今天仍然可見。

一、前言

2002年夏天，法國政府透過立法[1]將莎哈・巴特曼(Saartjie Baartman或 Sarah Bartmann)之遺骸歸還南非政府進行安葬，雙方多年來針對此事的爭議與 協商終於告一段落。大部分關心這個事件的人都爲這個「殖民主義、種族主 義、性別歧視的三重受害者」的返鄉感到欣慰，雖遲了將近兩百年，但正義終 究得以伸張[2]。法國媒體也對政府這個符合後殖民時代的作法給予肯定和一定 篇幅的報導[3]。在學界，關於這個俗稱爲霍騰托維納斯(Hottentot Venus)或黑 色維納斯的女性之討論在晚近二十年有增多的趨勢。許多文章都指出19世紀初 人種學的偏見，當時解剖巴特曼遺體並發表觀察報告的法國比較解剖學家居維 業(Georges Cuvier)並且因此被某些後殖民研究的作者歸列到知名的歐洲種族 主義者名單當中。

由於在台灣能夠掌握的原始資料有限，本文無意對已有的討論成果翻案或 加以進一步詮釋，而是嘗試從前人未曾觸及的角度，將莎哈・巴特曼的事例置 於兩個脈絡中討論。一個脈絡是異族、「原始」人種在西方世界如何從稀有的 奇珍異物(curiosit)成爲科學事實(fait scientifique)，最後成爲可以大量複製 的現成文化消費品(pr t- -consommer)的過程。另一個脈絡所思考的是19世 紀法國自然史領域的知識生產操作脈絡。第一個脈絡中所著重的是「原始」人 種在西方社會文化中呈現性質的改變，屬於一種歷時性的思考。第二個脈絡中 希望討論的是自然史操作面上所表現出來的結構性基礎和特徵，因此是屬於一 種共時性的思考，把所涉及的種種面向視爲一個環環相扣的整體來看待。這兩 個脈絡的連結點在於居維業解剖莎哈・巴特曼的遺體並製成標本的這個事件

1　有關草案的討論過程和最後通過的法律條文內容，可參見法國參議院網站 www.senat.fr。

2　網路上相關的網站除了提供此人物和事件的片段資料外，大多採取此種角度來評 論和報導這件事。國內也有以此立場出發、使用網路資料寫成的一本小書出版： 莊新泉，《黑色維納斯》(台北：文經社，2002)。

3　如 *Le Figaro* (Jan. 15, 1999; Feb. 22, 2002); *Le Nouvel Observateur* (Feb. 14, 2002); *Le Monde* (Aug. 9, 2002).

上。而莎哈・巴特曼成爲居維葉的標本收藏中的一件的這項事實，也成爲她後世名聲建立的基調。如果說在第一個脈絡中，也就是討論霍騰托女性印象在西方的這個脈絡，巴特曼的事例爲其中最著名的事例，在第二個脈絡，也就是討論19世紀法國自然史的知識生產活動的這個脈絡裏，巴特曼的事例倒像是一個偶然發生的小事件，整個法國自然史的發展並不會因爲沒有它而改變。不過，對於我們而言，正是因爲這樣一個小事件所牽涉到的種種是一般我們在討論科學史的時候不習慣去注意的事物，它成了讓我們意外地掉入時間機器的那個入口，讓我們必須直接切入19世紀法國自然史和廣義人類學的實際操作面向一而不是討論19世紀學院裡相繼出現的理論內容一，才可能解答其中許多事件如何可能發生的疑問 [4]。也是從這個操作面的討論過程中，此時期自然史在其生產過程中所表露出的帝國性格將會漸漸清晰。

　　有關於文章段落的安排，由於顧及台灣讀者可能對於此事件的主角人物及其事蹟未有聽聞，對現有的相關研究也不清楚，因此在第一部分先簡單敘述其生平以及後世研究，以便說明本文採取的取徑與既有的研究之不同。第二部分則是藉著這個案例所涉及的各個面向，重新來觀察19世紀法國廣義人類學的知識生產操作脈絡，也就是從當時相關的思想背景、材料的蒐集與動員、知識的生產與流通等面向綜合性地討論一個與異族有關的知識是在怎樣的物質條件和操作邏輯下產生，而這又對後世形塑該異族印象有何影響 [5]。第三部分討

4　有關以實際操作面向而非以觀念史來討論科學活動的科學史取徑，參見Bruno Latour, *Science in Action: How to Follow Scientists and Engineers Through Society* (Cambridge, MA.: Harvard University Press, 1987); Bruno Latour, *Le métier de chercheur: regard d'un anthropologue* (Paris: Institut national de la recherche agronomique, 1995). Latour後期的作品雖然在國際科學史學界引起頗多爭議，但是他在這部代表作中提供了許多具有啓發性的研究取徑，對相關領域的研究者來說仍然具有參考價值。此文並未運用Latour在*Science in Action*一書中所提到的所有概念，而只是參考他談到研究歷史中的科學活動所須注意的幾個綜合、互動的面向，亦即在理論思想爲核心的架構下，實際操作中包括(1)材料、工具、人員的動員。(2)機構、職業等學術自主化的機制。(3)與政府、軍隊、工商、生產、教育等機制的合作。(4)學術專業或研究成果對外呈現的部分。關於此綜合討論概念，讀者可以參考他在*Le métier de chercheur*一書中第22頁的圖示。

5　由於這一部分討論的事物互有牽涉交疊，時間跨越整個19世紀，書寫上雖然受到需要劃分章節的限制，但是閱讀上希望讀者以各小節間相互呼應的方式理解。

論在居維業的解剖及鑑定後，霍騰托族的形象如何被法國社會其他機制接收與傳播。結語部分除了總結文中所處理的課題，也將對今日國際學術生產脈絡有所觀照。

二、史事與後世研究

莎哈‧巴特曼其人其事 [6]

一般認爲，歐洲人對南非地區的認識始於1652年：該年，荷蘭東印度公司於開普敦建立補給站，自此之後，歐洲人才開始與南非地區有持續性的接觸。而霍騰托(Hottentot)這個名稱也是在那個時期出現的。根據文獻記載，這原本是歐洲人賦予當地人的名稱；到了1680年代，連當地人也稱自己爲霍騰托人 [7]。在殖民南非的過程當中，歐人常無法分辨霍騰托人與布希曼人(Bushmen)之間的差別，所以時而以其中一詞通稱這兩個既是近親又偶有敵對關係的族群，時而又以不同名稱加以區分，名實對應變動不定的情況十分嚴重。唯一確定的是，不管是霍騰托人或布希曼人，都長期地被認爲是歐人所識的世界人種中最低等的。

此事件的主角人物莎哈‧巴特曼在1789年出生於南非的荷屬開普殖民地東部地區。她眞正的姓已不可考，巴特曼是她的主人給她的姓氏，出現在她離開南非時的通關簽證和日後受洗的文件上。因爲體型的關係，莎哈在其農場主波爾人Hendrik Cezar家中引起一位英國海軍醫官Alexander Dunlop注意，藉展示其身體來牟利的念頭由此而起。經過四個多月的海上旅程後，1810年9月，莎哈‧巴特曼與其主人及醫官三人到達倫敦。由於初期展示的安排工作進行得不順利，Dunlop有意將莎哈連同一張也是從非洲帶回來的巨大長頸鹿皮一起賣給利物浦博物館。這個想法遭到館方拒絕後，Dunlop放棄他所持有的部分經營

6　此節所陳述的資料主要是參考François-Xavier Fauvelle-Aymar, *L'invention du Hottentot: Histoire du regard occidental sur les Khoisan, XVe-XIXe siècle* (Paris: Publications de la Sorbonne, 2002); Gérard Badou, *L'énigme de la Vénus Hottentote* (Paris: Jean-Claude Lattès, 2000)以及在下一節「後世重新發掘的過程」所提到的作品，尤其是Percival Kirby的幾篇短文。

7　François-Xavier Fauvelle-Aymar, *L'invention du Hottento*, pp. 128-134.

權。莎哈便在Cezar一人的主導下在倫敦Picadilly區展開她的秀場生涯。由於
Cezar擅於運用報紙宣傳，莎哈的人體秀立即受到注意，吸引大量觀眾，「霍
騰托維納斯」的聲名從此不脛而走。維納斯在西方原是美臀女性的象徵，加上
霍騰托種族的稱呼後，整個名詞倒變成一個頗為諷刺的組合，其所強調的雖然
仍是臀部，但卻是霍騰托種族特有的肥臀(steatophygia)，這與維納斯在西方
審美眼光中所代表的美臀女神(the callipygian Venus)的形象是有相當距離的。
Cezar以此為宣傳重點，而觀眾也很清楚前來觀看的目的：傳說中霍騰托女性
特殊的性器官。莎哈‧巴特曼的演出主要是穿著極少的衣服，在籠子內或外，
配合主人的命令或應觀眾要求隱約展露其私密部位。有時，也搭配鈴鼓，哼唱
些家鄉的歌謠。根據報紙標示的展出時間，莎哈一天工作長達10小時。這種不
人道的待遇，很快就被倫敦一個主張解放奴隸的團體African Association注意，
而引起一場司法訴訟。在審判過程中，會講少數荷語的莎哈‧巴特曼留下一些
自述和證詞。她表明她和主人之間存在著契約關係，並表示希望拿到演出收入
半數後再返回家鄉。由於莎哈表示演出是出於自願，又拒絕了協會免費送她返
鄉的提議，這個事件最後也就不了了之。不過，或許是這場官司使莎哈在倫敦
的演出蒙上陰影，再加上當地觀眾的新鮮感不再，H. Cezar因此帶她離開首都
而轉往其他城市發展。儘管他們的蹤跡出現在英國沿岸的許多都市，1811年到
1814年間所留下的資料卻十分稀少。

　　1814年，巴特曼被轉賣給一位在法國經商的英國人Henry Taylor。同年9月
被帶到巴黎後，旋即又被Taylor轉賣給一位專門從事動物表演的法國馴獸師S.
Réaux。一直到1815年12月底病逝時，莎哈‧巴特曼一直在市中心熱鬧的聖何
諾黑路(rue St. Honoré)演出。不過，根據一些傳言，她也曾經出現在某些貴族
的沙龍。在Henry Taylor將巴特曼帶到巴黎的初期，他曾去函給自然史博物館
(Muséum d'histoire naturelle)的教授們，邀請他們來看巴特曼的首演。不過當
時這些學者因為受到政局變動的影響，並未特別留意這個邀請。巴特曼的演出
受到大眾矚目後，1815年3月間，由動物學家Etienne Geoffroy Saint-Hilaire出面
安排，莎哈‧巴特曼被帶到自然史博物館停留三天，供多位學者觀察和描繪。
不過在那次觀察當中，由於莎哈‧巴特曼的拒絕，學者們並沒有如願以償地看
到傳說中的「霍騰托圍裙」(tablier hottentote、Hottentot apron)，也就是霍騰

托女性特別肥厚的陰唇前部。不過，也許是在那次的接觸後，學者們與R aux達成某種協定。巴特曼因病死亡後，遺體很快地就被運往博物館。先前，由於弊端不斷，頒布於1813年的一項法令其實已經規定屍體解剖只能在醫學院或市內最大的醫院慈悲醫院(l'Hôpital de la Pitié)兩個地方進行。在教授們的要求下，巴黎警局局長同意網開一面，讓莎哈·巴特曼的屍體在博物館的解剖實驗室中接受解剖。在解剖前，居維業先用其軀體製作了一個實體大小的石膏模型。然後將其腦和性器官的部分切割下來，性器官的部分先做了幾個蠟像標本，最後分別保存於浸有化學藥劑的玻璃罐中。其頭骨和身軀骨架去肉處理後另外保存。這些遺骸標本起初存放在自然史博物館中，在1937年原來的托卡德侯民族誌博物館(Musée d'ethnographie du Trocadéro)翻新成人類博物館(Musée de l'Homme)後，被移至該館展示。直到1970年代中期，批評聲浪漸起，館方遂決定將之存放於倉庫，從此不再公開展示。

1994年，南非政局丕變，曼德拉當選總統，國內許多黑人族群也紛紛興起正名和還原歷史的運動，藉此強調自己原住民的身分和認同以及所屬族群的悠久傳統和獨特性。其中有幾個團體，尤其是格里瓜族人(Griquas)，便宣稱莎哈·巴特曼乃其族先人，要求曼德拉出面向法國爭取遺骸歸鄉。根據該族的習俗，族人死後應該在其出生地下土安葬，而莎哈·巴特曼的遺體一直沒有被安葬，其人是無法安息的。當時的法國總統密特朗雖然口頭應允曼德拉的要求，但責成相關單位處理後，這件事卻一再遭到延宕。2000年底，南非駐法大使正式以公文向法國政府提出要求，也沒有得到適當回應。博物館負責單位以國有文物不可轉讓的規定為由，拒絕歸還。法國文化官員擔心的是，此例一開，往後各國將陸續向法國索討文物。在國際輿論，尤其是南非一些知識分子的積極介入下，法國國會議員Nicolas About提出立法解決的方案。2002年2月21日法案正式通過。其中特別申明：因為巴特曼的遺骸如今並沒有科學研究的價值，所以可以歸還。懸置多時的歸還案終於落幕。2002年8月9日，在前後兩任總統曼德拉和牟貝其在場觀禮的隆重氣氛下，南非政府依當地的傳統習俗為莎哈·巴特曼舉行葬禮。

莎哈·巴特曼的表演在19世紀初曾經引起廣泛的討論，其風行的程度，使她幾乎成為土著女性在西方世界展示的縮影。當時，除了在許多報紙上的單幅

漫畫上可以看到她被誇張的形象之外，在英國還流傳有一首以她爲主題的詼諧敘事小曲[8]。當她在法國展出時，一家新開幕的高級縫紉用品店就以「黑色維納斯」爲店名來吸引顧客[9]。1814年11月，在巴黎上演的一齣滑稽歌舞劇也以她爲標題[10]。相對於19世紀上半葉這個人物被競相傳述的盛況，有關她的話題在20世紀的人類學界卻逐漸被遺忘。只有在其逝世(解剖)一百週年時，人類博物館當時的館長Ren　Verneau想起這個名聞遐邇的非洲維納斯和她的特徵，做了一些片段的回顧[11]。但是Verneau只是重覆一個世紀以來累積的種種偏見，並沒有因爲當時的人類學理論內涵改變而重新檢視這個案例。

後世重新發掘的過程

對於莎哈‧巴特曼的一生經歷，在其南非故鄉可找到的記錄很少，倒是在她所巡迴演出的英、法兩國可以找到相關的文字和圖像記載。而這些記載中，能夠回溯她眞正的私人生活和想法的資料幾近於零。目前學者找到的資料，除了報紙上有關演出的報導之外，就是受洗證明、法庭筆錄、自然學者觀察和解剖她之後所留下的報告。也就是說，像巴特曼這樣的一個歷史人物，如果沒有「事件」發生時就沒有留下痕跡。

目前對於其生平經過的了解，是在1940年代末，一位南非學者Percival Kirby試著從19世紀初報紙雜誌的相關報導中建立起來的[12]。雖然Kirby初始的報導性文章引起當時人類博物館的副館長André Schaeffner的注意並提供給他

8　Raymond Toole Stot, *Circus and Allied Arts: A World Bibliography 1500-1970* (Derby, Eng.: Harpur [distr.], 1958-1971), Vol. 2, p. 152 中提到一首題爲"The Hottentot Venus: A ballad"的歌謠。

9　Gérard Badou, *L'énigme de la Vénus Hottentote,* p. 123.

10　François-Xavier Fauvelle-Aymar, *L'invention du Hottentot,* p. 324. 此劇劇名爲*La Vénus Hottentote, ou haine aux Françaises, vaudeville en un acte.*

11　René Verneau, "Le centième anniversaire de la mort de Sahah Bartmann," *L'anthropologie* 27(1916): 177-179.

12　Percival Kirby 共發表了四篇相關文章，分別是"The Hottentot Venus," *Africana Notes and News* 6.3(1949): 55-62; "More about the Hottentot Venus," *Africana Notes and News* 10.4(1953): 124-134; "The 'Hottentot Venus' of the Musée de l'Homme, Paris," *South African Journal of Science* 50.12(1954): 319-322; "A further note on the 'Hottentot Venus,*" Africana Notes and News* 11.5(1954): 164-166.

多項資料，Kirby的文章並沒有引起其他人進一步的研究。從1950年代到1980
年代，一些有關西方世界中的黑人印象的研究，也多少注意到霍騰托維納斯的
例子。另一方面，少數有關歐洲雜耍、馬戲團和各種大眾娛樂表演的研究，也
指出異族，尤其是非洲黑人，在歐洲秀場所占的地位[13]。不過這些研究都未能
指出爲何霍騰托維納斯在西方人類學史的某個時刻曾經引起那麼大的興趣和討
論。也許是受到(後)殖民研究盛行的影響，1980年代起相關的研究漸多，而這
些研究也試圖朝這個方向進行解析。Mathias Guenther[14]的文章藉著對媒體、學
界、傳教圈相關論述的交叉分析，指出三個世紀以來布希曼人從野蠻到無害的
和平形象之轉變。Stephen Gould[15]在他爲《自然史》月刊長期主筆的專欄中討
論此問題所切入的角度和得到的結論與Sander Gilman[16]、Robert Gordon[17]等人
一致。歸納起來，這些學者都認爲，霍騰托維納斯所引起的熱烈討論正反映了
19世紀初期學界兩方面的興趣：一方面是人類在自然界中的位置、人獸界線劃
分的問題；另一方面是性別區分和女性性慾的問題。有關人類起源和人種分類
的問題，由於「存有之鏈」(chain of being)[18]的觀念在當時的盛行，霍騰托人
被認爲就是那個介於人類與類人猿之間的中介人種，那個大家在尋找的「缺
環」(missing link)，而爲這種連續性的假設提供一個暫時滿足的答案。這也是
爲何在後來的人種高低階層之分時，霍騰托／布希曼族人時常被認爲是所有已
知人種中最低等的。至於性別歧視的問題，由於當時學界有從器官外型探知內
在功能的傾向，霍騰托女性之特殊性器官外型，引起學者對其功能上的好奇。

13　例如Raymond Toole Stot, *Circus and Allied Arts: A World Bibliography 1500-1970.*

14　Mathias Georg Guenther, "From 'Brutal Savages' to 'Harmless People': Notes on the Changing Western Image of the Bushmen," *Paideuma* 26(1980): 123-140.

15　Stephen Jay Gould, "The Hottentot Venus," *Natural History* 91.10(1982): 20-27.

16　Sander L. Gilman, "Black Bodies, White Bodies: Toward an Iconography of Female Sexuality in Late Nineteenth-Century Art, Medicine, and Literature," *Critical Inquiry* 12(1985): 205-242.

17　Robert J. Gordon, "The Venal Hottentot Venus and the Great Chain of Being," *African Studies* 51.2(1992): 185-201.

18　這個可以上溯至柏拉圖和亞里斯多德的概念，指的是宇宙萬有完滿、連續、階序的特性，在文藝復興時期和啓蒙時代都將這些概念加以延伸應用，對於此概念的整體背景，有興趣的讀者可以參考當代對此主題的代表性研究作品Arthur O. Lovejoy, *The great chain of being: A study of the history of an idea* (1936).

而這背後還涉及女性性慾問題。霍騰托女性性器官的形狀特殊被認為是行為放蕩的結果或傾向放蕩行為的一種生物器官表現，甚至是接近動物性的一種證據。而當時對於歐洲妓女的生理研究，認為縱慾的行為會表現在生理上，譬如豐滿身材、特殊頭形、肥臀、性器官構造等等都是常被論及的議題。在討論此類議題時，非洲女性，尤其是霍騰托女性往往是最常被提到的例證。綜合這兩方面的興趣，使得霍騰托女性特別受到當時學界的注意。

從這些已經累積的研究成果再來看美國後殖民研究、女性研究學者Tracey Denean Sharpley-Whiting晚近以此為題所出版的著作[19]，便可以看出繼續依循西方之異族形象再現(representation)的研究路徑，可能無法再為這個題目提供新的視野。在這本論文集中，第一章即是討論黑色維納斯的案例。作者將評論的對象集中放在居維葉解剖後所做的報告上，將之視為master text來處理，忽略了這樣一篇報告是居維葉寫過的近百篇鑑定報告中的一份，而當時一般讀者接觸到這篇文章其實是在其胞弟Frédéric Cuvier與其同事Etienne Geoffroy Saint-Hilaire合編的《哺乳動物自然史》(*Histoire naturelle des mammifères*)三大巨冊中，一一描述上百種哺乳動物特徵中讀到的。作者藉著分析這樣一篇文章，批評文中所反映的西方帝國種族歧視的心態，其實並沒有比Mathias Guenther或Sander Gilman提出更多新見解。反之，若將此案例放回當時的相關知識的生產網絡和物質基礎中做更多的分析，也許有助於我們進一步了解這個事例發生的可能性條件(conditions of possibility)，進而重新思考：如果我們放棄以今日之是論昨日之非的方便法門，又該如何處理殖民時期留下來的知識遺產。

三、19世紀法國自然史研究的幾個主要面向

思想背景：從人類的自然史到顱骨學

儘管對異己的好奇和偏見自上古就存在，但直到地理大發現之後，西方才

19　Tracey Denean Sharpley-Whiting, *Black Venus: Sexualized Savages, Primal Fears, and Primitive Narratives in French* (Durham, NC: Duke University Press, 1999).

對世界生物的多樣性產生強烈而持續的求知欲望。在18世紀後半期的法國，由
於林奈(Carl von Linnaeus)學說的傳入與布豐(Georges-Louis de Buffon)的自然
史巨著的完成，一個以更有系統、更全面的方式去探討人類為何的想法逐漸成
為相關學者的共識。舉凡解剖學、生理學、古生物學、考古學、民族學、心理
學、語言學都被包含在一個綜合的人類科學(Science de l'Homme)的藍圖裡，
而這些現今分科清楚的知識在當時也僅是面目模糊，還在摸索本身定義、方法
和範圍的新興科學。其中，人種研究正是一個主流的課題。它既屬於上述任何
一門學科的研究範圍，同時似乎也可以獨立成為一個專門的學科：人種學
(raciologie, science of races)。儘管在人類起源的解釋和研究方法上彼此的見解
歧異，林奈與布豐都分別在他們所建立的的知識系統中，為以外在形貌為標準
的人種分類提供完整的基礎。於此同時出現的許多學說及著作則試圖以更科
學、更精確的方法來訂定人種分類的標準。顱骨學的出現和確立正充分反映了
這股潮流。從Louis Daubenton(1716-1800)在1765年以人類頭骨觀察為基礎從
事人類與四足動物(尤其是猿類)比較後所發表的第一篇相關研究開始，經過
Peter Camper (1722-1789)建立起臉部角度測量的雛形，一直到德國生理學家
Johann Friedrich Blumenbach(1752-1840)正式建立系統研究[20]，顱骨在鑑別人
種上的重要性，在經過不斷辯論和修正後，在19世紀初已具備相當穩固的理論
基礎。此時投入研究的Etienne Geoffroy Saint-Hilaire(1772-1844)和居維業
(1769-1832)則被後人視為是這個領域集大成者。這期間尚有旁支學說的出
現，如以Jean-Gaspard Lavater(1741-1801)的學說為主的相面術(physiognomy)
和以Franz-Josef Gall(1758-1828)為核心人物的顱相學(phrenology)。雖然這兩
派後來都遭居維業等人駁斥，而在此領域的發展史中被貶至邊緣位置，但它們
的加入也證明了當時在這個領域中的確出現百家爭鳴的盛況。顱骨研究之所以
能得到如此大的關注和投入，一方面是因為顱骨測量所得到的數字被認為比以
往從膚色、髮質、體態等鑑別標準更客觀，另一方面也是因為這背後隱含有藉
由頭顱大小比例和腦容量的關係來判斷智慧高低、甚至訂出道德文明與野蠻獸

20　Blumenbach根據顱骨大小，首次把人類分成五大種系：高加索人種、蒙古人種、
　　衣索比亞人種、亞美利加人種、馬來亞人種。

性之間的分際線等超乎技術層面的問題，其結論攸關於人類文明之起源與興衰的重大課題。這種企圖從生理外在表徵的客觀研究去探索人類內在智慧、精神、道德表現高下的作為在整個19世紀的人類科學研究中屢見不鮮。從18世紀後期到19世紀的前30年，顱骨測量在歷經一次又一次、屬於不同層次的辯論後確立其理論基礎。往後半個世紀所出現的只是在技術層面的討論和改進，例如確立測量基準點、提高測量工具和方法的精確度、引進統計學的輔助等等，幾乎沒有學者出來質疑這些研究的認識論基礎[21]。在1880年代開始陸續出現的人類學歷史回顧的著作中，作者們都提醒讀者：顱骨學並不等於（體質）人類學[22]。這樣的提醒也間接證實顱骨學在廣義的人類學研究上一度曾經占有的主導地位。莎哈・巴特曼頭骨的加入，為居維業的標本收藏增加一個霍騰托女性的頭顱標本。居維業死後亦捐出自己的頭顱供給同僚做研究，並成為後來從醫生轉為專職的體質人類學家Paul Broca（1824-1880）的得意收藏的一部分。而Broca本身也交代學生在他死後將其顱骨加入收藏，以供後人研究。我們從這樣的舉動中可以看到當年的學者對不斷擴大標本收藏、進行比較研究、獲得可靠統計數據的狂熱，而很難說是種族歧視的直接證據[23]。不過，不同的是，居維業和Broca是自願為科學之精進而捐贈遺體，而莎哈・巴特曼卻是在沒有經過告知和自主選擇的情況下，成為法國科學材料的部分收藏。

　　這種對系列收藏重要性的信仰使得法國自然史研究在19世紀前期就累積了驚人的標本收藏數量，也展現出十分重要的研究成果。但是也是因為對系列收藏、整理、分類等工作的過度依賴，使得實驗生理學研究在以前類工作為專長的自然史博物館遲遲無法展開，到了19世紀末期，在其他學術機構的競爭下，這個歷史輝煌的機構甚至因此陷入前所未有的學術發展困境[24]。

21　Claude Blanckaert, "'Les vicissitudes de l'angle facial' et les débuts de la craniométrie（1765-1875）," *Revue de synthèse* 4.3-4（1987）: 417-453.

22　例如Paul Topinard, *Eléments d'anthropologie générale*（Paris: Adrien Delahaye et Emile Lecrosnier, 1885）, p. 127.

23　其實在這些顱骨學家中不乏有反奴隸制者。當然，許多研究也已經指出，許多在當時主張廢除奴隸制的人也一樣帶有種族偏見。

24　有關此博物館在19世紀最後30年所面臨的困境，可參考Claude Limoge, "The development of the Muséum d'Histoire Naturelle of Paris, *c.* 1800-1914," in *The organization of science and technology in France 1808-1914*, ed. Robert Fox and

材料來源：人員的動員和實際操作

傅柯在其《詞與物：人文科學考古學》中，將居維業標舉爲生物學上認識論轉變的代表人物。他認爲，從中可看出19世紀初期的自然史學者已經不滿足於以往的外在型態描述和分類方法，而企圖進一步對組織、運作、內部構造進行積極了解[25]。不過，綜觀當時從自然史研究所發展出來的人種研究之基礎工作內容可以發現，學者大部分的活動仍是在觀察、描述、歸類及命名。

事實上，在自然史領域裏，18世紀後半葉起出現兩個趨勢，一方面是學者愈來愈重視標本收藏和分類系統的建立；另一方面，整個知識生產的組織有愈來愈集中化的趨勢[26]。正是在這樣的背景下，前身爲建立於1635年的皇家藥用植物園（Jardin royal des plantes médicinales），而在1793年被國有化並改制成立的自然史博物館（Muséum d'histoire naturelle）逐漸鞏固了它作爲整個材料蒐集網絡的「計算中心」（center of calculation）[27]的地位。對於多數留在知識生產中心的學者而言，運用各種管道以豐富其標本收藏原本就是其學術活動的一部分。林奈之所以能夠建立一套相當完備的分類系統，其中一部分原因即在於他

（續）
George Weisz (Cambridge University Press & Editions de la Maison des Sciences de l'Homme, 1980), pp. 211-140.

25 Michel Foucault, *Les mots et les choses: une archéologie des sciences humaines* (Paris: Gallimard, 1966), pp. 275-292. Foucault此舉乃企圖從另一角度來反駁以往觀念史在討論拉馬克（Jean-Baptiste Lamarck）與居維業的對峙時，由於認爲拉馬克的學說預示了後來達爾文的演化論，因此有被埋沒的先驅地位，而將持反對看法的居維業定位成反動保守的人物。對於Foucault這樣的論點，研究自然史的學者雖不反對，但也提醒現在學者在討論從自然史到生物學的轉變時，必須避免將當時學者某些自立學術權威的作法照單全收的危險。參見James A. Secord, "The Crisis of Nature," in *Cultures of Natural History*, ed. Nicholas Jardine, James A. Secord, and Emma Spary (Cambridge: Cambridge University Press, 1996), pp. 447-459.

26 Marie-Noëlle Bourguet, "La collecte du monde : voyage et histoire naturelle（fin XVIIe siècle-début XIXe siècle)," in *Le Muséum au premier siècle de son histoire*, ed. Claude Blanckaert, et al.(Paris: Editions du Muséum national d'histoire naturelle, 1997), pp. 163-196.

27 Bruno Latour, *Science in Action*, pp. 215-257. 國內有關拉度此概念的介紹，可參見李尚仁，〈收藏的帝國：博物館作爲科學研究機構的歷史〉，《博物館學季刊》17.2(2003)，頁37-43。

懂得維繫一個相對可靠的材料來源網絡。在這方面，他的理論追隨者也學習他的操作模式。布豐的自然史巨著中許多例子則是從他所習讀的旅行探險家之遊記見聞中擷取出來的；但是由於材料的品質參差不齊，也使他為此飽受批評。而前面所提到的Blumenbach，他之所以能夠超越前人學說而被居維業等人認為是顱骨學的奠基者，也是因為他所提出的論據是建立在他所收集的兩百多個頭骨的比較研究上，這在當時算是數目龐大的一個收藏[28]。從這些著名的例子都可以看出，當時的學者都體認到，要做出完善的研究成果，豐富的標本收藏是必要條件。雖然對許多學科而言，收藏多寡與研究成果的好壞未必成正比，對於自然科學研究者而言，這種增加收藏的狂熱直到20世紀才受到檢討。

　　儘管對標本收藏如此依賴，當時大部分的自然學者並沒有因為想多蒐集世界各地的標本而踏上旅途。事實上，一直到19世紀末及20世紀初，專業的自然學者自身前往遠方觀察和採集研究資料的人數才開始逐漸增多，並且成為其專業標準的認定之一。在這之前，絕大多數的自然學者主要依賴一些業餘的自然學愛好者的遠征所得來擴充其研究材料的收藏。當時法國的學者一般稱這些幫忙採集和運送標本的旅行者為「旅行家兼自然學者」（voyageurs-naturalistes）。這樣的稱呼其實是相對於當時數目極少的，專程為了收集材料而踏上旅途的專職自然學者（naturalistes en voyage）[29]。在「旅行家兼自然學者」這個稱呼中，旅行家的成分多過於自然學者的成分，而事實上其旅行的機會主要來自於其主業的需要，而非為了自然採集而專程出發。在16、17世紀，傳教士和船醫是最主要的資料提供者。隨著地理大發現的進展，尤其是隨著人種學在18世紀中葉的興起，本身並不前往遠地的學者逐漸發現必須進一步掌握材料收集的過程。除了先前的兩群人士之外，18世紀的「旅行家兼自然學者」又陸續增添了幾種來源。首先，自然史博物館開始試圖培養稍具專業知識的年輕學者，並且為他們爭取長途旅行的經費，以求取得更可靠的原始材料。其次，海軍中負責醫務

28　Jean-Luc Chappey, *La Société des Observateurs de l'Homme (1799-1804): Des anthropologues au temps de Bonaparte*（Paris: Société des études robespierristes, 2002）, p. 259.

29　Yves Laissus, "Les voyageurs naturalistes du Jardin du roi et du Muséum d'histoire naturelle: essai de portrait-robot," *Revue d'Histoire des sciences* 34.3-4（1981）: 259-317.

部門的軍官也加入行列。最後，在19世紀末20年，隨著殖民事業的大幅擴展，幫忙採集各類生物標本也成了一些陸軍軍官的主要副業。當然，這期間，有一些自然史博物館的學者自己也開始加入遠征隊到「田野」[30]去，如Geoffroy Saint-Hilaire就參加了拿破崙的埃及遠征隊。不過，比起當時學者的整體數量而言，這樣的學者仍屬少數。

　　爲了提供給這許多訓練程度不一的業餘自然學工作者在遠地收集標本的一個標準工作流程，自然學者開始撰寫「工作指南」（instructions）。以法國爲例，這類從一頁到數頁不等的工作指南在1770-1800年間大量出現[31]。其中較具規模並廣爲流傳的是在1800年由人類觀察家學會（Société des Observateurs de l'Homme）出版的兩份工作指南。爲了支援Nicolas Baudin帶隊的澳洲勘查遠征隊的準備工作，人類觀察家學會出面邀請其主要成員撰寫工作指南[32]。最後眞正完成的兩份工作指南之中的一份便是由居維業執筆寫成的《關於探討各人種在解剖學上之差異所應進行之研究工作要點》（Note instructive sur les recherches à faire relativement aux différences anatomiques des diverses races d'hommes）[33]。在這份文件裡，居維業將他所設想到的採集步驟和注意事項詳細地列舉出來。自認爲「坐擁世界最棒的收藏」，而對親身到「田野」工作的必要性相當不以爲然的居維業[34]於此充份表現出他想遠距離指導採集者操作，以期得到眞正可用之材料的企圖[35]。隨著這個作法逐漸普及，國立自然史博物館希望讓每個有

30　由於「田野」在當時知識生產脈絡中的位置與操作內容和今日學界使用此詞時所隱含的意象相差甚遠，此處故將之置於引號內，以免混淆。

31　見Marie-Noëlle Bourguet, "La collecte du monde: voyage et histoire naturelle（fin XVIIᵉ siècle-début XIXᵉ siècle)," pp. 166-171.

32　參見Jean-Luc Chappey, *La Société des Observateurs de l'Homme*, pp. 246-262.

33　此工作指南全文可見於Jean Copans, Jean Jamin, *Aux origins de l'anthropologie française : Les Mémoires de la Société des Observateurs de l'Homme en l'an VIII* (Paris: Le Sycomore, 1978)之附錄，pp. 173-176.

34　有關居維業不認爲自然學者有必要親自到遠地做觀察採集的想法，參見Dorinda Outram, "New Spaces in Natural History," in *Cultures of Natural History*, ed. Nicholas Jardine, James A. Secord, and Emma Spary, pp. 249-266.

35　事實上，居維業在此次的遠征隊中就安插了一位年輕的、學醫出身的自然學者François Péron（1775-1810），經過將近三年(1800-1803)的工作，Péron帶回給居維業二千多件的骨骼標本。居維業後來出版的書中便大量引用這批材料。參見

可能為自然史之發展貢獻一己之力的人在出發時都帶著一份工作指南。從1824年開始，該機構有計畫地請各科教授們編撰工作指南，供有興趣的人索取。此外，博物館本身也在1818年嘗試設立旅行採集者班，企圖以更有系統的方式訓練旅行採集專家，但是在頭一期合格的兩位年輕學生參加遠征卻意外身亡後，這個嘗試就此中斷，一直到1893年才又恢復。從這中斷現象可以看出，對於博物館的主事者而言，原先鬆散的資料蒐集運送網絡雖有不夠精確的弊病，但是博物館本身起碼不需負擔太多育才夭折的投資損失。而在19世紀末重拾這個訓練計畫的原因，一方面是受到殖民團體的鼓勵，另一方面是因為當時整個博物館的學術地位受到新大學系統的競爭而有邊緣化的趨勢，主事者期望從投入殖民環境的科學研究來獲得政府的重視和資源，從而挽回頹勢[36]。

　　由這種種作為顯示，從18世紀末到19世紀中葉，對人類自然史或廣義人類學有興趣的學者企圖透過散發工作指南或安排某種職前訓練的方式，將人員從出發到返回博物館的這個材料收集及運送過程的許多環節加以標準化、規格化、精確化。而隨著殖民版圖的擴大和帝國預算的投入，到了19世紀末期，這樣的材料收集和運送網絡已經頗具規模，不僅所到達的材料來源地愈來愈多，運送距離愈來愈長，運送過程愈來愈安全，更重要的是，透過處於「計算中心」學者們的訓練、校準和獎勵等種種機制，帶回來的材料愈來愈精確，愈來愈立即可用。

　　撇開理想與實際之間的落差問題不談，即使工作情況能夠按照原先規劃的理想來進行，我們可以想像這樣的分工模式仍對某些學者的工作有所限制。事實上，在19世紀初，由於交通工具不發達，旅程耗時費日，身兼數職的探險採集者所帶回來的往往是骨頭標本。像居維業這樣安居型的學者很少能親自做活體觀察，只能在屍骨上進行判斷，這也是為什麼他被戲稱為「停屍間的大師」（master of the charnel house）[37]。於此可以想見，馴獸師Réaux所提供的莎哈·

（續）

　　　　Jean-Luc Chappey, *La Société des Observateurs de l'Homme*, p. 290.

36　見前引文Claude Limoge, "The development of the Muséum d'Histoire Naturelle of Paris, *c*. 1800-1914."

37　Dorinda Outram, *Georges Cuvier* (Manchester: Manchester University Press, 1984), p. 183.

巴特曼對自然史博物館從事動物、人種研究的學者而言是千載難逢的親眼觀察
的好機會。事實上，一直到莎哈‧巴特曼出現之前，對此議題有興趣的自然史
家、體質人類學家大多只能依賴旅遊者的文字描述和部分圖片來做假設，極少
有人親自到南非當地觀察。但是有關霍騰托女性陰唇肥長的傳言卻始終不斷，
甚至有人認為那是在別的人種女性身上沒有的一個特殊器官。所以居維業在其
報告的一開始就說：「在自然史上，沒有什麼比霍騰托女性的圍裙更有名的，
同時，也沒有比它引起更多爭議的」[38]。在這個報告中，居維業否定了獨立器
官說，而證實了那只是陰唇過度發展而形成的特殊現象。因為這個實體觀察，
居維業的這篇報告為以往的爭論暫時劃下句點，也成為日後學界相關討論的主
要參考根據。

知識生產與流通：學會、博物館與專業化問題

從Dunlop、Cezar、Taylor、Réaux這些把莎哈‧巴特曼從南非帶到歐陸展
示的這些人的作為，以及他們主動與博物館人士接洽的動作來看，船醫、動物
進口商、馴獸師與自然學者已有某些接觸的管道或共同分享的知識背景。他們
不僅耳聞過關於「霍騰托圍裙」的傳言，清楚知道展示一個霍騰托女性身體可
以獲利之處，甚至也了解：透過自然學家的鑑定有可能為自己的貨品加值。當
時人體奇觀秀從宮廷逐漸流傳到民間，競爭日益激烈，其中且不乏有魚目混珠
者。對於業者而言，一旦有了專家的背書，他們就可以在同行間做市場區隔，
並因此可能求取較高的利潤。另外，由於他們與動物長期接觸而累積的經驗，
也讓他們可以與學者交換心得，尤其是當學者必須進一步了解採集過程的詳細
情況時。事實上，從他們提供材料的角度來看，他們可以算是上述的知識生產
原料的蒐集網絡的一員。另外，他們之中亦不乏有人在多方提供學者有興趣的
材料後，專業知識得到學者的肯定，而在整個知識生產活動裡取得一席之地，

38　Georges Cuvier, "Extraits d'observations faites sur le cadavre d'une femme connue à
　　Paris et à Londres sous le nom de Vénus hottentote," *Mémoires du Muséum* 3(1817):
　　259. 居維業此篇文章後來又被收錄在其弟Frédéric Cuvier與Etienne Geoffroy Saint-
　　Hilaire 在1824年合編出版的《哺乳動物自然史》(*Histoire naturelle des
　　mammifères*)中，受到更多人的引用。

而不只是一個純粹的材料提供者。

　　事實上，19世紀數量繁增的各種學會就是一個社會上不同階層因對某一主題之興趣而交流聚會的場所[39]。由於政局的混亂，當時建制成熟的知識生產機構和教學機構的數量固定，而且這些老機構認可新知的速度緩慢。在許多新知識領域中，學會因此扮演了知識生產、傳播與交流的角色。某些實用性較強的學會也具有提供專業諮詢、鑑定的功能。從其中構成的成員包括學者、政界人士、貴族、文人、社會專業人士來看，可以知道，專業與業餘之間的分界線在歷史上並非固定不變的，而往往是隨著參與其中的各個群體互相定義、不同議題上的爭論結果、學者專業形象的社會認同等等因素不斷調整而得的。從這個角度來看，居維業本身就是一個有趣的例子。在居維業正式進入自然史博物館的時候(1795年)，這個以研究為主的機構本身只有12個正式教席。由於教授彼此的專業領域分野，研究取徑不同，對於某專科的發展方向看法不一，博物館在學術生產上其實並不能算是一個同質性很高的機構。除了他在自然史博物館和其他建制完成的學術機構的職位外，從1795年到1803年之間，居維業同時參與了近十個大小不同的學會[40]。雖然某些學會內的成員與主要學術機構的成員或有重疊，學會的成員規模和彈性的運作方式，卻使得像居維業這樣的學者得以接觸到其所屬機構之外的其他自然學愛好者。某些時候，他與一些學會成員的關係比他與博物館內同事的關係更密切，在其專科的討論上可能也更多。舉一個前面提過的現成例子，他所寫的工作指南便是在人類觀察家學會的要求下

39　以法國人類學為例，由於在整個19世紀一直沒有得到大學系統的承認，在大學中無法取得立足點，學會成為最主要的推動此學科發展的機制。參見Elizabeth A. Williams, "Anthropological Institutions in Nineteenth-Century France," *Isis* 283 (1985): 331-348. 至於學會在19世紀的法國知識、文化方面所扮演的角色，見 Jean-Pierre Chaline, *Sociabilité et erudition: les sociétés savantes en France* (Paris: Editions du CTHS, 1998)中有完整的分析。英文出版中較簡要的分析，可參考 Robert Fox, "The *savant* confronts his peers: scientific societies in France, 1815-1914," in *The organization of science and technology in France 1808-1914*, ed. Robert Fox and George Weisz, pp. 241-282.

40　參見Dorinda Outram, *Georges Cuvier*, p. 211, note 21. Outram所提到的學會有： Société philomatique; Société d'histoire naturelle de Paris; Société philotechnique de Paris; Société libre des pharmaciens de Paris; Société de santé de Paris; Société de médecine de Paris.

寫成，而不是在自然史博物館的背景裡產生的。而後世研究者也認爲，居維業
靠著在學會的刊物上發表的文章建立了其專業聲譽[41]，也靠著學會裡建立起來
的交誼得到了許多免費的標本收藏[42]。在居維業接觸到巴特曼的個案之前，他
在已經投入十多年時間的化石動物研究上正好告一段落。從1796年開始到1812
年完成四大冊《化石骨骸研究》(Recherches sur les ossements fossiles)，居維
業在這個領域已經建立起一個動員化石標本或其替代品的國際網絡。而這些主
要歸功於他在各種機構和學會刊物出版的文章。在這些文章中，他除了發表暫
時的研究成果外，並呼籲國際間(主要是歐洲國家)對該主題有興趣的人士，將
他們收藏中有待鑑定的標本以精確的圖樣寄給他，他將回報以一手的鑑定結
果，並且在公開發表的文章中一一感謝這些同好。而從居維業在文章中所感謝
的人士，後世研究者得以回溯其交流網絡的地理分佈。

　　儘管如此善於運用各項機構資源，處於這個性質交錯的知識生產流通網絡
中的居維業卻又是一個非常有意識要將專業科學與通俗科學(popular science)
劃清界限的人[43]。這位人稱「知識界的拿破崙」就鼓勵同儕對人種研究要有勇
氣做精密的描述，也就是說，即使文章內容因此枯燥無味而讓讀者覺得無趣也
在所不惜。而且爲了建立其學術權威，他常常將專業科學的利益與一般大眾的
利益對立來討論，而認爲前者應該總是比後者重要。

　　了解這樣的立場後，再來看居維業在研究和教學上所使用的不同展示策
略，便可以發現他其實並不輕忽通俗科學在他學術活動裏的重要性。從Outram
對居維業的研究中所提供的線索，可以發現居維業是一個十分注重材料及成果
呈現與知識生產本身關係的一個學者。他不僅從他陳列的方法——據Outram
的說法，那是生理學的方式而不是傳統的動物學的或僅注重視覺美感的方
式[44]——來挑戰當時既有的研究，也認爲館內以往以書齋(cabinet)爲擺放標本

41　同上。

42　Martin Rudwick, "Georges Cuvier et la collecte d'alliés internationaux," in *Le Muséum au premier siècle de son histoire*, ed. Claude Blanckaert, et al., pp. 591-606.

43　參見Jean-Marc Drouin, and Bernadette Bensaude-Vincent, "Nature for the People," pp. 411-413; James A. Secord, "The Crisis of Nature," p. 449. 二文皆收錄於*Cultures of Natural History,* ed. Nicholas Jardine, James A. Secord, and Emma Spary.

44　參見Dorinda Outram, *Georges Cuvier*, p. 176. 對此，Phillip R. Sloan有不同看法。

的空間，而使得陳列數量和方式必須遷就空間限制的作法是有問題的。從進入
自然史博物館工作後，他就積極建立一個符合其比較解剖學知識藍圖的陳列方
式。他放棄書齋的擺放模式，另外闢立專門的陳列室(gallery)來排列標本，並且
隨著標本數量的增加和種類的細緻化來調整排列的順序。到他退休時，他在博
物館總共擁有15間陳列室來呈現他在比較解剖學上的成績[45]。他在國際學界的
學術威望之建立，除了他發表的學說之外，有一部分也來自於他的標本收藏和
令人讚嘆的秩序陳列。事實上，此處的陳列展示可以歸屬於他進行比較解剖學
實際操作的一部分：系列化的陳列不但讓他容易進行比較研究，也較易察覺收藏
中還缺漏的材料證據，由此可進一步要求往這些地方遠征的旅行者為他尋找缺乏
的標本。這也是博物館作為一個資料集中的「計算中心」的基礎功能之一。

　　在教學上，居維業則發展出一套講解與示範的方式，可以說是屬於學術活
動裏演出展示(mise en scène)的部分。作為一個研究機構而不是教學機構，自
然史博物館教授的課程通常是在夏季3個月中舉行，而且是開放給所有有興趣
的學生和社會大眾、不頒發文憑的課程。在居維業的課堂上，有同時在巴黎醫
學院修習比夏(Xavier Bichat)課程的醫科學生，也有對異土動物新知有興趣的
貴族婦女，有時一堂課的學生人數多達300人。面對這樣知識背景殊異的聽
眾，居維業體認到必須以視覺材料而非只靠口頭描述來說明他的理論。他並且
從當時一個知名的演員François-Joseph Talma(1763-1826)的表演方式中得到靈
感，對講台做特別的設計，方便他展示標本，並讓他得以隨時在後面的板子畫
圖講解，讓聽眾對他解說的內容能一目了然[46]。由此推測，莎哈・巴特曼被解
剖前後製作成三種不同型態的標本，並非偶然，而是為了研究或示範說明等不
同目的之用。在居維業的解剖觀察後被定案的「霍騰托圍裙」問題，使得莎
哈・巴特曼在人類學的發展史上占有了一定的地位，而不再單純只是眾多雜耍

(續)————————————————————————

　　　　這位研究者參考Richard Owen在1831年的看法，比較Cuvier和受到其影響、卻發
　　　　展出自己另一套作法的John Hunter的陳列方式，認為Cuvier的陳列觀念仍是屬於
　　　　自然史式的而不是生理學式的：Phillip R. Sloan, "Le Muséum de Paris vient à
　　　　Londres," in Le Muséum au premier siècle de son histoire, ed. Claude Blanckaert, et
　　　　al., pp. 607-634.

45　　參見Dorinda Outram, Georges Cuvier, pp. 178-180.

46　　同上，pp.181-182.

藝人中的一個。

不過，在這種知識生產和傳播的邏輯中，莎哈‧巴特曼作為一個人其實並不存在，她的重要性在於她可以在學者研究和收藏的人種系列中成為代表霍騰托女性的一個人種類型(type)樣本。

這樣的人種類型在經過學者的分類和鑑定後逐漸確定下來。事實上，這些人種，不論是活的或死的，在被帶離他們原來的生存環境後，就已經和他們原來所屬的那個時空割裂。他們在西方世界存在的意義不是來自於他們原來的社會歷史脈絡，而是由自然學者所建立的分類系統中去賦予。做為一個標本，他們在學者的分類收藏系列中雖占有一席之地，其排序卻不一定是一成不變的。隨著新發現的加入、人種認定標準的調整、基礎理論的推翻或突破等因素，其相對位置原本是有可能改變的。換言之，隨著學者的分類理論的改變，在這人為的自然秩序中，每個標本的意義是可能被重新定義的。然而透過19世紀大眾傳播普及的簡化過程，透過動物園、博物館、博覽會乃至馬戲團的土著秀，加以報刊、書籍的多層傳送，一種特徵集中的人種刻板印象則逐漸獨立繁衍，不再需要原來的那套(即使是遭到簡化的)意義系統來支持。所以即使是學界已經修正或推翻原來的理論，民間對各種族的印象卻成為不必懷疑的「常識」而未必跟著調整。霍騰托維納斯的形象便是屬於這樣的一種跨階級、跨領域甚至是跨國的共同文化資產。

四、人種類型的大眾印象

在莎哈‧巴特曼的展出之後，在柏林、倫敦、乃至美國賓州也都有霍騰托女性被帶到該地並受到學界注意的例子。但是霍騰托女性的學術價值似乎已經在居維業的研究後定調，19世紀後來的研究並未翻新前人的看法[47]。19世紀的法國人還有幾次在巴黎親眼目睹霍騰托女性的機會。根據現有片段的資料，這些出現的背景分別是Carl Hagenbeck所組織的人種秀、巴黎近郊的動物馴化園（Jardin zoologique d'acclimatation）、世界博覽會以及模仿前者組織模式而興起

---

47 François-Xavier Fauvelle-Aymar, *L'invention du Hottentot*, pp. 322-359.

的殖民博覽會。要了解人種類型印象如何從學術社群中少數人的討論變成社會大眾常識的一部分的過程，就必須進一步了解這幾個19世紀中期在歐洲出現的關鍵機構和機制。

Carl Hagenbeck之人種秀

首先是將歐洲的異國動物和人種展示表演企業化經營的德國Carl Hagenbeck (1844-1913)的例子[48]。繼承父業的C. Hagenbeck原本是專門從事異土動物秀的事業，因為競爭激烈，入不敷出，逐漸也擴展其經營範圍到人種展示上。研究者均認為他建立這類展示的一種文類(genre)，其企業組織規模也為此行建立一種典範。他在1875到1932年間，總共推出70次以上的人種秀。其事業之成功，使得他在1907年得以建立自己的動物園，並在其中設置長期演出的土著村，以招徠更多的觀眾。他所舉辦的異族人種秀足跡遍及歐洲各國，尤其是德國與法國。而根據研究，當時主要報紙對此類演出皆無負面的評價。事實上，Hagenbeck事業之成功也有賴於他與學界的關係。Hagenbeck本身就是柏林人類學學會的成員[49]。在每一批不同的人種表演時期，Hagenbeck會邀請學會的成員來進行實地的人體測量和訪問，這些遠道而來的表演者就成了學者現成的觀察對象和報告人。學會的刊物也會登出相關的研究報告。另外，Hagenbeck甚至也接受學者的訂單，設法擴大其蒐尋的地理範圍，在表演人種中，加入學者在那個時期需要觀察的族群。除了學會的學者外，人類學博物館也是此種合作模式的受益者之一。因為表演過後的土著服飾器物常常直接捐贈給博物館。基於互惠的原則，博物館的工作人員也會提供給Hagenbeck一些呈現重點上的專業意見。事實上，Hagenbeck在選擇他的部落人種團體時就抱持三個標準：一、必須有明顯的奇特性，一下子就可以吸引觀眾的目光，但又不能怪到令人難以接受而不敢觀賞的地步。二、其外型必須能讓西方觀眾感到某種美感和特質。第三個選擇標準則是人種的畸怪程度，例如：特別矮或特別高、脖子特

48　Hilke Thode-Arora, "Hagenbeck et les tournées européennes: l'élaboration du zoo humain," in *Zoos humains: De la Vénus hottentote aux reality shows*, ed. Nicolas Bancel, Pascal Blanchard, et al. (Paris: Editions la Découverte, 2002), pp. 81-89.

49　同上, p. 87.

長、嘴巴特大、腳特小等等。而在選擇單一個人做展示時,他一個最重要的原
則就是:必須道地,眞正具有其種族類型特色(types authentic-ques)[50]。
Hagenbeck的選擇標準在某個程度上反映了當時學界的認知狀態;而學者的觀
察又是建立在經過他挑選的人身上。某部落土著的體型或文化典型特徵就透過
這樣一來一往的循環強調而固定下來。從這些表演所受到的觀眾歡迎的程度來
看,可以想見當時大眾在觀看這樣的表演時,除了滿足對所謂異文化的好奇
外,也學習到不少辨認土著的知識。一直到1950年代,德國一部暢銷的百科全
書*Brockhaus Enzyklopädie*中所使用的人種類型插圖依據的還是Hagenbeck秀中
展出的人。事實上,後來被譽爲美國人類學之父的Franz Boas也受到Hagenbeck
人種秀的影響。1885、1886年間,Boas在柏林看過Hagenbeck所推出的Bella-
Coola族人的表演後,時年不滿三十的Boas開始對北美洲西北太平洋岸的印地
安人產生濃厚的興趣,而他的田野調查所使用的主要報告人之一就曾經與
Hagenbeck的招募人一起工作過[51]。

動物馴化園

在人種類型印象的傳播上,Hagenbeck的人種動物秀提供的是娛樂界與學
界合作的一種例子。以嚴格定義來看,Hagenbeck畢竟不是學院中人。位於巴
黎近郊的動物馴化園(Jardin zoologique d'acclimatation)則是學院中人從娛樂界
得到靈感而自行操作的例子。Etienne Geoffroy Saint-Hilaire的兒子Isidore在
1854年創辦了動物馴化學會(Société zoologique d'acclimatation)之後,在1860
年創辦了這個動物馴化園。此動物園原先成立的目的是觀察那些新引進法
國、由園方負責照管的的異土動物對歐洲風土的適應狀況,並且也做一些以
人工方式幫助其適應的實驗。除此之外,園方也負有將這些動物介紹給大
眾,讓大眾了解其特性與用途,將知識普及於大眾的教育功能[52]。由於其宣傳

50　同上, pp. 83-84.

51　同上, p. 87.

52　有關此學會的歷史,請參見Michael A. Osborne, *Nature, the Exotic, and the Science
　　of French Colonialism* (Bloomington: Indiana University Press, 1994). Osborne一書
　　將學會的成立以及學會的維持與北非殖民的關係作較多描述,但對於動物園的部
　　分,尤其是在其中舉行的人種展示的部分所述及的篇幅較少。

工作做得不錯，一度有勝過自然史博物館本身的動物園(la ménagerie du Muséum)的趨勢。當時幾份暢銷的報紙如*L'Illustration*、*Le Temps*、*Le Globe*都固定會報導其活動內容。[53]1870年代，因為普法戰爭和巴黎公社事件，動物園的活動受到重大打擊。先是因為戰爭必須疏散大量的動物到比利時或法國其他省份，後來的圍城期間，又因為食糧短缺，許多動物成了巴黎市民的盤中餐。動物園的事業自此逐漸走下坡，甚至到了虧損的地步。眼看著動物展示已經無法吸引觀眾，當時的園長Albert Geoffroy Saint-Hilaire(1865-1893年間擔任此職)[54]，Isidore的獨子，也就是Etienne的孫子，便開始引進土著部落展示表演。從1877到1893年，園方密集地引進了近20種部落人種展示，之後零星的演出一直持續到1912年才完全終止[55]。由於這種展出受到歡迎[56]，讓動物園的營運得以維持，這個地點當時成了法國境內有關殖民和異土動物、人種和產品最主要的常設展示中心。許多知名的體質人類學家，尤其是Albert Geoffroy Saint-Hilaire在巴黎人類學學會(Société d'Anthropologie de Paris)的同僚，便把這個動物園當成他們研究不同人種的實驗室，組成觀察小組定期前往該園區做訪問和測量的工作。譬如，該園區在1888年7月引進一團13個霍騰托人，就吸引了Paul Broca的接班弟子Paul Topinard以及在1880年代創建了法國第一個人類學博物館的E.-T. Hamy前往觀察。Paul Topinard並將其觀察報告刊登在當時法國人類學界最主要的學刊*Revue d'anthropologie*上[57]。該學會另一名成員A. Bordier醫師在報上一篇敘述其觀察結果的文章中就特別感謝Albert Geoffroy Saint-Hilaire提供給他們這樣難得的機會，讓他們不必遠赴異地，就可以進行活體觀察。他也認為在園中所見的展示，比當時開始在歐洲流行的美國

53　同上，p. 109.

54　同時，Albert Geoffroy Saint-Hilaire在1872年先是擔任動物馴化學會的秘書，之後在1887到1895年間擔任學會的會長。

55　Isabelle Gala, *Des sauvages au jardin: les exhibitions ethnographiques au Jardin d'acclimatation de 1877 à 1912*, unpublished essay, n. d.

56　第一年的兩場展示所吸引的人潮和門票收入就占了當年度該園區總收入的三分之二。見前註所引資料。

57　Fauvelle-Aymar, François-Xavier, "Les Khoisan dans la littérature anthropologique du XIXe siècle: Réseaux scientifiques et construction des savoirs au siècle de darwin et de barnum," *Bulletin et Mémoire de la Société d'Anthropolgie de Paris* 11(1999): 461.

Barnum馬戲團的異國人種動物秀更具「科學性」[58]。而另一個學會成員，拿破崙一世的姪孫Roland Bonaparte還指出，民眾到動物園來可以看到活生生的「各式人種標本」[59]。Bonaparte在這個地方所拍攝的一系列人種相片，至今成為博物館珍貴的收藏。事實上，不僅這個時期的人類學刊物中經常可見到這些知名的體質人類學家在此動物園內所得的觀察結果報告[60]，當時蓬勃發展的科普雜誌更是樂於以此為主題，將學者的最新研究成果介紹給其他有興趣的人[61]。雖然到了1880年代後期，大部分的人類學家開始懷疑這些觀察樣本的局限性而不再繼續原先的合作模式，但是一般民眾對異國情調演出的興趣並不受此影響。

有關園方展示人種的選擇，原本是以雙方交涉後可成行的人種為對象，未必與殖民有關。大部分前往表演的土著是有訂定契約，也有酬勞的。然而隨著殖民帝國勢力範圍的擴張，這些表演族群的選擇有時顯然是配合時事的。譬如在1894年，當法國拿下西非廷巴克圖城(Timbuktu)時，馴化園就安排在當地出沒的游牧民族圖阿瑞格(Touareg)族人的表演。而在法國攻占馬達加斯加後一年內，也就是1897年，巴黎市民就得以在園內一睹該島土著的「廬山眞面目」[62]。

世界博覽會、殖民博覽會

就在馴化園開始大量引進人種秀的同時，法國政府也開始加入了傳播和塑

58　Benoît Coutancier and Christine Barthe, "Au Jardin d'acclimatation: représentation de l'Autre (1877-1890)," in *L'Autre et Nous: "Scènes et Types*," ed. Pascal Blanchard, Stéphane Blanchoin, Nicolas Bancel, and Gilles Boëtsch, al. (Paris: Syros, 1995), pp. 145-150.

59　Benoît Coutancier, "Exhibitions ethnographiques et vulgarisation scientifique (1877-1890)," in *Peaux-Rouges: Autour de la collection anthropologique du prince Roland Bonaparte*, ed. Benoît Coutancier (Thonon-les-Bains: L'Albaron, 1992), p. 38.

60　見Michael A. Osborne, *Nature, the Exotic, and the Science of French Colonialism*, pp. 125-129.

61　以法國為例，有 *Le Journal illustré, La Nature, Science et Nature, La Science illustrée, La Science populaire*等。見Benoît Coutancier, "Exhibitions ethnographiques et vulgarisa-tion scientifique (1877-1890)," p. 40.

62　William Schneider, "Race and Empire: The Rise of Popular Ethnography in the Late Nineteenth Century," *Journal of Popular Culture* 11.1(1977): 101.

造人種典型的行列：已經有近二十年歷史的世界博覽會，乃至於後來興起的殖民博覽會，也開始安排人種秀的展示。以法國爲例，1878年的世界博覽會開始正式且大量地引進各式人種展出。根據統計，這年有四百多名土著參與博覽會的展示活動[63]。1889年的世界博覽會正逢法國大革命一百週年，主辦單位則是借用了傷殘戰士之家前方的廣場安置了幾個有著真人居住其中的土著村（village indigène、native village）[64]。1900年跨世紀的博覽會更是擴大舉辦，在巴黎市西北的Trocadéro廣場小丘陵上，也就是民族誌博物館後方與艾菲爾鐵塔隔塞納河相對之處，參觀的民眾可以看到完整的法國殖民地的土著村聚落全景。這樣的操作模式一直到1931年，法國史上最盛大的一次國際殖民博覽會中還隱約存在。而主辦單位在設計這些土著村展示時，便是邀請人類學家與殖民官員爲指導委員。在那樣一個交通不易、旅遊並不普及的年代，原本只有貴族階級可能從事的環遊世界的活動，由於博覽會的主辦單位透過這種全景式的展出，讓一般民眾有環遊世界一周的想像。事實上，主辦單位當時喜歡用的口號便是：一張博覽會的入場券，讓您花幾小時就可以輕鬆環遊世界一周[65]。以世界博覽會吸引到的數千萬人次來推算[66]，可以想見異族人種和文化的印象是如何深入到歐洲帝國中心的人民腦海裡。

綜觀這三個性質不太相同的機制所運用的展演方式，一開始土著只是被安排做靜態的展出，後來主辦人逐漸要求加入一些手工藝示範、儀式演出、歌唱舞蹈或是打鬥作戰的場面，有時甚至有獵人頭的表演。在文宣上，主辦單位的

63　Raymond Corbey, "Ethnographic showcases, 1870-1930," *Cultural Anthropology* 8.3(1993): 338-369.

64　法國此次土著村的設計，似乎成爲日後其他國家同類展示概念的原型。參見Anne Maxwell, *Colonial Photography and Exhibitions: Representations of the 'Native' People and the Making of European Identities*(London: Leicester University Press, 1999), p. 19.

65　這樣的宣傳口號在1937年改建落成的人類博物館(Musée de l'Homme)的開幕文宣上依然可見。

66　Pascal Ory, *1889: L'Expo universelle* (Paris: Editions Complexe, 1989), p. 109. 根據這位作者的資料，1889年的參觀人數以保守估計，大約是2500萬人，是1878年博覽會的兩倍；而1900年的參觀人數又多於1889年。1931年的殖民博覽會則是吸引了3300萬人次的參觀人潮。

說明文字則是強調，某某部落的人就是以某某儀式爲其社群生活重心；而某某游牧民族以驍勇善戰有名，所以主辦單位安排他們作戰士舞演出等等。事實上，在戰士舞受到觀眾歡迎的情況下，很多原本並不以善戰聞名的土著部落也經常被安排一些競技的演出。

　　人種學所提供的分類和高低等級標準爲專門引進異族人種來展示的商販提供了某種徵選和宣傳上的依據。當這些外部特徵變成判定土著真確性的指標，某種以部分代替全體、以具體代替抽象的換喻作用就在博物館的展示、人類學畫像、博覽會所發行的明信片、大眾媒體的報導中，將有關某個異族人種、部落的平面知識傳輸給一般民眾。事實上，當這些異土罕見的人種來到歐洲，不再被以怪物看待、而成爲科學研究的對象時，動物園、博覽會、甚至博物館所舉辦的土著秀總是喜歡標榜這樣的展出帶有「寓教於樂」的功能。問題是，在觸及異族人種或文化主題時，這種習於寓「教」（education）於「樂」（entertainment）的方式，往往使得這些已經經過層層簡化的刻板印象更容易成爲異國情調文化消費的一部分。19世紀末住在歐洲中心的民眾，即使從未到過美洲或非洲，對於印地安人或布希曼人的的外型特徵也絕不陌生。當時有多少布爾喬亞家中的擺飾品中沒有幾個非洲鼓呢？有多少這些家庭的小孩沒有戴過印地安羽冠、扮過追紅番的遊戲呢[67]？整個19世紀，在民間業者、學者、國家官員之間逐漸形成一個傳播和確認這類形象的機制，而學者在其中扮演了專業鑑定和專家背書的角色。由於學界在理論上提供了每一族類的特徵標定，使娛樂業有了標準依據，也使國家的殖民管理有了某種秩序的想像和準備。

五、結語

　　回顧西方世界土著人種展示的歷史，霍騰托維納斯的例子正處於兩種展示

67　有關19世紀法國家庭及私人空間的安排，可以參考例如：Roger-Henri Guerrand, "Espaces privés," in *Histoire de la vie privée*, ed. Philippe Ariès and Georges Duby, tome IV, *De la Révolution à la Grande Guerre*, ed. Michelle Perrot. 有關殖民運動對法國日常生活如家中擺飾、流行服飾等方面之影響，可參考Histoire月刊專號：*Le temps des colonies* 69(1984).

傳統的交接點。在19世紀之前，非西方人，尤其是所謂的原始部落的土著，被帶到西方國家展示的例子十分有限，而且多是零星的、單一個人的情況。這種展示接近是一種奇珍異品的展示，而且展示的地點多在宮廷或貴族沙龍，以其營利的例子還不多。也由於數量稀少和展出地點的特殊性，這些人物其實被賦予比其後繼者高級的地位。如同怪物展示，在17世紀還被以奇觀看待，時人甚至讚嘆為上帝的傑作或上帝開玩笑的產物。由於以其殊怪為勝，並無高等低等之分，在沒有任何預設的標準之下，每個展示者都是獨一無二的[68]。這樣的情況到了18世紀末自然史領域中人種研究的發達而有了明顯的轉變。人種成為科學研究的對象後，每個人種在學者所擬造出來的世界自然秩序中有了既定的位置。討論的焦點因此被放在夠不夠有代表性，是不是所屬人種的典型等問題上。而隨著學界把討論焦點從個人特徵擴大到群體特性，19世紀後半葉在動物園、博物館、博覽會這些跨階級、跨職業的交流場域中，逐漸興起的是一種更具組織性、企業化、甚至營利的異族人種和文化展示。這已經是大眾傳播發達時代的娛樂現象。土著人種秀一直到現在仍以各種精緻的變形在我們的生活中出現，經過一、二個世紀被形塑成的刻板印象被反覆地期待和證實著。

　　今日我們當然可以大聲批評這些演出是種族歧視的產物，不過，有些反種族歧視的法國人類學者，如Georges Balandier，在回顧自身學術經歷時卻不諱言，他是在小時候和父母一起去參觀世界博覽會、動物園時，看到這些異族表演，而從此產生對異文化的好奇，影響了後來職業的選擇[69]。法國的科學哲學家Michel Serres在一本有關漫畫人物丁丁(Tintin)和人文科學的散文集中也指出，由於他小時候在動物馴化園的經驗和閱讀《丁丁在剛果》(Tintin au Congo)這類現在被指出是充滿種族歧視的讀物所帶來的想像，使他雖然學的是理工，但一直對人文科學保持高度的興趣[70]。這類的反例當然不能為龐大的種族歧視機制辯解，卻提醒我們，相關的議題之複雜與弔詭處，需要我們從多

68　Rosemarie Garland-Thomson, "Du prodige à l'erreur: les monstres de l'Antiquité à nos jours," in *Zoos humains: De la Vénus hottentote aux reality shows*, ed. Nicolas Bancel, Pascal Blanchard, et al., pp. 38-48.

69　Georges Balandier, *Conjugaisons* (Paris: Fayard, 1997), Chapter 2.

70　Michel Serres, *Hergé, mon ami: Etudes et portrait* (Paris : Moulinsart, 2000).

方面作更細緻的關照。事實上，今日南非取回莎哈‧巴特曼的遺骸予以安葬，的確是在她身後近兩百年還給她作爲一個人的尊嚴：不再是怪物、不再是標本、而是一個人。但是巴特曼之所以被選中並且被以紀念先烈的形式下葬，而不是其他同樣客死異鄉但是更沒沒無名的霍騰托女性，不正也是因爲她受到居維業的解剖，在歐洲的自然史冊上留下霍騰托維納斯的名號，而使她比其他同胞更具有雪恥的象徵力量？因爲被解剖而在居維業的整體收藏中被保存下來，她在人種研究的論述中不正是被認爲是代表霍騰托族女性的典型標本嗎？在法國國會經過幾番討論，而終於決定歸還的幾個理由中，「不再具有科學價值」是主要讓法國有下台階的理由。今日我們除了批評歐洲種族歧視造成異族形象醜化等等，更必須要了解的或許是那個連操作者都願意貢獻其遺體作爲研究的科學思想背景和操作機制。

　　受到自然史作法的影響，19世紀發展中的法國人類學與人種研究以系列資料蒐集與分類、比較研究爲主，由此建構起一個以世界爲資料來源範圍、以博物館作爲資料集中處理和理論出產中心的長程動員網絡。其出產的理論被認爲有普世的價值，有解釋世界萬物的效力。帝國勢力的擴展有助於此網絡範圍之延伸和運作效率之提高，而每一個被發現的世界人種依其外部特徵在此資料庫的理想秩序中都占有一定的位置。此類型標本之確立成爲逐漸媒體化、企業化經營的土著人種展演之依據。這類土著展演的觀念和作法，乃至於以帝國博物館爲核心所建立的長程網絡雖然在殖民時代得到相當助力，卻不因殖民事實的結束而消失。直到今天，這樣的資料、工具、人員的動員模式仍在運作，原始資料集中的方向也沒有太大改變，只是國際學術的中心有些從歐洲轉到北美，而負責採集和輸送資訊原料的人員不再只有從科學帝國中心出發的旅行家、學者，第三世界、學術邊陲國家的留學生和學者也加入了這個行列。雖然這些帶著地方資訊到中心的人員身分與一、二世紀之前有所不同，沒有改變的是分工模式。大部分的學術成果和學說成品仍是由中心的學者製造、出產、外銷，並且用中心語言寫成。而大部分的原料提供國仍然是這些研究成果、理論的進口、消費國。不僅如此，爲了讓自己的原料採集和輸入方式能夠受到整個網絡的計算、生產中心的重視和立即可用，學術邊陲國家還自動參照中心所訂定的工作標準流程作做自我要求，只不過現在參照的不再是品質參差的工作指南，

而是高度量化的SCI、SSCI等索引中所列期刊的規格。

今昔對照，多少可以看出世界學術邊陲國家的學術發展困境。有關世界或自我的種種，大部分的詮釋權仍然是握在學術中心國家手中。而這樣的困境不是學術中心國家的某些學者在某些交流事務上釋出善意，或長期居住在學術中心國家的第三世界學者在幾個領域中帶頭批評就可以解決的。如何建立自身學術的主體性又不落入閉門造車的處境？如何善用中心國家已經累積的龐大資源又不陷入西方至上的意識型態陷阱？這樣的問題需要處於學術邊陲國家的學者日後更多的研究和思考，而本文於此僅是拋磚引玉之作。

霍騰托維納斯的境遇當然是殖民壓迫與種族歧視下的悲劇，而她的回歸的確是可喜之事。但是，這樣的不平之鳴與欣慰之情不該讓我們忘記去檢視自身在這樣具有帝國性格的知識生產世界網絡中的角色和位置。

本文原發表於《台灣社會研究季刊》No.54（2004），頁177-212，藉此重刊之機會，筆者做了部分文字之修訂。

參考書目

Badou, Gérard

　　2000　*L'énigme de la Vénus Hottentote*（Paris: Jean-Claude Lattès）.

Bancel, Nicolas, Pascal Blanchard, et al.（eds.）.

　　2002　*Zoos humains: De la Vénus hottentote aux reality shows*（Paris: Editions la Découverte）.

Blanckaert, Claude, et al.（eds）.

　　1997　*Le Muséum au premier siècle de son histoire*（Paris: Editions du Muséum national d'histoire naturelle）.

Blanckaert, Claude

　　1987　"'Les vicissitudes de l'angle facial' et les débuts de la craniométrie（1765-1875）," *Revue de synthèse* 4.3-4: 417-453.

Chaline, Jean-Pierre

1998　*Sociabilité et erudition: les sociétés savantes en France*（Paris: Editions du CTHS）.

Chappey, Jean-Luc

2002　*La Société des Observateurs de l'Homme (1799-1804): Des anthropologues au temps de Bonaparte*（Paris: Société des études robespierristes）.

Corbey, Raymond

1993　"Ethnographic Showcases (1870-1930)," *Cultural Anthropology* 8.3: 338-369.

Fauvelle-Aymar, François-Xavier

2002　*L'invention du Hottentot: Histoire du regard occidental sur les Khoisan (XVe-XIXe siècle)*（Paris: Publications de la Sorbonne）.

Fox, Robert and George Weisz（eds.）.

1980　*The Organization of Science and Technology in France (1808-1914)*（Cambridge: Cambridge University Press; Paris: Editions de la Maison des Sciences de l'Homme）.

Jardine, Nicholas, James Secord, and Emma Spary（eds.）.

1996　*Cultures of Natural History*（Cambridge: Cambridge University Press）.

Laissus, Yves

1981　"Les voyageurs naturalistes du Jardin du roi et du Muséum d'histoire naturelle: essai de portrait-robot," *Revue d'Histoire des sciences* 34.3-4: 259-317.

Latour, Bruno

1987　*Science in Action: How to Follow Scientists and Engineers Through Society*（Cambridge, MA: Harvard University Press）.

Latour, Bruno

1995　*Le métier de chercheur: regard d'un anthropologue*（Paris: Institut national de la recherche agronomique）.

Osborne, Michael A.

1994　*Nature, the Exotic, and the Science of French Colonialism*（Bloomington:

Indiana University Press）.

Outram, Dorinda

  1984　*Georges Cuvier*（Manchester: Manchester University Press）.

Schneider, William

  1977　"Race and Empire: The Rise of Popular Ethnography in the Late Nineteenth Century," *Journal of Popular Culture* 11.1: 98-109.

Williams, Elizabeth A.

  1985　"Anthropological Institutions in Nineteenth-Century France," *Isis* 283: 331-348.

第二章

健康的道德經濟
——德貞論中國人的生活習慣和衛生

李尚仁(中央研究院歷史語言研究所副研究員)

倫敦傳道會在1863年派到中國的蘇格蘭醫療傳教士德貞,是19世紀最勤於研究中國衛生狀況的西方醫師之一。德貞曾任中國海關醫療勤務的北京醫官,也獲聘為同文館醫學與生理學教席。他在中國的行醫生涯將近40年,對中國人的生活習慣和健康情況有許多觀察和探討。這段期間來華西方醫師大多對中國社會風俗與衛生狀況持負面看法,和當時英國醫學對東方人衛生狀況的主流評價一致。德貞卻大不相同。他讚揚中國人的健康情形和生活習俗,甚至宣稱中國傳統生活方式在衛生上遠優於當時歐洲都會的現代生活,值得歐洲人學習效法。本文分析德貞對中國衛生狀況的觀察和評論,指出他和他的海關同僚在中國觀察到西方公共衛生學說難以解釋的異常現象,促使他反思英國公共衛生運動的局限。本文也探討19世紀晚期蘇格蘭出現的社會、經濟與公共衛生問題,如何影響德貞對中國生活方式和社會文化的評價。此外,本文指出德貞回歸歐洲18世紀新古典醫學的理論傳統,以文明病的概念來解釋他的醫學觀察,並且闡明蘇格蘭長老教會神學思想如何形塑德貞關於道德經濟、政治經濟與衛生保健之間關係的看法。透過探討德貞迥異於當時英國公共衛生運動的論點,本文進而分析大英帝國中心的醫學理論和海外醫師的邊陲經驗的互動與張力。

一、前言

　　19世紀來華的西方醫師對中國自然環境、社會風俗和生活狀況有許多觀察

和紀錄。倫敦傳道會 (London Missionary Society)派到中國的醫療傳教士德貞 (John Hepburn Dudgeon, 1837-1901)，是最勤於觀察、研究中國衛生狀況的醫師之一。他在中國漫長的行醫生涯廣泛記錄並深入探討中國人生活習慣和健康狀況，寫下不少報告、專論(monograph)和小冊(pamphlets)。德貞對中國社會風俗多持正面評價，宣稱就衛生保健而言中國生活方式遠優於當時歐洲都會生活，值得歐洲人學習效法。

德貞對中國生活方式的高度讚許，不只異於大多數來華西方醫師的負面看法，也和當時英國對中國文化的主流看法有所出入。17、18世紀歐洲伏爾泰 (Voltaire)之流的哲人作家大力推崇中國文明，藉此凸顯歐洲的落後和缺陷。然而，18世紀後半歐洲對中國的看法開始轉變，到了19世紀晚期歐洲列強更普遍視中國爲封閉落伍的國家，中國文明遠遜西方，中國人則是較爲低等的種族[1]。德貞對中國文明的正面看法不只和當時歐洲一般意見不同，也和英國當代醫學潮流背道而馳。近年來幾本關於19世紀英國殖民醫學的重要歷史研究皆指出，18世紀英國醫師對東方的風俗習慣乃至傳統醫學都抱持較爲開放的態度，認爲這些習俗與觀念包含了當地人對其環境和特有疾病的認識，可以從中學到有用的醫療保健知識。19世紀下半英國醫師的態度丕變，往往以強烈優越感和輕蔑的眼光看待殖民地的風俗習慣，強烈批評當地人的衛生狀態與傳統醫療知識[2]。德貞醫學見解在其時代堪稱不尋常。

就一般醫學史的角度來看，德貞並不是個「偉大的醫師」。他沒有開創性的醫學發現，也沒有寫出影響深遠的著作，其研究成就遠比不上對中國衛生問題常和他看法南轅北轍的海關同僚萬巴德(Patrick Manson)。事實上，德貞所

---

1   Colin Mackerras, *Western Images of China* (Hong Kong: Oxford University Press, 1999), pp. 1-58; Jeng-Guo Chen(陳正國),"Class Consciousness and British Views of Chinese Civilization," *The Eighteenth Century: Theory and Interpretation* (forth-coming).

2   David Arnold, *Colonizing the Body: State Medicine and Epidemic Disease in Nineteenth-Century India* (Berkeley: University of California Press, 1993), pp. 40-43, 52-54; Mark Harrison, *Public Health in British India: Anglo-Indian Preventive Medicine, 1859-1914* (Cambridge: Cambridge University Press, 1994), pp. 39-41, 52-54.

抱持的醫學理論立場在他的時代已顯不合時宜 [3]。然而，正如1970年代以來微觀史(micro-history)的研究成果顯示，歷史中一些看來不重要但又不尋常的人與事，有時會是很有用的史學線索，加以深入分析、仔細探索所得到的歷史洞見，往往不是巨觀分析或是研究重大事件與重要人物所能得到的，而能提供對該時代社會不同層次的理解 [4]。在歐洲帝國主義勢盛、白人種族優越感高張的時代，德貞這些迥異於當時醫學主流的看法固然特殊，其認識與評價中國衛生狀態的轉折過程更是耐人尋味。本文透過「中心與邊陲」、「新古典醫學(neo-classical medicine)與公共衛生理論(sanitary theory)」以及「健康的政治經濟與道德經濟」這三個角度來分析德貞的著述，透過深入分析他不尋常的醫學觀點來拓展並深化對英國帝國醫學的史學理解 [5]。

本文下一節分析德貞早期對中國衛生狀況的理解並對照其海關同僚的看法，指出他在這段期間透過英國主流公共衛生學說和疾病理論來檢視中國的環境與習俗。換言之，此時他是以歐洲中心的醫學眼光來觀察和批判大英帝國的醫學邊陲。第三節討論德貞於1880年代的轉變，探討他如何透過比較、觀察通商港埠歐洲人和中國人的生活方式和健康狀態，以及引用「文明病」(diseases of civilization)的醫學理論，來提出中國生活方式有益健康的看法。該節分析

3　英國醫學期刊《柳葉刀》上一篇針對德貞的論文《中國的疾病》(*Diseases of China*)的匿名書評，雖然讚許他提供的許多資訊，但卻批評這篇文章「寫作有些草率，有太急於作出結論的傾向，而減損了它的科學價值」。參見 Anon, "Diseases of China," *The Lancet* 110 (September 22, 1877): 439-440, on p. 440. 德貞這篇論文最早是在1877年2月2日在「格拉斯哥醫學—外科協會」(The Medico-Chirugical Society of Glasgow) 宣讀，後連載於同年4月和7月的《格拉斯哥醫學期刊》(*The Glasgow Medical Journal*)，最後並以小冊子的形式發行。本文參考的是最後的小冊子版本：John Dudgeon, *The Diseases of China; Their Causes, Conditions, and Prevalence, Contrasted with those of Europe* (Glasgow: Dunn & Wright, 1877).

4　Giovanni Levi, "On Microhistory," in *New Perspectives on Historical Writing*, ed. Peter Burke (Cambridge: Polity Press, 1991), pp. 93-113; Edward Muir, "Introduction: Observing Trifles," in *Microhistory & the Lost Peoples of Europe*, ed. Edward Muir and Guido Ruggiero, trans. Eren Branch (Baltimore: Johns Hopkins University Press, 1991), pp. vii-xxviii.

5　筆者感謝一位匿名審查人建議用這三個主軸來架構本文，此一意見對本文寫作幫助極大。

指出，德貞的轉變一方面是因爲英國公共衛生理論難以解釋他在中國觀察到的
現象，一方面也和當時蘇格蘭的社會經濟變動密切相關。第四節剖析德貞如何
使用中國的例子來反駁英國公共衛生學說，並討論其醫學觀點和18世紀新古典
醫學傳統的關係。第五節指出19世紀蘇格蘭長老教會的神學思想對德貞的重要
性，分析這套自然神學如何形塑其關於節儉與健康、浪費與疾病之間因果關係
的理解。該節並以德貞對中國水肥處理方法的看法爲例，進一步分析德貞醫學
論點所預設的道德經濟（moral economy）和政治經濟（political economy）立場。
第六節則指出德貞看法和當時蘇格蘭政治經濟狀況的關聯，分析德貞如何利用
在中國的醫學觀察來支持他關於貿易、農業與土地改革的主張。簡言之，第二
節和第六節分析歐洲中心的醫學觀點和政治經濟辯論如何影響德貞對中國衛生
狀況的理解和評價；第三到五節則討論德貞如何透過他的邊陲經驗來反思與批
評歐洲中心的醫學理論和社會文化。透過分析德貞反時代潮流的醫學觀點，本
文探討英國帝國醫學中心和邊陲的張力與互動。

二、從歐洲中心公共衛生理論觀點看中國：
德貞早期對中國衛生狀況的看法

德貞於1837年4月7日出生於蘇格蘭西部的愛爾郡（Ayrshire）格史東鎮
（Galston），是蘇格蘭聯合長老教會（United Presbyterian Church）教友。他曾在
愛丁堡和格拉斯哥攻讀醫學，在格拉斯哥大學（The University of Glasgow）還研
習了「一般文科課程」（the usual literary curriculum）並且「通過了拉丁文、希
臘文、邏輯學、道德哲學以及數學」的考試。此外，德貞還在愛丁堡的神學堂
（Theological Hall）修課，「並通過長老委員會（Committee of Presbytery）神學、
教會史（Church History）以及聖經詮釋（Scripture Interpretation）等指定科目的考
試」[6]。德貞於1862年在格拉斯哥大學取得醫學博士（M.D.）學位後，前往倫敦

6　James Sibree, *London Missionary Society: A Register of Missionaries, Deputations, etc. From 1796 to 1923*, 4th ed. (London: London Missionary Society, 1923), p. 81. 關於德貞所受的教育，參見John B. Johnston, letter to the London Missionary Society, Glasgow Sep. 11, 1861, signed in the name and by the authority of the

傳道會謀求海外醫療傳教工作。他被指派前往中國並於1863年7月21日出航，同年12月抵達上海，接著前往山東通商港埠芝罘(Chefoo，按：現稱煙台)開設醫館。3個月後他前往北京接替英國傳教醫師雒魏林(William Lockhart)離華後所遺之醫院職缺和宣教工作。1867年末德貞感染了「熱病」(fever)，1868年休假半年調養身體，前往天津、上海、廈門與福州等地遊歷[7]。

　　德貞康復後再度投入醫療事業，除了在教會醫院工作還進入中國海關任職。1863年英籍總稅務司赫德(Robert Hart)在各通商港埠設立海關醫療勤務(The Medical Service of Chinese Imperial Maritime Customs)，聘請醫官負責船隻檢疫、監控當地衛生狀況和照顧當地外國居民等工作。德貞擔任海關北京醫官，並於1872年獲聘為同文館解剖學與生理學教席。此外，他還擔任英國公使館醫師(Physician to the British Legation)並從事私人開業。德貞私人開業工作相當繁忙，導致倫敦傳道會上級批評他疏於傳教工作，加上他為了房間分配問題和幾位新進傳教士發生爭執，遂於1884年12月31日辭去倫敦傳道會工作。不過德貞並未放棄中國的醫療事業。辭職返英休假後，他在1886年回到北京定居行醫，直到1901年2月25日逝於當地[8]。

(續)————————————

　　　Presbytery, in Envelope 599, Box. 5, Candidates' Papers, 1796-1899, Council of World Mission Archive, Special Collections, the School of Oriental and African Studies Library.

7　Sibree, *London Missionary Society*, p. 81; W. Innes Addison, ed., *The Roll of the Graduates of the University of Glasgow, from 31st December 1727 to 31 December 1897* (Glasgow: James MacLehose & Sons, 1898), p. 167.

8　Sibree, *London Missionary Society*, p. 81. 關於德貞和傳教同僚的紛爭，參見 Richard Lovett, *The History of the London Missionary Society, 1795-1895* (London: Henry Frowde, 1899), 2: 567-577; Ralph Wardlaw Thompson, *London Missionary Society, Duputation to China, March 30 to June 16, 1883* (London: Alexander & Shepheard, 1885), pp. 21-22. 糾紛各造寫給倫敦傳道會總部的信件現收藏於Box 3, North China, CWM (Council for World Missions) Archives, Special Collections, the School of Oriental and African Studies Library. 英國《泰晤士報》於1901年2月27日簡短地報導了德貞的死訊，稱他為「北京知名的居民」；隨後在1901年3月7日刊出德貞的訃聞，參見 *The Times* (27 February, 1901), p. 7; ibid. (7 March, 1901), p. 6. 《英國醫學期刊》的訃聞稱德貞為「在中國知名度僅次於赫德的外國人」，不過這位匿名作者顯然不知道他和倫敦傳道會的恩怨，才會說他的死「讓倫敦傳道會喪失它最有價值的成員之一」。Anon, "Obituary; John Dudgeon, M.D., Consulting Surgeon to the British Legation, Pekin," *British Medical Journal* 1(1901): 769(按：

　　1870年代德貞擔任海關醫官期間爲《海關醫報》撰寫報告數篇，對北京乃至中國的衛生狀況有不少討論[9]。19世紀來華西方醫師大都認爲中國人個人衛生習慣不良，中國政府既未負起維護公共衛生的責任也沒訂定相關法規，城市衛生措施嚴重不足，衛生狀況極爲惡劣。德貞早期看法也大致如此。他宣稱北京乃至中國各大城市都缺乏專人負責道路清潔工作，使得這些馬路變成「各種穢物的容器」[10]。德貞還觀察到北京道路過去雖曾興建相當好的排水溝，但皆疏於維修而荒廢傾頹，下起大雨污水就會漫流路面，「形成裝滿臭泥穢物的池塘」[11]。許多地方的海關醫官對中國城市街道也有類似批評。北海海關醫官羅瑞(J. H. Lowry)就抨擊中國人從不打掃道路，任由各種廢棄物在街上腐爛。他說「根據我們西方關於衛生法則的觀念，很難想像人類能夠活在這樣骯髒的環境」。漢口、福州、牛莊、宜昌和芝罘的海關醫官也都提到當地缺乏能有效排放污水的水溝，造成嚴重衛生問題[12]。上海醫官詹姆生(Alexander Jamieson)則

(續)―――――――――――――――――――――――――

　　這份期刊一年出版兩卷，上半年編號1下半年編號2，而不依循一般期刊卷數累計編號)。《泰晤士報》和《英國醫學期刊》的訃聞內容大同小異，都提到德貞在傳教醫院的工作之外繁忙的各種業務。

9　赫德下令派駐在通商港埠的海關醫官每半年必須呈交一份報告，由上海海關醫官詹姆生(Alexander Jamieson)編輯出版。半年刊的《海關醫報》(*The Medical Report of the Chinese Imperial Maritime Customs*, 以下簡稱 *Med. Rep.*)由1871年開始發行至1911年停刊。

10　John Dudgeon, "Dr. John DUDGEON'S Report on the Physical Conditions of Peking, and the Habits of the Pekingese as Bearing upon Health (Second Part)," *Med. Rep.* 4(1873): 29-42, on p. 29.

11　"Dr. John DUDGEON'S Report on the Physical Conditions of Peking, and the Habits of the Pekingese as Bearing upon Health (First Part)," *Med. Rep.* 2(1872): 73-82, on pp. 75-76. 德貞對北京環境的負面描述並非純然出自西方人優越感的眼光，明清時期來到北京的外地士人對當地環境也有類似的描述。參見邱仲麟，〈風塵、街壤與氣味：明清北京的生活環境與士人的帝都印象〉，《清華學報》34.1(2004)：181-225.

12　J. H. Lowry, "Dr. J. H. LOWRY'S Report on the Health of Pakhoi for the half year ended 30th September 1882," *Med. Rep.* 24(1883): 27-30, on p. 29; C. Begg, "Dr. C. BEGG'S Report on the Health of Hankow, for the year ended 31st March 1885," *Med. Rep.* 29(1885): 33-39, on p. 35; T. Rennie, "Dr. T. RENNIE'S Report on the Health of Foochow for the year ended 31st March 1881," *Med. Rep.* 21(1881): 50-56, on p. 51; James Watson, "Dr. James WATSON'S Report on the Health of Newchang, from 1st April 1873 to 30th September 1874," *Med. Rep.* 8(1875): 7-11; W. W. Myer, "Dr. W.

抱怨中國的水溝常用錯誤方式建造，其危害衛生比沒有水溝還糟[13]。

不少海關醫官憂心中國缺乏公廁和糞便處理設備。德貞形容說：「北京街道就是公廁，每天都堆積著大量動物糞便。公共尿池並不存在」，中國男人天黑後就蹲在街上大解，甚至大白天在最繁忙的街道也有人這麼做。巷口以及倒塌或無人居住的房屋經常成爲便溺場所[14]。漢口醫官瑞德(A. G. Reid)說中國城市即使有廁所，建造方式也「完全不顧清潔」。此外，中國人還任由廁所糞便堆積數週，直到整個大糞坑都堆滿爲止。「出清糞坑的時候，週遭充斥著最強烈的惡臭」，然而，瑞德驚訝地發現，如此惡臭的廁所不只旁有私人住家，「甚至還緊鄰生意興隆的餐館」[15]。德貞則建議歐洲應該透過外交努力，幫助「對化學無知」的中國人學習糞便處理方式。「如果讓中國大使在訪問西方國家時參觀消毒糞便再加以利用的各種化學方法，會是深具啓發性的課程。例如，可以帶他們去參觀巴黎附近邦迪(Bondy)一地的巨大化糞池……」[16]。

德貞等人之所以如此在意城市污水排放狀況是否良好、街道垃圾能否迅速清運以及人畜糞便的處理，和當時歐洲醫學的熱病理論有密切關係。19世紀英國公共衛生運動認爲腐敗的物質會散發出毒素，人類吸入漂浮空氣中的毒素就會罹患熱病。19世紀中葉德國化學家萊比(Justus von Liebig)進一步發展這套疾病理論，宣稱發酵和腐敗其實是類似的化學過程，吸入能夠觸發腐敗過程的微小粒子(putrefying particles)就會引起熱病。英國重要的公共衛生推動者與統計學家威廉‧法爾(William Farr)接受萊比的疾病理論並加以推衍，認爲熱病就是體內發生類似發酵的反應(zymosis)，每種疾病都是由特定「酵原」

(續)————————————

    W. MYER'S Report on the health of Chefoo for the half year ended 31st March 1872," *Med. Rep.* 3(1872): 37-42, on p. 40; E. P. MacFarlane, "Dr. MACFARLANE'S Report on the Health of Ichang for the two years ended 30th September 1880," *Med. Rep.* 20(1881): 18-21, on pp. 18-19.

13   Alexander Jamieson, "Dr. Alexander JAMIESON'S Report on the Health of Shanghai for the half year ended 30th September 1871," *Med. Rep.* 2(1872): 33-43, on p. 34.

14   Dudgeon, "Report on the Physical Conditions of Peking (First Part)," p. 76; idem, "Report on the Physical Conditions of Peking (Second Part)," p. 41.

15   A. G. Reid, "Dr. A. G. REID'S Report on the Health of Hankow for the half year ended 31st March 1872," *Med. Rep.* 3(1872): 43-54, on p. 43.

16   Dudgeon, "Report on the Physical Conditions of Peking (First Part)," p. 76.

(zymotic principle)引發的特定反應。「酵原」是腐敗的有機物質散發到空氣中的微小粒子，吸入體內會觸發類似發酵作用般的化學反應，導致熱病發生。公共衛生就需著重垃圾廢物清運、建立污水下水道系統和糞便處理設施，不要讓污水糞便在人群附近堆積、腐敗、散發酵原[17]。海關醫官大多熟悉疾病酵素說。《海關醫報》主編詹姆生規定各地醫官撰寫報告時必須遵照倫敦皇家醫師院(the Royal College of Physicians of London)所制定的《疾病命名學》(The Nomen-clature of Disease)，而該手冊的疫病分類基本上就依循法爾的學說[18]。疾病酵素說很大程度框架了海關醫官探討中國衛生問題的理論觀點與問題意識。

除了不滿中國城市衛生狀況，德貞還嚴厲批評中國人的個人衛生(personal hygiene)。他說中國人討厭洗澡，「中國式沐浴只用一茶杯溫水和一小塊毛巾」，而且很多人只洗上半身[19]。一些19世紀來華英國醫師也有類似說法。英國海軍醫官約翰·威爾森(John Wilson)宣稱中國「居民基本上是個骯髒的種族」，「他們一生從搖籃到墳墓實際上都沒清洗過身體」[20]。德貞雖然認為中國的房子「令人讚賞地適合當地的氣候」，但是裡面經常住進太多人而導致過度擁擠，而且房子大多通風不良。他還批評中國人不懂得房子應該漆上白漆，木製天花板也很少更換，結果導致住戶、爐子以及油燈所散發的「有機物質」大量滲入這些木材。德貞懷疑這樣的房子是「疫病的共同素因」(common predisposing cause)。此外，德貞認為由於北京居民從晚春到初秋都喜歡睡在

17　關於萊比、法爾以及疾病酵素說，參見John M. Eyler, *Victorian Social Medicine: The Ideas and Methods of William Farr* (Baltimore: Johns Hopkins University Press, 1979), pp. 97-122; Margrate Pelling, *Cholera, Fever and English Medicine, 1825-1865* (Oxford: Oxford University Press, 1978), pp. 81-145. 關於疾病酵素說和水肥處理方式的公共衛生運動爭議，參見Christopher Hamlin, "Providence and Putrefaction: Victorian Sanitarians and the Natural Theology of Health and Disease," *Victorian Studies* 28.3(1985): 381-411.

18　Jamieson, "Report on the Health of Shanghai for the half year ended 30th September 1871," p. 33; The Royal College of Physicians of London, *The Nomenclature of Disease, Drawn up by a Joint Committee Appointed by the Royal College of Physicians of London* (London: J. W. Golbourn, 1868), pp. vi-ix.

19　Dudgeon, "Report on the Physical Conditions of Peking (First Part)," pp. 80-82.

20　John Wilson (Inspector of Naval Hospitals and Fleets), *Medical Notes on China* (London: J. Churchill, 1846), pp. 13, 16.

冷炕上，多變的氣溫和濕冷的炕必然導致許多人罹患風濕症和神經痛[21]。

　　這段期間德貞對中國飲食與個人衛生習慣也是貶大於褒。他指出中國人由於「迷信或是貧窮而無法享用肉類」，因此佐餐以素菜為主。他也懷疑「佛教的創建者」有意鼓勵素食以減低人們的「精力」(energy)。不過他以嘲諷的語氣指出，從向他求診的性病病患人數來看，此一陰謀算計並未得逞[22]。此外，德貞發現下階層中國人常因營養不足而罹患瘰癧病(scrofula)[23]。他還強調中國住家垃圾清理方式極不衛生，「把家裡大部分骯髒垃圾都丟到街上」的「邪惡習慣」，「是城市健康的最大妨礙」[24]。梧州海關醫官麥當勞(Roderick J. J. MacDonald)也有類似觀察，認為中國人把垃圾和死掉的動物棄置街頭，聽任「腐敗之氣污染空氣」，實在令人震驚[25]。除了憂心任意拋棄的動物屍體之外，海關醫官對中國人處理遺體的方式更是不以為然。鎮江海關醫官在報告中提到：「死者無法得到莊重埋葬。下葬前往往被放在製造甚差的木箱中很久，任由自然腐爛的過程緩慢進行，而滋生出更多的疾病與死亡。」[26]德貞則指責中國人「把死者停放在家中幾個禮拜、幾個月甚至好幾年、好幾代」，斷言這種習俗在疫病好發的季節必然造成嚴重災難[27]。他還批評中國人的戴孝習俗：

21　Dudgeon, "Report on the Physical Conditions of Peking (First Part)," pp. 77-78. 福州醫官索莫維爾對中國木製房子的建造方式也有類似批評，他認為中國房屋木板和木板之間常常接榫不良，日久各種污穢就積在隙縫之中。他曾觀察當地風災倒塌或火災燒毀的房子，看到「在地基有大批腐敗狀態的污物」。他認為這樣的房子嚴重威脅到住戶的健康。J. R. Somerville, "Dr. J. R. SOMERVILLE'S Report on the Health of Foochow (Pagoda Anchorage) for the half year ended 31st March 1873," *Med. Rep.* 5(1873): 37-46, see p. 41.

22　John Dudgeon, "Dr. John DUDGEON'S Report on the Health of Peking for the half year ended 31st March 1871," *Med. Rep.* 1(1871): 6-15, on p.12; idem, "Report on the Physical Conditions of Peking (First Part)," p. 79.

23　John Dudgeon, *The Third Annual Report of the Peking Hospital under the Care of J. Dudgeon, M.D.C.M. for the Year 1864* (Peking: James Ly and Co., 1865), p. 20.

24　Dudgeon, "Report on the Physical Conditions of Peking (First Part)," p. 76.

25　Roderick J. J. MacDonald, "Dr. Roderick J. J. MACDONALD'S Report on the Health of Wuchow, for the fourteen months ended 30th September 1898," *Med. Rep.* 56(1899): 16-27, on p. 21.

26　A. R. Platt, "Dr. A. R. PLATT'S Report on the Health of Chinkiang for the half year ended 30th September 1876," *Med. Rep.* 12(1877): 26-27, on p. 26.

27　Dudgeon, "Report on the Physical Conditions of Peking (Second Part)," p. 30. 梧州海

「沒有梳理的頭髮、骯髒的白色喪服、沒洗的手和沒剪的指甲，這就是中國佬
(Chinaman)在這段期間骯髒污穢的樣子。」[28] 德貞甚至認為天津、上海和芝
罘等城市的英國社區和中國人居住區域太過接近，「一旦疫病發生將是嚴重危
險的根源」[29]。

德貞1870年代初對中國衛生狀況的強烈負面觀感與批評，和海關醫療勤務
諸多同僚的看法並無二致。然而，這段期間他也注意到一些難以解釋的異常現
象。例如，德貞發現北京的挑糞工人「似乎既健康又強壯，而且就我所知他們
並沒有因為置身這樣的空氣而生病」[30]。他驚訝地指出：「我們會以為熱病和
各種疫病在此將極為致命……然而，最不尋常的是儘管我們這裡有著難以形容
且西方人根本無法想像的骯髒、污穢和惡臭，卻對熱病有著奇妙的免疫力。如
果光是惡臭就足以產生熱病，那麼北京應該無法免於這些疾病。那些負責在街
上灑水的差役或是拾荒的人應該最先罹病……但他們卻是這裡最健康、強壯的
人。」[31]有些海關醫官也注意到，根據英國公共衛生理論推斷應該疫病充斥的
通商港埠，不只沒有爆發疫情而且居民似乎都還很健康。萬巴德和穆勒
(Augustus Müller)以戲劇性文字形容他們在廈門觀察到的異常現象：「一個只
具備本國經驗的科學衛生專家(scientific sanitarian)，一定會斷言此地充斥著疫
病和死亡。然而，在這個他會連豬都不敢養的地方，中國人卻活得好生興
旺」[32]。也有些海關醫官批評當地難以確保乾淨飲水的取得，卻又發現居民很

(續)————————————

關醫官麥當勞指出中國法律規定人死後3個月內就必須下葬，但許多人因為風水
師建議，屍體停放家中的時間遠超過此一期限。麥當勞抱怨說：「我有個因熱病
臥床的病人，鄰居房子中停放著一具棺材，裡頭擺著去世好幾個月都還沒下葬的
屍體」。參見MacDonald, "Report on the Health of Wuchow, for the fourteen months
ended 30th September 1898," p. 23.

28 Dudgeon, "Report on the Physical Conditions of Peking (First Part)," p. 81.

29 John Dudgeon, "Dr. John DUDGEON'S Report on the Health of Peking for the half
year ended 31st March 1875," *Med. Rep.* 9(1875): 34-44, on p. 43.

30 Dudgeon, "Report on the Physical Conditions of Peking (First Part)," p. 77.

31 Dudgeon, "Report on the Physical Conditions of Peking (Second Part)," p. 41.

32 Patrick Manson and Augustus Müller,"Drs. MANSON and MÜLLER'S Report on the
Health of Amoy for the half year ended 30th September 1871," *Med. Rep.* 2(1872):
10-23, on p. 11.

少因此生病[33]。

三、從中國的邊陲醫學經驗反省歐洲帝國中心：
中國生活方式對比歐洲文明病

　　德貞對這類異常現象的解釋之一，是中國人的體質使得他們對疾病有較佳的免疫力，而這種體質的養成又和生活方式密切相關。早在1872年德貞就宣稱：「從一般中國人的飲食衣著和起居習慣，我們可以斷言他們已經發現熱帶地區健康長壽的祕訣，亦即保持涼爽、節制飲食以及培養身心平靜的習慣」[34]。1884年倫敦南堪辛頓區（South Kensington）舉行「國際健康展」（International Health Exhibition），出版的叢書中收錄德貞一篇題爲〈中國人的飲食、衣著、住家和健康之關係〉的長篇專論。德貞在文中宣稱「東方人」（Eastern people）「對發炎性疾病以及身體各種器官的急性疾病都具有免疫力」，因此很少罹患痛風、風濕病、傷寒（typhoid）和急性呼吸器官疾病；當他們罹患「其他的酵素疾病時，其嚴重性也大爲降低」。德貞認爲如此令人驚訝的現象值得西方人深思，因爲可以從中學到超乎預期的有用知識[35]。

　　德貞早先以輕蔑眼光看待素菜爲主的中國飲食，後來他的觀點卻大爲改變，反而認爲中國人均衡的飲食習慣使得他們具備不易罹病的體質。例如，他觀察到中國人雖然肉吃得少，但北方人會以豆類佐餐而南方人則常吃魚。豆類和魚都是含氮量高而能促進肌肉生長的食物，足以取代肉類又可避免吃肉過多

33　Myer, "Report on the health of Chefoo for the half year ended 31st March 1872," pp. 41-42. 關於通商港埠水源、水質問題的討論，也可參見 A. R. Platt, "Dr. A. R. PLATT'S Report on the Health of Chinkiang for the year ended 30th September 1877," *Med. Rep.* 14(1878): 62-67, on p. 63; A. G. Reid, "Dr. A. G. REID'S Report on the Health of Hankow for the half year ended 30th September 1871," *Med. Rep.* 2(1872): 44-60; Begg, "Report on the Health of Hankow, for the year ended 31st March 1885," pp. 33-39.

34　Dudgeon, "Report on the Physical Conditions of Peking (First Part)," pp. 80, 82.

35　John Dudgeon, "Diet, Dress, and Dwellings of the Chinese in Relation to Health," in *Health Exhibition Literature,* vol. XIX, *Miscellaneous including Papers on China* (London: William Clowes and Sons, 1885), pp. 253-486, on p. 484.

對健康的不良影響[36]。德貞主張不論是食材或飲食習慣，歐洲都該向飲食均衡
健康的中國人學習：「……如果我們能較嚴格地節制飲食，也許就比較不會罹
患高燒、急性疾病以及全身性發炎。如果歐洲這方面能被亞洲同化，人民將能
抵抗致病的影響而獲得莫大好處。」[37]德貞的看法和他對通商港埠歐洲人健康
狀態的觀察有密切關係。他和許多海關醫療勤務的同僚都認爲，大塊吃肉大口
喝酒的暴飲暴食習慣，是歐洲人在中國罹病的主要原因。詹姆生就認爲住在中
國的外國人經常罹患心血管疾病而且死亡率特別高，和這樣的飲食方式脫不了
關係[38]。海關醫官普遍認爲飲食過度是通商港埠歐洲人的主要病因，德貞進而
推論同樣的診斷也適用於歐洲：「在中國的歐洲人都犯了飲食過度的錯誤，他
們在歐洲的國人也一樣……」[39]。

　　部分海關醫官雖然常批評當地歐洲人的生活習慣，但他們對中國人的生活
方式也少有好評。德貞和同僚最大不同之處，在於他觀察通商港埠歐洲人與中
國人的健康狀態之後，反而認爲後者的生活型態有許多值得歐洲人效法之處。
德貞宣稱中國人透過直覺已經把重要的保健原則融入日常生活和傳統風俗之
中，由於中國沒有西方現代的醫療科學，這樣的智慧必是來自長久的經驗累
積：「關於生活和保健實務，這個古老東方民族有很多東西可以教導我們……
她數千年的經驗因其對『舊俗』(old custom)從不偏廢的尊崇奉行，而毫無窒

36　Dudgeon, "Diet, Dress, and Dwellings of the Chinese in Relation to Health," p. 261.

37　Dudgeon, *The Diseases of China*, p. 61.

38　Alexander Jamieson, "Dr. Alexander JAMIESON'S Report on the Health of Shanghai for the half year ended 30th September 1873," *Med. Rep.* 6(1874): 54-69, on p. 55. 類似的看法可參見James Henderson, *Shanghai Hygiene or Hints for Preservation of Health in China* (Shanghai: Presbyterian Mission Press, 1863); Manson and Müller, "Report on the Health of Amoy for the half year ended 30th September 1871," p. 11; A. Henry, "Dr. A. HENRY'S Report on the Health of Ichang for the Half-year ended 30th September 1882," *Med. Rep.* 24(1883): 7-11, on p. 10. 關於19世紀來華英國醫師對飲食問題的討論，進一步的分析可參見 Shang-Jen Li(李尚仁), "Eating Well in China: British Medical Men on Diet and Personal Hygiene at Nineteenth-Century Chinese Treaty Ports," 發表於 History of Hygiene Conferences, Taipei: Institute of History and Philology, Academia Sinica, November 22-24, 2004.

39　Dudgeon, *The Diseases of China*, p. 36; idem, "Diet, Dress, and Dwellings of the Chinese in Relation to Health," p. 332.

礙地流傳下來。〔這樣的經驗〕對西方絕對有價值。古代世界的許多國家都不復存在，她卻能存在繁衍至今，這是個千眞萬確又非常奇特的事實……」[40]。

除了讚賞中國的飲食習慣遠比歐洲來得健康，德貞還認爲中國休閒文化與社交生活同樣足爲英國的楷模。他尤其不滿英國劇場演出時間太晚，影響人們睡眠、敗壞社會道德、助長飲酒風氣。如此休閒文化顯示「在英格蘭，我們以彷彿身體一文不值或是擁有不死之軀的方式來過活」。他認爲英國的劇場應該向中國的劇場看齊，把演出時間提早[41]。德貞強調飲酒不只有害健康且敗壞社會風氣，英國的酒館已經成爲「巨大的敗德機構」，酗酒惡習是損害勞動階級健康的重要原因。相較之下，中國人飲酒相當節制。雖然烈酒在中國非常便宜且販酒不需要執照，但幾乎無人醉酒。德貞讚嘆說：「在地球上沒有比他們更節制的民族了」。中國人在客人來訪時奉茶，也比英國人以酒待客的習俗來得健康，因爲茶雖無營養卻讓人「感受清新、精神振奮」、「增加呼吸運動並且刺激腦部進行更多的活動」[42]。德貞嚴厲批評英國人的飲酒習慣並不令人意外。十九世紀不少前往海外的英國人由於生活無聊、缺乏母國的社會約束，再加上廉價酒類供應無虞，常因酗酒而危及健康。一些有海外經驗的英國醫師觀察到這種情形，而在著作中大力強調飲酒的壞處[43]。此外，德貞排斥飲酒和他的傳教士背景也有關聯。18、19世紀的教會人士常嚴厲批評海外歐洲人縱酒無度[44]。類似反應也見諸英國本土教會人士。1890年代和德貞一樣屬於聯合長老

40　Dudgeon, "Diet, Dress, and Dwellings of the Chinese in Relation to Health," p. 258.

41　Dudgeon, "Diet, Dress, and Dwellings of the Chinese in Relation to Health," pp. 470-473, on p. 471.

42　Dudgeon, "Diet, Dress, and Dwellings of the Chinese in Relation to Health," pp. 300-303, 460.

43　這類醫學著作的代表作之一，是英國海軍醫官湯瑪斯・超特(Thomas Trotter, 1760-1832)於1804年出版的《一篇論酒醉及其對身體之影響的醫學、哲學和化學論文》。參見羅依・波特(Roy Porter)編輯的重刊本：Thomas Trotter, *An Essay, Medical, Philosophical, and Chemical on Drunkenness and Its Effects on the Human Body, Edited with an Introduction by Roy Porter* (London and New York: Routledge, 1804/1988).關於此類醫學著作的歷史，參見波特爲此重刊本所寫的導論。

44　Arnold, *Colonizing the Body*, pp. 80-83; Harrison, *Public Health in British India*, pp. 62-63.

教會的格拉斯哥市長，就發動了抵制販酒業的運動[45]。

德貞批評歐洲飲食習慣和休閒文化的說法，承繼了18世紀以來西歐有關「文明病」的醫學理論。18世紀盧梭（Jean-Jacques Rousseau, 1712-1778）之流的社會理論家和醫師認為當時的城市生活、室內工作、精緻飲食和太過貼身的衣服，使得人們偏離自然健康的戶外勞動生活，導致身體疲倦、神經衰弱、體質容易發炎。這些理論家勸告人們若要保持身體健康就應該節制飲食、戒除奢華消費、停止追逐時髦風尚並回歸樸素自然的生活方式。本身曾經因為飲食過度而罹患痛風的英國醫師錢尼（Thomas Cheyne），在《英國病》（The English Malady）一書就力陳節制飲食的重要。也有些醫師認為十八世紀商業發展帶來的投機風氣和股市暴起暴落，使得許多人罹患憂鬱症、各種神經疾病乃至引發自殺風潮；啟蒙運動帶來的哲學爭議、政治辯論、沙龍討論和藝文風尚則過度刺激神經系統而引發各種疾病。瑞士醫師緹索（S.-A.-A.D. Tissot, 1728-1797）甚具影響力的著作就特別強調，運動不足的生活型態、參與文藝沙龍、閱讀小說和追求時髦對人們健康危害甚大[46]。

德貞論衣著和健康的關係最能凸顯他對文明病的看法。德貞批評羊毛為主的歐洲衣服質料，好似讓人「穿上動物的衣服」，藉此「像受到良好照顧的家畜一般來避免疾病」。德貞認為歐洲文明使得歐洲人的生活狀態遠離自然，有若受到過度照顧的寵物，「喪失牠們原本擁有的疾病忍受力和抵抗力。我們的生活方式導致我們體質衰弱或是因此遺傳到衰弱的體質，以致光靠皮裘和羊毛衣還不足以讓我們保持完美健康」。他認為歐洲人由於吃太多肉而具有發炎體質（inflammatory constitutions），因此需要穿羊毛衣來吸收皮膚散發出的氣體和汗水。中國人則由於生活較為沉靜且以米食為主，不致因大量流汗而使衣袍內的棉花凝聚成團塊，即使夏天都能享受寬鬆棉衣帶來的舒適。德貞認為西式衣服設計錯誤，使歐洲人的「肚子，特別是肝臟、腎臟和肺」嚴重暴露於氣候的

---

45 K. M. McFarland, "Scotland," in *A Companion to Nineteenth-Century Britain*, ed. Chris Williams (Oxford: Blackwell, 2004), pp. 504-520, on p. 511.

46 Roy Porter, "Diseases of Civilization," in *Companion Encyclopedia of the History of Medicine*, ed. W. F. Bynum and Roy Porter (London and New York: Routledge, 1993), pp. 585-600. 德貞在文章中提到錢尼這個歷史例子，Dudgeon, "Diet, Dress, and Dwellings of the Chinese in Relation to Health," p. 319.

影響。相反地，長袍則「在冬天能夠讓胸部、腹部、上肢、下肢都保持溫暖」，使得中國人「不會得到腹膜炎、肺炎、急性支氣管炎和肝臟、腎臟以及腸道的急性疾病」[47]。德貞認為「衣服穿著必須要能應付天氣變化，而不是為了外觀與炫耀」，要保持健康就要隨著氣候變化來調整衣著。這個道理在動物身上最為明顯，大自然「充滿智慧的安排」，讓動物的毛隨著天氣變化而增長或脫落。中國人的衣著就符合這樣的道理，他們式樣簡單大方的衣服「令人讚嘆地適應季節和溫度的變化」，因為他們衣服「像洋蔥般一層層套上」，而且每層樣式都差不多，因此「不論穿脫都不會妨礙衣著的一致與對稱」。這點男女服飾皆然。德貞認為中式衣著的唯一缺點，就是會讓他們顯得不自然地臃腫且行動不便。然而，既然中國人認為快速走動很不雅觀，而且「坐得起車子的人就不會走路」，這點就不成問題。相反地，英國人經常「快走、跑步和匆匆忙忙，不雅觀又有害健康且會滋生疾病」。他斷言：「所有人都必須承認中國服裝要優於我們的服裝」[48]。

德貞一再強調簡單自然的生活較有益健康，歐洲文明雖比較先進卻有害健康。他感嘆：「在這個進步而不正常的文明時代，生活與環境都如此地複雜造作，重溫一個過往卻仍存在的文明(bygone yet existing civilization)較為簡單自然的生活，是錯不了的……」。他甚至認為中國傳統生活方式帶來的健康好處還勝過歐洲的科學：

> 或許是因為他們更規律地食用當季簡單的食物，或許是因為他們衣著更舒適且適應氣候，或許是因為他們喝的飲料較不刺激，住的房子沒有現代西方所謂衛生科學所帶來的迫切需求，生活規律合宜，早婚，在健康和生病時都更加照顧自己，在肉體、知識和精神上都過著更平靜的生活，抑制自己的激情，理性和聖賢的教誨控制了他們整個生命和所有的行動，不論原因為何……我們可以斷言……中國人的疾病較

47　Dudgeon, "Diet, Dress, and Dwellings of the Chinese in Relation to Health," pp. 331-333, 339.

48　Dudgeon, "Diet, Dress, and Dwellings of the Chinese in Relation to Health," pp. 334-337.

少⋯⋯而且他們生的疾病比較容易治療⋯⋯[49]

除了讚美中國人簡單和諧的生活方式之外，德貞也很欣賞他們規律的作息，並
宣稱中國人已經找到一種與大自然節奏協調一致的生活方式[50]。德貞認爲中國
人的生活習慣和態度，使得他們身心都能得到充分的休息而大有益於健康。他
指出中國人注重「養生」，「走路步伐緩慢整齊而具有尊嚴，工作步調緩慢穩
定，重視休息且頻頻休息。沒有任何事情是匆忙完成的」。除了身體得到充分
休息之外，德貞相信中國人也有充分的「心靈休息」(mental repose)。他認爲
中國「沒有宗教、政治、社會和哲學的集會與討論，也沒有報紙、期刊和雜
誌」，因此中國人不會像歐洲人那樣爲這些領域的爭議耗費心力甚至激動憤
怒，而能保持心靈的和諧平靜。中國學者認爲不論修身、齊家、治國，只要遵
循孔孟教誨就夠了。德貞說：「他們既然有了他們所需要的一切，西學
(western learning)又能教給他們什麼呢？」[51]此言出自職司引介西學的同文館
教席，著實令人感到驚訝。

德貞之所以如此強調現代生活所帶來的文明病，有其特定的社會經濟背
景。1870年代起蘇格蘭經濟開始陷入漫長的不景氣。製造業者爲了因應景氣不
佳所帶來的困難，開始精簡人事並調整工廠管理方式來提高生產效率，受僱者
的工作負擔和精神壓力隨之增高[52]。當時醫學界認爲這樣的生活型態對健康不
利，尤其會導致神經疾病的增加。德貞文章提到：「據說過去25年神經性疾病
(nervous diseases)幾乎增加了一倍，文明環境所增加的大批死亡，超過科學最
佳的努力所能減少的數量」[53]。當時許多醫師都觀察到工作場所更緊迫的要求
以及更快速的生活步調，導致人們出現各種身心不適的現象。例如，「國際健

---

49 Dudgeon, "Diet, Dress, and Dwellings of the Chinese in Relation to Health," pp. 258-259.

50 Dudgeon, *The Diseases of China*, pp. 63-64.

51 Dudgeon, "Diet, Dress, and Dwellings of the Chinese in Relation to Health," p. 474.

52 McFarland, "Scotland," pp. 515-516.

53 德貞說他寫此文的目的是要說明情況雖然惡劣，但並不像西方所想像的那般無可
救藥，只要根據中國的範例進行改革，還是有可能改善的。Dudgeon, "Diet,
Dress, and Dwellings of the Chinese in Relation to Health," p. 461.

康展」叢書所收一篇以〈住屋〉爲題的論文，作者杜耐爾(G. R. Dunell)也認
爲現代歐洲都會文明「干擾了作用與反作用的永恆循環(eternal cycle of action
and reaction)」這個「自然造物的基本法則」。爲了因應這樣的狀況，「生理
學家」正致力研究以設法讓現代人既能享受「人工造作的現代生活」所帶來的
好處，但又「不用犧牲我們在較爲原始的生活狀態中所具有的活力」[54]。

德貞和杜耐爾等醫師觀察的現象，其實源自19世紀資本主義生產工具和勞
動條件的改變，使得產業經營者必須對時間和空間做更精確地度量、分割和管
理，並透過運輸和傳播科技來加速資本、財貨和勞動力的流動速度，因而導致
生活步調急速加快的社會變遷。地理學家大衛‧哈維(David Harvey)曾生動地
以「時空壓縮」(Time-Space Compression)一詞來形容此一社會變化。19世紀
後期隨著生活節奏加快，醫學界出現許多關於生活緊張導致各種身心病症的觀
察。對此一主題的討論也不僅限於蘇格蘭一地，而是英、美等資本主義發達地
區共同的醫學關切。不少醫師都在著作中批評現代文明對健康的危害，強調樸
素自然生活的好處[55]。德貞大力推崇中國步調舒緩、少有變動的生活方式，既
是透過其在大英帝國邊陲的醫學經驗來回應歐洲中心的重要醫學議題，也批評
了工業生產和商業貿易造成的英國社會型態改變，並且透露出他嚮往過去以農

54　G. R. Dunell, "Dwellings," in *Health Exhibition Literature,* vol. XVIII, *Miscellaneous including Jury Awards and Official Catalogue* (London: William Clowes and Sons, 1885), pp. 221-223, on pp. 222, 221. 鼓吹類似觀點的英國醫學著作，可參見 Charles W. DeLacy Evans, *How to Prolong Life: An Inquiry into the Cause of Old Age and Natural Death, Showing the Diet and Agents Best Adapted for a Lengthened Prolongation of Existence* (London: Baillière, Tindall, and Cox, 1885). 關於同一時期美國醫界對類似問題的討論，參見 Anita Clair Fellman & Michael Fellman, *Making Sense of Self: Medical Advice Literature in Late Nineteenth-Century America* (Philadelphia: University of Pennsylvania Press, 1981).

55　David Harvey, *The Condition of Postmodernity: An Enquiry into the Origins of Cultural Change* (Oxford: Blackwell, 1990). 哈維以1980年代起，美國財經以及高科技業出現不少高收入專業人員在壯年罹患俗稱「雅痞感冒」(Yuppie Flu)的不明病因慢性疲勞症狀爲例，說明「時空壓縮」所帶來的身心壓力。哈維可能不知道，19世紀後期的英美醫學界就已經針對生活步調加快對健康的影響提出類似的看法。探討此一課題的英國醫學著作，可參見Evans, *How to Prolong Life*。關於同一時期美國醫界對類似問題的討論，參見Fellman & Fellman, *Making Sense of Self*.

業為主、尊重傳統秩序的社會文化。

四、新古典醫學傳統以及德貞對當代公共衛生學說的批評

德貞認為現代都會文明導致各種疾病，傳統農業社會的生活則有益健康。
這樣的觀點除了承繼西方醫學18世紀以來的文明病理論，也有19世紀英國公共
衛生運動的背景。快速工業化和都市化帶來嚴重環境衛生問題，使得許多醫學
界和公共衛生人士認為鄉村生活遠比都市來得健康[56]。1860年代南丁格爾
(Florence Nightingale)就認為要解決醫院的院內感染問題，應該把都會醫院遷
建鄉下，避開市區瘴氣，用鄉間新鮮空氣來沖淡、吹散醫院病人發散出來的感
染氣體[57]。德貞雖然同樣認為英國都市環境有害健康，卻不認為衛生工程能解
決問題，而強調應該改革個人衛生習慣以及奢華浪費的生活型態。就這點而
言，他是回歸18世紀以來強調個人衛生的新古典醫學傳統。德貞認為「人民的
習慣」是影響「大城市死亡率」的主因，解決衛生問題的關鍵在於個人道德和
行為[58]。他質疑英國改善城市用水品質的努力：「我們大城市純淨的用水，抵
銷得了錯誤飲食以及其他導致疾病的情況和習慣嗎？」德貞指出格拉斯哥飲用
水品質遠勝倫敦而在英國居冠，但當地死亡率卻遠高於倫敦。他認為與其花大
筆經費和力氣去改善飲用水供應系統，還不如教導英國人效法中國人只喝煮沸
水的好習慣[59]。德貞認為浪費的生活習慣與消費文化是英國都會健康問題的主
因。他觀察到英人大多使用生煤(bituminous coal)而導致嚴重空氣污染，使得

56　Anthony S. Wohl, *Endangered Lives: Public Health in Victorian Britain* (London: Methuen, 1984); Christopher Hamlin, *Public Health and Social Justice in the Age of Chadwick: Britain, 1800-1854* (Cambridge: Cambridge University Press, 1998), pp. 40-41.

57　Lindsay Granshaw, "'Upon This Principle I have Based a Practice': The Development and Reception of Antisepsis in Britain, 1867-90," in *Medical Innovations in Historical Perspective*, ed. John Pickstone (New York: St. Martin's Press, 1992), pp. 17-46, on p. 19.

58　Dudgeon, "Diet, Dress, and Dwellings of the Chinese in Relation to Health," p. 440.

59　Dudgeon, "Diet, Dress, and Dwellings of the Chinese in Relation to Health," pp. 440-443.

大城市經常籠罩在煙塵霧氣之中，衣服容易骯髒，建築物受到污損，除了造成經濟損失之外，「還毒害我們的生命並且導致一長串的疾病」。中國由於燃料使用遠較歐洲節省，而且用的是無煙煤(anthracite coal)，因此「中國北方一年有四分之三的時間陽光清澈溫暖」，相對地，「倫敦以及我們其他大城每週只有幾個小時的陽光，有時甚至好幾週都見不到陽光」，以致「久居東方的外國人對他們本國惡劣善變的天氣感到焦慮不安」。他還批評英國大城的夜間照明浪費大量燃料又製造污染。德貞認為城市街頭整晚提供照明只會鼓勵各種敗德放蕩的行為[60]。

　　德貞對英國都會生活方式的批評，和他成長於蘇格蘭西部且就讀格拉斯哥大學的個人經歷有關。歷史學者麥卡佛瑞(John F. McCaffrey)的社會史研究指出，19世紀蘇格蘭經歷快速的工業化過程，其重工業發展集中西部，德貞的故鄉愛爾郡更是煉鐵業成長最快的區域之一。格拉斯哥則是製造業的中心，以造船和鋼鐵業聞名於世，經濟繁榮和工業發達使其擁有「帝國亞都」(the Second City of the Empire)的稱號。伴隨工業發展而來的是都市化現象。1801年蘇格蘭只有21%的人口住在居民5000人以上的城鎮，到了1881年這個比例成長到48.9%。格拉斯哥人口成長尤其驚人，1801年的人口只有7萬7千人，到了1841年竟增長接近四倍。1851年格拉斯哥人口更占蘇格蘭總人口12%[61]。蘇格蘭經濟與都市人口在19世紀快速成長，但也帶來貧富不均、窮人與貧民窟大增以及嚴重的公共衛生問題。史家注意到蘇格蘭1830年代起「快速攀升、劇烈變動的死亡率，雖然到1870年代中開始下降，但下降速度遠比英格蘭和威爾斯緩慢，而且都市死亡率直到1890年代為止都比鄉村高出45%以上」[62]。19世紀蘇格蘭都市長期的嚴重衛生問題，不只讓德貞認為英國都市生活有害健康，更促使他藉由在中國的醫學觀察來批評英國的衛生狀況、經濟型態與社會文化。

60　Dudgeon, "Diet, Dress, and Dwellings of the Chinese in Relation to Health," pp. 410-415, on pp. 410, 411, 414.

61　John F. McCaffrey, *Scotland in the Nineteenth Century* (Basingstoke: Macmillan, 1998), pp. 1-3, 30-31.

62　McFarland, "Scotland," pp. 507-508. 也可參見 Irene Maver, *Glasgow* (Edinburgh: Edinburgh University Press, 2000), pp. 37-199, see especially pp. 83-89; McCaffrey, *Scotland in the Nineteenth Century*, pp. 7-8, 33-34, 38-39, 77.

　　英國都市環境的惡化促成19世紀公共衛生運動興起。歷史學家翰林
(Christopher Hamlin)等人的研究指出，查德威克(Edwin Chadwick)等公共衛生
推動者企圖以衛生工程技術，來解決資本主義剝削體制引起的健康問題。查德
威克依據一套化約論的疾病理論(reductionist disease theory)，認為疾病純是垃
圾和污水散發出的有毒氣體所引起，和個人體質(constitutions)關係不大，與
新古典醫學認為個人體質和疾病發生關係密切的看法直接牴觸[63]。就像19世紀
上半一些反對查德威克的醫界人士一般，德貞回歸傳統醫學觀點，強調透過平
衡節制的生活方式與個人衛生習慣來養成健康體質的重要。他認為英國對國民
健康問題的關注焦點是「貧民的住屋以及污水的清運處理，較不重視食物和衣
著的問題」，而他主張「飲食才是問題的根本。目前流行的理論認為改善外在
環境就是消除社會弊病的萬靈丹，這是大錯特錯」。因為「健康就是身體所有
器官的和諧運作，要達到這樣的狀況，純淨的空氣、飲水和營養的食物都是必
須的」[64]。德貞在此回到典型的新古典醫學觀點，而反對19世紀公共衛生運動
的疾病理論。

　　除了歐洲新古典醫學傳統所提供的理論資源之外，德貞和他的海關同僚對
中國衛生狀況的長期觀察，更成為他批評英國公共衛生運動的經驗根據。不少
海關醫官觀察到中國城市骯髒的環境，和當地中國人乃至歐洲居民的健康狀態

63　關於新古典醫學的特色，參見Charles E. Rosenberg, "The Therapeutic Revolution:
　　Medicine, Meaning and Social Change in Nineteenth-Century America," in *The*
　　Therapeutic Revolution: Essays in Social History of American Medicine, ed. M. J.
　　Vogel and Charles E. Rosenberg (Philadelphia: University of Pennsylvania Press,
　　1979), pp. 3-25; N. D. Jewson, "Medical Knowledge and Patronage System in
　　Eighteenth-Century England," *Sociology* 8.3(1974): 369-385. 關於此一醫學傳統和
　　19世紀公共衛生運動的矛盾衝突，參見Hamlin, *Public Health and Social Justice in*
　　the Age of Chadwick, pp. 16-83; idem, "Predisposing Causes and Public Health in
　　Early Nineteenth-Century Medical Thought," *Social History of Medicine* 5.1(1992):
　　43-70; John V. Pickstone, "Dearth, Dirt and Fever Epidemics: Rewriting the History of
　　British 'Public Health,' 1780-1850," in *Epidemics and Ideas: Essay on the Historical*
　　Perception of Pestilence, ed. Terence Ranger and Paul Slack (Cambridge: Cambridge
　　University Press, 1992), pp. 125-148.「新古典醫學」一詞出自Pickstone的文章。

64　Dudgeon, "Diet, Dress, and Dwellings of the Chinese in Relation to Health," pp. 318-
　　319.

形成強烈對比，因此感到相當困惑。宜昌醫官麥法蘭(E. P. MacFarlane)的報告指出，大多數外國人住在城內當地人蓋的房屋，無法避開不良衛生環境散發的氣體。然而，在1878-79這兩年，這些外國人的健康卻相當良好。麥法蘭宣稱宜昌雖然有衛生不良的惡名，但其實是個相當健康的地方。不只中國人，連住在城內的歐洲人都安然無恙[65]。福州醫官索莫維爾 (J. R. Somerville) 指出當地「除了所有已知會導致酵素疾病的一般因素之外，還加上有利於發酵和腐化過程的高溫。然而，我們卻享有高度的健康，而且這個港埠已有11年未曾有外國人感染疫病」。索莫維爾無法對這種異常狀態提出理論解釋，因此謙稱其報告只是「陳述事實」和「蒐集材料」，以供未來研究之用[66]。

　　許多英國醫師也注意到這種情形和英國主流衛生理論有所矛盾，卻無法做出有效解釋[67]。德貞則進一步借重這類醫學觀察來反駁英國主流醫學理論。他宣稱：「西方城市的衛生立法所根據的觀念，是令人不舒服和難受的臭味必然有害健康。北京的環境和死亡率似乎打破了這樣的信念。」[68]他進而質疑公共衛生學說的實際價值，認為歐洲的公共衛生措施只能緩和但無法根除衛生問題。德貞認為衛生保健不能只是「衛生工程師(sanitary engineers)、立法者……乃至醫生的責任」，而是每個人「都該根據衛生法則慎思熟慮而行。我們不能拋開個人的責任與關懷」。德貞宣稱：「……中國人儘管對科學無知，卻令人讚嘆地善於適應他們的環境，因而能享受最大的舒適、健康以及疾病免疫力……」[69]。德貞認為中國人已經掌握到了維護個人衛生的訣竅，因此他們

65　MacFarlane, "Report on the Health of Ichang for the two years ended 30th September 1880," p. 18.

66　Somerville, "Report on the Health of Foochow (Pagoda Anchorage) for the half year ended 31st March 1873," p. 41.

67　J. Rose, "Medical and Topographical Notes on China," *The Lancet* 79(1862): 631; John Dudgeon, "Dr. John DUDGEON'S Report on the Health of Peking for the half year ended 31th March 1873," *Med. Rep.* 6(1874): 11-13; A. S. Dean, "Dr. A. S. DEAN'S Report on the Health of Wuhu, From 1st October 1880 to 31st March 1886," *Med. Rep.* 31(1886): 23-28; J. A. Lynch, "Dr. J. A. LYNCH'S Report on the Health of Chinkiang for the half year ended 30th September 1888," *Med. Rep.* 36(1889): 3-4.

68　Dudgeon, "Report on the Physical Conditions of Peking (Second Part)," p. 41.

69　Dudgeon, "Diet, Dress, and Dwellings of the Chinese in Relation to Health," pp. 257-258, 482-483.

雖然沒有歐洲的公共衛生措施，也不懂得現代西方的衛生科學，卻能夠維持良好健康。

　　值得注意的是，德貞雖和19世紀初反對查德威克的醫師一樣批評公共衛生運動的疾病理論，但是他對英國社會健康問題的診斷卻大不相同。大多數反對查德威克的醫師認為食物不足、缺乏營養導致體質衰弱，是英國窮人的疾病主因；德貞卻認為飲食過度、奢華風尚以及忙碌的生活步調是英國人疾病的主要來源。德貞看法承繼傳統的「文明病」概念，也透露出某種階級觀點：他的保健建議針對的對象是那些經常酒足飯飽的人。這種取向一方面源自新古典醫學的理論遺產：調理飲食起居的醫學主要的服務對象是富裕的病人[70]。另一方面，德貞的觀點可能也和他此時私人開業的醫療工作性質有關。他在倫敦傳道會的慈善醫院經常接觸貧窮病人，私人開業接觸的病人則以外國使節、商人和中國士紳官員等富裕人士為主[71]。

70　感謝陳正國先生提醒我注意德貞醫學論述中所隱含的階級觀點。關於新古典醫學多數病人的階級背景，參見Jewson, "Medical Knowledge and Patronage System in Eighteenth-Century England"; 李尚仁，〈從病人的故事到個案病歷：西洋醫學在18世紀中到19世紀末的轉折〉，《古今論衡》5(2000)：139-146。批評查德威克公共衛生政策的醫師大多有在慈善醫院工作的經驗。此外，翰林雖然認為新古典醫學可能有足夠的資源來建構一套和政治經濟學抗衡的「政治醫學」(political medicine)，但他也承認這只是個大膽假設，因為這套醫學過去向來主要為富裕階級服務。Hamlin, *Public Health and Social Justice in the Age of Chadwick*; idem, "Predisposing Causes and Public Health."

71　德貞早期關於中國窮人的描述見諸於Dudgeon, *The Third Annual Report of the Peking Hospital under the Care of J. Dudgeon, M.D.C.M. for the Year 1864*, pp. 26-30; idem, *The Fourth Annual Report of the Peking Hospital, in Connexion with the London Missionary Society, under the Care of John Dudgeon, M.D.C.M. for the Year 1865* (Shanghai: Presbyterian Mission Press, 1865), pp. 8-9; idem, "Report on the Health of Peking for the half-year ended 31st March 1871," pp. 10-11. 德貞離開倫敦傳道會後顯然開業成功且收入豐厚，他甚至在1897年企圖以華人人頭開設錢莊來包攬經營鐵路與礦務。關於這段插曲，參見于寶軒輯，《皇朝蓄艾文編》(台北：臺灣學生書局，1965)，第三冊，頁1897-1899。感謝何漢威先生提供這一則資料。德貞自述其招徠中國士紳階級病人的手法，見於John Dudgeon, "Medical Missionary Work as an Evangelical Agency," *Chinese Recorder* 15.1(1884): 1-13, on p. 9.

五、蘇格蘭長老教會神學與德貞衛生思想中的道德經濟和政治經濟

　　新古典醫學理論強調控制行為以使個人體質和外在環境保持和諧平衡，維護個人健康則有賴節制、自律和責任感；道德和身體（the moral and the physical）關係密不可分，醫學診斷和治療方針也隱含道德判斷和價值標準[72]。德貞大力強調節儉美德對健康的好處，這也是中國人最讓德貞讚賞之處。例如，他稱讚中國人用水比英國人節省，不論洗澡、沖廁或洗衣服都沒有一點浪費。德貞讚許中國人的衣服「結合了簡單式樣、廉價和經濟」，而且都是冬天農忙季節結束後自家縫製的。相反的，歐洲則花太多費用在追求新穎的衣服款式[73]。德貞認為中國飲食、衣著和起居習慣既健康又經濟，而這兩樣好處其實是一體的兩面。道德經濟 與政治經濟在德貞關於個人衛生的討論中是密不可分的。中國人節儉的飲食習慣可以帶來明顯的經濟好處：「在英格蘭一個窮人吃了會捱餓的食物，在中國不只可以養活一個窮人，還可養活他一家人」。他也建議英人泡茶由茶葉改用茶磚，因為後者便於運輸保存，可使此一飲料更為經濟廉價[74]。除了食物消費比歐洲人儉省之外，中國人烹飪使用燃料的方式也

72　關於新古典醫學的這些特色，參見 Rosenberg, "Therapeutic Revolution"; Hamlin, "Predisposing Causes and Public Health."

73　Dudgeon, "Diet, Dress, and Dwellings of the Chinese in Relation to Health," pp. 302, 345.

74　Dudgeon, "Diet, Dress, and Dwellings of the Chinese in Relation to Health," pp. 297, 311. 德貞對於節省食物的重視有其社會經濟脈絡，因為19世紀的英國，食物占勞動家庭支出的大宗。當時一般烹飪指南文章，有時還會夾帶幾句關於正確飲食和節儉習慣的政治經濟學議論。「國際健康展」叢書中一篇討論烹飪原理的文章就批評英國人燉湯（stew）的方法不當，火開太大，其實是在煮湯、滾湯（boil, simmer），結果把肉都燉老了，而且還浪費燃料。作者認為英國「由於大自然賦予了豐富的燃料而遠離正確的品味」，在「一頓煤只要五英鎊的情況下」，英國人沒辦法學會正確的烹飪方法。相反地，法國和義大利由於燃料很貴，浪費燃料的錯誤烹飪方式會毀掉一個家庭的經濟，反而造就他們既經濟又高品質的烹調藝術。Sept. Berdmore, "The Principles of Cooking" in *Health Exhibition Literature,* vol. IV, *Health in Diet* (London: William Clowes and Sons, 1884), pp. 163-250, on pp. 205-206, 250.

比較經濟:「北方家庭烹飪的方式很經濟,燒飯的火還用來溫暖屋子和床舖。暖氣管就通過床下。」[75] 德貞認為這些生活的經濟智慧都值得歐洲人效法。

　　德貞對於節儉的強調和對浪費的批評,與他出身蘇格蘭長老教會的背景有密切關係。蘇格蘭長老教會的喀爾文神學思想(Calvinism)認為自然資源是上帝給人類的恩賜,人類有責任善加利用,不該有任何浪費。因此長老教會非常強調節儉,高度推崇勤勞和效率,並且嚴厲譴責怠惰與浪費。蘇格蘭的自然神學思想認為,節儉對道德經濟、政治經濟乃至自然經濟(Nature's economy)都具有無比的重要性。這種思想深刻地影響了19世紀英國自然哲學 (natural philosophy)、社會學說和政治經濟思潮。例如,和格拉斯哥煉鋼與造船工業關係匪淺的自然哲學家威廉·湯森(William Thomson, 1824-1907,後受英王封爵為Lord Kelvin),在處理如何有效提高蒸氣引擎動力效率等實際產業問題時,就深受此一神學思想的啟發,從而發展出他關於「功」(work)、「能量」和「浪費」(waste)的物理學概念,為現代熱力學的創建奠定基礎。事實上,19世紀投入能量物理學(energy physics)研究的蘇格蘭自然哲學家(natural philosophers)都深刻受到這套自然神學的影響[76]。蘇格蘭長老教會對節儉的強調也形塑了德貞對於健康的道德經濟的看法。觀諸此一神學思想當時在蘇格蘭各個思想學術領域所起的重大作用,德貞深受其影響並不足為奇。德貞也不是孤立的例子,事實上蘇格蘭自然哲學關於能量的觀念早已滲透到當代醫學理論中。德貞自承由邱奇(A. H. Church)所著的《食物》一書獲益良多,此書就把「人體這個複雜而活生生的機器」比擬為蒸氣引擎,兩者都需要使用燃料:前者是每天吃的食物,後者是煤炭;兩者都靠氧氣燃燒使得燃料中「工作的力量或是潛在的能量以熱和運動的方式釋放出來」。而燃燒過後都會產生水

75　Dudgeon, "Diet, Dress, and Dwellings of the Chinese in Relation to Health," p. 317.
76　Crosbie Smith and M. Norton Wise, *Energy and Empire: A Biographical Studies of Lord Kelvin* (Cambridge: Cambridge University Press, 1989); Crosbie Smith, *The Science of Energy: A Cultural History of Energy Physics in Victorian Britain* (London: Athlone Book, 1998). 關於這套神學思想對政治經濟學以及社會思潮的影響,可參見 Boyd Hilton, *The Age of Atonement: the Influence of Evangelicalism on Social and Economic Thought, 1795-1865* (Oxford: Clarendon Press, 1985). 此書對19世紀英國神學思潮和醫學理論之關係也有相當有趣的討論。

和廢物(煤灰、糞便)。釋放出來的能量在人體中用來維持體溫或成爲身體運動的力量[77]。德貞本人也曾透過能量和工作的經濟概念架構，來探討中國的食物和勞動的關係。在談到中國的農耕方式時，他形容說：

中國巨大的人類機器(human machine)是由血肉之軀所構成，它的運作要比蒸氣和鋼鐵機器來得便宜。人和牛就是東方的火車頭和機械，那裡的勞動力既豐富又便宜，只吃一點米或小米以及少許豆類與蔬菜的肌肉與骨頭，是外國機器難與之競爭的。他們園藝般的耕作方式所具備的勤勞、技藝、耐心與徹底，造就了他們也使他們能夠生存下去。[78]

雖然德貞也強調有效運用資源的重要，並且對浪費極度反感，但是他和湯森這類能量物理學家也有重要的差異。能量物理學家關心的是工業問題，他們的觀點和格拉斯哥的工業文明與都會文化關係密切。相對地，德貞關心的焦點則是農業，而且相當排斥當時英國的都會文化。

德貞對節儉的強調既出自道德立場與醫學關切，也有政治經濟學的考量[79]。他認爲奢華有害生產：「所有奢侈品的消費都可說是不具生產力的。它或許可以產生一些暫時的工作機會，卻摧毀掉資本。這些資本如果省下來，足以長久增添支付工資的財源」。德貞認爲簡單節制的飲食和「口味與責任感」相輔相成[80]。這樣的觀點和邱奇的看法類似，後者在《食物》一書中就特別強

77　Dudgeon, "Diet, Dress, and Dwellings of the Chinese in Relation to Health," p. 260; A. H. Church, *Food: Some Account of Its Sources, Constituents, and Uses* (London: Chapman and Hall, 1882), pp. 1-2.

78　Dudgeon, "Diet, Dress, and Dwellings of the Chinese in Relation to Health," p. 478.

79　對節儉的強調常見諸這段期間的道德哲學與政治經濟學著作，這方面的代表性著作是Samuel Smiles, *Thrift* (London: John Murray, 1875); 關於此一主題的醫學意見則可參見George Vivian Poore, "Thrift in Its Relation to Health; or, the Right Use of Refuse," in *Health Exhibition Literature,* vol. IX, *Health in Relation to Civic Life* (London: William Clowes and Sons, 1884), pp. 215-252. 感謝陳正國先生向我指出Smiles 這本書的重要性。

80　Dudgeon, "Diet, Dress, and Dwellings of the Chinese in Relation to Health," p. 324.

調飲酒對身體的害處及其帶來的經濟浪費[81]。

19世紀英國的都市衛生問題與其經濟型態密切相關，然而，德貞並不認爲促進個人健康與追求經濟繁榮有所矛盾，反而是有相輔相成的關係。德貞對於健康的道德經濟和國家的政治經濟之間關係的看法，除了見諸其對飲食健康的討論之外，也明顯呈現在關於糞便處理方式的主張。翰林的研究指出，水肥該如何處理是19世紀英國公共衛生運動的重大議題。19世紀英國主要有三種污水處理方法。查德威克主張直接將污水排放到城外的農地，利用陽光曝曬和土壤吸收來消毒回收這些水肥。第二個辦法則是將水肥沉澱處理後，固態物質回收利用，液態部分淨化後排入河川。第三種「乾式處理法」（Dry Method）根本不用抽水馬桶和下水道，而由市政當局派遣水肥車定期回收糞便。英國維多利亞時代的公共衛生推動者對有機物質腐敗過程憂心忡忡。根據萊比的農業化學理論和疾病酵素說，腐敗過程既是肥料來源也可釀成疫病。從自然神學（natural theology）的角度來看，人類吃了土地生長的食物之後，排泄的糞便轉而製成肥料，用來灌漑農地以恢復土地的生產力，此一循環充分彰顯了上帝制定自然法則的高明智慧，在糞便中就可以看到上帝對人類的恩典。根據疾病酵素說，水肥萬一處理不當將會釀成疫病大禍。如何處理水肥以增進農業生產並預防疾病，在英國既是緊迫的公共衛生問題，也被賦予了政治經濟學的重要性與宗教意涵[82]。

中國一般的水肥處理方式和「乾式處理法」類似，只不過中國多半是私人蒐集水肥來供應農家使用。海關醫官觀察到由於中國人把糞便當肥料使用，因此不至於像歐洲城市那樣流入排水溝甚至造成淤積[83]。漢口海關醫官瑞德認爲

---

81 邱奇根據英國截至1876年3月底爲止所徵收的酒類稅捐，估算英國人每年花在酒上面的金錢高達1億3000萬英鎊左右，對英國經濟和國民健康造成莫大的損失。Church, *Food*, p. 183.

82 Hamlin, "Providence and Putrefaction," pp. 393-394.

83 德貞認爲乾式回收法「和中國的處理方式類似」，顯然是向中國人學來的。參見 Dudgeon, "Diet, Dress, and Dwellings of the Chinese in Relation to Health," p. 444. 海關醫官對於中國水肥處理方式的觀察和評論，參見Jamieson, "Report on the Health of Shanghai for the half year ended 30th September 1871," p. 34; Rennie, "Report on the Health of Foochow for the year ended 31st March 1881," p. 51; Dudgeon, "Report on the Physical Conditions of Peking (First Part)," p. 76.

如此處理糞便的方式「有效率、有利潤但令人不舒服」[84]。德貞根據他對中國水肥處理方式的觀察，對英國公共衛生學說和政策提出進一步的批評。他反對公共衛生運動廣建下水道系統的做法，認為用密不通風且不見天日的方式來排放污水，有機穢物無法得到陽光照射以及足夠的空氣來進行氧化作用，反而失去消毒的機會。萬一這些密布住家街道地下的排水管發生滲漏，會形成極危險的疾病來源。德貞還引述英國一些批評下水道排水管設計、製造以及工程品質的文章，宣稱這種滲漏現象不只無法避免而且相當普遍[85]。德貞認為農村人口的流入是都市擁擠髒亂的根本原因，倚賴污水下水道等公共衛生措施是治標不治本。他宣稱：物質文明「帶來的需求迫使我們採用乍看之下最為方便的系統」，而污水下水道系統造成「河川污染、魚類毀滅和最有價值的肥料損失，都沒被列入考量」。更嚴重的是這套系統對改善衛生不只無用反而有害[86]。

　　德貞根據他在中國的觀察，進一步指出中國人毫無水肥處理工程技術也無垃圾清運制度，卻能維持良好健康，原因之一是中國街道沒有舖設路面，使得土壤除臭殺菌的功能能夠充分發揮。此外，這些「寬敞的街道讓空氣能夠自由流通而能稀釋有毒的蒸氣（vapours）。空氣中氧的作用消除了腐敗有機物質堆積造成的危險。不受窒礙的風經常吹拂北京和中國其他城市，空氣不斷氧化摧毀腐敗物質」[87]。德貞指出「中國根本就沒有抽水馬桶」，城市也沒有下水道系統，從糞坑蒐集的水肥由挑夫和糞車用沒有加蓋的桶子運到鄉下充作肥料，卻不會引發疾病，這也是因為空氣流通的氧化作用加上陽光曝曬消毒以及土壤的吸收效果，使疫病威脅消弭於無形[88]。英國城市要以水肥車挨家挨戶蒐

84　Reid, "Report on the Health of Hankow for the half year ended 30th September 1871," p. 44.

85　Dudgeon, "Diet, Dress, and Dwellings of the Chinese in Relation to Health," pp. 445-458. 污水排水管設計施工的工程技術問題所引發的爭論與批評，是導致查德威克失勢下台的原因之一。見Hamlin, *Public Health and Social Justice in the Age of Chadwick*, pp. 302-334.

86　Dudgeon, "Diet, Dress, and Dwellings of the Chinese in Relation to Health," p. 439.

87　Dudgeon, "Diet, Dress, and Dwellings of the Chinese in Relation to Health," pp. 425-426.

88　Dudgeon, "Diet, Dress, and Dwellings of the Chinese in Relation to Health," pp. 436-445.

集糞便，會有實際執行上的困難。蒐集工作若要符合衛生原則就必須普及、切實且次數頻繁，不只得動用大量人力而且需要有效管理監督[89]。這些問題在中國卻不存在，因爲中國城市街頭總是有大批拾荒者靠蒐集水肥過活：「人糞是如此有價值的肥料，以致於有大批人於傍晚或清晨在街上蒐集。」德貞認爲奢華浪費的歐洲已經看不到這種勤儉美德了，他感嘆說：「難道我們得進口中國人來教導我們的窮人如何過活嗎？」在德貞看來，中國人勤儉的生活方式要比英國的公共衛生設施更能防止疾病發生。因此他同情香港的中國居民抗拒殖民政府強制引進的抽水馬桶[90]。

德貞對英國公共衛生措施的批評，和他對中國水肥處理方法的推崇，頗類似英國19世紀中期公共衛生政策辯論中部分反對污水下水道的論點。例如，菲德列克·克普(Frederick Charles Kerpp)就認爲細心以糞便施肥來恢復地力的做法，使得中國能夠養活全世界最龐大的人口。英國化學家威廉·米勒(William Allen Miller)從有機化學的角度討論此一議題時，也強調「人類糞尿含有比一般農場堆肥高出很多的氮化合物和磷酸鹽，是具有極高價值的肥料」。他舉的佐證之一就是中國農業廣泛使用糞便作爲肥料的做法，並且感嘆說「以優越文明自豪」的英國人卻把這麼寶貴的資源沖到海裡，浪潮沖刷下有不少水肥堆積在河邊與海岸形成「令人厭惡的爛泥堆，在日曬、水浸、最易腐敗的環境中，散發出致病氣體(effluvia)，不斷污染我們大城鎮的空氣」[91]。翰林的研究指出維多利亞時代關於糞便處理方法的不同主張，與倡議者的社會觀點、政治經濟主張乃至神學立場都關係密切。當代法國歷史學家科邦(Alain Corbin)也認爲一個社會對待排泄物的態度與處理排泄物的方式，其實展現出這個社會對秩序

89　Hamlin, "Providence and Putrefaction," pp. 393-394.

90　Dudgeon, "Diet, Dress, and Dwellings of the Chinese in Relation to Health," pp. 428-433, 449-450, on pp. 429, 432.

91　Hamlin, "Providence and Putrefaction," on p. 399; Frederick Charles Kerpp, *The Sewage Question: Being a General Review of all Systems and Methods Hitherto Employed in Various Countries for Draining Cities and Utilising Sewage* (London: Longmans, Green, and Co., 1867), p. 11; William Allen Miller, *Elements of Chemistry: Theoretical and Practical*, vol. III, *Organic Chemistry* (London: Parker, Son, and Bourn, 1862), p. 830.

的看法和權力運作的方式[92]。從這個角度來看，德貞在1880年代的衛生觀點所透露的政治經濟願景與社會理想，和19世紀中期英國公共衛生運動推動者大異其趣。

六、健康的政治：土地改革和衛生保健

　　查德威克的公共衛生構想和政策，與1830-40年代自由放任的經濟思想有內在的聯繫。公共衛生運動的疾病理論刻意忽略甚至貶低休息、食物、保暖乃至心靈平靜等傳統醫學理論所強調的健康要素，從而否認勞動階級的健康問題與薪資過低以及工廠惡劣工作條件有關。查德威克宣稱都會疾病問題可用衛生工程技術加以解決，不需規範工廠的勞動條件，從而支持自由放任的經濟政策[93]。19世紀上半蘇格蘭長老教會改革派牧師查爾莫斯（Thomas Chalmers）倡議的「基督教政治經濟學」（Christian political economics），也強力支持自由放任的政治經濟主張。歷史學家希爾頓（Boyd Hilton）指出，查爾莫斯這類福音派（evangelicalism）基督教政治經濟學家認為，「上帝根據自由放任（*laissez-faire*）的路線來管理物質世界，就這個意義而言，祂很少干涉祂自己創設的機制（mechanism）。因此人類也不該妄加干涉」。查爾莫斯是馬爾薩斯學說的支持者，相信人口成長會超過糧食成長是上帝制定的自然律則。他認為崩壞和重生的循環是上帝制定的自然運作法則，人口成長過快引起的飢荒災難或是自由貿易景氣循環帶來的蕭條痛苦，正是有罪的人類必須經歷的贖罪過程[94]。查爾莫斯這些看法對蘇格蘭神學與社會思想影響深遠。

　　德貞對英國公共衛生學說的批判以及對中國衛生狀況的正面評價，則呼應了重農、反對自由貿易的政治經濟主張。他這些觀點和查爾莫斯可說完全相

92　Hamlin, "Providence and Putrefaction"; Alain Corbin, *The Foul and the Fragrant: Odor and the French Social Imagination*, trans. Miriam L. Kochan (London: Picador, 1994), p. 269.

93　Hamlin, *Public Health and Social Justice in the Age of Chadwick*.

94　查爾莫斯在神學上為馬爾薩斯學說的辯護，可參閱 Thomas Chalmers, "The Political Economy of Bible," *North British Review* 2(1844-1845): 1-51; 關於查爾莫斯的「基督教政治經濟學」，參見 Hilton, *The Age of Atonement*, esp. pp. 17, 114.

左。例如，德貞不認爲糧食生產會趕不上人口成長帶來的需求。他說中國人在附近海域大量捕魚已有兩、三千年歷史，中國政府也沒有保護漁業資源的法規，卻未見漁產有減少現象。這點「決定性地證明了海中魚類是不會枯竭的」[95]。查爾莫斯認爲晚婚這樣的「道德約束」(moral restraint)有助於防止下階層民眾陷入貧窮，德貞卻對英國人的晚婚現象不以爲然。他認爲「歐洲人結婚太晚了」，相反地，中國人早婚的習慣雖有其弊端卻仍是較好的習俗。德貞說西方人結婚就要自立門戶，「生活費、家用、僕人工資、追求時髦等費用，使得歐洲年輕人無法早婚。他必須花費生命中最好的時光等待，直到籌足錢爲止。這段時間他的生活方式可能對他的健康乃至這個民族的男性氣概(manhood)都有害……兒子被逼到世界各角落尋找財富，斷絕了家庭關係以及所有情感、道德和宗教的約束。尤其是那些到異教世界的人。最後富裕的父親過世時雖然把錢留給兒子，但已經來不及挽回一個邪惡浪蕩的生命。他們就算沒有死在海外，回來時身體也已經敗壞」。相反地，中國父親在兒子有自立能力前，會收容、照顧他和他的家庭，早婚的中國男子不至因爲年輕時過著放蕩的單身生活而損害身體健康。他承認：「要採用中國的方式，我們必然得改變我們家庭的安排，但是這可以確保我們得到更大的健康、經濟和幸福。」[96]

查爾莫斯堅定擁護自由貿易政策[97]。德貞則強烈批評工業經濟和商業文明帶來的傷害：「可悲的是我們的工業和生活方式，使得原本在鄉村繁榮快樂的人必須離開家鄉來到大城。」他擔心「當全世界的市場都飽和」，其他國家也建立起自己的製造業之後，就沒有新的市場可供開拓。此時英國「這個大致已經放棄掉農業的古老國家要做什麼呢？一個國家不能永遠靠製造業維生……」德貞尤其不滿自由貿易帶來進口的農產品和奢侈品：「……我們用於奢華和飲酒的巨大耗費可以用在必需品上；增加小農地來生產能滿足樸素口味的食物，從國外進口的穀物和肉類就會減少。我們若要追求繁榮，就不該進口那麼多食

---

95 Dudgeon, "Diet, Dress, and Dwellings of the Chinese in Relation to Health," p. 288.

96 Dudgeon, "Diet, Dress, and Dwellings of the Chinese in Relation to Health," pp. 474-477.

97 Hilton, *The Age of Atonement*, pp. 36-70, 115-162.

品，我們應該主要靠國內生產的物資來維生。」[98]德貞顯然厭惡自由放任的商業文化帶來競爭壓力和生活緊張：「我們將工業與競爭推到極致，我們的社會急務凌駕於哲學之上。在商業、思想、宗教爭議以及黨派政治等領域我們無一不爭。這損害我們的健康，提高我們的死亡率。」[99]

　　既然德貞的道德經濟觀深受19世紀蘇格蘭長老教會神學的影響，那麼他對這些政治經濟議題的看法，為何和查爾莫斯這位重要的長老教會神學家有如此大的差異？雖然德貞和查爾莫斯屬於長老教會不同的派別，自1870年代起，德貞所屬的聯合會和查爾莫斯領導的自由教會，在政治以及許多議題立場上都相當一致，因此教派不同難以解釋兩者差異[100]。世代之別可能更加重要。查爾莫斯是19世紀上半福音派的代表人物，其嚴屬的神學思想強調人生在世是個贖罪過程。相對地，「道成肉身論」(Incarnationist)的神學思想在德貞的時代成為主流，主張人生在世應該效法基督來完善自己，重視慈善工作以及利用知識來改善人類處境，並且相信凡人可臻完善[101]。相較於馬爾薩斯和查爾莫斯陰鬱悲觀的論點，德貞對利用自然資源來增進幸福的看法較為樂觀。德貞和查爾莫斯另一個重要的差異，在於前者透過新古典醫學的道德經濟角度來分析社會與健康的關係，後者則透過自由放任的政治經濟學觀點來看待這些議題，其立場和查德威克較為接近[102]。

98　Dudgeon, "Diet, Dress, and Dwellings of the Chinese in Relation to Health," pp. 478-479.

99　Dudgeon, *The Diseases of China*, p. 63.

100　蘇格蘭長老教會在19世紀發生分裂，查爾莫斯和他的支持者在1843年貴族與大地主親近且大學教職任命上享有特權的舊勢力代表「建制教會」(Established Church)，另外成立「自由教會」(Free Church)。自由教會的政治經濟立場較接近新興的工業家和商人。德貞所屬的聯合會，則是之前就已脫離建制教會的團體於1847年聯合組成的。這段歷史可以參考McCaffrey, *Scotland in the Nineteenth Century*, pp. 23, 37-38, 72-73; Smith, *The Science of Energy*, pp. 3-4, 15-30, 319.

101　Hilton, *The Age of Atonement*; McCaffrey, *Scotland in the Nineteenth Century*, p. 72.

102　查德威克改革濟貧法，企圖透過嚴苛的規定來阻止還有工作能力的窮人尋求政府救濟，查爾莫斯則根本反對以法律強制手段讓政府用納稅人的錢從事濟貧工作，並且主張廢除濟貧法。查爾莫斯曾就貧窮、疾病以及濟貧法等議題，與反對查德威克的蘇格蘭醫師艾利森(William Pultney Alison)進行公開辯論。參見Hamlin, *Public Health and Social Justice in the Age of Chadwick*, pp. 74-83.

　　除了不同時期宗教潮流的差異之外，更重要的因素或許是19期蘇格蘭經濟
狀況的改變。史學家麥卡佛瑞指出，1870蘭經濟開始衰退，鋼鐵工業首當其
衝，造船業自1880走下坡。同一時期從澳洲和美國進口的牛肉和羊毛強烈衝擊
英國農業，兩者價格下跌重創了蘇格蘭畜牧業。在享受相當時間的經濟榮景之
後遭逢如此改變，使得蘇格蘭於「1880新興起關於社會性質與財富分配問題的
辯論」[103]。德貞也加入這一波討論，以他在中國的觀察和經驗爲根據，對貿
易、都市衛生、農村經濟和土地改革等議題提出建言[104]。他尤其強調改革土
地所有權制的重要性，認爲這是解決英國社會問題的關鍵。他以中國爲例，指
出「中國土地就像印度一樣分割成數以百萬計的小農地……或可稱得上每個家
庭都擁有自己的土地，生老病死皆於斯」。他認爲這樣的土地財產狀況和經濟
型態爲中國帶來社會的穩定與人民的健康。德貞認爲現代大農場導致農村人口
流失，造成種種社會、經濟與衛生問題。他認爲「……失去農業的國家不可能
永遠偉大或歷久不衰」，主張要讓「農場工人在住所旁邊擁有一塊牧地和幾畝
田來養牛和其他家畜……應該在工資不受影響的情況下讓工人擁有足夠的土地
供他和家人耕作」，如此才能「吸引人們留在鄉下」。此外，英國人也應該改
變飲食習慣：「如果蔬菜在英國人飲食中所占比例提高，那麼城市擁擠狀況將
得以減輕……有些人口會從城市回流到鄉村。」[105]

　　認爲自耕小農制可爲經濟和社會帶來好處的想法並非德貞獨到的創見。不
少歷史學家認爲蘇格蘭在十八世紀由貧窮落後步入快速經濟發展的過程，農地
產權起了關鍵作用。擁有土地的自耕農(yeomen)爲追求自身利益，在經濟發
展過程中扮演積極而重要的角色。亞當斯密(Adam Smith)和休謨(David Hume)
等思想家都認爲，和佃農制度比起來，讓農民擁有小塊土地的自耕農制度更能
激勵農業創新改革，提高效率和利潤。出生於格拉斯哥，一生投入印度殖民事
業的蒙洛爵士(Sir Thomas Munro, 1761-1827)，在印度推動的行政與土地改革

103　McCaffrey, *Scotland in the Nineteenth Century*, p. 78.

104　John Dudgeon, M.D., C.M. PEKING, *The Land Question, with Lessons Drawn from
　　Peasant Proprietorship in China* (Glasgow: James Maclehose & Sons, 1886).

105　Dudgeon, "Diet, Dress, and Dwellings of the Chinese in Relation to Health," pp. 477-
　　482, on pp. 477, 480-482.

就是依循這樣的想法[106]。在這樣的歷史與思想傳統下，難怪德貞會把印度和中國相提並論。德貞對此一問題的看法不只是蘇格蘭的歷史遺緒而已。蘇格蘭本身的土地改革問題在1870-80年代成為社會關注的焦點。美國土地改革家亨利‧佐治（Henry George）在1880年出版的《進步與貧窮》（*Progress and Poverty*）成為英國的暢銷書，他於1882年造訪格拉斯哥更受到熱烈歡迎。蘇格蘭支持土地改革、代表農場佃農（crofters）的政治力量，在1880年代成立政黨並推出候選人參與選舉[107]。

　　針對這個熱門議題，德貞主張英國應該仿效中國的土地產權制度和生活型態，以解決城鄉不平衡的弊端，甚至還可紓解愛爾蘭移民潮，解決愛爾蘭騷動不安的局勢。1840年代愛爾蘭的飢荒使得大批移民到蘇格蘭尋找生計，1870年代中期，愛爾蘭的農業蕭條又導致另一波移民潮。這些移民大都前往蘇格蘭西部，格拉斯哥的人數尤其眾多。1851年愛爾蘭裔就已經占該市人口18%，此一比例不只遠高於英格蘭與威爾斯的2.9%平均值，也超過蘇格蘭整體平均值7.2%甚多。這些愛爾蘭移民大多是缺乏技能的窮人，以低廉工資來爭取工作機會。衣衫襤褸甚至有病在身的愛爾蘭家庭在街頭流浪，是當時蘇格蘭城市常見景象。傳染病受害者中，貧窮的愛爾蘭人占相當高比例，而他們居住的貧民窟更被視為「熱病淵藪」（fever nests）[108]。

　　德貞把英國都市的衛生問題歸罪於愛爾蘭人，認為「愛爾蘭移民湧進我們的大工業中心。這個民族的習慣、生活方式和語彙，讓他們成為不受歡迎的鄰居，使得我們擁擠和勞力過剩的問題嚴重複雜化」。他還認為在愛爾蘭大飢荒之前，「大不列顛的大城市幾乎不知道什麼是不衛生的環境。其實是同一群人降低了我們城市的衛生水準和塞滿我們的監獄與濟貧收容所」。德貞認為由於愛爾蘭人的惡劣習性，再加上他們帶來的「尖銳宗教敵意以及對社會改革的阻

106　Martha McLaren, *British India & British Scotland, 1780-1830*（Akron: The University of Akron Press, 2001）, see especially pp. 192-223; Eric Stokes, *The English Utilitarians and India*（Oxford: Clarendon Press, 1963）, pp. 81-139. 感謝陳正國先生指出這點，並指點我參閱這兩本著作。

107　McFarland, "Scotland," pp. 515-516; Maver, *Glasgow*, pp. 149-153.

108　McFarland, "Scotland," pp. 507-508; Maver, *Glasgow*, pp. 37-199, see especially pp. 83-89; McCaffrey, *Scotland in the Nineteenth Century*, pp. 7-8, 33-34, 38-39, 77.

擾」，問題似乎沒有解決的希望[109]。唯一治本之道是解決愛爾蘭的農村經濟問題，而最好的辦法是仿效中國的小農模式對愛爾蘭農村進行土地改革。此外，德貞認爲應該鼓勵愛爾蘭農家像中國農家般家家戶戶養豬：「這是一種規模更廣的『自治』（Home Rule），可以使愛爾蘭重生爲和平繁榮的國家」。德貞認爲這樣的計畫「特別適合愛爾蘭。只要把馬鈴薯換成稻米，設法讓那裡的人清醒勤奮，那麼在世界上就找不到有任何和中國人更像的民族了」[110]。

在德貞的論述中，中國的社會文明和生活方式幾乎可以提供解決英國所有主要政治經濟問題的方案。在這種信念背後，德貞的社會願景是個強調社會位階與秩序、尊重權威、以農業經濟爲主、回歸傳統價值觀的保守社會。因此，他稱讚中國人每個人的衣著都和其位階相符，不像歐洲許多人都穿著和身分不相稱的衣服，無法由服裝來區辨地位。他讚許中國人認命、無爭、守本分的生活哲學：「他們的世界很少起伏。萬般皆是命，而他們也安於自己的命運。」[111]德貞主張用強制規範讓英國人遵循早睡早起的規律生活，對「衣服和各種道德事務實施更嚴格的檢查制度，對於環繞在戲院、音樂沙龍、酒館等場所感染我們大城市的道德疾病溫床，要施加更多正義的監視」[112]。德貞是懷舊的保守派，他理想中的社會秩序是傳統的家父長專制（paternalism），而這也正是新古典醫學昌盛時期的社會狀況，因此他的社會思想和他的醫學衛生思想是一致的[113]。德貞明白這種想法在當時英國社會很可能會被視爲不合時宜。他坦承很多人會認爲他的建議是粗糙的烏托邦想法，也明白他的主張可能不被接受，他擔心許多人在讀了這些文字之後「會大聲驚呼：『用中國的方式生活，這還

109　Dudgeon, "Diet, Dress, and Dwellings of the Chinese in Relation to Health," p. 460.

110　Dudgeon, *The Land Question*, p. 57.

111　Dudgeon, *The Diseases of China*, p. 63.

112　Dudgeon, "Diet, Dress, and Dwellings of the Chinese in Relation to Health," pp. 345-346, 472.

113　關於新古典醫學的社會脈絡，參見Jewson, "Medical Knowledge and Patronage System"; John V. Pickstone, "Medicine, Society and the State," in *The Cambridge Illustrated History of Medicine*, ed. Roy Porter (Cambridge: Cambridge University Press, 1996), pp. 304-341.「家父長專制」（paternalism）一詞出自Pickstone對這段時期醫學與社會的描述。

值得活嗎？』」[114]

七、結論

　　如果說18世紀伏爾泰是透過對中國理想社會的描繪和想像，來批評歐洲的專制王權社會，那麼德貞可說是透過強調中國社會型態對健康的好處，來批評他眼中英國工商社會和消費文化的種種弊病。雖然，這樣的觀點不論在19世紀來華西方醫師當中，或是在英國帝國醫學的大潮流中都屬少數。然而，在英國帝國與殖民醫學史上，德貞不是絕無僅有的例子。18世紀之後偶爾仍有少數西方醫師和科學家以「美好的東方」為例，來批評其所認定的西方文明弊端和鼓吹其醫療保健主張。殖民醫學史家哈里森（Mark Harrison）曾提到兩個例子：1940年代英國研究營養不良疾病的醫師麥克嘉里森（Robert McCarrison, 1878-1960）在觀察興都庫什（Hindu Kush）地區琿查民族（Hunza people）的健康狀況之後，認為他們自然簡單的生活方式，以及「利用肥料把一切回歸到土地」的農業技術所栽種出來的食物，使得他們享有良好的健康與體魄。在1905到1924四年間擔任印度殖民政府「帝國經濟植物學家」（Imperial Economic Botanist）的亞伯特・霍華（Sir Albert Howard）也持類似觀點[115]。當然，在不同時期不同社會脈絡下，這些西方醫師和科學家的動機與論證也不盡相同。這種類型的「東方主義」（orientalism）是個值得進一步研究的課題，因為它提供機會讓史學家對歐洲帝國醫學的多種樣態有更完整的觀照，乃至更深刻地理解西方醫學和非西方社會的複雜關係。

　　德貞這個例子之所以值得深入研究，不只因為他對中國衛生狀況和社會文化的看法特殊，更因為他的觀點在1870年到1880年之間有重大轉變。從起初認為中國人是不懂衛生科學的骯髒民族，抱持藐視、批評與啓蒙教化的優越心

114　Dudgeon, "Diet, Dress, and Dwellings of the Chinese in Relation to Health," p. 484.

115　Mark Harrison, "Medicine and Orientalism: Perspectives on Europe's Encounter with Indian Medical Systems," in *Health, Medicine and Empire: Perspectives on Colonial India*, ed. Biswamoy Pati & Mark Harrison (London: Sangam Book, 2001), pp. 39-87, on p. 80. 哈里森對這兩位醫師的經歷和學說並沒有作進一步的分析討論。

態，後來卻幾近全面讚揚中國生活方式有益健康，甚至鼓吹歐洲向中國學習。如此轉變當然和德貞個人經歷與偏好有關。絕大多數來華工作的英國醫師，不論是傳教醫師或海關醫官，即使他們在中國生活了十幾二十年，最後仍會返回母國。德貞卻選擇在中國終老，他顯然真正喜歡上中國的生活，這當然會影響他對中國社會的醫學看法[116]。他寫作預設的讀者對象也可能影響他的行文。他關於中國衛生狀況最正面、最有系統的討論，是爲英國推廣民眾衛生教育的「健康展覽」所寫，他自承寫這篇長文的「……唯一目的是要平鋪直敘、毫不修飾地描繪中國人的食物、衣服和房屋，並且和我們的飲食、衣著、起居做比較，以提出後者的改善之道」[117]。他要提供有益英國民眾的中國經驗，而這樣的寫作目標就不可避免地會選擇性地呈現他對中國較爲正面的醫學觀察。

在一個歐洲優越感高張的帝國主義時代，上述因素卻無法完全解釋德貞醫學觀點爲何出現如此劇烈轉變。德貞著作重要的特點，在於他不只詳細記錄西方衛生學說難以解釋的中國現象，還進一步運用他的觀察來挑戰帝國中心的公共衛生學說和批判英國社會與文化。近年來殖民醫學史對歐洲醫師的描寫，往往強調他們帶著優越感以專業知識協助帝國擴張和殖民統治。即使一些優秀史家細膩深刻的作品，也常只把海外歐洲醫師與母國醫學主流的差異，歸因於殖民權力無法有效穿透當地社會，當地人的抗拒使得這些醫師必須折衷妥協，反而較爲忽略這些醫師積極利用海外醫學經驗的主動作爲[118]。由德貞的例子我們可以看到，一方面海外醫師如何依據其邊陲經驗來介入帝國中心的醫學討論和社會辯論，並宣揚海外的醫學觀察與研究對母國的重要價值。另一方面，帝國中心除了分派任務給海外醫師，或是作爲他們醫療事業向上提昇的最終目

---

116 德貞也主張英國和中國建立友好同盟關係，以防堵俄國的擴張。德貞對中英外交與戰略關係的看法，參見他兩本抽印的小冊子，John Dudgeon, *Historical Sketch of the Ecclesiatical, Political and Commercial Relations of Russia with China: drawn chiefly from Original Source* (Peking: s.n., 1872); idem, *China's Northern Dependencies and Colonial Possessions* (Glasgow: The Philosophical Society of Glasgow, ca. 1886), pp. 36-40.

117 Dudgeon, "Diet, Dress, and Dwellings of the Chinese in Relation to Health," p. 484.

118 Michael Worboys, "The Spread of Western Medicine," in *The Oxford Illustrated History of Western Medicine*, ed. Irvine Loudon (Oxford: Oxford University Press, 1997), pp. 249-276; Arnold, *Colonizing the Body.*

標之外，其內部的醫學辯論與社會經濟變化也會牽引海外醫師的觀點和討論。德貞的例子讓我們看到帝國中心和殖民邊陲之間的醫學關係，要比一般歷史研究所呈現的圖像來得更為動態而複雜。

　　透過他在中國的醫學觀察與研究，德貞積極參與英美有關文明病的最新討論、回應新古典醫學和公共衛生學說之間持續的對立爭辯。雖然德貞後來離開傳教工作，但蘇格蘭長老教會神學觀念仍舊深刻滲透德貞的衛生觀點。對這兩者關係的分析，揭顯出醫學衛生理論、道德經濟主張以及政治經濟立場的密切聯繫。蘇格蘭一八七〇年代後的社會經濟形勢變化和德貞醫學觀點轉變關係密切，而德貞對家鄉形勢的回應更顯示，對他而言，「什麼是衛生保健？」和「什麼是理想社會？」是無法分開回答的問題。

　　本文原發表於《中央研究院歷史語言研究所集刊》，76:3，2005，頁467-509。

後記

　　本文是中央研究院「宗教與醫療主題計畫」項下子計畫「治療身體、拯救靈魂：19世紀西方傳教醫學在中國」(2002-2004)之研究成果。計畫執行期間承蒙The Wellcome Trust Centre for the History of Medicine at University College London 提供訪問機會。謹向上述提供協助的機構致謝。本文曾在中央研究院歷史語言研究所講論會報告，感謝評論人陳正國先生以及與會同仁提出許多寶貴意見。何漢威先生和邱仲麟先生提供重要相關資料、李貞德女士和陳熙遠先生的文字修改意見，以及史語所《集刊》兩位匿名審查人精闢的批評和建議，都對本文修訂幫助極大。謹在此向他們致上謝忱。

參考書目

傳統文獻

于寶軒輯，《皇朝蓄艾文編》（台北：台灣學生書局，1965），第三冊。

Addison, W. Innes, ed. *The Roll of the Graduates of the University of Glasgow, from 31st December 1727 to 31 December 1897* (Glasgow: James MacLehose & Sons, 1898).

Anon. "Diseases of China," *The Lancet* 110(1877): 439-440.

———, "Obituary; John Dudgeon, M.D., Consulting Surgeon to the British Legation, Pekin," *British Medical Journal* 1(1901): 769.

Begg, C. "Dr. C. BEGG'S Report on the Health of Hankow, for the year ended 31st March 1885," *Medical Report of the Chinese Imperial Maritime Customs* 29(1885): 33-39.

Berdmore, Sept. "The Principles of Cooking," in *Health Exhibition Literature*. Vol. IV, *Health in Die* (London: William Clowes and Sons, 1884), pp. 163-250.

Chalmers, Thomas. "The Political Economy of Bible," *North British Review* 2(1844-1845): 1-51.

Church, A. H. *Food: Some Account of Its Sources, Constituents, and Uses* (London: Chapman and Hall, 1882).

Daly, C. C. de Burgh. "Dr. C. C. de BURGH DALY'S Report on the Health of Ningpo," *Medical Report of the Chinese Imperial Maritime Customs* 32(1887): 68-70.

———, "Dr. C. C. de BURGH DALY'S Report on the Health of Newchwang, for the year ended 31st March 1895," *Medical Report of the Chinese Imperial Maritime Customs* 49(1895): 1-2.

Dean, A. S. "Dr. A. S. DEAN'S Report on the Health of Wuhu, From 1st October 1880 to 31st March 1886," *Medical Report of the Chinese Imperial*

Maritime Customs 31(1886): 23-28.

Dudgeon, John. *The Third Annual Report of the Peking Hospital under the Care of J. Dudgeon, M.D.C.M. for the Year 1864* (Peking: James Ly and Co., 1865).

————, *The Fourth Annual Report of the Peking Hospital, in Connexion with the London Missionary Society, under the Care of John Dudgeon, M.D.C.M. for the Year 1865* (Shanghai: Presbyterian Mission Press, 1865).

————, "Dr. John DUDGEON'S Report on the Health of Peking for the half-year ended 31st March 1871," *Medical Report of the Chinese Imperial Maritime Customs* 1(1871): 6-15.

————, "Dr. John DUDGEON'S Report on the Physical Conditions of Peking, and the Habits of the Pekingese as Bearing upon Health (First Part)," *Medical Report of the Chinese Imperial Maritime Customs* 2(1872): 73-82.

————, *Historical Sketch of the Ecclesiatical, Political and Commercial Relations of Russia with China: drawn chiefly from Original Source* (Peking: s.n., 1872).

————, "Dr. John DUDGEON'S Report on the Physical Conditions of Peking, and the Habits of the Pekingese as Bearing upon Health(Second Part)," *Medical Report of the Chinese Imperial Maritime Customs* 4(1873): 29-42.

————, "Dr. John DUDGEON'S Report on the Health of Peking for the half year ended 31th March 1873," *Medical Report of the Chinese Imperial Maritime Customs* 6(1874): 11-13.

————, "Dr. John DUDGEON'S Report on the Health of Peking for the half year ended 31st March 1875," *Medical Report of the Chinese Imperial Maritime Customs* 9(1875): 34-44.

————, *The Diseases of China; Their Causes, Conditions, and Prevalence, Contrasted with those of Europe* (Glasgow: Dunn & Wright, 1877).

————, "Medical Missionary Work as an Evangelical Agency," *Chinese Recorder*

15.1(1884): 1-13.

——, "Diet, Dress, and Dwellings of the Chinese in Relation to Health," in *Health Exhibition Literature*. Vol. XIX, *Miscellaneous including Papers on China* (London: William Clowes and Sons, 1885), pp. 253-486.

——, *The Land Question, with Lessons Drawn from Peasant Proprietorship in China* (Glasgow: James Maclehose & Sons, 1886).

——, *China's Northern Dependencies and Colonial Possession.* (Glasgow: The Philosophical Society of Glasgow, ca. 1886).

Dunell, G. R. "Dwellings," in *Health Exhibition Literature*. Vol. XVIII, *Miscellaneous including Jury Awards and Official Catalogue* (London: William Clowes and Sons, 1885), pp. 221-223.

Evans, Charles W. DeLacy. *How to Prolong Life: An Inquiry into the Cause of Old Age and Natural Death, Showing the Diet and Agents Best Adapted for a Lengthened Prolongation of Existence* (London: Baillière, Tindall, and Cox, 1885).

Henderson, James. *Shanghai Hygiene or Hints for Preservation of Health in China* (Shanghai: Presbyterian Mission Press, 1863).

Henry, A. "Dr. A. HENRY'S Report on the Health of Ichang for the Half-year ended 30th September 1882," *Medical Report of the Chinese Imperial Maritime Customs* 24(1883): 7-11.

Jamieson, Alexander. "Dr. Alexander JAMIESON'S Report on the Health of Shanghai for the half year ended 30th September 1871," *Medical Report of the Chinese Imperial Maritime Customs* 2(1872): 33-43.

——, "Dr. Alexander JAMIESON'S Report on the Health of Shanghai for the half year ended 1st March 1873," *Medical Report of the Chinese Imperial Maritime Customs* 5(1873): 50-58.

——, "Dr. Alexander JAMIESON'S Report on the Health of Shanghai for the half year ended 30th September 1873," *Medical Report of the Chinese Imperial Maritime Customs* 6(1874): 54-69.

———, "Dr. Alexander JAMIESON'S Report on the Health of Shanghai for the half year ended 31st March 1888," *Medical Report of the Chinese Imperial Maritime Customs* 35(1888): 1-14.

———, "Dr. Alexander JAMIESON'S Report on the Health of Shanghai for the two years ended 31st March 1891," *Medical Report of the Chinese Imperial Maritime Customs* 41(1891): 36-46.

Kerpp, Frederick Charles. *The Sewage Question: Being a General Review of all Systems and Methods Hitherto Employed in Various Countries for Draining Cities and Utilising Sewage* (London: Longmans, Green, and Co., 1867).

Lovett, Richard. *The History of the London Missionary Society, 1795-1895*. Vol. II. (London: Henry Frowde, 1899).

Lowry, J. H. "Dr. J. H. LOWRY'S Report on the Health of Pakhoi for the half year ended 30th September 1882," *Medical Report of the Chinese Imperial Maritime Customs* 24(1883): 27-30.

Lynch, J. A. "Dr. J. A. LYNCH'S Report on the Health of Chinkiang for the half year ended 30th September 1888," *Medical Report of the Chinese Imperial Maritime Customs* 36(1889): 3-4.

MacDonald, Roderick J. J. "Dr. Roderick J. J. MACDONALD'S Report on the Health of Wuchow, for the fourteen months ended 30th September 1898," *Medical Report of the Chinese Imperial Maritime Customs* 56(1899): 16-27.

MacFarlane, E. P. "Dr. MACFARLANE'S Report on the Health of Ichang for the two years ended 30th September 1880," *Medical Report of the Chinese Imperial Maritime Customs* 20(1881): 18-21.

Manson, Patrick and Augustus Müller. "Drs. MANSON and MÜLLER'S Report on the Health of Amoy for the half year ended 30th September 1871," *Medical Report of the Chinese Imperial Maritime Customs* 2(1872): 10-23.

Miller, William Allen. *Elements of Chemistry: Theoretical and Practical.* Vol. III, *Organic Chemistry* (London: Parker, Son, and Bourn, 1862).

Myer, W. W. "Dr. W. W. MYER'S Report on the health of Chefoo for the half year ended 31st March 1872," *Medical Report of the Chinese Imperial Maritime Customs* 3(1872): 37-42.

Platt, A. R. "Dr. A. R. PLATT'S Report on the Health of Chinkiang for the half year ended 30th September 1876," *Medical Report of the Chinese Imperial Maritime Customs* 12(1877): 26-27.

———, "Dr. A. R. PLATT'S Report on the Health of Chinkiang for the year ended 30th September 1877," *Medical Report of the Chinese Imperial Maritime Customs* 14(1878): 62-67.

Poore, George Vivian. "Thrift in Its Relation to Health; or, the Right Use of Refuse," in *Health Exhibition Literature.* Vol. IX, *Health in Relation to Civic Life* (London: William Clowes and Sons, 1884), pp. 215-252.

Reid, A. G. "Dr. A. G. REID'S Report on the Health of Hankow for the half year ended 30th September 1871," *Medical Report of the Chinese Imperial Maritime Customs* 2(1872): 44-60.

———, "Dr. A. G. REID'S Report on the Health of Hankow for the half year ended 31st March 1872," *Medical Report of the Chinese Imperial Maritime Customs* 3(1872): 43-54.

Rennie, T. "Dr. T. RENNIE'S Report on the Health of Foochow for the year ended 31st March 1881," *Medical Report of the Chinese Imperial Maritime Customs* 21(1881): 50-56.

Rose, J. "Medical and Topographical Notes on China," *The Lancet* 79(1862): 631-632.

Smiles, Samuel. *Thrift* (London: John Murray, 1875).

Somerville, J. R. "Dr. J. R. SOMERVILLE'S Report on the Health of Foochow (Pagoda Anchorage) for the half year ended 31st March 1873," *Medical Report of the Chinese Imperial Maritime Customs* 5(1873): 37-46.

The Royal College of Physicians of London. *The Nomenclature of Disease, Drawn up by a Joint Committee Appointed by the Royal College of Physicians of London* (London: J. W. Golbourn, 1868).

Thompson, Ralph Wardlaw. *London Missionary Society, Duputation to China, March 30 to June 16, 1883* (London: Alexander & Shepheard, 1885).

Trotter, Thomas. *An Essay, Medical, Philosophical, and Chemical on Drunkenness and Its Effects on the Human Body, Edited with an Introduction by Roy Porter* (London and New York: Routledge, 1804/1988).

Watson, James. "Dr. James WATSON'S Report on the Health of Newchang, from 1st April 1873 to 30th September 1874," *Medical Report of the Chinese Imperial Maritime Customs* 8(1875): 7-11.

———, "Dr. James WATSON'S Report on the Health of Newchang for the year ended 31st March 1879," *Medical Report of the Chinese Imperial Maritime Customs* 17(1879): 8-13.

Wilson, John. *Medical Notes on China* (London: J. Churchill, 1846).

近人論著

李尚仁

2000 〈從病人的故事到個案病歷：西洋醫學在十八世紀中到十九世紀末的轉折〉，《古今論衡》5：139-146。

邱仲麟

2004 〈風塵、街壤與氣味：明清北京的生活環境與士人的帝都印象〉，《清華學報》34.1：181-225。

Arnold, David

1993 *Colonizing the Body: State Medicine and Epidemic Disease in Nineteenth-Century India* (Berkeley: University of California Press).

Chen, Jeng-Guo(陳正國)

Forthcoming "Class Consciousness and British Views of Chinese Civilization," *The Eighteenth Century: Theory and Interpretation*.

Corbin, Alain

1994　*The Foul and the Fragrant: Odor and the French Social Imagination.* Translated by Miriam L. Kochan（London: Picador）.

Eyler, John M.

1979　*Victorian Social Medicine: The Ideas and Methods of William Farr*（Baltimore: Johns Hopkins University Press）.

Fellman, Anita Clair & Michael Fellman

1981　*Making Sense of Self: Medical Advice Literature in Late Nineteenth-Century America*（Philadelphia: University of Pennsylvania Press）.

Granshaw, Lindsay

1992　"'Upon This Principle I have Based a Practice': The Development and Reception of Antisepsis in Britain, 1867-90," in *Medical Innovations in Historical Perspective*, edited by John Pickstone（New York: St. Martin's Press）, pp. 17-46.

Hamlin, Christopher

1985　"Providence and Putrefaction: Victorian Sanitarians and the Natural Theology of Health and Disease," *Victorian Studies* 28.3: 381-411.

1992　"Predisposing Causes and Public Health in Early Nineteenth-Century Medical Thought," *Social History of Medicine* 5.1: 43-70.

1998　*Public Health and Social Justice in the Age of Chadwick: Britain, 1800-1854*（Cambridge: Cambridge University Press）.

Harrison, Mark

1994　*Public Health in British India: Anglo-Indian Preventive Medicine, 1859-1914*（Cambridge: Cambridge University Press）.

1999　*Climates and Constitutions: Health, Race, Environment and British Imperialism in India, 1600-1850*（New Delhi: Oxford University Press）.

2001　"Medicine and Orientalism: Perspectives on Europe's Encounter with Indian Medical Systems," in *Health, Medicine and Empire: Perspectives on Colonial India*, edited by Biswamoy Pati & Mark Harrison（London:

Sangam Book), pp. 39-87.

Harvey, David

   1990   *The Condition of Postmodernity: An Enquiry into the Origins of Cultural Change* (Oxford: Blackwell).

Hilton, Boyd

   1985   *The Age of Atonement: the Influence of Evangelicalism on Social and Economic Thought, 1795-1865* (Oxford: Clarendon Press).

Jewson, N. D.

   1974   "Medical Knowledge and Patronage System in Eighteenth-Century England," *Sociology* 8.3: 369-385.

Levi, Giovanni

   1991   "On Microhistory," in *New Perspectives on Historical Writing*, edited by Peter Burke (Cambridge: Polity Press), pp. 93-113.

Li, Shang-Jen(李尚仁)

   2004   "Eating Well in China: British Medical Men on Diet and Personal Hygiene at Nineteenth-Century Chinese Treaty Ports," 發表於History of Hygiene Conferences (Taipei: Institute of History and Philology, Academia Sinica, November 22-24, 2004).

Mackerras, Colin

   1999   *Western Images of China* (Hong Kong: Oxford University Press).

Macpherson, Kerrie L.

   1987   *A Wilderness of Marshe: The Origins of Public Health in Shanghai, 1843-1893* (Hong Kong: Oxford University Press).

Maver, Irene

   2000   *Glasgow* (Edinburgh: Edinburgh University Press).

McCaffrey, John F.

   1998   *Scotland in the Nineteenth Century* (Basingstoke: Macmillan).

McFarland, K. M.

   2004   "Scotland," in *A Companion to Nineteenth-Century Britain*, edited by

Chris Williams (Oxford: Blackwell), pp. 504-520.

McLaren, Martha

2001　*British India & British Scotland, 1780-1830* (Akron: The University of Akron Press).

Muir, Edward

1991　"Introduction: Observing Trifles," in *Microhistory & the Lost Peoples of Europe*, edited by Edward Muir and Guido Ruggiero, translated by Eren Branch (Baltimore: Johns Hopkins University Press), pp. vii-xxviii.

Pelling, Margrate

1978　*Cholera, Fever and English Medicine, 1825-1865* (Oxford: Oxford Univer-sity Press).

Pickstone, John V.

1992　"Dearth, Dirt and Fever Epidemics: Rewriting the History of British 'Public Health,' 1780-1850," in *Epidemics and Ideas: Essay on the Historical Perception of Pestilence*, edited by Terence Ranger and Paul Slack (Cambridge: Cambridge University Press), pp. 125-148.

1996　"Medicine, Society and the State," in *The Cambridge Illustrated History of Medicine*, edited by Roy Porter (Cambridge: Cambridge University Press), pp. 304-341.

Porter, Roy

1993　"Diseases of Civilization," in *Companion Encyclopedia of the History of Medicine*, edited by W. F. Bynum and Roy Porter (London and New York: Routledge), pp. 585-600.

Ranger, Terrence and Paul Slack, eds.

1992　*Epidemics and Ideas: Essays on the Historical Perceptions of Pestilence* (Cambridge: Cambridge University Press).

Rosenberg, Charles E.

1979　"The Therapeutic Revolution: Medicine, Meaning and Social Change in Nineteenth-Century America," in *The Therapeutic Revolution: Essays in*

Social History of American Medicine, edited by M. J. Vogel and Charles E. Rosenberg (Philadelphia: University of Pennsylvania Press), pp. 3-25.

Sibree, James

　1923　*London Missionary Society: A Register of Missionaries, Deputations, etc. From 1796 to 1923*. 4th ed (London: London Missionary Society).

Smith, Crosbie

　1998　*The Science of Energy: A Cultural History of Energy Physics in Victorian Britain* (London: Athlone Book).

Smith, Crosbie and M. Norton Wise

　1989　*Energy and Empire: A Biographical Studies of Lord Kelvin* (Cambridge: Cambridge University Press).

Stokes, Eric

　1963　*The English Utilitarians and India* (Oxford: Clarendon Press).

Wohl, Anthony S.

　1984　*Endangered Lives: Public Health in Victorian Britain* (London: Methuen).

Worboys, Michael

　1997　"The Spread of Western Medicine," in *The Oxford Illustrated History of Western Medicine*, edited by Irvine Loudon (Oxford: Oxford University Press), pp. 249-276.

第三章
「清潔」、「衛生」與「保健」
——日治時期台灣社會公共衛生觀念之轉變(修訂稿)

劉士永(中央研究院台灣史研究所副研究員)

　　日本殖民政府自領台以來,以德國衛生學為基礎陸續在台推動相關的政策與衛生工程。從這些衛生政策的延續與連貫性來看,可知殖民政府的衛生施政同時呼應了日本國內的發展、衛生官員的偏好、及國際間公共衛生學說的演進。本文的主旨即在探討此一歷史發展特性,並呈現日治時期台灣地區公共衛生觀念遞嬗的經過。早在1895年以前,台灣就曾經出現各式各樣的健康觀與衛生論,然而這些觀點並未成為有系統的政策。在日治時期,日本衛生學者及官員不僅是台灣衛生健康狀態的觀察者,同時也是新學說及觀念的教導引介者。伴隨著醫事專業團體的出現與台籍醫師漸成一新興社會階級,對於健康觀與衛生思想的解釋權不再定於一尊。台灣社會不僅以新的健康和衛生標準檢驗自己的生活條件,也開始借用其中的某些概念肯定自我,甚至以較平等的態度面對日本的殖民醫學。總的來說,日治時期台灣社會的健康觀與衛生思想,逐漸趨近於當時重要的世界醫學及衛生學主流思潮。不過,在這個觀念及思想相互交融的過程中,台灣社會的角色基本上是比較被動的。

一、前言

　　清廷因甲午戰爭失敗而於1895年割讓台灣給日本。從主權歸屬來說,割讓台灣的行為代表了治權的移轉;此一治權移轉的過程,即便同年5月至9月有台灣民主國的存在,仍然可以清楚的界定中日兩國何時對台灣開始行使主權。然

而，從公共衛生觀念的轉變來說，這樣涇渭分明的區隔卻並不存在。觀念的轉
變本就需要一段相當的時間方能見其端倪，何況在日治前期台地動盪的情況
下，更是需要時間來催化殖民政府所帶來的衛生觀念和相關學說。更重要的
是，日本國內對所謂「衛生學」的定義與相關的應用，直到1890年代醫學界才
勉強有比較一致的看法，而且這個看法還不斷地因西方新學說的興起而修正。
大致上來說，西方新興的公共衛生學說約莫興起於1820年代，然而在20世紀中
葉以前，基本上仍處於因應傳染病(contagious diseases)和新病因學(etiologies)
的範疇，從傳統的隔離主義(quarantinist aspects)到強制性國家衛生制度
(compulsory state hygienic system)的過渡階段[1]。至於今日所謂的公共衛生
(public health)觀念，雖有部分要素，如隔離(quarantine and isolation)、乾淨
(cleanliness)、消毒清潔(sanitization)、管制(control)等，曾散見於早期的各種
學說之中，卻要等到細菌學革命(bacteriological revolution)昌盛之後，以及公
衛理論中之環境主義(environmentalism)再次抬頭，並配合近代國家機制與財
政資本化的展開，才在1930年代以後的西方國家有快速發展的機會[2]。

　　就日治時期台灣社會衛生概念的轉變看來，日本國內流行的衛生學思潮當
然是影響最大者，但在1930年代，一則是日本衛生學界逐漸引進西方新興學
說，再則台灣醫界也主動向外尋求新知，近代公共衛生思想遂陸續被引進台灣
社會，到1940年代也出現了一些相應的設施與制度[3]。簡言之，日本殖民政府
自1895年開始以其國內流行的衛生學為基礎，陸續在台灣推動一些相關的政策
與衛生工程，但因為日本國內對「衛生」的定義未臻一致，加上新學說不斷的
出現，致使殖民政府的政策中，曾經出現不同的理論依據及其相應的措施。從
政策的延續與連貫性來看，衛生觀的改變似乎並不明顯；但細究其內容，卻可

1　Robert P. Hudson, *Disease and Its Control: the shaping of modern thought* (New York: Praeger, 1983), p. 143.

2　Christopher Hamlin, "Predisposing Causes and Public Health in Early Nineteenth-Century Medical Thought," *Social History of Medicine*, 5.1(1985), pp. 46-49. 以及 Meredith Minkler, "Health Education, Health Promotion and the Open Society: An Historical Perspective," *Health Education Quarterly*, Vol. 16.1(1989), pp. 24-25.

3　由於中文對譯的混淆，public health與hygiene都曾被譯為「公共衛生」或「衛生」，兩者之間的意涵其實是有所不同的，而且在日治時期的相關學者似乎也大約了解其間的差異(請參見最後一節的討論)。

見殖民政府的衛生改造工程,實際上呼應了日本國內的發展、衛生官員的偏好與國際間公共衛生學說的演進。本文的主旨即在於點出前述的特點,並藉此呈現日治時期台灣地區公共衛生觀念遞嬗的經過。

二、1895年以前日本的近代衛生觀

「健康」與「衛生」,這兩個名詞的形成與定義,始於幕末到明治初年間,日本衛生學者有意識的「製造」。這一套製造新知識的過程及其結果,日後在相當程度上左右了殖民政府的衛生政策與各種衛生標準。因新的學說不斷出現而使新的判定標準不斷地被應用於殖民地。為求論述的完整性,有必要先簡要地交代一下日本近代衛生觀形成的過程。

根據現行中央研究院電子文獻索引的結果,並未在中國舊籍中檢索出「健康」一詞。進一步檢索相關的詞彙後發現,中國傳統上對於描述身體機能與狀態完好的名詞,比較常見的是「健壯」、「健美」、或「勇健」等詞句。如《元史》兵制:

雖所管軍不及五百,其家富強弟子健壯者,亦出禿魯花一名,……[4]。

《福建通志》亦云:

使節臨戎,守令禦寇,武夫健壯,拱聽指揮,……[5]。

又記載:

泉兵丁,素稱勇健,每多桀驁不馴,該提督訓練有方,善於駕馭[6]。

4　《元史》(台北:鼎文書局,1977),卷98,志第46,頁2511。
5　《福建通志臺灣府》(台北:台灣銀行經濟研究室,台灣文獻叢刊第84種〔以下簡稱文叢〕,1960),兵制,頁323。
6　《福建通志臺灣府》,兵制,頁37-38。

大致說來，在這些中國舊籍裡，「健壯」一詞出現的頻率普遍高於「勇健」和「健美」，而「健康」一詞則似乎並未於19世紀末以前出現[7]。再者，1913年由台灣教會出版，牧師甘為霖(Rev. W. Campbell)所編之《廈門音新字典》，也僅有「勇健」與「康健」的詞彙，既無「健康」一詞也沒有後來使用廣泛的「衛生」。該字典主要是根據當時泉州、漳州和台灣流通的白話詞彙所編製之羅馬拼音字典，以利宣教師能運用通行於三地之閩南語推展教務，因此編寫之口音與詞彙皆以三地通用者為主[8]。據此推論，日本醫學家自幕末時期以來所慣用的「健康」一詞，其來源極可能既不是中國舊籍，也不是泉、彰、台三地既有的日用詞彙。

既然「健康」一詞並不源起於中國，則日本如何創造及定義之，當有其他的依據。從時間上來看，緒方洪庵(1810-1863)的《病學通論》是第一個使用「健康」一詞的正式著作。《病學通論》刊行於1849年(嘉永二年)四月。據該書卷二之〈疾病總論〉所述：

> 凡人身諸器不缺、氣血循環不滯、運營如常者，謂之「健康(ゲソンドヘイド)」，有變其常者謂之「疾病(シーキテ)」[9]。

引文中所謂ゲソンドヘイド，實為荷蘭文gezondheid之音譯。就其出處而言，緒方洪庵所言健康的影響因素，顯然受到當時蘭學的影響，採用了荷蘭醫學的觀點。依據荷蘭醫學的衛生學基礎，緒方洪庵進一步分類健康的表徵，說道：

> 氣血諸器完備、運營毫無過或不及者，固可謂為「十全健康(フォル

---

7 上述的推論主要是根據利用中央研究院漢籍資料網路檢索後之結果。又檢索漢籍資料網路醫藥文獻資料庫，有《醫心方》、《東垣醫集》及《遵生八箋》等出現有健康一詞，但並不是出現在正文之中，而是後人之註釋文字所用。

8 甘為霖，《廈門音新字典》(台南：台灣教會公報社，1978；1913年原刊)。該書另有英文書名為Rev. W. Campbell. F.R.G.S., *A Dictionary of the Amoy Vernacular Spoken Throughout the Prefectures of Chau-chiu, Chiang-chiu and Formosa (Taiwan)* (Tainan: The Taiwan Church Press, 1913). 有關編寫的說明參見Preface，頁i-ii；至於「健」與「康」的相關詞彙見頁319、408。

9 緒方洪庵，《病學通論 卷之二》一丁，適適齋藏稿(大版：青藜閣，1849)。

コーメネ　ゲソンドヘイド）」。……世所謂健康者，運營常欠調和，
但無較顯著的患害，得免病者之稱呼，是謂「帶患健康（ベトレッケ
レイケゲソンドヘイド）」[10]。

依杉浦守邦的看法，緒方洪庵之所以要分別「十全健康」與「帶患健康」，其
目的在於強調生理安定的恆定性。杉浦守邦並推論，緒方洪庵以「健」字表示
強力維持恆定性的意味，用「康」字代表生理上的安定狀態[11]。《病學通論》
初稿於1844年（天保十五年）送交坪井信道刪修定稿，完稿再於當時蘭學重心之
適塾廣爲流傳[12]。從幕末到明治初年，適塾出身的洋學家在日本思想界有著舉
足輕重的地位，在醫學與衛生學方面亦是如此。福澤諭吉及長與專齋即是最佳
的例證。

　　福澤諭吉（1835-1901）於1856至1858年間在適塾學習。他於1866年（慶應二
年）出版《西洋事情（初編）》時，對西洋學校有如下的描述：

　　　學校之旁必設遊園，……又園中有立柱、架梯、張網等設施，學童或
　　　攀柱梯、或習網渡之藝、或爲五禽之戲，以運動四肢、以散苦學之鬱
　　　悶、以保身體的健康[13]。

在撰寫《西洋事情外編》（1867）及《西洋事情二編》（1870）時，福澤諭吉
對健康的定義明顯傾向於英國公共衛生學（public health）的用法。在《西洋事
情外編》中，他強調經濟上必須建立相互扶持的制度，才能以健康無事之人幫
助患病之人，共謀社會之健康進化。在具體的衛生事業方面，淨水的供給構成

10　緒方洪庵，《病學通論　卷之二》一丁。
11　杉浦守邦，〈「健康」というの語創始者について〉，《日本醫史學雜誌》
　　43：2(1998)，頁110。杉浦守邦並未在其論文中討論「健康」一詞的出處，而緒
　　方洪庵之《病學通論》僅存殘稿，亦無法得知「健康」一詞的原始出處。
12　緒方富雄，《緒方洪庵傳》（東京：岩波書店，1963），頁38-42。
13　福澤諭吉，《西洋事情》，收於慶應義塾編，《福澤諭吉全集　第一卷》（東
　　京：岩波書店，1958），頁303。

了人體健康最基本也是最重要的條件[14]。至於《西洋事情二編》,則強調人民有追求健康的權利,政府應當立法保障這種權利[15]。上述福澤諭吉的言論,顯然受到當時英國衛生學者John Snow等人的理論所影響。一方面,由於Snow發現霍亂傳染具有「水媒(waterborne)」的特性,遂力主污水爲萬病之源,強調淨水對健康的必要性。Snow的理論對當時盛行的「瘴氣論(miasma theory)」而言,無疑是一項重大的發現[16]。另一方面,Chadwick在1842年的衛生報告書中,即提出公共衛生立法管制與建立社會福利體系的觀點[17],這也許就是《西洋事情二編》中衛生福利事項立論之主要依據。

長與專齋(1838-1902)是另一位對日本近代健康論及衛生學有重大貢獻的人。他在1854至1860年間就學於適塾。在1871年(明治四年),他受政府任命,赴歐美考察各國醫事衛生制度。1875年(明治八年)原幕末舊制之「醫務局」改制爲「衛生局」,長與專齋就任爲首屆衛生局長。在其自傳《松香私志》裡,長與專齋清楚地記錄他對英、美、德諸國衛生制度差異的理解,以及爲何要由《莊子》中擷採「衛生」一詞,與緒方洪庵以來對「健康」的用法併列。

在英美調查醫師制度的過程中,常見到サニター(sanitary)或ヘルス(health)等詞彙,……到柏林後,幾度聽到ゲズンドハイツプレーゲ(Gesundheitspflege)……起初僅從一般的字義去了解,並未特別留心。但隨著調查步伐的進展,感到(按:Gesundheitspflege)並不是單純的指健康保護而已。等到疑問漸增、了解漸深,才發現指的是負責國民一般健康保護之特種行政組織[18]。

---

14 福澤諭吉,《西洋事情外編》,收於慶應義塾編,《福澤諭吉全集 第一卷》,頁393。

15 福澤諭吉,《西洋事情二編》,收於慶應義塾編,《福澤諭吉全集 第一卷》,頁498。

16 Pelling Maegaret, *Cholera, Fever, and English Medicine* (Oxford: Oxford University Press, 1978), pp. 113-145.

17 Edwin Chadwick, *Report on the Sanitary Condition of the Lobouring Population of Great Britain (1842)*, edited with an introduction by M.W. Flinn (Edinburgh: Edinburgh University Press, 1965), p. 75.

18 長與專齋,《松香私志》復刻本(上卷),(東京:東京大學,1985),頁54-55。

後為起草《醫制》、推展西方類似之觀念，長與遂以為，

> ⋯⋯這樣的健康保護事業，東洋尚無以名之，而且是一全新的事業，⋯⋯醫制起草時，原詞本欲直譯為健康與保健等文字，但為求更直接有趣，我考慮了其他更適當的語詞。後憶及《莊子》「庚桑楚編」有衛生這樣的説法，和原意差異不大，字面又高雅，⋯⋯適用於表達這種健康保健的事業[19]。

長與專齋的敘述顯示出三個特點。(一)長與所謂的健康與衛生，源起於德文Gesundheitspflege。(二)早期傳入日本之荷蘭醫學，本為德奧醫學系統之旁枝[20]；因此，長與所代表的官方對「健康」事業欲重新定位時，就採用了傾向德國醫學的角度，而另以「衛生」名之，這恰好回歸了緒方洪庵翻譯健康一詞時的情景因素，足見德國醫學對日本醫界和官方如何定義「健康」及「衛生」，具有非常重要的影響力。(三)從緒方洪庵的「健康」到長與專齋之「衛生」，健康問題顯然已從個人生理機能的良窳，轉而成為政府施政的要務。衛生健康不僅僅屬於個人自利的範疇，而且是社會公眾的整體利益，因此國家介入衛生事業的必要性增加。

　　以明治初年日本醫學界的認知而言，德國醫學以社會進化論(social Darwinism)或生物學原則(biologicalism)定義生理上的「健康」，即所謂健康者必須要能在「優勝劣敗」的競爭過程中存活與延續，而政府亦要以醫學或政治的手段，協助其人民在此一競爭中生存下來，此即「衛生」的本質[21]。大體上說來，日本醫界所接受的德國衛生觀有三個特質。(一)公部門必須介入

19　長與專齋，《松香私志》復刻本(上卷)，頁65。

20　石田純郎，〈日本における西洋醫育システムの受容〉，收於石田純郎編，《蘭學の背景》(京都：思文閣，1988)，頁323-338。

21　神谷昭典，《日本の近代の醫學あけば》(東京：醫療圖書出版社，1979)，頁213；以及Richard J. Evans, "In Search of German Social Darwinism: The History of Historiography of a Concept," in Manfred Berg and Geoffrey Cocks eds., *Medicine and Modernity: Public Health and Medical Care in Nineteenth- and Twentieth-Century Germany* (Cambridge: Cambridge University Press, 1997), pp. 73-78.

社會中的衛生活動，以維持個人與社會全體的健康。(二)健康論所規範的是生理的完整(integrity)和生命的延續(continuity)，而衛生學所指涉的是一套以行政手段促進健康的作法。(三)政府必須由上而下的進行衛生改革，因此有必要明訂健康及衛生的判定標準，並從社會整體的角度分配醫療資源。易言之，醫療資源的配置不取決於市場因素，而是交由國家從增進社會整體健康水準的角度，由國家安排醫師專業分科的比例與執業的地理分佈[22]。

　　大學東校(東京帝大前身)於1870年發表〈保護健全意見書〉，一時成爲明治健康觀的代表性宣言。該文分「道」、「護健使」、和「學」三大部分，其中論及「健康之學」的部分，作者主張：

> ……悟造化之效，究物理之博，然後遠可以校日月星辰之運行及感應，近可以詳山川風土及氣候之變更。對水火金石草木及蟲魚禽獸之性質變化消長，識其原、推其用。由此得以掌握人生之所宜者。所以其本在於論人身百體之功用，詳其生成活動思慮及五感之妙機，講明所以成萬物之靈及生死疾病之道理。然講明此理需有二端：一是人在未病時須有防護禁戒之預防，以除厄保健康，此乃斯道之根本。一是人既患疾，自始即變通藥術以施之，以復健全、以全天命，此理需以前理爲本，否則將止於斯道之餘技耳[23]。

從上文可見，預防和治療已是明治時期健康觀的兩大重心，甚至還更強調預防的重要性。再者，健康之學的內容不限於人體，尚及於全體自然界。這樣的態度似乎呼應了18世紀末以來，西歐醫學家以博物學爲基礎所推論出來的一套醫學理論[24]。這樣的健康觀無疑地呈現出相當多的西方影響。根據〈保護健全意

22　瀧澤利行，〈明治初期醫師養成教育と衛生觀〉，《日本醫史學雜誌》38.4 (1993)，頁60-61。

23　〈保護健全意見書〉，收於厚生省醫務局編，《醫制百年史　資料篇》(東京：ぎょうせい)，頁33。

24　L. Jordanova, "Earth science and environmental medicine: the synthesis of the late Enlightenment," in L. Jordanova and Roy Porter, eds. *Image of the Earth* (Oxford: Oxford University Press, 1995), pp. 127-151.

見書〉的論點，長與專齋於1883年在《大日本私立衛生會雜誌》上發表〈衛生卜自治ノ關係〉一文，他主張：

> 人事愈複雜，僅一人一己之力不能達自愛自衛之目的，遂至一致團結，相互共謀扞外護中，……是則有集合體自治之興起[25]。

此一集合體自治之衛生要務如下：

> 衛生之目的在謀人生之無病長命，在此目的下，第一要務即供給清淨的空氣和飲水。又此事業之內包含上水的引用、下水之排除，所謂衛生兩大工事；以及家屋之改良、塵芥不潔物之掃除、道路之修繕等。加以傳染病流行之際，行消毒檢疫隔離之法，以控制病毒之蔓延，或預防於未發之時。以上等等都是今日所稱衛生上的重大事業。[26]

從上述的討論不難發覺，1895年以前日本的健康論與衛生學，受到西方醫學很深的影響，其中尤以英國醫學和德國醫學的影響最大。因此，當時日本醫學界吸收了不少正在西方流行之各種病因論。這些病因學說比較重要的有：瘴氣論(the miasma theory)、霍亂菌之水媒論(the waterborne theory of cholera)、和1890年代新興之細菌論(the germ theory)等。由於日本衛生學具有集體主義和中央集權之特色，在接受西方病因學說之際，每因學說之更替而使日本衛生官僚忙於重訂健康與衛生的判定基準。對於日本國內為了因應西方新學說，引發了種種討論與更動，日本學界已有許多討論，但此非本文重心，故在此暫不論列。不過，儘管健康與衛生的判定基準會因學說更替而改變，日本健康論中「預防重於治療」和衛生學裡國家干預的特質，則是兩項不變的因素。

25　長與專齋，〈衛生卜自治ノ關係〉，《大日本私立衛生會雜誌》，第59號 (1888)，頁261。

26　同上，頁265-266。

三、日治以前台灣社會之健康狀態與衛生理論

　　所謂「蠻煙荒瘴」的說法，似乎是日本在領台初期對台灣風土衛生的共識。然而，健康之良窳或衛生條件之優劣，不僅是主觀的印象，而且包含了一些當事人自認較爲客觀的判定標準。因此，未假思索地引用日人的說法，不僅無益於了解台灣眞正的衛生健康狀態，也忽略了日人論斷台地風土的歷史成因。然而，這樣的兩難(dilemma)在台灣歷史中卻一再出現。舉例來說，在1895年以前漢人與南島民族是台灣的主要族群，但在南島語族缺乏文字記載的情形下，漢人和少數洋人的觀察成爲學者了解當時台灣風土狀態的主要依據。由於某些文化差異與族群偏見，現存漢人與洋人的觀察或許難以視爲當時台灣風土衛生最眞實的記錄，卻足以呈現觀察者賴以評斷台地風土的依據爲何。

　　有別於一般人和後來日本殖民者的印象，根據荷據時期所留下的紀錄，似乎台灣的自然風土與南島語族的衛生健康條件並不差。以西拉雅(Siraya)人爲例，1623年荷蘭人的報告就指出，這些人的身高甚至比一般荷蘭人還高出一個頭[27]。或許是因爲當時台灣西部平原上水源充裕，西拉雅人沐浴的習慣非常普遍，並相信某些病害可以透過經常洗浴予以去除[28]；而且各村落中都鑿有深井供清潔或飲食之用[29]。西拉雅人的健康衛生條件，也表現在優越的居住品質上。黃叔璥就曾以「一塵不染」贊歎西拉雅人對家屋的整理[30]。有趣的是，西拉雅人的住屋往往被樹叢所圍繞，採挑高的干欄式建築；由於住屋間距離頗疏，整個村落可謂散落於自然環境中[31]，似乎並不以居住於林野之中爲苦。從荷蘭人的角度而言，西拉雅人的健康表現於其身材的高大，衛生則導源於自然

27　Leonard Blussé and Marius P. H. Roessingh, "A Visit to the Past: Soulang, a Formosan Village anno 1623," *Archipel*, Vol. 27（1984），p. 74.

28　林昌華，《十七世紀荷蘭改革宗教會與西拉雅原住民的遭遇、接觸》，1993年9月4日「平埔工作會」報告，頁9。

29　林昌華，《十七世紀荷蘭改革宗教會與西拉雅原住民的遭遇、接觸》，頁76。

30　黃叔璥，《臺海使槎錄》（文叢第4種，1957），頁95。

31　林昌華，《十七世紀荷蘭改革宗教會與西拉雅原住民的遭遇、接觸》，頁70，72，75-76。

環境(水與空間)的充裕。據此，似乎台灣的天然風土並不見得就是不健康或是不衛生的根源。荷蘭人對西拉雅人健康狀態與衛生條件所作的描述，呈現出了當時希波克拉底—葛倫(Hippocratic-Galen)學說的特質，強調空氣與水對健康的必要性；也呼應了當時西歐醫界在應付都市生活種種問題後，所發展出來一套重視自然(nature)和空間(space)的衛生學說[32]。

　　相較於荷蘭人的觀點，漢人似乎比較相信清潔行為的本身才是創造健康衛生的要件。前述黃叔璥的觀察，就強調西拉雅人對家屋勤於灑掃。此外，郁永河早在17世紀末對該族人的描述裡，也曾顯露這樣的判斷標準[33]。無可諱言的，西拉雅人的生活究竟算不算衛生健康，仍有待學者廣集資料再下斷語；甚至西拉雅人的生活習慣是否能代表當時台灣所有的南島民族，也還有相當的疑問。舉西拉雅人為例，只是希望能呈現漢人與荷蘭人判斷健康與衛生的因素，以及影響判斷的基礎並不一致。

　　不同於荷蘭人對台灣自然環境之欣賞；漢人從移墾的角度，似乎認為台灣的水土有害於人身，以今天的說法，就是地方性環境條件不佳有害健康。在台灣歷史文獻中多以「瘴氣」或「瘴癘」來表示這種有害的風土條件。早自杜聰明，晚至梁其姿等學者大抵都認為自宋元以降，漢人即常以中國南方(含台灣地區)為瘴癘之地[34]，當時紀錄中因「瘴氣」或「瘴癘」而導致之地方病有可能就是瘧疾。再者，在現代醫學興起之前，西方醫學界有人主張以感覺及經驗為基礎，評斷生活中的健康狀態與衛生因子；直到19世紀末科學醫學(scientific medicine)興起後，才逐漸轉由檢驗數據及醫療機構決定健康與衛生的標準[35]。這樣一個由感覺(sense)及經驗(experience)轉變為機制性判斷(institutional judgment)的過程，曾否在台灣史上發生也是值得探究的問題。針對此一疑問，或可先就清代的文獻中試看當時漢人如何描述台灣的風土條件。

32　John Duffy, *The Sanitarians: A History of American Public Health* (Urbana: University of Illinois Press, 1992), pp. 5-6.

33　郁永河，《裨海記遊》(文叢第44種，1959)，頁17。

34　梁其姿，〈疾病與方士之關係：元至清間醫界的看法〉，「第三屆國際漢學會議論文集」(台北：中研院，2000)頁165-212。

35　William F. Bynum, *Science and the Practice of Medicine in the Nineteenth Century* (Cambridge: Cambridge University Press, 1994), p. 59.

首先，《重修臺灣府志》即記載：

> 水土多瘴氣，往來之人恆以疾病爲憂[36]。

阮旻錫之《海上見聞錄》亦指明鄭軍士抵台之初，

> 水土不服，疫癘大作，病者十之八九，死者甚多[37]。

又如《福建通志臺灣府》云：

> 人日在煙霧中，瘴毒尤甚。……諸羅自半線以南，氣候同於府治，半線以北，山愈深、土愈燥，水惡土瘠，煙瘴愈厲，易生疾病，居民鮮至[38]。

又云：

> (淡水廳)山高崖峭，徑荒林鬱，瘴氣蔽空，綠水滢迴[39]。

有趣的是，漢人認爲令人致病的「煙瘴」，大多存在荒野茂林處，一旦經人開發聚居，瘴氣自會減弱。[40] 例如：

> 在事者頻年苦於疾疫，所冀人盛而瘴氣開[41]。

36　周文元，《重修臺灣府志》（文叢，1958），頁242。
37　阮旻錫，《海上見聞錄》（文叢第24種，1958），頁38。
38　《福建通志臺灣府》，風俗，頁213。
39　《福建通志臺灣府》，關隘，頁344。
40　劉翠溶，〈漢人拓墾與聚落之形成：臺灣環境變遷之起始〉，收於劉翠溶、伊懋可主編，《積漸所至──中國環境史論文集》（台北：中央研究院經濟研究所，1995），頁337-338。
41　《臺灣通志》（文叢第130種，1962），卷一疆域形勢，頁27。

又如，在19世紀初謝金鑾也曾說道：

> 台灣本瘴毒也。……建置而後，居民廣集，人類孳生，瘴氣屏銷，霧
> 露風雨，無所挾而爲屬。固知陰陽合、寒暑時，古今來有力者，豈非
> 人事哉[42]。

此外，也有人注意到在人口聚居的地方，因環境衛生不良而容易致病。例如：

> 郡城內外，河道溝渠，年久失修，穢氣蒸薰，人多疾病[43]。

至於水質之適飲與否，漢人可能以視覺或味覺來加以判定。如胡應魁記彰
化名井「古月井」時，即有這樣的記載：

> 詢之故老，咸云舊有此泉，色濁而味劣，年來忽變甘冽。……彰城中
> 待水以生者萬室，……[44]。

當宜蘭初闢時，也有如下之記錄：

> 因穴地聚泉，泉皆黃水，先以破篾筐壓石注之，然後挹於缸瓢，用白
> 礬陶去泥沙，以供日用之需。究之水黃則毒深，礬重則味澀，烏得而
> 不生疾耶[45]。

值得注意的是，清代在台漢人似乎偏好飲用井水，此或與當時聚落不大，
地表之流水多半用於清潔、灌溉的習慣有關，因此大多數人仍以井水或泉水等

42　謝金鑾，《續修臺灣縣志》（文叢第140種，1962），頁47。
43　劉敖，《巡臺退思錄》（文叢第21種，1958），頁124。
44　胡應魁，〈古月井記〉，收於林衡道監修、黃耀東編，《明清臺灣碑碣選集》
　　（台中：台灣省文獻會，1980），頁159。
45　陳淑均，《噶瑪蘭廳志》（文叢第160種，1963），頁201。

地下水為飲用水之上選[46]。大體而言，漢人認為地域上的人為開發與鑿井等，有助於降低天然環境中的有「毒」因子，即創造健康衛生的生存條件。漢人這種習慣是否有中國醫理上的依據，在沒有進一步的研究前，實無法遽下斷語。

然而，同一時期在台的洋人根據當時環境醫學與衛生學(environmental medicine and hygiene)的理論，似乎並不能完全同意漢人這樣的看法。以1882至1891年間台南海關的報告為例，英籍醫官即指出：

> 無疑的本地人曾發生過許多疾病，例如嚴重的痢疾和瘧疾，皆由於其骯髒的習慣與住所造成[47]。

就此報告而論，生活習慣和住家型式的良窳才是決定人是否會生病的原因。這種以生活習慣與住家型式為基礎的判定模式，實際上普遍存在於18世紀末以來的西歐醫學中[48]。既然當時任職中國海關事務，負責纂寫《海關醫報》的官員多半受英國醫學理論之薰陶，在1882至1891年間，台南海關的報告有這樣的說法實不足為奇。除了人的行為和居住型式會導致疾病易於入侵人體外，前述的報告並未提出真正的病原為何。然而，只有掌握當時流行的病因學後，才能理解在台灣的洋人為何認定清潔的居所和衛生的習慣，能夠避免病源入侵，常保人體健康。

馬偕醫師(Dr. George Mackay)對瘧疾(malaria)所作的一些觀察與病因學上的判斷，或許可以在這個方面提出一些線索。馬偕自1872至1895年間主要在淡水一帶行醫傳教。在這23年間，馬偕觀察到「瘧疾熱(malaria fever)」是主要的致死原因，他說：

> 由於這個疾病(按：瘧疾)，當地居民大量死亡。几乎所有形式的病痛

---

46 劉翠溶、劉士永，〈淨水供給與污水之排放——臺灣聚落環境史研究之一〉，《經濟論文》20.2(1992)，頁464-465。
47 《臺灣經濟史第六集》(台北：台灣銀行經濟研究室，1956)，頁102。
48 John.R. Martine, *Influence of Tropical Climates in European Constitutions* (London: The Colonial Office, 1861), pp. 42, 154.

都可以直接追溯到這個病源。……尤其是在炎熱的季節時分，居民常常突然地遭受侵害，有許多的個案都不過苟延殘喘了數小時而已[49]。

馬偕顯然注意到了瘧疾的好發性與溫度、季節具有相關性。值得注意的是，當馬偕從當地居民口中聽到「淡水熱」，並以中國傳統的瘴氣論解釋其成因時，馬偕並未提出反駁，他說：

> 關於這個病的成因，無疑地是來自有機物質混合蒸燠後所產生的瘴毒（malaria poison）[50]，而其好發性受到體質、氣候、和生活環境的影響[51]。

馬偕對「淡水熱」（即瘧疾熱）所提出的病因論，其實是受到了當時西方醫學中瘴氣論的影響。相較其他醫師對類似疾病的解釋，尤其能顯示此一特性。1820年時，一位在紐奧爾良（New Orleans）的法國醫師就認為：

> 許多歐洲人因新墾地上散發的氣體和日照的蒸燠而罹病，這是因為他們砍伐樹林，破壞了自然用以避免瘴氣（miasma）蒸發並毒害空氣的機能所致[52]。

英籍漢口海關醫官Reid於1871年也指出：

> 如果像多數人所相信的，疾病誘因（exciting causes）的產生，是導因

---

49 George Mackay, *From Far Formosa: The Island, its People and Missions* (Taipei: SMC Publishing INC, 1896), p. 4.

50 在此必須說明malaria一詞，在Ronald Ross 於1894年提出瘧疾的蚊媒論以前，醫界多半用來指稱溫熱沼澤地帶所產生的瘴氣（miasma）。因此，所謂malaria poison 在此譯為「瘴毒」。

51 劉翠溶、劉士永，〈淨水供給與污水之排放——臺灣聚落環境史研究之一〉，頁313。

52 N.V. A. Gerardin, *Mémoires sur la Fièvre Jaune* (Paris: No publisher, 1820), pp. 84-85.

於熱、濕度及腐化的動植物，在一定的氣候條件下混合作用所形成的結果，……那麼，它們在此地有著良好的滋長機會[53]。

從前述三項引文可見，「瘴氣論」是西方醫師共同用來解釋病因的理論基礎。所謂「瘴氣論」是17世紀環境醫學與衛生學發展至19世紀時，廣爲西歐醫界接受的病因學說。此一理論強調熱、水與空氣中有機物質混合後，所形成之氣體具有致病的毒性。因此，健康狀態與衛生條件的判定，取決於生活中是否有充足且流動的空氣與清潔的水源。具體而言，所謂有利於身體健康的生活形態，就是要有良好的通風與乾淨的用水，只是因滯水受熱易生瘴氣之故，位處林蔭深處的流動水源，才符合衛生的標準[54]。

總結前述，1895年以前曾經在台灣出現過的健康觀與衛生論，就如同當時形形色色的族群般，各有其特色與來源。或許對大部分的漢人及洋人而言，台灣的風土條件並不令人滿意，但對於原本就生息其間的西拉雅人，甚至是作爲觀察者的荷蘭人來說，台灣的自然條件與健康衛生水準倒也不是一無可取。至於台灣整體的健康狀態和衛生條件，是否如日人所謂的「蠻煙荒瘴」，就要看觀察者所憑恃的標準爲何，以及所謂「蠻煙荒瘴」所指爲何了。至少從17世紀西拉雅人與荷蘭人的角度來說，台灣或許蠻荒尚存，但若一定要認爲煙瘴害人，則似乎還不至於。然從漢人的觀點來看，台灣林野間處處存在著瘴癘之氣，只能靠開林闢野、形成聚落和良好的清潔行爲，才能避免其侵害。隨著教會醫學在台灣的出現，西方的「瘴氣論」被洋人引爲依據，判斷19世紀台灣島上人民的健康狀態與衛生條件，而且更進一步地尋求致病的本源。不過，當時地方政府尚無推展公共衛生的觀念，這些從17世紀到19世紀間出現的各種觀點，都是片斷的、個別的，很難說對整體台灣社會產生過全面性的影響。日本殖民政府及其施政顯然與前此不同。因此，要探索日本殖民時期台灣社會上流行的健康觀與衛生論，從殖民政府的施政入手，應該是比較容易又能兼顧代表性的作法。

53　Dr. A. G. Reid, "Report on the Health of Hankow for the half year ended 30th September, 1871," *Medical Reports*（海關醫報）, No.2（1871）, pp. 46, 57.

54　John Duffy, *The Sanitarians*, p. 68.

四、日本領台後的健康觀與衛生論

　　如前所述，觀念的轉變是一個演進的過程，而非一夕可成的事業。何況日本國內的健康觀與衛生論也受西方學說興替的影響，自始就不是一成不變的學說。一旦考慮到殖民統治的某些特性，從1895到1945年間，台灣社會所接受的健康觀與衛生論，當然也不可能毫無變化。大致說來，日本殖民政府所推廣的健康觀與衛生論，在1910年代前後有過醫學理論上的轉變。這個改變是日本國內因應1890年代吸取德國細菌理論(bacteriology)後的結果；台灣在1910年代吸收該學說，並運用於已經在台行之有年的一些政策與制度裡。這種轉變，一則顯示了日本衛生官僚已能運用較為成熟的細菌理論於殖民地，同時也顯示台灣社會上對健康和衛生的看法，可能已從表面觀察的範圍，進入到一個必須仰賴儀器與化學藥劑才能判斷健康狀態及衛生水準的時代。

　　由於占領初期台灣社會動盪不安，日本政府除致力加強軍隊內部的衛生控制，尚無力兼顧台灣人民的健康狀態與社會上的衛生條件。殖民政府第一個與台灣衛生有關的政策，大約只能溯至1896年後藤新平之「台灣鴉片漸禁政策」，然而該政策只是個案性的政策。比較能反映出這段時間中，殖民官員所依恃之健康觀與衛生論，是同年公布的《臺灣傳染病預防規則》及英人巴爾頓(W.K. Burton)來台籌劃衛生工事。當然，1883年長與專齋於〈衛生卜自治ノ關係〉文中，所顯示之國家干預的特色和中央集權的作風，對了解殖民政府衛生行政的人來說，自始就是日本殖民行政上一個醒目的現象[55]。

　　台灣總督府於1896年10月發布《傳染病預防規則》，確認鼠疫、天花、霍亂、傷寒、腸傷寒(或名副傷寒，即paratyphoid)、痢疾、白喉、和猩紅熱等8種法定傳染病，並明訂防疫之基本措施，如設立檢疫站、隔離患者、阻斷交通路徑、死體處置，及醫師有彙報疫情之義務等[56]。據其內容推斷，該《傳染病預防規則》有可能改編自1864年與1866年英國實施之The Contagious Disease

---

55　范燕秋，〈近代衛生制度的轉移——1920年代前殖民政府公共衛生系統的建立〉，《經典雜誌》編，《台灣醫療四百年》(2006)，頁92。

56　《臺灣總督府民政提要》(台北：臺灣總督府，1897)，頁243。

Act。英國的The Contagious Disease Act自1864年實施起,就成為許多國家在制定類似法規時的範本[57],只是台灣的殖民政府把好發於歐陸,卻在台灣尚屬罕見的猩紅熱也納入該規則的管制範圍中[58],似乎顯示了日本人雖移植「先進」的英國法規到新領地上,實際上卻尚未能完全掌握台灣當時的衛生狀態。就該規則的細目觀之,隔離(quarantine)與封鎖(isolation)是控制疫情的主要手段。值得注意的是,這一套作法基本上並不符合當時部分西歐醫學界主張之「環境主義預防觀(environmentalist prevention)」的定義,倒比較接近德奧醫界承襲鼠疫大流行後,所遺留下的「清潔隔離主義(sanitary quarantism)」衛生觀[59]。當時這類法規都具有早期傳染論(the contagion theory)的特色,強調健康者的分類與患病者的隔離,而政府專斷的執行權則是防疫成功與否的保障,至於個人的權利當然被「有必要的」予以犧牲[60]。簡言之,從《傳染病預防規則》可見,殖民政府的健康論與衛生觀尚基於早期傳染論學說,以人體病徵之有無為對象來區分健康與否,而所謂的衛生工作,主要指的是國家對於患者與有可能罹患疫病者的隔離控制而言,現今學界多將這類做法與觀念視為公共衛生學裡的清潔隔離主義[61]。

殖民政府藉著《傳染病預防規則》顯示其處理疫情危機的理論基礎及其健康論與衛生觀。至於巴爾頓對台北水道與都市的規劃,則呈現了殖民政府對健康狀態及衛生條件的常態性看法。巴爾頓與東大工學士濱野彌四郎於1896年抵台,協助殖民政府規劃都市內的上、下水道工程。巴爾頓建議採英國治理香港

57 Smith F. Barrymore, "The Contagious Diseases Acts Reconsidered," *Social History of Medicine*, 3.2 (1990), p. 197.

58 1945年以前,台灣地區僅在1934到1935年間爆發過猩紅熱之疫情,參見台灣省文獻委員會編,《臺灣省通誌 卷三政事志》(台中:台灣省文獻委員會,1972),頁202b-204b。

59 這兩項理論的差異,在於前者主張在於防止病因(agent或contagia)自環境入侵人體形成疫情,而後者重視以隔離患病之宿主(host)的方式,企圖割斷傳播的路徑,或在疫病發生後控制其擴散的程度。參見Milton Terris, "The Epidemiological Tradition," *Public Health Reports* 94 (1979), p. 204.

60 Paul McHugh, *Prostitution and Victorian Social Reform* (New York: St. Martin's Press, 1980), p. 251.

61 Christopher Hamlin, "Providence and Putrefaction: Victorian Sanitarians and the Natural Theology of Health and Disease," *Victorian Studies* 28.3 (1985), pp. 381-411.

與新加坡的模式，規劃台北市區及上、下水道；是以，「Clarke(在印度加爾各答)」的水道工程設計是後來英國規劃香港與新加坡時的重要依據。」[62]如果這樣的相似性的確存在，則巴爾頓為台北水道設計唧筒與重力混合式的取水方式、揚水與淨水池分離配置、乃至於混凝土幹管和鐵管的配用上[63]，或許隱含著Clarke原始規劃裡的衛生學考慮：即英籍學者John Snow之傳染病「水媒論」和「瘴氣論」之混合[64]。誠如第一節所述，「水媒論」和「瘴氣論」是當時流行的兩大衛生學說，不僅英國奉為圭臬，日本學界亦深受其影響。巴爾頓的規劃中雖未直接引用「水媒論」，卻指出除了提供淨水之外，台北城內急需有排水設施，以減少城內的「潴水」並降低「瘴毒」。他也主張，為防夜間瘴毒突然瀰漫，房舍應以兩層式建築為佳，並建議種植向日葵與尤加利樹以防瘧[65]。巴爾頓明確地運用「瘴氣論」於都市規劃中，顯示他似乎更倚重環境預防觀。在此必要指出的是，「水媒論」和「瘴氣論」在當時並非相互衝突的兩套理論，只是「水媒論」強調傳染原(contagia)以水傳播的特性，而瘴氣論重視的是溫度、溼氣與有機物混合後所產生的「毒」[66]。因此，在這兩種觀念影響下，健康的條件決定於流動的水和空氣、降低空氣中的有機物、以及避免高溫蒸燠的環境；亦即，經流動過濾之淨水供給、通風且有適當避蔭之家屋、以及能降低有機物數量之市街規劃和管理。這些正是長與專齋在〈衛生卜自治／關係〉中所謂的「衛生要務」。

縱然法令與衛生工程或明或暗的顯示了某些理論依據，因而使後人可以揣摩殖民政府在健康觀與衛生學上種種可能的判斷標準。然而，1898年坪井次郎的報告才算提供了一手的資料，令人能較準確的分析殖民政府引進了何種健康觀與衛生學。從坪井次郎的學經歷來看，他出身東京帝大醫學部，赴德專攻衛

62　詳細的討論參見E. Leach and S.N. Mukherjee eds., *Elites in South Asia* (Cambridge: Cambridge University Press, 1970).

63　《臺北市水道誌》(台北：台北市役所，1932)，頁15-38。

64　John Duffy, *The Sanitarians*, pp. 32-36.

65　〈臺北城內衛生工事實況〉，《臺灣醫事雜誌》1.3 (1899)，頁20-35。

66　Sylvia N. Tesh, *Hidden Arguments-Political Ideology and Disease Prevention Policy* (New Brunswick and London: Rutgers University Press, 1994), pp. 25-32.

生學與細菌學，並任京都帝大首任醫科大學長及創立衛生學教室[67]。在日本醫界以德國醫學爲尊，以東大出身爲榮的情況下，作爲當時重要衛生學者的坪井次郎，他對台灣衛生狀態的看法，應該可以代表日本醫界的主流觀念。

坪井次郎報告中所調查之衛生狀態僅限於都市地區，而主要目的在與日本國內做一比較。他說：

> 余調查之目的是爲了解在台灣全島重要都市的衛生狀態，如基隆、台北、台中、台南、鳳山等地的衛生狀態，以及與內地衛生狀態的差距到何種程度。並看看歷來報導常謂台灣是非常不健康之地的說法，是不是果如其然[68]。

坪井次郎發現，由於日人多半聚居於基隆、台北一帶，因此當時日本國內對台灣衛生及季節氣候的評論也僅集中在這一帶。然而，台南和鳳山一帶的衛生條件和氣候與北部不同，因此他主張討論台灣的衛生狀態應有北部及南部的區隔。坪井次郎認爲，要觀察一地之衛生狀態，須根據以下幾點標準：

> 第一要調查其土地的季候如何，其次，才以適當的手段對家屋的構造、衣服、食物、飲用水、地質、和傳染病等狀況，進行詳細調查。[69]

縱觀整個殖民時代中，專業的衛生研究報告都採用坪井次郎在調查順序與結構上的建議。例1911年高木友枝的《論臺灣之衛生概況》（*Die hygienishen Verhaltnisse der Insel FORMOSA*）[70]，乃至戰後初期丸山芳登之《日本領時代に遺した臺灣の醫事衛生業績》(1957)等[71]，都是先論季節風土等自然條件，再

67　泉彪之助，〈衛生學者坪井次郎の經歷と業績〉，《日本醫史學雜誌》38.3 (1994)，頁3-31.

68　坪井次郎，〈臺灣の衛生〉，《臺灣協會會報》1.4 (1899)，頁5。

69　同上，頁6。

70　T. Takaki, *Die hygienishen Verhaltnisse der Insel FORMOSA.* (Dresden: Druck von C.C. meinhold & Sohne, Kgl. Hofbuchdruckerei, 1911).

71　丸山芳登，《日本領時代に遺した臺灣の醫事衛生業績》(橫濱：作者自印，

個別細論與衛生有關之行為、居所、和疾病狀態。坪井次郎的報告顯示他傾向於用自然條件之良窳來評論台灣衛生與健康問題。他說：

> (台灣北部)從每年十月、十一月之交，到翌年的二、三月間，大多每日降雨不絕，令人不愉快的天氣持續著，家屋及衣服等常帶濕氣，洗濯頗感困難。人的精神因此覺得沉鬱而不愉快。……啟程向台灣時，我就聽說台灣是這樣一個不健康之地。然而，……南部的季候大為不同，……我曾聽滯留當地的人說，只要有適當的家屋居住、適當的衣服穿著，居住此地並非難事。[72]

此外，「瘴氣」仍舊被他視為病因之一，因而主張必須有適當的穿衣法及家屋形式，以防「マラリセ(瘧疾)」之侵害。他說：

> 穿著用與內地相同的衣服時，則完全無法顧及季候之急變。日中暑氣甚強，可著單衣戴帽，頃刻之間，夜晚到來，溫度遽然下降，卻未及更衣時，遂將罹患「マラリセ」等。……要注意家屋的構造，床要造的高，屋簷要作的有丈餘之廣。如能做到這些，床高就可防「マラリセ」侵害，屋簷作的廣則防夏季時光線射入[73]。

坪井的報告也注意到了行為、飲食與健康衛生間的關係[74]。但最值得注意的是，他尚未了解台灣間歇熱的病因，而認為以適當的衛生方法，如土地之乾燥法與清潔法等，即可全面清除該病的威脅。除了對一般衛生法具有莫大的信心外，坪井也對新興的細菌學有所期待[75]。

坪井次郎的報告之所以具有代表性，除了他個人的學經歷與在日本衛生學

(續)————————————————
1957)。

72 坪井次郎，〈臺灣の衛生〉，頁6-7。
73 同上，頁8-9。
74 同上，頁9-11。
75 同上，頁13。儘管黑死病(鼠疫)的治療與預防迄今仍不是件容易的事，坪井當時即認為細菌學之發展，或許就可以發展出有效防範及治療黑死病的方法。

界的地位外，這篇報告所透露出的各種評論與觀點，也呼應了當時西方新病因
學和衛生理論的發展與統合方向[76]。文中除了比較傳統的「瘴氣論」和「行為
致病論」以外，坪井以城市為中心的調查方式，及對溫度與自然氣候的重視，
也顯示了歐洲新興熱帶醫學中「風土適應論(acclimatization)」的特色[77]。同
時，文中對「細菌論」的期待及其針對特定傳染病的討論方式，都可以看到後
來殖民政府以防疫為衛生事業之大纛，以實驗醫學(experimental medicine)為
依據的影子[78]。

　　許多例子顯示殖民政府有意師法德國醫學，引進其熱帶衛生學與相關之細
菌學知識。先是1899年(明治三十二年)的《臺灣協會會報》，自第八號起連載
守屋亦堂翻譯，當時視為德國熱帶醫學代表作的〈風土馴化及熱帶地衛生論
(Akklimatisation und Tropenhygiene)〉[79]。該文先從何謂「風土馴化」談起，
根據人類生理對於自然環境適應演化的觀點，逐步推演出人類可以運用各種衛
生上的技術，協助人體適應特定自然環境的觀點。換言之，所謂「風土馴化」
即以衛生技術協助殖民者適應殖民地之自然條件，而面對所謂「風土病」時，
以人為力量局部改變居住品質，使之儘量符合母國的生活條件，並增強殖民者
的免疫力，成為所謂熱帶衛生學的重心。根據范燕秋的研究顯示，日人確實曾
根據這一套風土馴化的概念，發展出評量與篩選日人移居者的原則[80]。她並且
引用高木友枝的一篇論文，強調高木認為「日本移民若依據這些原則，『殖民

由於細菌學(bacteriology)的發展，使原本強調管制隔離的德系衛生學，和重視環
　　境控制預防的英系衛生學，在1900年以後對於某些傳染病的預防觀點趨於統合，
　　這點在病媒管制與檢驗的相關政策上尤其明顯。參見Peter Baldwin, *Contagion and
　　the State in Europe 1830-1930* (Cambridge: Cambridge University Press, 1999), p. 11.

77　關於熱帶醫學中「風土適應論(acclimatization)」的特色，參見William Anderson,
　　"Climate of Opinion," *Victorian Studies*, 35(1992), pp. 135-157.

78　有關19世紀末，德國實驗室醫學與細菌論的發展，請參考J. M. D. Olmsted and
　　Harris E. Olmsted, *Claude Bernard and the Experimental Method in Medicine* (New
　　York: Henry Schuman, 1952).

79　「ドクトル」オーヽセルロン編著、守屋亦堂譯述，〈風土馴化及熱帶地衛生論
　　(Akklimatisation und Tropenhygiene)〉，《臺灣協會會報》，第8號(1899)，頁
　　14-24；第11號(1899)，頁32-51。

80　范燕秋，《疫病、醫學與殖民現代性》(台北：稻鄉出版社，2005)，頁31-32。

台灣將會成功』」[81]。

　　這類以「風土馴化」爲基調的熱帶衛生學論述，不僅僅存在於德國醫學界的討論之中，同時亦受到當時主要殖民大國—英國高度重視。其原因除希望能以先進之衛生技術穩固殖民者的生存機會外，亦隱含適應熱帶風土後的殖民者是否會產生種族退化的疑慮，意即因適應熱帶而變的和被殖民者一般缺乏智力和體能。守屋亦堂的譯文尚未涉及此一問題，然而似乎至少到了1910年代時，部分日人如持地六三郎者已開始出現類似的憂慮[82]。儘管日本殖民醫學的發展深受其母國推崇德系醫制的影響，但從范燕秋博士論文中引用的種種措施來看[83]，造成德國1930年代種族滅絕政策（purification）的德系種族衛生學（Rassenhygiene）似乎並未全面引入台灣。此一現象恰與德系種族衛生學在日本1920年代後，徒留其名卻未竟其實的情況有其歷史發展上的巧合。根據細菌學家緒方規雄的說法，日本醫界在1920年代以後已不盡然完全追隨德系醫學發展而自成其格局。至少在是否接受德系種族衛生學這件事情上，日本傳統尊師重道的倫理規範，致使日本醫界無法坐視其留學德國時的猶太籍師長之境遇，而無法全盤接受具有高度排他色彩的德系種族衛生學[84]。

　　然而前述增強殖民者的免疫力以適應殖民地風土的主張，其實在衛生工作者僅能利用隔離法（quarantine and isolation）及一般清潔法（general sanitary law）的情形下，雖對改善整體健康條件有所助益，卻並不容易針對某些特定傳染病獲致明顯的進展。然而1930年以前，細菌學說因對鑑別某些傳染性疾病有莫大的貢獻，因而使得隔離法及一般清潔法，得以針對該病原的生物特性施治，此舉雖不能完全增強殖民者的免疫力，卻也能在控制疫病上獲致某種程度的成就。避開了具有倫理爭議，甚至是某種程度神秘主義的種族衛生學論述，風土適應與熱帶醫學在殖民地的應用即聚焦於細菌學技術的改良與應用，而這正是

81　同上，頁32。原引文出自，高木友枝，〈衛生上より觀なる台灣〉，《台灣統計協會雜誌》20(1906)，頁18-25。

82　持地六三郎，《台灣農業殖民論》(東京：富山房，1912)，頁422。

83　相關論點請參見范燕秋，〈日本帝國發展下殖民地台灣的人種衛生(1895-1945)〉(政治大學博士論文，台北：政治大學，2001)，特別是頁223-252的部分。

84　緒方規雄，《細菌への挑戰》(東京：日本放送，1940)，頁193-196。

細菌學概念得以在台灣快速發展的一項重要背景因素。

除了西方細菌學快速發展外,自1892年北里柴三郎由德返日,主持「私立傳染病研究所」起,日本細菌學研究之水準事實上與德國相去不遠,尤其是在鼠疫、霍亂、傷寒等洲際型傳染病(transcontinental epidemics)的鑑別與血清疫苗製作上頗有佳作。這股細菌學研究的浪潮快速襲捲日本醫學界,以東京帝大醫學部為例,雖然該校在病原鑑定上的貢獻不若前者,其第一、二細菌學講座仍造就出許多傑出的細菌學者,更重要的是該部握有國立血清藥院,因此東大在主要血清疫苗製作與量產方面有舉足輕重的地位[85]。同樣受到這股風潮影響所及,在台灣的傳染病防治,如鼠疫、霍亂、甚至後來的瘧疾防治中,都可以發現這種以細菌學鑑別病原或宿主,但仰賴隔離法及一般清潔法控制疫情的模式。

以鼠疫來說,1896年爆發大流行不久,東大細菌學者緒方正規即來台進行鼠疫菌的鑑別工作,他建議耶爾辛菌(Yersinia pestis)為可能之病原體,並認為鼠類與寄生其上之蚤類為可能之中間宿主[86]。緒方正規當時並未能進行完整的細菌學檢驗,因而無法作確切的結論,不過他的各種觀察和懷疑都與後來的事實不謀而合。1898年5月,日本內務省臨時檢疫局事務官,也是出身北里柴三郎門下的志賀潔抵台,以菌株培養和染色鑑別的方式,希望能分離出鼠疫菌。同時他也試行鼠疫患者的血清療法,希望藉由血清疫苗的注射,增加患者對鼠疫菌的自體抵抗力[87]。如果說,志賀潔的作法代表了部分日本醫界對細菌學與血清疫苗的信任,那麼同年6月,軍醫岡田國太郎的建議,就顯示了另一部分日本醫師對隔離法與一般清潔法的支持。岡田國太郎經仔細調查台南鼠疫之病原、傳染路徑和宿主後,仍建議殖民政府以衛生的家屋形式如光線適當和空氣流通等,及嚴格執行清潔法為首要之預防手段,尤其是鼠疫病毒已經固著之家屋必須予以拆除[88]。岡田的看法,在總督府於1899年公布《鼠疫預

---

85 小高健,《私立傳染病研究所》(東京:思文閣,1992),頁1-35。

86 〈緒方博士ペスト病調査報告〉,《明治二十九年臺灣ペスト流行紀事》(台北:總督府民政部,1897),頁109-124。

87 〈內務省臨時檢疫局事務官志賀潔醫學士ペスト調查に係ける演說筆記〉,《公文類纂》乙二八卷之一〇。

88 〈ペスト病毒研究報告〉,《臺灣日日新報》,第159號,明治31年(1899)11月12日。

防攝生心得》後，可謂得到了官方的認可與應用[89]。然而，細菌學者仍持續致力於分離鼠疫菌、臨床細菌學檢驗和血清疫苗的試種。只不過他們的努力與成果在1902年前，暫時還無法完全被政府的衛生部門所接受，或取代隔離法與一般清潔法在衛生行政中的地位[90]。自1902年起，在高木友枝的指揮下，公布了新的鼠疫防疫方針。這個新的鼠疫防疫方針有兩項重心：一是針對中間宿主——鼠類——進行撲殺，二是擴大血清疫苗的預防接種[91]。過去習用之隔離法成爲臨時性的救急手段，而一般清潔法則被用於常態性的衛生工作或疫情減退後的善後手段。值得注意的是，上述的防疫措施實際上有細菌學之理論基礎。一般說來，20世紀中葉以前，公衛體系在採用細菌學理論時，最常見的應用模式有二：（一）判定菌種與其中間宿主(identification)→消滅細菌或宿主(eradication)；（二）判定菌種(identification)→製造疫苗(vaccination)→增進人體特定的免疫力(immunity)[92]。這兩套應用模式，也正是1902年的鼠疫防遏計劃的特色。簡言之，細菌理論，尤其是以實驗醫學爲基礎的細菌學理論，在高木友枝負責殖民地之衛生事務後，漸成爲重要的理論依據。

瘧疾的控制也有類似的發展。不同的是增進人體抵抗力的工具來植物淬取之奎寧，而非血清製劑。有趣的是，軍醫系統似乎比較偏好防蚊與滅蚊法(mosquito eradication)的推廣，其作法與當時英屬印度的作法相仿[93]。但一般文職的醫師則比較偏好使用奎寧，其中尤以總督府醫學校之教授和總督府防疫課的人員爲代表。這種奎寧預防法(quinine prophylaxis)其實是Robert Koch在1890年代，爲解決德國移民在東非大量染患"blackwater fever"所提倡的作

89 《明治三二年臺灣ペスト流行紀事》（台北：總督府民政部，1901），頁48-50。

90 堀內次雄，〈鼠疫診斷之困難及其病類〉，《臺灣醫事雜誌》2.2(1900)，頁1-15；〈鼠疫早期診斷法〉，《臺灣醫學會雜誌》，第8號(1903)，頁19-30。〈臺南ペスト流行景況及豫防接種成績報告摘要〉，《總督府府報》，明治34年(1903)10月5日，頁1-4。

91 對此過程的描述與討論，參見范燕秋，《日據前期臺灣之公共衛生——以防疫爲中心之研究(1895-1920)》，頁114-126。

92 詳細的討論請參閱Meredith Turshen, "The Political Ecology of Disease," *Review of Radical Political Economics* 9 (Spring, 1977), pp. 45-60.

93 Mark Harrison, *Public Health in British India–Anglo-Indian Preventive Medicine (1859-1914)* (Cambridge: Cambridge University Press, 1994), pp. 158-165.

法[94]。衛生課課長高木友枝於1910年向總督佐久間左馬太正式提出防瘧計劃，主張合併使用防蚊與滅蚊法及奎寧預防法。然而，從衛生官員進行廣泛之採血以判定患者是否染患瘧原蟲的作法，仍舊可見該計劃是以奎寧預防法及細菌學檢驗為主軸，而以防蚊與滅蚊法為輔助的作法。只不過奎寧投藥的對象似乎存在著區域及種族上的差別待遇[95]。從上述例子中，不難發現在台灣的醫師出身有兩套系統，而且衛生行政的理論基礎也有兩個來源。在長期以來西方醫學界相信「瘴氣論」的因素下，雖然新興的細菌論來勢洶洶，隔離法與一般清潔法仍舊在台灣的衛生行政裡占有一席之地，甚至在特定的防疫工作中，也能支援撲殺中間宿主的工作。然而，以實驗醫學為基礎的細菌學(bacteriology)在臨床上的有效性及高治愈率，使衛生學中的細菌學說(the germ theory)逐漸受到重視。在台灣的文職醫學家(civilian medical practitioners)首先鼓吹這個發展，而高木友枝接任衛生課課長後的種種作為，更是宣告以細菌論為基礎之健康觀與衛生學的時代來臨了。

最能標示細菌論成為台灣健康觀與衛生學主軸的，莫過於1907年總督府研究所之設立，尤其是兩年後該所成立的衛生部。該所及後來的中央研究所(1921-1945)，除了進行特定疫病如鼠疫、霍亂、和瘧疾等的細菌學研究外，也將這一套理論應用於一般性的衛生檢驗工作中。以台灣分館所藏1922年(大正十一年)《臺灣總督府中央研究所衛生部業績》為例[96]，一般衛生工作之細菌學研究就是其中的重點之一。今就該業績中試舉較具代表性者列舉如下：

---

94 Robert Koch, translation by P. Falcke, "Blackwater Fever," *Journal of Tropical Medicine*（August, 1899）, pp. 333-335; And A. Beck, "Medicine and society in Tanganyika 1890-1930. A Historical Inquiry," *Transactions of the American Philosophical Society* 67（1977）, pp. 1-59.

95 詳細的討論請參閱范燕秋，〈臺灣熱帶醫學的發展與日本殖民統治——以瘧疾防疫為例〉，龍村倪、葉鴻灑主編，《第四屆科學史研討會彙刊》（台北：中央研究院科學史委員會，1996），頁153-172。

96 各研究報告的題目，可見於《國立中央圖書館臺灣分館日文臺灣資料目錄》（台北：國立中央圖書館台灣分館，1980），頁183-194。

編號	研究主題	研究者
25	水中大腸菌ノ增殖法ニ關スル實驗的研究	鈴木近志
26	クロール石灰ノ防疫學的應用	鈴木近志
27	豆腐並ニ其浸漬水ノ細菌學的觀察	洪蘭
28	公眾用水ノ衛生學的檢查成績	洪蘭
45	水質試驗ニ關スル實驗	鈴木近志等
62	殺菌阻止現象ノ本態及其ノ成立機構ニ關スル研究	鈴木近志等
119	老紅酒ノ「エチーアルコホル」以外ノ副成分蒸餾殘渣ノ生物學的作用	邱賢添
175	臺灣茶ノ殺菌力ニ就テ	松本一雄等
266	臺北水道上水ノ鹽素消毒ニ就テ　第1	鈴木近志等
338	臺北水道上水ノ鹽素消毒ニ就テ　第2	鈴木近志等

從上表可見細菌學的研究已涉及飲水和食物方面。此外，由於日本衛生學歷來重視家屋的形式，以及氣溫和光線對人體健康的影響，細菌學研究者也不免對這方面有所注意，茲列舉如下[97]：

編號	研究主題	研究者
10	臺北市ニ於クル屋外空氣ノ炭酸量	丸山芳登等
85	周圍氣溫ノ免疫體產生ニ及ボス影響	本村儀作
129	窗硝子ト幅射線トノ關係ニ就テ	郭松根
130	補體ノ抗溫性並ニ其差別ニ關スル研究	鈴木近志等
137	綠葉ト幅射線トノ關係ニ就キテ	上妻秀雄
147	赤外線ノ衛生學的研究	郭松根
155	亞熱帶地兵營ノ衛生學的研究　第1	岩淵長平
166	鋪裝道路ノ熱衛生學的研究　第1	富士貞吉等
335	防暑家屋の構造に關する諸家の研究並に余等の研究の綜合的資料	富士貞吉

　　上述的研究中，有些並不以細菌之增生或消滅為研究對象，但全都以細菌在特定環境控制下，如空氣中的炭酸(按：即二氧化碳)含量、氣溫高低、赤(紅)外線有無、與建築材料等，是否有相應之消長為指標，藉以分析特定環境

---

97 《國立中央圖書館臺灣分館日文臺灣資料目錄》，頁183-194。

與衛生條件之關係。因此，也可視爲細菌學的應用之一。細菌學在衛生行政中的影響力與日俱增。各級學校入學的身體檢查必有驗菌一項[98]，市場販售之肉品和果蔬之檢驗，也無非就是一種檢驗細菌有無的手續[99]。

　　從前面的討論看來，台灣在日治時期的健康觀與衛生論至少經過三次的轉變。先是在1895年前後，由於日軍占領台灣，因而引進當時新興之日本衛生學於殖民政策之中。這段時期的衛生學深受日本國內之影響，強調行政上的集權主義，在理論上受到當時西歐流行之各種病因學，如環境因子說及瘴氣論等的影響，重視衛生工程、建築形式規劃、以及個人衛生行爲矯治等方面，具體的施政則表現於上下水道之設計、對都市規劃的建議、和一般清潔法的實施。隨著殖民政權的日漸穩定，日本衛生學者在1900年左右，又根據熱帶衛生學提出其建言。大體而言，熱帶衛生學由於其病因論並未超出環境醫學與瘴氣論的範圍，因此在具體施政上並無法與前一個時期明顯區隔。然而，熱帶衛生學因爲將熱帶風土定義爲「不健康」之要因，並以「馴化風土」爲衛生工作之重點，顯然是一種以溫帶殖民者爲基點所發展出來的學問。在此定義下，台灣作爲一個熱帶地區特有之高溫與高濕狀態，被日本衛生學視爲一定要克服的「不健康」因素。

　　最後值得特別注意的是細菌論的興起。由於1870年代後歐洲學者陸續發現某些微生物(microorganism)的致病特性，因而使早先並不受重視之衛生學細菌學說重新被人注意；這也就是所謂以細菌學(bacteriology)支持病因學裡細菌學說(germ theory)的歷史過程。日本衛生學深受西方病因學發展的影響，而且自北里柴三郎返國後，細菌學的研究更被日本醫界視爲解決所有衛生問題的萬靈丹。但是，早期細菌學的成就局限於某些重大傳染病上，而對應之道也多半是以注射疫苗增進人體免疫力爲主，藉此避免這些疫病的侵害。在台灣的例子中，細菌學的研究最早也是因爲防疫工作而引進台灣。由於該理論深受日本醫界信賴，又在病理與治療上迭現成效，細菌論逐漸取代過去的環境因子說及瘴氣論等，成爲殖民政府在規劃衛生工作時的首要依據。從中央研究所衛生部歷

98　島田昌朔，〈第二例學校用診斷書〉，《檢察鑑定診斷書例(全)》(東京：南江堂，1916)頁59-62。
99　鯉沼茚吾，《衛生學》(東京：金原書店，1937)，頁135-136。

年的公共衛生研究來看，所謂健康與否顯然已非五官所能判斷。換言之，健康與否取決於是否存在著某些特定的細菌，及其群體的大小，而這些都必須仰賴實驗室裡的儀器與化學藥劑才能作出判斷。據此，細菌學上的判定顯然就取代個人主觀感受，成為政府衛生政策或檢驗的依據，而衛生論的重心也就變成了切斷傳染路徑、消滅病菌、和增進人體免疫力，在公共衛生政策上則出現了清潔隔離主義和環境預防觀混同並存的局面。

五、台灣社會對日本健康觀與衛生論的接納

　　對於作為殖民地的台灣社會，缺乏民間意見表達的管道是意料中事，但這並不表示政府或殖民者之意志即可作為全殖民地的代表。在殖民政治裡，政府的言論與意見無疑地是不容殖民地人民置喙的，然而這也並不表示歷史工作者毫無了解民間意向的可能。英國殖民醫學史學者David Arnold就強調殖民者並無法由上而下地移植西方醫學及衛生制度於殖民地，且其移植過程中充滿了與殖民社會的衝突與妥協，甚至是在文化層面上尖銳的對立[100]。這樣的研究啟發(inspiration)確實對研究台灣殖民醫學史深具意義，但就現有的材料來說，尚無法清楚的討論這樣的觀點。再者，若就台灣醫學精英的文化認同與思想而言，傳統漢醫們也未留下足夠的材料供人研究。因此這篇論文僅以受現代醫學影響的台灣人士為例，討論上層社會對新醫學及衛生思想的接受與演變。希望日後能根據這篇研究的基礎，並且收集足夠的材料後，再進一步以台灣為例討論David Arnold所提出的種種看法。因此，本節所討論之內容，只是非常初步的探索台灣社會是否接受了日本健康觀與衛生論；以下將由兩個方面試圖回答這個問題：一是接受新名詞的時間，另一則是觀念的轉變。

　　先從名詞的接受來說。本文一開始就略述了日本近代衛生觀形成的經過，並指出「健康」和「衛生」二詞，都是日本醫家或知識精英引進西洋新說時，所創造出來的新名詞。既然這些名詞本非中國固有，那麼在台灣社會的出現及

100　Daviad Arnold, *Colonizing the Body: Sate Medicine and Epidemic Disease in Nineteenth-Century India* (Berkeley: University of California Press, 1993).

使用，或可佐證台灣社會接受了日本的健康觀與衛生論，至少在名詞的使用上
是受到了日本的影響。從現有的資料中看來，「健康」與「衛生」二詞自1920
年以後，似乎已是日治時期台灣社會的慣用語。「健康」一詞，除大量出現於
官方報告書，如各州廳之《保健調查書》或《保健衛生調查書》外，也可以在
一般性的報章雜誌中發現。如杜聰明於《臺灣民報》曾爲文道：

> 凡有疾病者，必其生活體之正常現象，由其生理的平衡狀態有破壞，
> 而不能保持健康狀態之時期也，……假令於生活要約，雖有多少之
> 變化，通常卻有適當調節持續健康狀態[101]。

總督府針對台灣人所作之宣傳，也使用了「健康」這個名詞：

> 人生之幸福在於健康，若得健康，自然能得愉快的生活。……而一
> 身自能長壽，家業自得發展繁榮，而國運之昌隆可期。……要經常保
> 持清潔，留心飲食，注重體育，皆爲健康之要素[102]。

官方的宣導既然以殖民地人民爲對象，所使用之詞語自然也必須採用民眾易於
了解者。據此，上述政令中既然未特別定義何謂「健康」，則合理的假設是民
眾已習用該名詞並了解其涵義。

至於「衛生」這一名詞的使用更是普遍。蔣渭水在1921年爲台灣社會所下
的診斷即曰：

> 現症：道德頹廢，人心澆漓，物欲旺盛，精神生活貧瘠，風俗醜陋迷
> 信深固，頑迷不悟，罔顧衛生……[103]

---

101 杜聰明，〈就疾病與治療及醫藥之關係而言〉，《臺灣民報》3：1（大正14年
〔1925〕1月1日），頁27。
102 《臺北縣史料彙抄》，昭和2年(1927)3月2日。
103 黃煌雄，《蔣渭水傳》(台北：前衛出版社，1992)，頁204。

尤其是1921年文化協會成立後，爲啓迪台人心智所安排之一系列講習會裡，以「通俗衛生」爲主題之講演，被安排於1923年11月21日到12月4日舉行[104]。能以「衛生」爲名義舉辦演講會，當然演講者和聽眾都必須知道該名詞所指爲何。此外，以「衛生」爲題的著作，在這段時期中更是不勝枚舉。如大正十四年(1925)一月一日《臺灣民報》之社論即以〈當局的衛生施設〉爲題，說道：

> 我們現在回顧督府治台三十年間的政績，自頭至尾，使我們最可稱讚的，便是衛生方面的施設這點吧[105]！

對1920年代前後的台灣人而言，既然「健康」和「衛生」已非陌生的外來詞彙，則不禁要追問，當時台灣人如何定義「健康」和「衛生」的涵義。換言之，作爲被殖民者的台灣人，在其健康觀與衛生論上是否和官方或日本國內的定義一致。杜聰明作爲受過正統日式醫學教育的台灣人，他對台灣人討論健康的文字，應當是最具代表性的。他說：

> 凡有疾病者，必其生活體之正常現象，由其生理的平衡狀態有破壞，而不能保持健康狀態之時期也，而破壞此平衡狀態(即生疾病之原因)實有種種，諒亦讀者諸君所知焉。今大別之分爲三種類：第一、身體之細胞乃至臟器，有生出質器損傷之時；……第二、身體細胞之內容、或細胞外之組織液、或在血液中之生理的成分、或依原因比於常態甚增減之時，細胞不能營正常機能，至呈出異常之生活現象，是即患病也。……第三、於身體之組織液，及血液中，若生理上不當存在之異常物質，而有侵入，遂成疾病[106]。

---

104 范燕秋，〈身體的政治／政治的身體——日治時期臺灣政治運動中的醫學議題(1921-1931)〉，「醫學、殖民主義、與社會變遷」研討會論文(台北：中央研究院台灣史研究所籌備處，1997)，頁78。
105 〈社說，當局的衛生施設〉，《臺灣民報》3.1(大正14年〔1925〕1月1日)。
106 杜聰明，〈就疾病與治療及醫藥之關係而言〉，頁27。

由此可見杜聰明認為「健康」是一種生理的平衡狀態,而疾病作為破壞此一平衡狀態的成因,其來源有三:一是先天缺損,二是運行失調,三是異物入侵。如果對照緒方洪庵《病學通論》中對「健康」的定義,不難發現杜聰明對健康與疾病來源的定義,與近百年前的說法「凡人身諸器不缺、氣血循環不滯、運營如常者,謂之『健康(ゲソンドヘイド)』,有變其常者謂之『疾病(シーキテ)』」實在相去不遠。兩者皆以健康代表生理的衡定狀態,而以健康為生理之常態,並以疾病為生理失衡之表現。只是杜氏對不健康(生病)的原因,在緒方所言「人身諸器不缺、氣血循環不滯、運營如常」之外,再加上異物入侵的因素。關於異物入侵人體致病的看法,歷來有以傳統瘴氣論解之者,也可由西方病因論之引入日本衛生學釋之者。

值得注意的是,杜氏在此處的論點顯受細菌論的影響,強調菌體之侵入、毒害,以及自體免疫的能力,他說:

> 然於生體實有天賦完全,而具防疫機關。……而於體液血液及種種分泌液中,含有殺菌物質。又毒物若入侵體內,遂成酸化,依複合及分解或排泄體外之作用,免其害毒。依然得保其健康狀態。……大抵生活體對病原之生活反應,是自然治愈之現象也。此即欲全體在歸復於以前之健康狀態,而努力之證據也。[107]

至於醫師,杜氏認為不過是借自然之力克服病害,而非直接有消滅疾病的能力。是以醫藥雖為治病之利器,固本之道仍在於養生。他說:

> ……養生法非可視為等閑,就中自然治愈力及身體防禦力,與各個人之平生健康狀態,有密接之關係。吾人因圖社會人類之幸福,常宜保各人身體之強健也。[108]

---

107 杜聰明,〈就疾病與治療及醫藥之關係而言〉,頁27。
108 同上,頁27-28。

因此，衛生法（即引文中的養生法）[109]才是預防疾病的固本之道，而且力行衛生法不僅求個人「身體之強健」，最終的目的還是「圖社會人類之幸福」，顯見其具有日本衛生學中的集體主義特質。不過杜聰明以「養生法」一詞說明衛生之重要性，倒是一個有趣的現象。或許就是因爲「衛生」該名詞爲日人創新之用法，杜聰明乃以台灣社會既有的名詞「養生法」來引申當代的衛生論，希望以舊名詞傳遞新思想。以養生代表衛生的用法，到1920年代末尤其是1930年代以後已不復見，而全然以衛生稱呼此一日治後才引進的新觀念。

　　一位筆名「鬱蒼」者，在一九二九年的《臺灣民報》上發表一篇題爲〈什麼叫做衛生〉的短文，文中對「醫」與「衛生」的分野和杜聰明所言相近，並進一步對何謂「衛生」予以定義，他說：

> 原來衛生和醫都是以研究災害爲基礎，不過衛生的目的在避免，醫的目的是解除。……衛生……就是「防患於未然」的辦法[110]。

意指衛生學即是疾病之預防法。至於作者之認知從何而來，當然是因爲殖民政府的宣導。如1902年〈論衛生之要〉一文所言：

> 夫衛生者，保衛生命、尊重生命也。……而不近病魔之法，是衛生之道也。即衛生者，遠病之道也；遠病者，即衛生之道也。……然而衛生之最可貴者，專在一身一家之清潔。故一身清潔，則病症不侵；一家清潔，則病毒不住。……總而言之，節省其慾，清潔其身者是也。

---

109 從明治初年引進西方hygiene後，「養生法」、「保／護健法」，及後來的「衛生學」所指的都是這一套西方學說，因此在日本醫學體系中，「養生法」、「保／護健法」，及「衛生學」所指的其實是同一件事。參見瀧澤利行，〈明治初期醫師養成教育と衛生觀〉，頁46-58。

110 鬱蒼，〈甚麼叫做衛生〉，《臺灣民報》，第257號（1929年4月21日），頁8。值得注意的是，衛生與醫學在西方傳統中，自希波克拉底斯（Hippocrates（B.C. 460?-377?）以來就具有相輔又相剋的矛盾關係，一如其字源之兩希臘神祇（Hygeia and Asclepius）間的愛憎分合一般。而這種微妙關係在日台兩地，以醫學家掌理衛生事務的政治架構下，似乎並不容易看到矛盾對立的一面，常常是Hygeia爲Asclepius服務的情況較多。

尊重衛生，不獨全其身，延得全鄰保。……故一人之衛生，是數人之
保命[111]。

上述引文為政府發佈的論點，其重點尚止於一身一家之清潔法，但強調一人之
私恐會禍延多方。至於對社會整體衛生條件的要求，則未超出街庄鄰里之範
圍，也似乎尚未有長與專齋所謂「一致團結，相互共謀扞外護中」之考量在
內。足見個人之行為仍是此時衛生論之重點。不過細菌論及其傳染學說亦已發
其端倪，只是暫時將所謂的細菌與環境污穢等同視之；所不同者在於細菌是一
種活體，當時名曰「黴菌」，而且可以用具體之疫病，如鼠疫和霍亂，顯示其
特性[112]。

　　如果說1902年(明治三十五年)的說法尚以個人和家屋清潔法為衛生論之重
心，則1929年鬱蒼的專論，則顯然已將行為致病論、環境醫學以及細菌學的概
念雜揉於衛生論當中了。他說：

(一)不吃飯就餓，吃多了就肚脹。……使他不餓不脹就是衛生。
(二)冬天冷、夏天熱，冷和熱都是災害。……多穿衣服或生火取
　　暖，……施行遮蔽日光的方法或用風扇取涼，這都是衛生。
(三)……我們安住在房屋裡去避免(按：災害)，這亦是衛生。
　　……還有一種寄生在吾們身體中的下等動物或植物，身體極小、
　　侵蝕力極大，繁殖力亦極快。……這種東西，瀰漫太甚，不但是
　　在我們身體裡，可以寄生，就是風、水、動、植、土裡邊都有，
　　時可以生存。所以我們要竭力去防範他，有時防範還恐不足，更
　　要設法去殺滅他，而且還要注意能以媒介這種寄生物的東西……
　　這就是最高深的衛生[113]。

就鬱蒼的論述而言，日本衛生學裡之一般清潔法、行為致病論、環境論、和以

---

111 〈論衛生之要〉，《臺灣協會會報》，第46號(明治35年〔1902〕7月20日)，頁69。
112 同上，頁69。
113 鬱蒼，〈甚麼叫做衛生〉，《臺灣民報》，第257號(1929年4月21日)，頁8。

細菌學爲基礎之細菌致病論，大抵都存在於台籍知識分子所認知的衛生論之中。然而，日本衛生論裡比較具有殖民者本位色彩之中央集權主義與熱帶衛生學，是否也被台灣社會所接受呢？在當前一手資料和二手研究都明顯不足的情況下，以下的討論僅是利用有限材料所做的比較合理的推論。

　　日治時期殖民政府採用中央集權式的衛生行政，並依據「警察萬能」的觀點，賦予警察在衛生事業上具有強制性極高的執行權力[114]。身爲被殖民者的台灣人民當然對這樣的結果不盡滿意，尤其是在直接面對警察強制執行衛生規則的時候。不僅因爲「放尿要罰錢」，就可以揭竿反日[115]；對於衛生調查或警察執行時種種的劣跡，更是怨言頻傳[116]。然而，執行技術上的擾民，似乎並未動搖台灣社會對中央集權式衛生行政的信任。例如，《臺灣民報》社論云：

> 帝國領台以前的台灣，台灣人的衛生思想很是幼稚。各地的衛生設施，也沒有什麼可觀的。……我們現在回顧督府治台三十年間的政績，自頭至尾，使我們最可稱讚的，便是衛生方面的施設這點吧！……只有一層，我們平生最盼望衛生當局者，須要考慮著的，即是台灣人小兒死亡率的多數這點。……欲救濟這個，起先務要調查小兒死亡的原因，然後宣傳育兒的衛生方法等是最重要的。再進一步，各地方要設個治療小兒病的公共機關，或增加公醫的人員，……[117]

台灣社會對當時衛生事業之執行雖有所不滿，然而，或因實際上衛生條件已有進步，健康水準已有改善，這種不滿尙未達到要求引進其他國家(如英美等國)的作法，以取代日本衛生學之中央集權主義的程度。當然也不容易覺察到，這樣的中央集權式衛生行政體系在台灣的實施過程中，是否還攙雜著殖民主義之目的。

---

114 范燕秋，《日據前期臺灣之公共衛生——以防疫爲中心之研究(1895-1920)》，頁42-58。

115 黃秀政，《臺灣割讓與乙未抗日運動》(台北：國立師範大學歷史研究所博士論文，1987)，頁249。

116 〈防疫警察眞是了不得〉，《臺灣民報》，第95號(大正15年〔1926〕3月17日)。

117 〈社說，當局的衛生施設〉，《臺灣民報》3.1(大正14年〔1925〕1月1日)。

　　熱帶衛生學因爲以「風土馴化」爲原則，顯然有更強烈的殖民者立場[118]。但是，台灣風土不良本爲清代以來漢人之共識，加上近代公衛學說之環境主義論也主張氣候是致病因素之一。因此，單純的改良台灣風土狀態，應該比較容易爲台灣社會所接受。比較難以接納的部分應該是其中「體質適應」的問題。日本醫界不僅常將台灣所發生之不知名疾病，逕以「熱帶腫」、「台灣熱」等名之[119]，甚至在明知日本患者是因寄生蟲或瘧疾之故，致使血色素下降而令膚色變白的情況下，還將這種因貧血所導致的膚色轉變，視爲台地風土對日人健康的不良影響，而特別稱之爲「台灣色」[120]。或許是受到大正末期以來，以優生學（eugenics）爲基礎之新興「民族衛生學（racial hygiene 或德文 Rassehygiene）」的影響，殖民者對殖民地風土衛生的關心，轉而注意殖民地環境與人種遺傳上的關係。因此，馴化風土之餘，還得避免不良之環境因素侵害遺傳物質，以及剔除已存在之不良遺傳質素[121]。部分在台日人遂依據這一套觀念，鼓吹將衛生學的體質適應論加入優生學的概念[122]。熱帶衛生學中「風土馴化」的概念，尤其是有關體質適應的論點，或許並不容易被殖民社會所接納，但種族優生與遺傳素質的論點卻能應用於更廣泛的方向。不僅是殖民者可以使用，被殖民者一樣也能利用這個概念，討論如何維持種族之優秀遺傳，避免環境破壞遺傳質素所可能產生之危險。是以恒春園主人能作〈支那ノ優生學的考察〉呼應之[123]，而蔣渭水也能毫不猶豫地，爲台灣社會開立診斷書時寫道

　　　　患者：台灣　　　姓名：台灣島

118　鯉沼茆吾，〈拓殖衛生〉，《衛生學》，頁274。

119　臺灣總督府官房情報課編，《南方醫學讀本》（台北：台灣時報發行所，1943），頁1-184、270-296。

120　田中善立，《臺灣と南方支那》（東京：新修養社，1913），頁134-135。

121　關於種族衛生學與優生學的關係，參見Loren Graham, "Science and Values: the Eugenics Movement in Germany and Russia in the 1920s," *American Historical Review* 82(1977), pp. 1133-1164.

122　阿部文夫，〈臺灣と於ける優生運動〉，《臺灣時報》，昭和七年(1932)2月號，頁6-9。

123　恒春園主人，〈支那ノ優生學的考察〉，《臺灣時報》，昭和二年(1927)8月號，頁14-21。

......

遺傳：明顯具有黃帝、周公、孔子、孟子等血統

素質：聖賢後裔，素質強健，天資聰穎[124]

這些做法似有「以子之矛攻子之盾」的意味，所爭者都在「誰具有優良的民族質素」這一問題上，而非對當時尚無法確認真偽之優生遺傳學產生合理的懷疑。換言之，原本屬於政治性且形而上的民族性問題，因為受到當時流行的健康或衛生觀念影響所及，被轉變成可以醫學方式討論的形式呈現出來。

　　縱然對殖民政府在衛生行政上諸多手段有所不滿，台灣社會，特別是精英階層，大抵是接受了日本的健康觀與衛生論。由於日本衛生學在形成初期的某些特質，台灣社會所慣用之衛生論，不免也強調集體與集權主義，並隨西方各種病因學之興替而轉變，尤其是更依賴客觀判斷且往往「徵之有效」的細菌論。或許對於以漢人為主的台灣社會而言，風土與疫病從清代開墾以來就是兩大威脅，當日本殖民官員進行衛生改革時，漢人由於對醫藥有實際的需求，加以日治時期健康條件的確已有改善，他們很不可能抗拒這一套新的醫學觀念。或許正因如此，現有的資料顯示，大多數的摩擦都是發生在執行手段上，而不是衛生理論的爭辯。況且，台籍醫師深受日本醫學教育影響，更不太可能會想從理論上去反對日本之健康觀與衛生論。即便是像熱帶衛生學，這類深具殖民主義特質的學問，不僅在以「風土馴化」為名的情況下，未受到台灣社會的抵制；甚至後來因為有了優生學的名義，更被台灣社會接納運用。

　　以上的分析，除了揭示兩項不足外，在無法取得台灣社會底層之反應的情況下，並不能確定日本健康觀與衛生論已被台灣社會「全面的」接受了。至少從戰後台籍醫師抱怨，光復後台灣人民衛生習慣退化，又以光復為名處處違反衛生法規的感嘆中[125]，可見殖民政府所引進的這套健康觀與衛生論，就算在一九四五年以前，應該也不是人人都能接受的。不過，一般人的反應尚待進一步研究[126]。

---

124 黃煌雄，《蔣渭水傳》，頁204。

125 參見鍾逸人，《辛酸六十年》（台北：前衛出版社，1993），頁282-284。

126 《臺灣府城教會報》曾記錄台人對日人雷厲風行推動公衛的反感，這些珍貴史料

六、1930年代美系公共衛生學的影響

　　從許多特性上來說，日治時期台灣社會所引入與接受的衛生思想，大抵是以日本和德國醫學中衛生學或Hygiene為本的一套學說。就今日西方學界的觀點而言，1910年*Flexner Report*明示美國醫學教育向德國看齊，正式開啓了德國醫學獨領風騷的十數年[127]，而當時世界其他國家的公共衛生學發展大概也都有類似傾向。然而隨著醫學發展和公共衛生投資對國家財政的日趨依賴，經濟的進一步發展也越來越影響醫學及公共衛生的品質。就在這樣的互動關係下，英美系的公共衛生學(public health)重心，從理論發源地的英國，移往經濟日見茁壯發達的美國，並在1920年代中葉後漸與德系衛生學形成抗衡之勢，其中洛克菲勒基金會(Rockefeller Foundation)的影響誠不容小覷[128]，惟這段過程不在本文討論之列故暫不論述。簡單地說，美系的公衛思想和福澤諭吉當年提到的內容相去不遠，大約是照顧一個人由生到死，所有的醫療性與社會性的需求。因此公共衛生學與實踐機制，應當包含了科學與社會的兩個面向。前者受到細菌學與藥理學的影響，仰賴公私部門大量的投資研發，以維持醫療品質的持續進步。至於後者則有賴社會福利制度的擴展，甚至要將政治和財政機制引入，以維持人人皆得享有健康的平等原則。

　　美系的公共衛生學對亞洲諸國的影響，首推該基金會購入中國北京協和醫學院(Peking Union Medical College, PUMC)，與上海醫學董事會(China Medical Board, CMB)的成立，而對日本醫界的直接影響則稍晚，要到1920年代末才開始與日本政府接觸，並鼓勵日本醫界代表至哈佛大學、賓州大學(University of Pennsylvania)與研究機構中訪問進修。這些活動確實促進日本醫

(續)————————————————
　　　　値得日後再作進一步研究。

127　Charles E. McClelland, "Modern German Doctors: A Failure of Professionalization," Manfred Berg and Geoffrey Cocks eds., *Medicine and Modernity: Public Health and Medical Care in Nineteenth-and Twentieth-Century Germany* (Cambridge: Cambridge University Press, 1997), pp. 82-83.
128　Brown Evans, "Public health in imperialism: early Rockefeller programs at home and abroad," *American Journal of Public Health* 66.9 (1976), pp. 897-903.

界對美系公共衛生學的了解，但正式的引進及期待中與政府的合作，畢竟因爲諸多因素以致雙方正式的合作功敗垂成[129]。正式合作告終並不表示日本衛生學界完全拒絕美系public health觀念，至少從1920年代中葉開始，日本衛生學者早已開始希望借鏡美式公共衛生學的某些觀點。日本衛生官員和學者有鑑於當時內務省下衛生局與社會局相互獨立，並將衛生事宜由警察課下轄之衛生警察全權執行，似無助於解決一次世界大戰以來國內日漸增加的社會問題、城鄉衛生條件不均、職場衛生安全、乃至慢性病、結核病等等的衛生問題，因此有意模仿美系做法，將分屬衛生局與社會局的職掌合一並一併收回執行權，這大致上是日本在1938年成立厚生省的歷史背景[130]。

　　值得注意的是，日本學者除注意到美系公共衛生學的範圍擴及於社會福利、勞動安全和親子保育等非醫療的社會面向外，他們也常用「保健」一詞來對譯英語的"public health"。是以厚生省正式名稱未定之前，政府的各種設計綱要皆稱爲「保健社會省」，且視之爲當時第一次近衛內閣「福祉國家建設」的重要施政之一，惟受戰爭擴大與軍方勢力抬頭所致，「保健社會省」改名「厚生省」，並以推動「國民體格向上」爲目的，以因應戰時動員的需要[131]。而「厚生」一詞的產生，倒與當年長與專齋創造「衛生」一詞有異曲同工之妙。該名詞取自中國古籍《書經》中「正德利用厚生」知名句，並以朱熹門人蔡沈著《書籍傳》的一句話：「厚生者，衣帛食肉，不飢不寒之類，所以厚民之生也」[132]。爲該省新名稱之註腳。這樣的歷史巧合，究竟是無心插柳之舉，還是日本學者已會通中國古詞與西洋新意了呢？

　　從醫學相關從業人數的增加，以及一般民眾就診場所的轉變來看，台灣醫界在社會上得以稱爲新興階級或專業團體，大致也是1920年代左右的事情[133]，

---

129 Michael, C. Balfour, "letter No. 109 from M.C. Balfour to Dr. W.A. Sawyer（N.Y.）5/21/1940," R.G. 1.1, series 609-- Japan, box 3, folder 17, Rockefeller Archives.

130 厚生省五十年史編輯委員會，《厚生省五十年(記述篇)》（東京：財團法人厚生問題研究會，1988），頁53-94。

131 厚生省五十年史編輯委員會，《厚生省五十年(記述篇)》，頁375-414。

132 同上，頁387。

133 這點說法也許會引起些爭議，但根據台籍與日籍公醫比例之轉變、私人診療所激增、和西醫藥廣告增加與相關法規的出現來看，1920年代應該是台籍醫師作爲社會上專業團體的關鍵年代。數字參見吳文星，〈日治時期台灣的教育與社會領導

而對於這段時間美系公共衛生學的發展應不會毫無所悉。以杜聰明為例,他不僅知道Flexner對美國醫學教育的改革[134],同時也將Johns Hopkins University的School of Hygiene and Public Health譽為世界三大熱帶醫學研究中心之一[135]。杜聰明於1925年赴美、英、法、德等國考察兩年多,後在《臺灣時報》上連載其考察之見聞。由於杜氏為藥理學專長,該文又為其見聞報告,因此文中雖對美系公共衛生學頗多稱美,惟專論記述的部分僅約全文的十分之一左右。這些文字所占篇幅不大,但仍有一些值得注意的地方。首先,杜聰明概以「保健」或「公眾保健」對譯「public health」。例如他說:

> 而此學校(按:Johns Hopkins University所屬之School of Hygiene and Public Health)中分有細菌學、免疫學、醫用動物學、流行學、公眾保健行政學(Public Health Administration)、生物測定學及生命統計學(Biometry and Vital Statistics)、化學的衛生學、生理的衛生學、工廠衛生學各科[136]。

此外,他也略述美國相關之公共衛生教育內容,以及全國之公共衛生行政結構與行程之歷史[137],並有這樣的感嘆:

> 向來聽說亞米利加的預防醫學是世界中最進步的,等到前往該處,見到實際亞米利加對保健及公眾衛生的設施,實在是感覺到規模龐

(續)
　　階層之塑造〉,《第一屆歷史與中國社會變遷研討會論文集》(台北:中央研究院,1982),頁415-419。
134 杜聰明,〈歐米に於ける醫學的視察談〉,《臺灣時報》,昭和4年3月號(1929),頁73、76-77。
135 杜聰明,《回憶錄(上)》(台北:龍文出版社,1989),頁102。
136 引文中未加註按字者,為杜聰明自己附加的英文原名,或許是怕台灣讀者不熟習該科別而有是舉。杜聰明,〈歐米に於ける醫學的視察談〉,《臺灣時報》,昭和4年3月號(1929),頁77。
137 杜聰明,〈歐米に於ける醫學的視察談〉,《臺灣時報》,昭和4年5月號(1929),頁48-49;昭和4年6月號(1929),頁49-51。

大¹³⁸。

　　由杜聰明在《臺灣時報》昭和四年(1929)5月到6月號當中，以近五頁的篇
幅描述美國公衛教育，以及聯邦政府中The United States Public Health Service
下轄各部職掌看來，他(或許也是當時受日本醫學訓練的醫師們)所認爲的公眾
衛生，大約是屬於和社會的衛生、個人的衛生、以及環境的衛生等平行，同屬
Public Health Service職掌範圍之一。易言之，美系的public health概念對杜氏而
言，應較日本醫界之公眾衛生涵蓋面更廣，涉及的面向也更爲複雜。

　　隨著戰時動員體制的形成，以及日本厚生省成爲「國民體格向上運
動」¹³⁹的推動機關，美系公共衛生學的機制基本上被縮小與改變。在日本，
美式public health nurse制度被移轉成立保健婦機制，public health station則變成
了保健所，國民保險與勞動福祉也都列入其職掌中。然而，美式public health
機制中分區管理自治、以醫院體系爲公衛機制運行核心等等的要件，卻未被厚
生省成立之後的日本衛生官員所接受¹⁴⁰。這些改變造成了戰後駐日美軍
(GHQ)以公眾衛生福祉局(PHW, Public Health & Welfare Bureau)爲中心，對日
本的公衛體系進行改革¹⁴¹。這雖使得日本的公共衛生制度更具有美式風格，
似乎也間接造成日本醫界在戰後，以「公眾衛生」取代戰前的「保健」，而成
爲public health的通用譯名。

　　厚生省的成立與保健思想當然對台灣的公共衛生發展有所影響。台灣總督
府於1941年設立台灣保健協會，同年10月於台北市末廣町(按：今日之中華路)
設置保健館。館長由當時的警務局衛生課課長曾田長宗兼任，並有台北帝大醫
學部、熱帶醫學研究所，及結核預防協會的人員協助，惟主要之保健工作多以
編制內的九名保健婦爲主幹¹⁴²。就其職掌來說，該保健館除管轄範圍有限

138 杜聰明，〈歐米に於ける醫學的視察談〉，《臺灣時報》，昭和4年5月號
　　(1929)，頁48。
139 此爲日文名詞，意即改善國民體格之政策，該政策是1930年代日本帝國境內重要
　　的衛生政策。
140 厚生省五十年史編輯委員會，《厚生省五十年(記述篇)》，頁80-84、421-574。
141 同上，頁587-589。
142 行政院衛生署編，《臺灣地區公共衛生發展史(一)》(台北：行政院衛生署，

外，大致和日本國內的保健所工作內容相似。惟以警務局衛生課課長兼任館長，並與衛生警察配合執行等狀況看來，似乎台灣保健機制初現之際，仍較日本國內更具舊制衛生學的色彩。不過台灣保健工作最主要的困局，一如日本國內所面臨的問題一般，應當仍是戰爭時期的物資缺乏與社會窘迫，而非新舊機制接軌的不順暢。

至於台灣醫界所了解的美式公共衛生思想，是否藉由日治末期小部分實施之保健制度而對戰後台灣的公共衛生發展有所影響，則因為時限已超過本文討論之範圍，而且確實需要另闢專文討論，此處暫不加以討論。不過，1945年前後衛生官員的一些觀察，似乎為這段日治末期小規模引入的美系公共衛生體制，在戰後台灣公衛發展的某些面向給予正面的評價，也多少顯示了英美系的公衛思想，在台灣衛生體系中角色的轉變。例如：

> 曾經擔任台北保健館館長王耀東博士在台灣地區公共衛生發展史座談會上提到，在日據時期的保健館中，有十個十分優秀的保健護士，光復後曾被送至南京接受訓練，回台後，將其所受的訓練作為台灣推動婦幼衛生的基本訓練。……在十位優秀保健護士之一之衛生署保健處前副處長黃梅亦曾在座談會中敘及，早期的婦幼衛生最重要的就是人員的訓練，……由於這許多的訓練，培養了很多保健人才，日後多成為各地衛生局所保健衛生的領導人，為台灣地區公共衛生的發展埋下了優良的種子[143]。

就上述王耀東的說法而言，我們可用保健護士(戰後改稱公共衛生護士)在1945年以後數量與功能的擴大，代表戰前美系公共衛生(當時稱保健)與戰後的美式公衛體系的關連性。此外，黃梅個人從戰前保健護士到戰後任職衛生署保健處的經歷，更提供給歷史研究者一個審視美系公共衛生學在台灣的延續及開展之個案。當然，這段過程還有其複雜性，必須另以它文專論之。此處僅在說

(續)————
1995)，頁226-228。
143 行政院衛生署編，《臺灣地區公共衛生發展史(一)》，頁244。

明，1930年代以後已有部分台灣人士知道美系公共衛生學的存在，並因其某些觀點與日本流行的衛生學不盡相同，而以保健一詞翻譯之。日本國內後來雖有限度的引進該觀念，卻因種種現實因素，並未在台灣全面實施並產生影響。保健館與保健護士的設置或可視爲日人在台灣所埋下的美系公共衛生學種子，但戰後美系學說在台灣的發展優勢，實另有其時代的特殊條件，不盡然是承續日治時期的影響而有以致之。

七、小結

從台灣島有人居住開始，就有這些居民自己的健康觀與衛生論。他們的看法或因襲先祖之教誨，或得自生活之體驗，或習自東西方之醫理。不論這些看法本源爲何，都必須要對當時住民所面臨的問題有所解釋，甚至在某種程度上，必須驗之有徵。上文粗略交代了曾經在台灣歷史裡出現過的健康與衛生觀點，並且儘可能的追溯這些觀點的依據和大概的來源。然而由於文獻資料不足，文中的討論並無法將南島民族自己的觀念加入，而且在大部分之社會底層人民都未曾留下文字資料的情況下，他們的想法也無法深入討論。本文之從健康觀念和衛生思想的演變出發，把台灣相關的觀點予以討論，並和當時流行之醫學或衛生學知識相互參照，其目的只是在有限的資料與可能的範圍內，來滿足這種知識的探求與好奇心。

從前述的討論中不難發現，早在1895年以前，台灣就曾經出現過各式各樣的健康觀與衛生論，然而這些觀點只是零星的出現，並且也未成爲有系統的政策予以推展。從今日對健康和衛生的一般性了解來看，不論是漢人的說法，或是洋人的觀點，都有揣測及合理的兩個面像。時代的限制和當時醫學知識的偏好，是造成這種揣測及合理並存的主因。既然健康的判斷與衛生的標準，不免受到時代背景和醫學知識的限制，那麼以今日的了解去譏笑當時的愚昧，就是缺乏歷史的同情；而逕以日本殖民政府所謂「蠻煙荒瘴」去描述1895年以前的台灣，亦不免有類似的危險。從另外一個角度來說，日治時期以前台灣社會的健康與衛生觀念，基本上仍處於觀察與被觀察的論述關係中（discourses for the relationship between the observed and the observer），所顯現的無非是觀察者或文

本書寫者的詮釋。真正活躍生息於台灣的居民之想法，則顯然在這個論述中並不顯著。

這個情況到日治時期以後有了新的發展，日本衛生學者及官員不僅是台灣衛生健康狀態的觀察者，同時也是新學說及觀念的教導引介者。因此日治時期台灣社會之健康和衛生思想討論的主軸，還需加上師生(master and pupil)的論述關係。不過日本自己的健康觀與衛生論本就自西洋移植而來，而且在實際應用和選擇學說時也有其局限性。隨著醫事專業團體的出現與台籍醫師漸成一新興社會階級，對於健康觀與衛生思想的解釋權也就不再定於一尊。台灣社會在經歷現代衛生學的洗禮之後，不僅以新的健康和衛生標準檢驗自己的生活條件，也開始借用其中的某些概念肯定自我，甚至以較平等的態度面對日本的殖民醫學。前文所提有關杜聰明的赴美見聞，正指出1920年代中葉以後，台灣醫界似與日本醫界共同感受到美系新興思潮的發展，而逐漸有直接接觸美系公共衛生學說的姿態。台灣公共衛生相關的從業者是否能跳出學徒(pupil)的角色，而與日本國內部分衛生學者同擠身引介者(introducer)的角色，儼然是歷史學者應該追問的問題。可惜英美系的公共衛生思想雖在技術面與德系衝突不大，卻在社會價值與執行手段上有頗大的鴻溝；復以日本軍系勢力抬頭和二次大戰爆發，終究使1938年部分引入的美系公衛思想在日本境內的實施並未全面展開。

總之，日治時期以後台灣社會的健康觀與衛生思想，逐漸趨近於當時重要的世界醫學及衛生學主流思潮。只是在這個過程裡，台灣社會的角色基本上是被動的，而對於1920年代以後西方各種衛生思想的討論較無清楚的反應。因此，我們看到台灣衛生學說的演進，主要是表現在相關技術不斷的更新進步、衛生機構逐漸細分而權限日增，而不是對於近代公共衛生思想(含衛生學)，健康權利與社會價值的公開討論。這樣的情形也不禁令人想到，在當前西方醫學史家尚不能確定，近代醫學或公共衛生改善孰為人類壽命增長的主因前，許多的研究就根據殖民政府的官方資料斷言，日治時期的醫學進步或衛生改善是增進台灣人民生活與健康的主因，似乎還可以有更進一步研究的空間。

本文原發表於《台灣史研究》8.1(2001)，頁41-88，本次刊出，標題未變，但對內容、論證有所刪修、增減，特於標題增加「修正稿」字樣以示區隔。

參考書目

「ドクトル」オーヽセルロン編著，守屋亦堂譯述

　　1899　〈風土馴化及熱帶地衛生論(Akklimatisation und Tropenhygiene)〉，
　　　　　《臺灣協會會報》8：14-24。

　　1899　〈風土馴化及熱帶地衛生論(Akklimatisation und Tropenhygiene)〉，
　　　　　《臺灣協會會報》11：32-51。

丸山芳登

　　1957　《日本領時代に遺した臺灣の醫事衛生業績》(橫濱：作者自印)。

小川鼎三(著)、酒井靜(校注)

　　1980　《松本順自傳卜長與專齋自傳》(東洋文庫)(東京：平凡社)。

小高健

　　1992　《私立傳染病研究所》(東京：思文閣)。

不著撰人

　　1899　〈臺北城內衛生工事實況〉，《臺灣醫事雜誌》1.3：20-35。

　　1899/11/12　〈ペスト病毒研究報告〉，《臺灣日日新報》159號。

　　1902　〈論衛生之要〉，《臺灣協會會報》46：68-69。

　　1925/1/1　〈社說，當局的衛生施設〉，《臺灣民報》3.1。

　　1926　〈防疫警察眞是了不得〉，《臺灣民報》95號，3月17日。

甘爲霖(Rev. W. Campbell, F. R. G. S.)

　　1978(1913)　《廈門音新字典》(台南：台灣教會公報社)。

田中善立

　　1913　《臺灣と南方支那》(東京：新修養社)。

石田純郎

　　1988　〈における西洋醫育システムの受容〉，收於石田純郎編，《蘭學の
　　　　　背景》，頁323-338(京都：思文閣)。

台北市役所(編)

　　1932　《臺北市水道誌》(台北：台北市役所)。

台灣省文獻委員會(編)

　1972 《臺灣省通誌 卷三政事志》(台中：台灣省文獻委員會)。

台灣銀行經濟研究室(編)

　1956 《臺灣經濟史第六集》(台北：台灣銀行經濟研究室)。

　1960 《福建通志臺灣府》，台灣文獻叢刊第84種(台北：台灣銀行經濟研究
　　　　室)。

台灣總督府民政部(編)

　1897 《臺灣總督府民政提要》(台北：台灣總督府)。

　1897 〈緒方博士ペスト病調查報告〉，《明治二十九年臺灣ペスト流行紀
　　　　事》(台北：總督府民政部)，頁109-124。

　1901 《明治三二年臺灣ペスト流行紀事》(台北：總督府民政部)。

台灣總督府官房情報課(編)

　1943 《南方醫學讀本》(台北：台灣時報發行所)。

行政院衛生署(編)

　1995 《臺灣地區公共衛生發展史(一)》(台北：行政院衛生署)。

吳文星

　1992 《日據時期臺灣社會領導階層之研究》(台北：正中書局)。

杜聰明

　1925/1/1 〈就疾病與治療及醫藥之關係而言〉，《臺灣民報》3.1：27-28。

　1930 〈歐米に於ける醫學的視察談〉，《臺灣時報》昭和4年3月號：71-78。

　1929 〈歐米に於ける醫學的視察談〉，《臺灣時報》昭和4年5月號：44-50。

　1929 〈歐米に於ける醫學的視察談〉，《臺灣時報》昭和4年6月號：49-52。

　1989 《回憶錄》。台北：龍文出版社。

杉浦守邦

　1998 〈「健康」というの語創始者について〉，《日本醫史學雜 誌》
　　　　43(2)：109-114。

阮旻錫

　1958 《海上見聞錄》，台灣文獻叢刊第24種(台北：台灣銀行經濟研究室)。

周文元

1958　《重修臺灣府志》，台灣文獻叢刊第66種(台北：台灣銀行經濟研究室)。

坪井次郎

1899　〈臺灣の衛生〉，《臺灣協會會報》1.4：1-5。

林昌華

1993/9/4　〈十七世紀荷蘭改革宗教會與西拉雅原住民的遭遇、接觸〉，「平埔工作會」報告。

林衡道(監修)、黃耀東(編)

1980　《明清臺灣碑碣選集》(台中：台灣省文獻委員會)。

長與專齋

1888　〈衛生ト自治ノ關係〉，《大日本私立衛生會雜誌》59：258-264。

阿部文夫

1932　〈臺灣に於ける優生運動〉，《臺灣時報》2月號：6-9。

持地六三郎

1912　《台灣農業殖民論》(東京：富山房)。

厚生省五十年史編輯委員會(編)

1988　《厚生省五十年(記述篇)》(東京：財團法人厚生問題研究會)。

厚生省醫務局(編)

1976　《醫制百年史　資料篇》(東京：ぎょうせい)。

泉彪之助

1994　〈衛生學者坪井次郎の經歷と業績〉，《日本醫史學雜誌》38.3：3-31。

范燕秋

1994　〈日據前期臺灣之公共衛生——以防疫爲中心之研究(1895-1920)〉。(台北：國立師範大學歷史研究所碩士論文)。

1996　〈臺灣熱帶醫學的發展與日本殖民統治——以瘧疾防疫爲例〉，收於龍村倪、葉鴻灑主編，《第四屆科學史研討會彙刊》，頁153-172(台北：中央研究院科學史委員會)。

1997　〈身體的政治/政治的身體——日治時期台灣政治運動中的醫學議題

(1921-1931)〉，中央研究院台灣史研究所籌備處主辦，「醫學、殖民主義、與社會變遷」研討會論文，台北。

2001 〈日本帝國發展下殖民地台灣的人種衛生(1895-1945)〉，台北：政治大學博士論文。

2005 《疫病、醫學與殖民現代性》（台北：稻鄉出版社）。

郁永河

1959 《裨海記遊》，台灣文獻叢刊第44種（台北：台灣銀行經濟研究室）。

恒春園主人

1927 〈支那ノ優生學的考察〉，《臺灣時報》8月號：14-21。

孫元衡

1958 《赤崁集》，台灣文獻叢刊第10種（台北：台灣銀行經濟研究室）。

神谷昭典

1979 《日本の近代の醫學あけば》（東京：醫療圖書出版社）。

國立中央圖書館台灣分館（編）

1980 《國立中央圖書館臺灣分館日文臺灣資料目錄》（台北：國立中央圖書館台灣分館）。

陳文騄（修）、蔣師轍（編）

1962 《臺灣通志》，台灣文獻叢刊第130種（台北：台灣銀行經濟研究室）。

陳淑均

1963 《噶瑪蘭廳志》，台灣文獻叢刊第160種（台北：台灣銀行經濟研究室）。

堀內次雄

1900 〈鼠疫診斷之困難及其病類〉，《臺灣醫事雜誌》2.2：1-15。

1902 〈臺南ペスト流行景況及豫防接種成績報告摘要〉，《臺灣總督府府報》，明治34年10月5日，頁1-4。

1903 〈鼠疫早期診斷法〉，《臺灣醫學會雜誌》8：19-30。

黃秀政

1987 〈臺灣割讓與乙未抗日運動〉（台北：國立師範大學歷史研究所博士論文）。

黃叔璥

　　1957　《臺海使槎錄》，台灣文獻叢刊第4種(台北：台灣銀行經濟研究室)。

黃煌雄

　　1992　《蔣渭水傳》(台北：前衛出版社)。

緒方洪庵

　　1849　《病學通論　卷之二》一丁，適適齋藏稿(大版：青藜閣)。

緒方規雄

　　1940　《細菌への挑戰》(東京：日本放送)。

緒方富雄

　　1963　《緒方洪庵傳》(東京：岩波書店)。

劉士永

　　1999/04　〈1930年代以前日治時期臺灣醫學的特質〉，《臺灣史研究》4.1：
　　　　　　97-148。

劉敖

　　1958　《巡臺退思錄》，台灣文獻叢刊第21種(台北：台灣銀行經濟研究
　　　　　　室)。

劉翠溶、劉士永

　　1992　〈淨水供給與污水之排放──臺灣聚落環境史研究之一〉，《經濟論
　　　　　　文》20.2：459-504。

　　1999/06　〈臺灣歷史上的疾病與死亡〉，《臺灣史研究》4.2：89-132。

劉翠溶

　　1995　〈漢人拓墾與聚落之形成：臺灣環境變遷之起始〉，收於劉翠溶、伊
　　　　　　懋可主編，《積漸所至──中國環境史論文集》(台北：中央研究院
　　　　　　經濟研究所)。

慶應義塾(編)

　　1958　《福澤諭吉全集　第一卷》(東京：岩波書店)。

謝金鑾

　　1962　《續修臺灣縣志》，台灣文獻叢刊第140種(台北：台灣銀行經濟研究
　　　　　　室)。

瀧澤利行

　1993　〈明治初期醫師養成教育と衛生觀〉，《日本醫史學雜誌》38.4：45-
　　　　64。

鬱　蒼

　1929/4/21　〈甚麼叫做衛生〉，《臺灣民報》257：8。

Anderson, William

　1992　"Climate of Opinion," *Victorian Studies* 35: 135-157.

Arnold, David

　1993　*Colonizing the Body: Sate Medicine and Epidemic Disease in Nineteenth-
　　　　Century India* (Berkeley: University of California Press).

Baldwin, Peter

　1999　*Contagion and the State in Europe 1830-1930* (Cambridge: Cambridge
　　　　University Press).

Barrymore, F. Smith

　1990　"The Contagious Diseases Acts Reconsidered," *Social History of Medicine*
　　　　3.2: 188-201.

Beck, Author

　1977　"Medicine and society in Tanganyika 1890-1930. A Historical Inquiry,"
　　　　Transactions of the American Philosophical Society 67: 1-59.

Berg, Manfred and Geoffrey Cocks, eds.

　1997　*Medicine and Modernity: Public Health and Medical Care in Nineteenth-
　　　　and Twentieth-Century Germany* (Cambridge: Cambridge University
　　　　Press).

Blussé, Leonard and Marius P. H. Roessingh,

　1992　"A Visit to the Past: Soulang, a Formosan Village Anno 1623," *Archipel*
　　　　27.69: 74.

Bynum, F. William

　1994　*Science and the Practice of Medicine in the Nineteenth Century*
　　　　(Cambridge: Cambridge University Press).

Chadwick , Edwin

  1965 *Report on the Sanitary Condition of the Lobouring Population of Great Britain (1842)*, edited with an introduction by M.W. Flinn (Edinburgh: Edinburgh University Press).

Duffy, John

  1992 *The Sanitarians: A History of American Public Health* (Urbana: University of Illinois Press).

Evans, Brown

  1976 "Public Health in Imperialism: Early Rockefeller Programs at Home and Abroad," *American Journal of Public Health* 66.9: 897-903.

Graham, Loren

  1977 "Science and Values: the Eugenics Movement in Germany and Russia in the 1920s," *American Historical Review* 82: 1133-1164.

Hamlin, Christopher

  1985 "Providence and Putrefaction: Victorian Sanitarians and the Natural Theology of Health and Disease," *Victorian Studies* 28.3: 381-411.

  1992 "Predisposing Causes and Public Health in Early Nineteenth-Century Medical Thought," *Social History of Medicine* 5.1: 41-62.

Harrison, Mark

  1994 *Public Health in British India-Anglo-Indian Preventive Medicine (1859-1914)* (Cambridge: Cambridge University Press).

Hudson, P. Robert

  1983 *Disease and Its Control: the Shaping of Modern Thought* (New York: Praeger).

Jordanova, Levy

  1995 "Earth science and environmental medicine: the synthesis of the late Enlightenment." In L. Jordanova and Roy Porter, eds., *Image of the Earth* (Oxford: Oxford University Press), pp. 127-151.

Koch, Robert

1899   "Blackwater Fever," Translated by P. Falcke, *Journal of Tropical Medicine* (August): 312-335.

Leach, E. and S.N. Mukherjee, eds.,

1970   *Elites in South Asia* (Cambridge: Cambridge University Press).

Liu, Shi-yung

2000   *Medical Reform in Colonial Taiwan*, unpublished Ph.D. dissertation (Pittsburgh, University of Pittsburgh).

Mackay, George

1896   *From Far Formosa: The Island, its People and Missions* (Taipei: SMC Publishing INC.Maegaret, Pelling).

1978   *Cholera, Fever, and English Medicine* (Oxford: Oxford University Press).

Martine, R. John

1861   *Influence of Tropical Climates in European Constitutions* (London: The Colonial Office).

McHugh, Paul

1980   *Prostitution and Victorian Social Reform* (New York: St. Martin's Press).

Michael, C. Balfour

1940   "letter No. 109 from M.C. Balfour to Dr. W.A. Sawyer (N.Y.) 5/21/1940." R.G. 1.1, series 609-- Japan, box 3, folder 17, Rockefeller Archives.

Minkler, Meredith

1989   "Health Education, Health Promotion and the Open Society: A Historical Perspective," *Health Education Quarterly* 16.1: 21-36.

Olmsted, J.M.D. and Harris E. Olmsted

1952   *Claude Bernard and the Experimental Method in Medicine* (New York: Henry Schuman).

Takaki, Tomoeda(高木友枝)

1911   *Die hygienishen Verhaltnisse der Insel FORMOSA* (Dresden: Druck von C.C. meinhold & Sohne, Kgl. Hofbuchdruckerei).

Terris, Milton

1979　"The Epidemiological Tradition," *Public Health Reports* 94: 89-208.

Tesh, N. Sylvia

1994　*Hidden Arguments-Political Ideology and Disease Prevention Policy* (New Brunswick and London: Rutgers University Press).

Turshen, Meredith

1977　"The Political Ecology of Disease," *Review of Radical Political Economics* 9(Spring): 45-60.

第四章

美援下的衛生政策
——1960年代台灣家庭計畫的探討

郭文華(國立陽明大學通識教育中心／公共衛生學科講師)

　　本文以1960年代大規模的節育活動為例，探討美援架構下衛生計畫與政治經濟的複雜互動。迥異於衛生政策史論者單純依據人口成長率的下降，認為該計畫十分成功，本文重新檢視其決策與執行過程，針對其政經動機與政治效應提出補充與質疑。具體而言，本文指出個人節育與國家節育在理路上的差別，並釐清當時在物資匱乏下婦女衛生成為實行國家節育，挽救經濟危機的藉口。此外，本文也從政策說詞與執行實際的差異中，討論家庭計畫的執行方式與婦女的因應。

　　本文有三個成果。對於政治經濟學者所關心的美援性質問題，本文以家庭計劃的個案研究，提出美援在經濟與政治方面外的影響。對於將衛生視為中立客觀的政策論者，本文主張衛生計畫並非絕對與民造福；它們的社會意義必須回到其歷史脈絡下理解。最後，藉著統計資料的重新爬梳與解讀，本文試圖呈現在衛生說詞下婦女的聲音，點出在衛生與人口政策史的論述下婦女再現的可能。

一、前言：美援衛生的案例研究

　　美援是影響戰後台灣的重要因素[1]。以1951至1960年來說，美國總共援助

10.28億美元,爲同時期進口總額的47.9%,由此可知[2]。對此影響,一般評價是正面的。如Neil H. Jacoby依據台美雙方的種種協議,羅列各項統計成果,肯定美國確實給台灣「幫了一個忙」[3]。趙既昌則指出這筆經費不但解決戰後初期通貨膨脹與外匯短缺的困境,並得以最快速度恢復經濟活動[4]。

不過,也有論者對此抱持不同看法。最常見的,是指出因援助所產生的依賴關係。如陳玉璽與Thomas B. Gold均指出這段經援造成台灣經濟發展與對美依賴雙重進行的現象[5]。劉進慶更指出當時工礦、交通與建設部門美援大多集中公營部門再流入黨庫,因此美援可說間接鞏固國民黨對台灣的控制[6]。而在經濟依賴之外,文馨瑩指出美援蘊含經濟以外的影響因素,如軍事與技術,甚至是意識形態的忠誠等關係,從而形塑日後的政經結構[7]。

相較政經領域的眾說紛紜,美援對建構衛生體制的角色似乎未受質疑[8]。雖

(續)————————

　　委員的嚴家淦,便要求美方從援助工業的7500萬中撥出部分經費到台灣。1949與1950年因國共內戰,援助暫停。至韓戰爆發,美方表態支持台灣後該會才重新開始經援,至1965年宣布停止。雖然如此,由於期間累積的相對基金仍繼續運作,因此至1970年代初期美援才告正式結束。參見趙既昌,《美援的運用》(台北:聯經,1985),頁10-11。

2　參見林鐘雄,〈臺灣經濟的基礎〉,收入《臺灣經濟經驗一百年》(台北:三通圖書公司),頁12-13。

3　Neil H. Jacoby, *U.S Aid to Taiwan: A Study of Foreign Aid, Self-Help and Development* (New York, Washington & London: Frederick A. Preager Publishers, 1966).

4　參見《美援的運用》,第12章。

5　Yu-hsi Chen, "Dependent Development and Its Sociopolitical Consequence: A Case Study of Taiwan," Ph.D Diss. ,University of Hawaii, 1981與Thomas B. Gold, *State and Society in the Taiwan Miracle* (New York: Sharpe, 1986).

6　劉進慶,《臺灣戰後經濟分析》(王宏仁、林繼文、李明峻合譯,林書揚校訂,台北:人間出版社,1995),頁119-129。劉進慶更進一步指出在物資短缺的情形下,有辦法在公營事業外得到經濟利益的,不外一些可以與國民黨政府交換利益的個人或集團。劉進慶認爲這兩種經濟活動形態的基礎是對美日經濟的依賴。參見《臺灣戰後經濟分析》,終章。

7　文馨瑩,《經濟奇蹟的背後——臺灣美援經驗的政經分析(1951-1965)》(台北;自立晚報,1990),第四、五章。

8　關於美援對台灣衛生體制建構的初步分析,請參見拙著,〈在疾疫與美援的年代——戰後臺灣衛生體制的形成〉,收入臺中縣衛生局編《幼幼無恙:臺中縣兒童保健館歷史映像》(豐原:台中縣衛生局,2001),頁15-20。

然衛生與人民習習相關，但此間鮮少對此質疑與批判[9]。官方不但對接受援助的部分著墨不多，並且往往將這些政策割離當時情境，著重它們進步性的一面。因此，台灣醫療發展一如主流的台灣經驗解釋，是當局克服障礙，為民造福的歷程。

以照顧體系的發展為例，葉金川有如下解釋。他認為衛生當局在美援時期接收「日據時代所遺留殘缺不全的醫療設施和醫學教育體系」，開始「衛生工作的建設與正式醫學教育的擴充」。而在經過自由放任政策後，1985年政府籌建醫療網，醫療體系逐漸成熟，而全民健康保險的推動更有效整合醫療資源。於是，在全民健康保險實施後台灣將達成宣示目標，在西元2000年前成為「衛生大國」，邁入先進國家之林[10]。以上敘述中「衛生」或「人民健康」似乎是不言自明的真理，政府責無旁貸。而衛生計畫也理所當然的應以照顧全民健康，保障人民福祉為首要考慮。

然而，衛生政策果真可以自外於政經架構？以全民健康保險這個1990年代最大的衛生政策來說，已有不少學者加以檢討，指出其政策形成特色之一是政治導向的醫療計畫[11]。這些在在說明作為公共政策一環的衛生並非不能批評。但是，以此取向分析過去的衛生政策的研究並不多。比方說，對1980年代的乙型肝炎研究，輝格式(Whiggish)的「肝炎聖戰」解釋並沒有受到太多挑戰[12]，

9　關於戰後台灣醫學史的研究回顧，請參考拙著〈臺灣醫學史研究的回顧與現狀：一個學術脈絡的探討〉，《臺灣史料研究》，第8號(1996.10)：60-75。

10　葉金川，〈我國健康照顧體系〉，收於楊志良編《健康保險》(台北：巨流，1993)，頁111-145。

11　Tsung-Mei Cheng, "Taiwan's New National Health Insurance Program: Genesis and Experience So Far," *Health Affairs*, 22.3 (2003.6/7): 61-76.

12　關於這個解釋，請參考楊玉齡、羅時成，《肝炎聖戰：臺灣公共衛生史上的大勝利》(台北：天下文化，1999)與林崇熙的書評(中國時報開卷版，1999.12.2)。事實上林崇熙對乙型肝炎政策制定過程的研究便是精彩的政策分析。他認為在台灣乙型肝炎知識形成與傳佈的過程中看似中立而超然的政府其實藉由政治運作，左右科學知識的型塑。關於林崇熙的研究請參見〈免洗餐具的誕生——醫學知識在台灣的社會性格分析〉，《台灣社會研究季刊》，第32期(1998.6)：1-37與 Chun-Hsi Lin, "Social Contingencies of Scientific Knowledge and Government," *Philosophy and History of Science: A Taiwanese Journal*, 3.2 (1994.10): 1-66.

更遑論政經架構都更複雜的美援時代[13]。

雖然我們無須對過去的衛生政策預設立場，但在醫療史角度本文有兩個主張。首先，衛生無法抽離政經框架。在物資短缺政局動盪之際衛生計畫如何取得支持並執行，是討論的切入點。其次，衛生固然爲政府對人民生活的介入，但它不見得與國家統治的理念目標一致，也不見得與國民健康之增進亦步亦趨；它需要依據社會狀況與政治情勢隨時作妥協與調整。對此，回歸歷史情境的審愼角度有其必要。它不但可以幫助我們了解美援在經濟之外的影響，更可以爲政經互動的討論提供清楚的個案基礎。

本文即從上述觀點探討1960年代的家庭計劃。該計劃起始自1964年，延續至今，是戰後執行時間最長的衛生政策之一。雖然計畫名稱一直是「家庭計劃」，實行內容卻依年代有所不同。在1980年以前，該計畫以節制生育爲主要目標。而在1985年前後，由於生育率已低於替代水準的1.7%，而且人口總成長率也已呈現過分下降的情形。因此，針對成長率下降過快所導致的年齡分布、性比例與婚姻行爲等問題所研議的方案，是爲轉型後期的家庭計劃[14]。

又關於節制人口爲目標的家庭計劃，雖然數據顯示1964年後出生率便節節下降，但又以最初的5年下降幅度最大。對此，孫得雄與宋永澧指出1964至1969年「擴大推行台灣地區家庭計畫五年方案」是其主因[15]。因此，該方案往往被醫療政策論者引用，作爲衛生處有效執行計畫的證明。如公衛專家周聯彬便直接指出，從公共衛生的角度，1960年代可說是「人口控制」的時代。的

13　雖然吳嘉苓關於助產士興衰與張淑卿結核病防制的研究均觸及1960年代衛生政策，但其關懷集中在專業體系之間的較勁與醫療權力的建構，較少政治經濟面向的探討。參見吳嘉苓，〈醫療專業、性別與國家：台灣助產士興衰的社會學分析〉，《台灣社會學研究》，第4期(2000)：191-268。與張淑卿，《防癆體系與監控技術：臺灣結核病史研究(1945-1970s)》，新竹：國立清華大學歷史研究所博士論文，2004。

14　參見孫得雄，〈生育率達到替代水準之後〉與李少民、陳寬正、涂肇慶，〈人口成長與經濟發展〉，收入中國人口學會編《臺灣轉型後期的人口現象研討會論文集》(台北：中國人口學會，1990)，頁5-14與15-34。

15　T. H. Sun and Soong Y.L., "On Its Way to Zero Growth: Fertility Transition in Taiwan, Republic of China," in Lee-Jay Cho and K. Kobayashi ed., *Fertility Transition of the East Asian Populations*(Honolulu: The University Press of Hawaii, 1979), pp. 117-148.

確，雖然該方案不過執行5年，在1971年省新聞處主編的《衛生保健》便將家
庭計畫與衛生所全面設立、防疫等事蹟等同列「建國六十年」的衛生成就[16]。
而紐約人口局更特別在台灣成立國際訓練中心，將其經驗向各國推廣。

　　然而從醫學史的角度，以上說法有兩個面向可以商榷。首先，以降低出生
率為指標的節育計畫(birth control)並不等同於個人需求導向，與生活品質相關
連的家庭計畫(family planning)。前者單純就人口增長所帶來的國家或家庭負
擔考慮各種減少成長的辦法，但後者卻是從個人出發，以經濟與生活品質為中
心的各種規劃，包括老年保險、幼兒照顧、子女教育、婦女健康等營造家庭幸
福的相關知識與行為。兩者雖然都有計畫生育的項目，但脈絡不同。如果按
「台灣地區家庭計劃實施辦法」的宣稱，家庭計劃的意含應該是「為增進國民
健康，提高家庭生活水準」。如此，衡量計畫成功的標準就該是「家庭幸
福」、「國民健康」或「生活水準」，而不光是出生率的下降。然而，衛生官
員卻常不自覺將作為衛生政策的「家庭計劃」與控制生育的「人口政策」加以
混淆。如台灣家庭計畫研究所所長張明正，對1980年代中期前的家庭計劃便有
如下評價：

　　　大規模推行家庭計劃二十多年後，台灣地區終於提前三年，在民國七
　　　十五年(1986)將人口自然增加率(千分之十一)降至國家人口政策綱領
　　　所訂目標千分之十二點五以下，長期企盼「緩和人口成長」，以與國
　　　家建設目標相配合的目的總算光榮的達成[17]。

似乎家庭計劃的最重要目標與成就只是配合人口政策綱領節制生育而已。

　　對此，前婦幼衛生研究所所長范光宇有強烈批評。他認為家庭計畫雖然有
人口壓力與家庭健康兩種因素，但由於主事者一味重視人口控制，致使家庭計

16　台灣省政府新聞處，《衛生保健》(台中：台灣省政府新聞局，1971)，前言。省
　　政府認為遷台25年中衛生保健有七項貢獻，大致可分為醫療機構的普遍設置與公
　　共衛生的建設(第一、四項)、防疫(第二、三項)、人口成長率降低(第五項)與國
　　民整體餘命的增長(第六、七項)。
17　張明正，〈序〉，收入李棟明，《臺灣地區早期家庭計畫發展誌詳》(台中：家
　　庭計畫計畫研究所，1995)，頁1-3。

畫名不符實。爲此，他在1983年辭退婦幼衛生協會理事，以表示對此方針的無奈[18]。雖然以上爭論的細節仍有待深究，但它至少透露以節制生育爲主的家庭計畫，在執行上不盡然是「爲民造福」。當局要如何操作才能讓部分家庭願意節制生育，以便迅速有效地達成控制總體人口成長，是我們好奇的。

此外回到冷戰的國際政治，家庭計畫的政治效應也值得注意，因爲以反攻大陸爲執政目標的國民政府在理念上並不認同人口危機。因此，多數政策研究者認爲家庭計畫並非始於1964年，而應將先前「國家未有人口政策或法令」或是「婦幼衛生」的時期算進去。例如鎮天錫與尹建中便認爲這段時期必須追溯回「反攻在望不能亡國滅種」與「人口抑制經濟才能成長」的迂迴論辯，而且政策醞釀過程與公開化同樣重要[19]。而衛生學者李棟明與張崑崗也同意此觀點，認爲談家庭計畫必須納入先前在觀望時期的政策，如孕前衛生等[20]。

雖然這些看法並未背離光榮史的基調，但其隱含的訊息值得玩味。在什麼情境下節育是人口增長的唯一對策，超越國家目標而成爲解決經濟發展的唯一方案？又如果當時政府不容許人口成長減少，因此家庭計畫無法推動，那爲何後來願意執行？是政府不再堅持目標，還是體認到人口控制不等於家庭計畫，因此家庭計畫需要執行，但人口控制可以緩議？進一步問，如果該計畫的源由是經濟問題而非衛生，那它就無法自外於1960年代的美援背景。假若如此，節育計畫與美援的關係是什麼？

從政策內容與冷戰政治的面向出發，本文將重建當時國家節育與家庭計畫的制定與執行過程，以了解上述問題的癥結。全文分三部分。第一部分說明戰後台灣人口增加的背景，並釐清國家節育的邏輯。第二部分首先清理戰後台灣衛生決策的流程與實際，其次切入家庭計畫擴大與形成的過程，以了解該計畫與人口政策的關連。第三部分檢查家庭計畫的落實與宣導方式，觀察人口節制

18 范光宇，〈中華民國婦幼衛生協會成立三十週年感言〉，《中華民國婦幼衛生協會成立三十週年紀念特刊》（台北：中華民國婦幼衛生協會，1994），頁38。

19 鎮天錫、尹建中，《人口政策的形成與檢討》（台北：聯經出版公司，1983），頁19-20。

20 參見李棟明，《臺灣地區早期家庭計畫發展誌詳》與張坤崗，〈臺灣地區之家庭計畫〉，收入台灣大學人口研究中心編，《人口問題與研究》（台北：台灣國立台灣大學人口研究中心，1976），頁337-339。

的邏輯與婦幼健康說詞之間的差異，並探究衛生當局對此差異的因應。

二、台灣人口政策的邏輯

不同於一般政策論者將人口視爲單純的科學問題，本節回到家庭計畫的原點，釐清兩個問題。首先，如何解讀戰後的人口現象？其次，對於這樣的現象爲什麼非要用節育來解決？它的邏輯是什麼？

戰後台灣人口增加的解釋

如果日治時期的台灣是人口增殖的溫室，在政權交替前後它被大大攪動。首先是世界大戰。當時日本徵用台籍士兵作戰，他們大多下落不明，戰後也未必能回歸原籍。此外政府疏散居民，人口流動頻繁，戶籍也不再準確。其次是二二八事件。當時統治當局恣意屠殺異己，民眾奔走四逃，避難者有之，罹難者有之，戶籍大亂，使人口統計雪上加霜。

最後也最重要的是與國民政府遷來，約有100萬上下的移民與軍人，是當時人口的六分之一強[21]。與一般戰後的嬰兒潮不同，這批男性居多，戶籍不明的人口不但使台灣人口大增，也使原先的社會結構、性比例及居住分布大亂[22]。雖然二次大戰中有30萬人因戰爭死亡，戰後有40萬人遣返回日本，但大量軍人與移民的湧入不但填補這個空缺，更爲日後的人口增長加上變數。對此李棟明認爲有兩方面影響：第一、這些人因無法得到安置，戶籍漏報、虛報者所在多有；第二、這些平均年齡在19到20歲的青壯軍人不但混亂先前穩定的性比例與年齡結構，他們的結婚與生育更爲日後的高生育率埋下伏筆。

這些效應在1960年代一一浮現。從統計數字看[23]，原先台灣在1946年約有

---

21 如龍冠海認爲加上移入的軍隊應該不止100萬人；張敬原以爲包括50萬無戶籍的外省籍軍人在內，約有125萬人；鄧善章則估計爲112萬人，其中有43萬軍人。參見李棟明，〈光復後臺灣人口社會增加之探討〉，《臺北文獻》，第九、十期合刊(1970)，頁245-248。

22 按照李棟明的推計，從1945到1956年來台移民的性比例爲197，而戰後初期更高達624。參見〈光復後臺灣人口社會增加之探討〉，頁240。

23 1943年以前資料取自台灣省長官公署統計室編，《臺灣省五十一年來統計提

609萬人，但短短十數年後已成爲1200餘萬。進一步分析，可發現自1950年後死亡率已經穩定，人口的增加幾乎完全取決於現有人口與出生率。從人口組成看，除了軍人以外，所謂外省人的數目雖然不斷增加，但在1955年後便大致固定在10%，並緩緩上升。如果此時大規模人口移動不再發生，此後增長的人口便是現有人口共同生育的結果。

但要注意的是，雖然此時台灣人口暴長一倍，但高出生率並非主因。根據李棟明的推計，如果台灣沒有過這個擾動，在1965年時台灣只有11,335,000人。顯然，當時人數較此估計多出161萬人[24]。這個數字，加上大約40萬從大陸來台的軍人，占當時人口的18%，這些才是讓台灣人口增加的主要原因。這些人既然不是因高出生率所產生，自然節育並非對策。

此外，更重要的是這些人口對國家的意義。對國民黨政府來說，問題不在於要不要採取節育，而在於要不要承認台灣的人口增長爲「問題」。從民族國家的角度來說，人口從來就不是獨立的概念。它是國力的象徵，也是國家存在的目的。換句話說，人口或民族只有在確認國家治理的正當性後才有意義，反之亦然。回到台灣。在表面上當時的討論焦點是民族國家式的「亡國滅種」，認爲反攻前夕不宜輕言主張節育[25]，但究其實際，這些言論掩蓋的是統治者承認治理現實的焦慮——到底，對那個國家來說人口過多[26]？以執政者的說法，這些人口與播遷的國民政府相同，是中華民國的一部分，而中華民國尙未人口過剩。台澎金馬作爲暫時棲身之地固然侷促，但如能在數年內班師回朝，這個

（續）————————————

　　要》（台北：台灣省長官公署，1946），頁144-149及陳正祥《臺灣之人口》（台北：中華書局，1951），頁38-39、48。1945年以後資料取自〈光復後臺灣人口社會增加之檢討〉，頁223與《我國人口政策與人口計畫之探討》，頁21-22。

24　〈光復後臺灣人口社會增加之探討〉，頁248-249。

25　關於這些論辯，請參考《人口政策的形成與檢討》，第二章與附錄。

26　在拙著《1950年至70年代臺灣家庭計畫：醫療政策與女性史的探討》（新竹：台灣國立清華大學碩士論文，1997）第一章中，我將這些訴求的路線分爲主張經濟發展，以求國家生存的「近憂派」，與擔心未來民族衰落，致使國家滅亡的「遠慮派」。但無論是近憂或遠慮路線，反攻大陸都不成爲反對施行節育的理由。舉一個例子：如果照當時執政者的說法在五年內便要反攻大陸，那台灣不只應該要節育，更要「絕育」，以免這些新生兒童成爲戰爭的負擔。

窘境自然不藥而癒。但是，如果在此時承認人口壓力，自然也就默認治理疆界的現實，間接承認放棄國民政府的執政目標。

　　這造成了台灣人口問題的複雜性。執政者的聲聲否認不但呼應了民族國家對人口治理的想像，也賦予其以動員勘亂法律統治台灣的正當性，而這個正當性卻是建立在台灣作爲反攻基地的暫時性上。另一方面，這個複雜性也預示台灣的人口問題不可能是純粹的公共衛生問題；由於人口增加的問題與執政當局的統治現實盤根錯節，它們需要一併處理。

「節制生育／經濟發展」的國家節育

　　要了解冷戰時期國家節育方案的背景，必須要回顧人口概念在戰後的轉變。人口增加並不意味是「人口壓力」，直到二次大戰時，節育都不是國家政策，即使到戰後也不是所有國家都實行國家節育。以已開發國家來說，雖然戰後其出生率暫時增加（即嬰兒潮現象），但整體人口成長還算溫和，甚至部分國家在1960年代末期的生育率還低於1930年代的水準。因此一些國家鼓勵生育的人口政策，戰後仍繼續維持[27]。而1970年後部分開發國家開始有意識的節育，也是從個人身體自由與家庭生活品質出發。以美國來說，雖然早在1955年便有第一次民間的全國性人口與生育調查，但該研究的出發點是基於生育對家庭經濟與婚姻行爲的影響，與國家無涉[28]。所以，1960年代甚囂塵上的「國家節育」說法，指稱對象是亞洲、拉丁美洲的開發中或未開發國家。

　　對這些國家來說，國家節育的重要關鍵是人口概念的重新理解。人口不見得是正面的國家資源，也可能是發展的絆腳石。當時有以下的描述：

27　參見Richard C. Schroeder，〈論人口政策〉（吳豐盛摘譯，《社會建設》，第29期，1967），頁17。

28　1955年密西根大學與Scripps人口問題基金會在Miami大學的指導與Rockefeller基金會的支持下，做了第一次全國性對家庭計畫與生育態度的調查，1960年又展開追蹤性的第二次調查。但是這些調查並沒有國家政策的意味。以上調查參見Pascal K. Whelpton, Arther A. Campell, and John E. Patterson, *Fertility and Family Planning in the United States* (Princeton, New Jersey: Princeton University Press, 1966).

國家還有什麼負債比得上一批多餘人口？他們在飢餓與窮困中生活，死抓著一片無法維生的土地，群聚在沒有多餘工作的城市。他們在街上奄奄一息或棲身茅棚，情緒冷漠或不滿，不斷地生養子女來分擔他們的不幸。人口數與國家富強的關係雖然不簡單，但卻無可置疑地重要……[29]。

以上說法中「國家」與「人口」都不是新詞，但將兩者串連在一起，卻點出國家經濟發展上人口的新意義：只要是發展上不需要的人口，將成為其最大負債。

上述說法還必須配合美國的援外政策考慮。由於本土未受到戰爭破壞與從戰爭市場得來的經濟利益，戰後美國以世界強權身分主導各種國際事務。當時最重要的決定，是透過經濟援助遏止共產主義擴張。而繼歐洲之後，1949年杜魯門總統宣示將其援助範圍將擴大到開發中國家，也象徵圍堵共產主義計畫隨著援助的腳步踏入亞洲與拉丁美洲。這些國家是否能從經濟困境中脫困，免於共產主義赤化，成為其關心焦點。

而對受援國來說，當經援初期其外匯幾乎全靠經援國時，這些國家的浩繁食指也代表經援國不斷加重的援助壓力。對此，如果經援國不抽手，就只好告誡受援國控制人口，因為援助養不了這麼多人。如Harrison Brown回顧這段歷史：

美國政府從事對較窮困國家的技術與經濟援助工作，大約已有二十年。似乎我們不如此做，一些國家在經濟上將會比原來更糟。……雖然那些較富與較貧國家的經濟在過去十年皆以約4%的比率成長，可是在較貧國家中一般人民的經濟情況並未見改善，這其中原因在於相對的人口增長。雖然較富國家的人口增長已跌至平均每年1.1%，但

---

29 A.F.K. & Katherie Organski, "Nations and Numbers," p. 171. 此文取自其所著 *Population and World Power*（New York: Alfred a. Knopf, 1961），現收入Louise B. Young編*Population in Perspective*（New York, London, Toronto: Oxford University Press, 1968），pp. 171-180.

那些較貧國家的人口增長率卻提高到平均每年2.5%[30]。

因爲開發中國家的經濟成長力有限，無法累積資金，故與開發國家有「拉大中的差距」。而其中的關鍵是人口——比經濟成長增加更快的人口。

這種主張不是沒有人反對。共產國家並不同意馬爾薩斯過剩人口的說法，認爲過剩勞力會阻礙經濟是資本家的說詞[31]。一些國家則將此舉視爲「新殖民主義」，認爲美國在其他國家支持節育，是阻止亞、非發展的陰謀。這些意見雖然各有其理，但放在意識形態對抗的冷戰架構上它們要反向思考，變成美國堅持人口控制的理由——爲了證明「自由民主陣營」發展得比共產國家更好，美國必須繼續對亞非國家持續經濟援助；而爲了讓它們的更快經濟獨立，展現亮麗成績，美國不得不用各種方式要它們降低人口成長。

有上述背景的認識，我們才能理解美國對韓國、菲律賓、印尼、馬來西亞等國家的人口要求，而台灣因應人口增加「節制人口／經濟發展」的理路也逐漸清晰。同屬「自由民主陣營」一員，台灣與其他開發中國家均接受美國的經濟援助，也受其政策影響[32]。以下分從國內政局與國際情勢分析。1959年美國國際合作署台灣分署Westley C. Haraldson署長以「台灣之經濟發展」爲題發表演說，直指5年來台灣接受美援5億美元以上，但卻被多出的人口與消費抵消，使得5年內的投資增加率幾乎等於零。他暗示多餘人口是無法累積資金的主因，解決之道唯有減少人口成長，控制消費。

30　Harrison Brown, "The Widening gap", p. 184. 原文取自 "The Combustibility of Humans" (*Saturday Review*, June 24, 1967)，現收入 *Population in Perspective*, pp. 184-186.

31　中華人民共和國是典型的例子。Leonard L. Chu將1949年後的家庭計畫運動轉折分爲四階段：一是從1949年到1954年毛澤東樂觀主義期；二是1954年到1958年運動初起期；三是1958年到1962年大躍進運動忽視期；四是1962年到1966年家庭計畫再起期。在前三個階段中節育最大的阻礙便是來自共產主義對馬爾薩斯的反對意見。雖然在這段期間有主張節育的零星聲音，但到1958年印度總理Nehru來訪後，中國才開始有實行國家節育的氣氛。即便如此，當時中國還是決定以超越人口論規律的「大躍進」因應。參見Leonard L. Chu, *Planned Birth Campaigns in China 1949-1976* (Honolulu: East-West Center, 1977)，第二章.

32　趙既昌指出美援機構常常透過援助計畫，對當地政府提出政策建議與援助限制，其中又以1956年至1961年間最明顯。參見《美援的運用》，頁17-21。

　　Haraldson的言論讓台灣主管財經官員大感壓力，認為美國將因此停止經援。於是在一連串改進財政措施的因應下，這些人呼應Haraldson的說法，認為台灣要發展就必須節制消費，節制人口。以當時經濟決策者尹仲容在1962年的演說為例，他宣示當前經濟發展要的不是Keynes式的增加消費，而是節約消費。因為美援不但負擔當時的建設投資，也負擔部分消費。如果無法抑制消費，外匯與建設將被它拖垮[33]。他的理論是：雖然引進新技術、增加投資也是考慮因素，但減少人口成長才是斧底抽薪之計。如果人口成長降低為百分之1.5%，將可節省更多美援物資，進而挪出更多資金投資。而投資與資本累積，人口數減少的相乘結果，才能讓國民平均所得持續增加，達到經濟發展的目的[34]。

　　此外，由於台灣當時必須與其他受援國爭取爭取外匯，因此節制人口／經濟發展不僅是「超越自己」，而必須考慮與其他亞洲國家的競爭。這是美援的國際情勢。這些國家已往均被日本占領，戰後同受美國援助，有著相似的經濟體質，在市場上高度依賴美日。因此，所謂「競爭」不只是單獨在國民所得的提升上力爭上游而已，事實上也表現在爭取美國市場的外匯上。

　　以Haraldson的警告為例，他不但暗示台灣人口對美援的負擔，更引用數據指出台灣的消費率是美國13個受援國的第二位，但投資率卻是倒數第二名。而在兩者各占第一名的菲律賓所面臨的危機，是台灣的借鏡。而李國鼎「運動會」的比喻則更清楚地點出此競爭態勢[35]。他形容1966年聯合國遠東經濟會議「像一次運動會，與會各國競相報告其經濟建設的成果，我國1300多萬軍民在總統英明領導下，努力經濟發展的結果，在這一次運動會中，亦獲得很高的名次」。接著他以印度與馬來西亞為例，說明運動會的「競賽規則」是國民平均

33　尹仲容，〈談談當前經濟問題——對臺北市編輯人協會第二十九屆大會演說詞——〉，《我對臺灣經濟的看法三編》（台北：美援運用委員會，1963），頁219-228。

34　尹仲容，〈假如臺灣人口增加率為百分之一點五的話〉，《我對臺灣經濟的看法續編》（台北：美援運用委員會，1962），頁95-111，特別是頁100-104。

35　以下參見李國鼎，〈經濟發展與人力資源之開發與運用——五十五年七月七日在人力資源研討會講詞〉，收入行政院國際經濟合作發展委員會人力資源小組編《人力資源研討會資料特輯》（台北：行政院國際經濟合作發展委員會人力資源小組，1966），頁27-29。

所得與抑制人口成長：

> 根據遠經會1965年經濟年報的分析，拿印度、馬來亞、和日本、紐西
> 蘭、美國等工業先進的國民所得作比較，估計印度、馬來亞照過去十
> 幾年平均成長率需要多少年才能到達1964年日本、紐西蘭、美國的標
> 準。因爲印度和馬來亞的經濟成長率增加不快，而人口增加率很快，
> 所以每人所得增加很慢。

由於視國民平均所得爲衡量生活品質的標準，因此，話題立刻轉到台灣如何得
到更高名次：

> 把我國同樣的數字加以計算，……，要趕上日本、紐西蘭和美國1964
> 年的國民所得，還需要少則二十年，多則六十餘年的時間；……，我
> 們不僅不應以目前的成果自滿，而且要進一步，研究由落後到進步，
> 一面研究如何加速經濟成長充實我們的國力，一面應如何減緩人口增
> 加率，才能加速改善人民的生活，以縮短與工業化國家的距離，步入
> 近代富強國家之林。

雖然李國鼎指出增加平均國民所得的兩個方法，要不增加分子的經濟成長率，
要不減少分母的人口增長率。但他以下幾乎不再提增加成長率的方法，而是反
覆說明人口增加對家庭的負擔，指出「欲財富增加，人口問題是一個決定性因
素」。

　　原來個人與家庭層次的節育，竟可以在經濟力競爭與運用美援效率的目的
下，轉化成國家層次的節制人口[36]。正如1966年第一屆人力資源研討會的結論
之一，就是把節制人口「人力資源」的理念與東南亞國家作比較。中央日報的
評價是：「一項正在遠東地區積極推動中的『家庭計畫工作』競賽，比起世運

36　這種以個人平均所得比較美援利用效率的看法，參見《美援的運用》，頁258-
　　259。在這裡李國鼎比較當時美國同時所經援的韓國、菲律賓、泰國、土耳其等
　　國家，認爲台灣最會運用美援。

會的競賽更有意義。因為，祇要在十年內將人口增加率減少一半，就是亞洲或世界上第一個贏得『錦標』的國家。」[37]

而這個從上而下，由冷戰邏輯發動，借重經濟援助手段箝制開發中國家的邏輯，重重侵蝕早已無法用意識型態遮蓋的政治現實：統治當局無法不依據台澎金馬的治理現實，規劃中華民國的未來。在先前提過台灣的人口狀況並非由於出生，而是由於人口移動所造成；而這樣的現象要如何解讀，端賴統治者的國家想像。但是，在冷戰格局下台灣有沒有「人口危機」已經不是國府所能片面決定。在另一篇文章中我已經指出，跟國家節育的邏輯相同，台灣治理現實的塑造是互動的歷史過程[38]。簡單說，雖然國民黨政府一貫宣稱「反攻大陸」，但在美蘇對立態勢明朗後，如此希望日益渺茫。美國雖然協防台灣，但也阻止國府輕啟戰端。台灣既然變成獨立實體，人口自然無處可移，成為問題。於是，隨著國家節育理路的節奏，討論人口「爆炸」的聲浪也不斷加大，而在1959年農復會主委蔣夢麟的疾呼下達到高潮。

總結以上。戰後台灣的動向呼應美國經援亞洲的目的，而美援的政經性質也悄悄改變中華民國在台灣的治理本質。Jacoby指出美國面對國內對經援效益的質疑，故選擇以台灣作為美援有助於受援國發展的模範[39]，而台灣也似乎不負期望。對此，Brown僅暗示這是因為台灣人口不再快速增加之故[40]。但依照以上分析，顯然在經援關係建立同時「人口節制／經濟發展」的邏輯也被接受與內化。這個邏輯不但壓抑執政當局的國家想像，並且透過持續成長與提高平均國民所得等發展策略，強化這個新統治實體。台灣人口問題的性質與解決方案，也要透過如上政治與經濟的互動方能得到理解。

37 朱復良，〈對抗人口壓力的競賽 十年內將人口增加率減少一半〉，《中央日報》，1964.7.6。

38 Kuo, Wen-Hua, "When State and Policies Reproduce Each Other: Making Taiwan a Population Control Policy; Making a Population Control Policy for Taiwan," in Alan K.L. Chan, Gregory K. Clancy, Jui-Chieh Loy eds, *Historical Perspectives on East Asian Science, Technology and Medicine*(Singapore: Singapore University Press, 2002), pp. 121-138.

39 *U.S Aid to Taiwan : A Study of Foreign Aid, Self-Help and Development*, 230.

40 Harrison Brown, "The Widening gap", pp.184-186.

三、作爲人口政策一環的家庭計畫

　　問題出現了，但無人正面指出癥結。出生率於是成爲危機的「根源」，而以婦幼衛生爲名的家庭計畫也就替換國家節育，成爲遮蓋政治動機，解決經濟危機的法門。本節將從台灣衛生政策的決策模式著手，分析節育從政治口號過渡爲衛生計畫的經過。

戰後台灣衛生的決策實際

　　雖然當局自接收台灣後便信誓旦旦要「建設台灣」，但當時衛生預算的短絀卻與其宣示呈現強烈對比。分析政府的歲出結構，可發現直到1960年代初期國防支出比例一直高達七成左右，如果加上保安警察的預算，則超過七成有餘[41]。當時財政結構的特徵，是以反攻爲目標的龐大比例國防支出，其他項目則被擠壓，極少回饋到納稅人民身上，更不用說要主動建設。

　　衛生預算也是如此。王金茂指出從1964年至1970年衛生處的經費約占省政府總預算的3.5%，其中有一半經費用在維持該處的龐大人事。至於縣市鄉鎮的經費比例與省政府差不多，約在1.6%至5.1%上下，而平均不到3%[42]。由於在衛生署成立之前中央主管機關的內政部衛生司功能不彰，當時真正負責台灣醫療規劃與執行的是直屬於省政府的衛生處。雖然衛生處人員遠遠超過中央的衛生司，但卻只能依照省級財務分配比例申請經費，並受議會牽制。衛生處經費短缺，也意味台灣整體衛生經費的匱乏[43]。

　　這是迥異於由中央規劃，地方執行的決策模式。以下以《十年衛生計畫：1966年至1975年》爲例，具體說明當時的決策實際[44]。它由台灣省衛生處所

41　行政院主計處，《中華民國國民所得》（台北：行政院主計處，1967）。轉引自
　　《臺灣戰後經濟分析》，頁191。
42　王金茂，〈臺灣省衛生行政〉，收入醫藥新聞編《臺灣醫藥衛生總覽》（台北：
　　醫藥新聞，1972），頁17。
43　參見《臺灣地區公共衛生發展史》（台北：行政院衛生署，1995），頁258-259。
44　Department of Health, Taiwan Provincial Government, *Ten Year Health Plan 1966-1975* (Taichung: Department of Health, Taiwan Provincial Government, 1964).

撰，是向美援機構申請經費的計畫書。該計畫書的重要可由當時衛生處長許子秋的話中得到說明：

> 我們最大的問題之一，是衛生經費，這個需要由於美援的停止而增強，因爲過去五年間衛生經費的百分之三十是依賴美援的。我們知道中央有很大數字的美援相對基金還沒用。如果衛生計畫能獲得相對基金的百分之五，我們可以辦得很好[45]。

在長期經費短缺的態勢下，美援機構一直是台灣衛生最大支持者。如王金茂指出的，當時衛生計畫幾乎全仰賴政府外的經費來源，也就是廣義的美援[46]。而它所呈現的政策實際是當局在應付龐大的官僚體系後，對衛生計畫早已捉襟見肘。因此，美援之於台灣衛生不僅是單純的資金挹注，事實上它也由此決定其政策走向。以下分就其制定流程與內容來討論。

對於計畫制定與流程，當時衛生的決策程序是由衛生處擬定計畫，再透過跨越中央，以援助機構爲中心的政策制定委員會，其中分成顧問與計畫兩組。前者是美援機構與國際組織人員，有國際兒童急難基金兼紐約人口局東亞區負責人S.M. Keeny、世界衛生組織東亞區負責人Alan H. Penington、國際開發署台灣分署企劃主任William T. Burke、農復會鄉村衛生組長許世鉅與兒童急難基金台北聯絡處主任陳萬益等，負責計畫方向的擬定與優先次序。後者才是衛生處人員，如主席許子秋、執行秘書農復會鄉村衛生組周聯彬、及各分計畫的主持人等，負責技術細節、執行與協調等[47]。該計畫書雖由衛生處撰寫，但完成後並不呈交衛生司，而是透過省政府呈遞經合會，再透過該會轉交相關美援

45　許子秋，〈兩年來的本省衛生工作〉，《臺灣醫界》，7.9(1964.9)：22。

46　這些來源包括農復會(Joint Commission on Rural Reconstruction)、國際合作署 (International Cooperation Administration，後改組爲國際開發署，International Development Agency)、聯合國世界衛生組織(World Health Organization)、聯合國國際兒童急難基金(United Nations International Children's Emergency Fund)與紐約人口局(Population Council)等。據王金茂表示，因爲政府的經費大多都用在人事費用上，所以這些援助經費均係實際的業務費用。這個援助費用甚至相當於省政府當年預算的20%，是衛生處經費的六倍。

47　*Ten Year Health Plan 1966-1975*，參加人員。

機構審核，其間內政部衛生司並未直接過問。而經費的核撥也如是。

就計畫內容看，該說帖並不指出衛生對國民生活提升的直接影響，反而強調衛生對經濟發展的重要性，與在經濟效益下衛生計畫的優先順序。例如回顧醫療成就時，該計畫書指出健康照顧網路的建置、傳染病控制與環境衛生的改善等使衛生的觀念改變：衛生計畫不只是維持國民健康而已，它愈來愈有經濟的重要性[48]。此外，由於經費限制，該計畫書建議衛生計畫必須以符合以下目標者優先：「a、該計畫有高度經濟正當性。b、社區的「感覺需要」迫切而嚴重。c、該問題重要到是致病因或致死因素。d、解決問題的方式存在，並且所需花費合理。e、該問題可以自然「預防」。f、投資回收率大。」[49]它總結道：如果這些衛生計畫得以依次實行，其成果將會「使健康不只是一種『消費』，它也會對國家加速經濟發展產生直接而重要的影響」[50]。

從以上說明，可知1960年代台灣衛生的決策核心並不在「中央」或當局；美援機關毋寧是更大的影響源。在流程上，這些計畫的擬定必須經由它們的認可與審核，而在計畫內容上也必須強調衛生對經濟發展的貢獻，以符合美援的目的。從此脈絡看，該計畫書所透露的決策實際確實異於衛生處宣稱的「保障國民健康」。我們無法確知將衛生放在經濟發展的脈絡，究竟只是論述上的策略或正是其政策邏輯。但是，如當時財經專家的「人口增加／經濟發展」的理路一樣，衛生官員唯經濟發展的論調或許不過再次說明「客觀中立」衛生的矛盾：究竟，衛生計畫是為國家發展，還是為人民健康服務？

作為衛生計畫的節育

而上述美援主導的決策模式，也反映在家庭計畫的規模轉變上。在另一篇文章中，我根據經費投注方式與目標的差異，將美援架構的衛生計畫分為「公衛示範」與「大計劃」兩種工作組態。前者是在台灣設立高水準的公衛示範單位，提供在職進修的機會，並進行各種公衛實驗與研究。後者則是計劃型的

48　*Ten Year Health Plan 1966-1975*，Review of the Past, pp. 4-5.

49　*Ten Year Health Plan 1966-1975*，Health Problem and Priorities, pp.13-14.

50　*Ten Year Health Plan 1966-1975*，Effort of the Ten Year Health Plan, p.27.

援助，規模較大，以解決公共衛生的實際問題爲考量[51]。在節育政策的形成過程中我們可以清楚看到從經濟官僚介入節育計畫後，這兩種模式的轉換[52]。

這個轉換，具體來說，是相關名目機構的擴大與整合。首先是婦幼衛生研究所的成立。在1959年以前從事婦幼衛生的衛生機關，有台北保健館、台灣省婦幼衛生委員會與台北市公共衛生示範中心等三個單位，都是「公衛示範」的產物。台北保健館原爲日治時期示範教學的場所，戰後依然如此。該館在台北市內劃定示範區，實行各種公共衛生的服務與訓練，婦嬰衛生是其重要工作項目。婦幼衛生委員會是在1952年由衛生處與世界衛生組織、國際兒童急難基金共同成立的組織。在農復會、國際開發署與上述單位的經費與技術支持下，該委員會選定台中市附近區域爲示範區，進行公共衛生實驗。台北市公共衛生示範中心是由國立台灣大學、衛生處與台北市政府合辦，由國際合作署與中華醫藥援華會支持的公共衛生教育機構，以台北市城中區爲示範區，從事醫學院學生與公共衛生人員的訓練與教學。

雖然這些單位有相當水準，但由於它們與當時的衛生狀況相差甚多，因此大多轉爲純教學單位或醫療單位，影響範圍有限[53]。但其中婦幼衛生委員會的去向卻很不同。該會原設在台中市衛生院內，在1958年9月遷入新建的五層衛生大樓，次年更改制成爲台灣婦幼衛生研究所，不但擴大編制，也擴大服務範圍與形態[54]。

然而，這不代表當局開始重視母性與婦女兒童福利。李棟明指出，在蔣夢

51　參見〈在疾疫與美援的年代——戰後臺灣衛生體制的形成〉。

52　這是跟其他家庭計畫論者不同的分析方式。關於臺灣家庭計畫的執行過程，張坤崗在〈臺灣地區之家庭計畫〉（收入《人口問題與研究》，台北：國立台灣大學人口研究中心，頁337-339）一文中分成禁忌、民間組織、納入婦幼衛生工作、非正式辦理家庭計畫時期與人口政策決策後的正式推廣等五階段。其中前兩期是零星的民間推動。1959年省政府將家庭計畫納入婦幼衛生業務，稱爲「孕前衛生」。1961年衛生處成立台灣人口研究中心，開始非正式的實驗計畫。而1966年人力資源研討會後，家庭計畫進入正式推行期。

53　台北保健館原先隸屬於台灣省衛生處，1958年被撤銷後併入省立兒童醫院(現婦幼醫院)，不再是示範或教學，而純粹是婦幼醫療。

54　時同屬示範作用的台灣省公共衛生教育實驗院，卻一直到1981年才改制爲與婦幼衛生研究所編制相當的台灣省公共衛生研究所。參見《臺灣地區公共衛生發展史》，頁316-317、319。

麟發表〈讓我們面對日益迫切的人口問題〉，公開宣示節育後，他會同許世鉅，與省主席周至柔作非正式會談。會談中蔣氏強調大量生育對軍事極為不利；這些嬰兒可能在尚未成為保國衛民的戰士前就會把台灣工業拖垮。但是為了杜反對者的口，節育最好當成衛生問題而非經濟問題來處理。最後周主席同意在農復會的經費支持下，由衛生機構負起推行節育的責任[55]。於是，婦幼衛生研究所被指派承辦該業務，而婦幼衛生也突然成為公共衛生的重點工作。

顯然，在國家節育無法言明的態勢下，婦幼衛生負起掩護的責任。比較婦幼衛生委員會改制前後的差異，可發現雖然孕前衛生不是婦幼衛生研究所的「正業」[56]，但是它的人員編制與工作量卻因執行該計畫而擴大。以研究計畫為例，在實行孕前衛生之前婦幼衛生委員會只有7項研究成果，但是接下孕前衛生之後短短兩年間它便執行了25項研究，其中有關避孕相關的研究就占了16項，其他則僅8項[57]。也就是說，如果沒有孕前衛生計畫，婦幼衛生的規模其實沒有改變；它增加的部分幾乎都是孕前衛生的業務與研究。

其次是台灣人口研究中心的成立。該中心是1961年由衛生處與密西根大學人口研究中心、紐約人口局合作，Rockefeller基金會支持的研究機構，主要為政府提供人口相關問題的建議。雖然該中心號稱民間組織，但從其人事安排看來，它幾乎就是婦幼衛生研究所與美方的合作單位[58]。該中心不但同時與婦幼衛生研究所接受美方經費支持，更同在新建的衛生大樓辦公，使用最新型的電腦設備[59]。雖然「人口」本與「婦幼衛生」並無相關之處，但在節育工作上這

55　見《臺灣地區早期家庭計畫發展誌詳》，頁33-34。

56　由於該計畫並非政府既定工作，因此所有計畫人員都是由農復會約僱，屬該所的非編制內人員。

57　參見台灣省婦幼衛生研究所，《臺灣婦幼衛生三十年專輯》(台中：台灣省婦幼衛生研究所，1989)，頁129-130。

58　當時該中心中方主任是婦幼衛生研究所所長顏春輝(衛生處長兼任)，美方主任是密西根大學人口研究中心主任Ronald Freeman。該中心實際運作則是由中方副主任婦幼衛生研究所副所長彭瑞雲與美方密西根大學人口學教授竹下讓擔任。1964年後，則統由農復會周聯彬負責。

59　許世鉅的回憶是：「1960年在紐約人口局與密西根大學的技術合作下，在台中設立了人口研究中心，隸屬台灣省衛生處。從第二年起，人口局又贈款給農復會，用以支援婦幼衛生研究所在台中市進行一行動研究計劃」。參見《臺灣地區早期家庭計畫發展誌詳》，頁40與許世鉅，〈臺灣的家庭計劃──從禁忌至政府政策

兩個機構卻相輔相成，一個負責避孕方式與推廣的先導實驗，一個設計人口動態的模型與統計成果。而後該中心轉爲省屬機構後，更直接劃歸衛生處管轄，以便統籌辦理節育。

最後在節育計畫付諸實行前，當局因應農復會與經合會的要求，將婦幼衛生研究所與台灣人口研究中心擴大整合爲家庭衛生委員會，計畫也從十年加快爲5年。首先從人力方面看，由於1962年副霍亂大流行，台灣所有公共衛生人力都投入疾疫控制，而農復會也提供額外經費增加村里衛生護士至100人。疫情控制後農復會建議行政院將家庭計畫與村里衛生計畫合併實施[60]。而行政院轉囑省府該項建議時，衛生處長許子秋同意集中公共衛生人力擴大辦理節育。在農復會、經合會與紐約人口局支助下，衛生處成立「台灣省衛生處家庭衛生推行委員會」，將原有婦幼衛生研究所孕前衛生業務移交該會辦理。

此外經合會在計畫執行的更動上扮演重要角色。衛生處在1964年八月宣佈「孕前衛生十年計畫」時，原訂於一年後方開始執行，並希望在1972年時將人口增加率調整至1.72%，1987年時至1.33%[61]。然而不及一個半月，該計畫旋即提前施行，而且更名爲「擴大台灣地區家庭計畫五年方案」，要求在五年內完成既定目標。計畫更動的原由，如李棟明指出的，是由於當時經合會副主委李國鼎強烈希望加快實施節育以便控制消費，因此與國際開發署台灣分署署長Howard S. Parsons協調，將中美經濟社會發展基金項下農復會所支助「加強村里衛生——孕前衛生計畫」項目擴大爲「家庭衛生計畫」，援助經費也從原先的3000萬元增加到6000萬，並依此要求衛生處在五年內達成既定目標，並提前在該年10月實行[62]。

從上可知，雖然衛生當局使用名稱從「婦幼衛生」到「人口研究」到「家庭衛生」一換再換，但其目的卻一直是遏制人口成長的節育。而在此轉變過程中，該計畫也隨美援的需要不斷擴大編制與規模。雖然家庭計畫在1965年起成

(續)—————————————————

時期的演變情況〉（《綠杏》，第19期），頁12。

60 《臺灣婦幼衛生三十年專輯》，頁38。

61 參見〈減少人口壓力推行孕前衛生　省府擬定十年計畫明年起降低自然增加率〉，《徵信新聞》，1964.8.16與〈臺灣衛生處訂定孕前衛生十年計畫〉，《聯合報》，1964.8.16。

62 《人口政策的形成與檢討》，頁33-34。

爲最大的衛生計畫，但究其實更像是美援經濟方案的一部分。

四、教出來的計畫家庭

　　雖然經合會與農復會是大規模家庭計畫的推手，但這不意味「唯經濟發展」的節育邏輯必然在檯面上出現。先前范光宇對家庭計畫的質疑顯示宏觀人口控制微觀的個人節育事實上有扞格不入之處；如果「擴大台灣地區家庭計劃五年方案」是壓制人口成長的強制方案，沒有考慮民眾如何接受，那這個計畫爲何可以成功便值得評估。對此，本節將從推廣方式與反應嘗試了解該計畫的實施實際。

樂普與其爭議

　　首先說明節育五年計畫所用的避孕方式，也是國家模節育的重要關鍵—樂普（參見圖1）。樂普是因應大規模節育所研發的新型避孕器[63]。它由Jack Lippes醫師在1962年設計，因此最初叫「立別氏樂普」，但是不久之後便直接用「樂普」或「子宮彎」稱呼它。

　　樂普的形狀是連續的雙S型，上大下小，以便卡住子宮腔，尾端附上兩條尼龍線以利於抽出。其裝置方法則與其他線形纏繞避孕器相同，裝置時先將它拉直放在插入棒中，而再用推送杆送入子宮內讓它還原。由於樂普在置入插入棒時不用像子宮圈一樣需先將子宮頸擴張，因此手續較其他避孕器簡便。在避孕效果與副作用方面樂普和其他避孕器相似。在效果上它比傳統避孕法有效，但比口服避孕藥差。而在副作用方面，由於其避孕原理是運用人體對異物的排斥反應，因此最常見的副作用是出血，旁及裝置後疼痛、不正常陰道分泌物、

63　關於子宮內避孕器歷史的介紹，可參見Howard J. Tatum, "Intrauterine contraception," *American Journal of Obstetric & Gynecology*, 112.7(1972.4), pp. 1000-1023.他將子宮內避孕器的發展分成以下6期：1. 胚胎期：歷史上對子宮內避孕器的零星記載；2. 嬰兒期：1930年代Grafenberg 在德國與Ota在日本的研究；3. 孩童期：戰後 Ishahama 與Oppenheimer在以色列的重新使用；4. 青年期：1960 年代各種新型避孕器的產生；5. 青春期：設計合子宮內腔的避孕器，如Tatum T；6. 成熟期：將子宮內避孕器當成是避孕藥的載體，如progesterone或銅離子等。

圖1　樂普與裝設方式

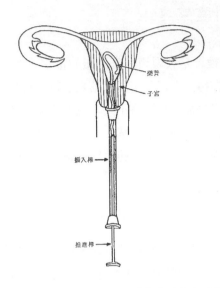

子宮內膜炎或骨盆炎、樂普穿出子宮，與其他的心理不適等。由於這些問題，在裝設一年後，除了意外受孕者外，還會有約10%的樂普會自動排出，20%會因各種原因要求取出。

　　雖然樂普是新型避孕器，但避孕效果與其他方法相較並無特長。如當時剛開發的口服避孕藥運用高劑量的賀爾蒙，可以有效抑制排卵，效果比子宮內避孕器還好。又傳統避孕法如子宮套與保險套等，如果謹慎確實使用，避孕效果不見得比子宮內避孕器差，而且沒有實質副作用。因此，如果只就使用者個人考量，謹慎使用傳統避孕法便可以；如果追求避孕效果的完善則應該採用口服避孕藥。雖然它服用方式複雜，副作用大，但效果最好[64]。不管如何，樂普都

64　日本與美國是典型的例子。在1950年代開始實行節育的日本雖然已有子宮內避孕器的發明，但一直沒有廣泛使用，口服避孕藥也因爲其副作用的關係沒有開發。而美國直到1965年時連口服避孕藥都沒有使用，而是使用傳統避孕法。參見 Minoru Muramatsu, *Some Facts About Family Planning in Japan* (Tokyo: The

非首選。

如此，爲何衛生當局採用樂普，認爲是大規模節育的聖品？這牽涉避孕目的與方式的效益評估，推廣者與使用者立場差異的問題。雖然在相異的節育需求下，原有不同方式的選擇，但從推廣者的角度問題又不同。口服避孕藥雖然有效，但它的成本不但高，而且服用規定麻煩，很容易因忘記服用而懷孕。而傳統避孕法雖然沒有副作用，但一般民衆對如何正確使用並不清楚，成功率也就大打折扣。但子宮內避孕器不一樣。雖然它的避孕成功率沒有口服避孕藥高，價格沒有傳統避孕法便宜，但其效果可由推廣者掌握，不必擔心使用者是否遵守這些規定，而且裝置簡單，成本便宜，是符合經濟效益的避孕方式[65]。又樂普可以脫穎而出，並非它有什麼無法取代的特出處，而是紐約人口局願意提供推廣所需的大量樂普，作爲後續分析成果之用。這對缺乏經費奧援的衛生處來說，是決定性的因素[66]。

這不代表使用樂普沒有爭議，與「中國家庭計劃協會」的爭論便是典型的例子[67]。該會長期推動個人節育長達10年，是基於強國強種，以婦女身體與家庭經濟爲考量主張節育的婦女團體。她們所推廣的節育法一直是從婦女身體考

（續）————

　　Population Problems Research Council, 1955）, pp. 29, 76-79, 91-93與Charles f. Westoff, Norman B. Ryder, "United States: Methods of Fertility Control, 1955, 1960 & 1965," in Donald V. McCalister, Victor Thiessen and Margaret Mcdermott eds., *Readings in Family Planning a Challenge to the Health Professions*（Saint Louis: C. V. Mosby Company, 1973）, pp. 120-127.

65　韓國是另一個大規模使用子宮內避孕器的國家。除子宮內避孕器外他們加上輸精管結紮，計畫在1962-1967年第一個五年經濟計畫時，配合裝上100萬個子宮內避孕器，結紮15萬男人，並讓150萬人使用其他傳統避孕方式。參見Hae Young Lee, Chin Kyun Kim, "The Family Planning Program in Korea: Retrospect and Prospects," in Korean Sociological Association, *Sociological Evaluation of the Family Planning Program and research Activities in Korea*（Seoul: Korean Sociological Association, 1972）, p. 37.

66　許子秋表示：「本處計畫在今後五年內使60萬婦女裝置『樂普』，所需的3000萬元已經有了著落……。」所謂「著落」，便是指樂普已經可以免費提供。參見〈兩年來的本省衛生工作〉，頁22。

67　關於中國家庭計畫協會的成立，工作與其對樂普爭議的細節，請參考拙文〈經濟發展、衛生政策與知識建構——臺灣家庭計劃的歷史觀察〉（第二屆臺灣文化與歷史研討會發表論文，New York; Columbia University, 1997年8月26-28日），第二節。

慮，不傷身體的子宮套或其他避孕法，從未提供子宮內避孕器。她們的理念是：只要謹慎使用，這些方法一樣有好效果，而且對婦女不會有副作用。顯然這是與當局大相逕庭的節育概念。

因此，當初引進樂普時，當局也曾經想由中國家庭計畫協會負責推廣實驗，但該協會卻因其爲子宮內避孕器而加以拒絕，並且透過各種管道表示對樂普的懷疑。許世鉅在回憶這段經過時，以「最黯淡的日子」稱呼：

> 新任省主席對家庭計劃改採一種審慎的態度，而中國家庭計劃協會在報端對樂普的公開指責──說中國婦女被視爲實驗用的天竺鼠，更使得事態日益惡化；此外又加上一些私人的因素，所以在五十二年春天，是台灣推行家庭計劃過程中最暗淡的一段日子。[68]

雖然細節仍有待探究，但顯然在報上放話外，該協會也透過其主持人的黨政關係指陳農復會大規模樂普「人體實驗」有問題。而這些指責也確有所本。一方面同年台灣人口研究中心在台中作大規模的樂普實驗，證實樂普效果沒有這麼好；一方面由於樂普剛剛研發出來，技術也未見成熟，該協會指責節育把婦女當成「天竺鼠」也合乎情理。

但衛生單位沒有特別對此回應。雖然當時也有人認爲樂普效果不好，但如果是免費而且醫師也沒有意見，則可以接受。在節制人口成爲當局共識時，這些質疑也就變成「專業」問題，在節育聲浪下沈默。另一方面，在衛生處開始大規模節育計畫前，農復會對中國家庭計畫協會表示：因美國國內宗教團體對美國政府施壓，農復會無法繼續支持該協會的節育計畫。但於此同時，農復會卻利用中美相對基金另行成立「中華民國婦幼衛生協會」的民間組織，作爲發放樂普的白手套[69]。

於是，「孕前衛生」計畫中所宣示五年內使人口增加率降至一半的政策目

---

68 〈臺灣的家庭計劃──從禁忌至政府政策時期的演變情況〉，頁12。
69 關於該協會的成立與工作性質，其與衛生機關與醫界關係的分析，請參考《1950至70年代臺灣家庭計劃：醫療政策與女性史的探討》，第三章第二節。

標，在執行上轉化成在五年內裝設六十萬個樂普[70]。節育計畫變成推廣樂普的計畫。如何迅速而有效的讓更多人裝設樂普，計畫生育的觀念如何落實成為勸導樂普的裝置，變成衛生當局的中心課題。

推廣樂普的脈絡塑造

以下歸納推廣樂普的三種模式。它們環環相扣，是其得以奏功的因素。首先是推廣網路的建造。由於當時無法在電視、電台或報刊等媒體上公開宣傳節育，因此在既有限制下開發推廣方式成為首要問題。衛生當局透過實驗，比較家庭訪視、通信介紹與開鄰會方式三種傳播方式，認為逐家逐戶的訪視是最有效且成本最低[71]。因此在計畫執行之初衛生處便鼓勵工作人員採取「面對面」(face to face)的方式，直接勸導婦女節育。而且由於這種方式不對他人公開，對工作人員與被訪者的壓力較小，許多個人的床第問題也往往可以經過交談透露出來[72]，因而成為最受歡迎的推廣方式[73]。

但是，衛生當局並沒有因此放棄其他方式。以鄰會來說，雖然這種方式有很多問題，比方說場地與聯絡需要當地人士，不易配合。有時無法掌控與會者意見，反而有反效果。有時即使限制其他人參加，這些婦女也不見得會說出個人需要。因此，這種推廣方式轉化成利用現成的婦女網路，如農復會的農會家政指導員、助產站與開業助產士，甚至小學教師與婦女會會員等，利用其關係來推動節育[74]。在這種情況下家庭計畫形成婦女專有的網路。一方面它捨棄公

70　參見 Department of Health, Taiwan Provincial Government, *Annual Report: Family Planning Health Program* (Taichung: Department of Health, Taiwan Provincial Government, 1965).

71　以下參見臺灣省家庭計畫委員會，《家庭計畫工作手冊》(台中：台灣省衛生處家庭計畫委員會，1967)，頁173-179。

72　工作人員手冊中教導工作人員在訪談時必須營造「沒有壓力，完全自由」的氣氛，並且避免第三人在場，不可將個案資料告訴他人。

73　以下參見李棟明，〈臺灣地區節制生育的推行對於人口出生的影響之研究〉，《臺灣文獻》，24.3，1973，頁6。

74　參見" Study 34; Intensive Referrals by Home Economics Extension Workers," "Study 38: Use of Rural Midwives to Refer IUD Cases," "Study 29: Use of Private Midwives for the IUD Program," "Study 55: Free Insertion for a Limited Time for Teachers," "Study 56: Use of Members of the Women's Association to Refer IUD Cases," in

開宣導的方式傳布節育知識而採取一對一面談，類似婦女間私密交談的情境，分享傳遞生育的知識；一方面它卻有嚴謹的組織，在每個區域安插負責的女性工作員，按照戶籍單位的育齡婦女資料，以縝密固定的工作進度與歸整的評價制度，掌握節育知識的節奏與動向。如此，整個計畫就在美援衛生計畫嚴密的工作網路，嚴格的考核制度下，循各種管道持續進行。

第二個模式是計畫生育知識的塑造。如前面所強調的，衛生處之所以介入生育，是因為經濟發展必須減少人口成長，在他們的工作人員手冊中也很明白指出這個邏輯。但實際推廣時，這樣的「國家觀念」不再強調，而轉為「每對夫妻為了促進家庭幸福而自願做家庭計畫」的說法；而減少子女建立幸福家庭的理由，也改為家庭如果生太多兒女，父母將無法負擔養育責任的家庭經濟觀念。例如當時巡迴放映頗受歡迎的「幸福家庭」便是這樣一部片子。這部當時少見的彩色短片，敘述一對即將結婚的青年男女，前往兩位已婚同事家拜訪。其中一位因子女較少，因此窗明几淨，一家人和和樂樂，另一個家庭則因為兒女太多，而慌亂髒亂。藉著兩家強烈的對照，說明「計畫生育」的重要。

但如果按照這個理路，尊重個人意願推廣生育計畫，事實上與強制節育並不相同。因此在推廣上他們必須重新塑造內容，讓裝置樂普與永久節育取代「計畫生育」。首先在避孕方式上，當局雖然宣稱要介紹各種避孕方法，由個案自己選擇所需，但推行上則強調子宮內避孕器，特別是樂普之於傳統避孕方法無可取代的效果。她們的處理方法大致是將各種節育方法化約為「子宮彎與子宮環」的比較，而後進一步強調樂普的優越[75]。例如在教導工作人員推廣技巧的指導手冊中，便以一章篇幅教她們以問答方式引導受訪者從各項避孕法中挑選樂普[76]。首先工作人員先讓婦女知道避孕與不避孕的差別，接下來立刻轉到樂普的優點，並且要很具體肯定地說「樂普效果很好」、「樂普很安全」及「裝樂普可以隨時恢復生育力」等。以下更指出樂普可以恢復生育，比結紮

(續)————————————————

Taiwan Population Studies summaries (Taichung: Committee on Family Planning, Taiwan Provincial Department of Health, 1973), pp.55-57, 65, 48-49, 95, 96.

75 參見台灣省家庭計畫委員會所製作「你想知道『樂普』嗎？」、「各種避孕方法的比較」、「樂普與子宮環之比較」等宣傳單。

76 以下參見台灣省家庭計畫推行委員會，《家庭計畫方法》，第二冊樂普(台中：台灣省家庭計畫推行委員會，1969)。

好；不用擔心是否忘記服藥，比口服避孕藥好；有政府補助，每個人都負擔的起；不像保險套需要在性交前停下來套上，比保險套方便。而最後還要再複習一次樂普的優點與優越處，才放她們離開這一章。此外在家庭計畫輔導人員手冊中，記載著在工作人員訪視時輔導員要提醒的重點，其中最重要的就是「信心」。所謂信心，便是了解樂普是子宮環的改良品，樂普是安全而較無副作用等信條。

　　第三個模式是具體的推廣對象。雖然在宣傳上所謂「家庭計畫」教育包括保護母體健康、間隔生育、減少家庭負擔以維持嬰兒照顧品質等項目，但實際推廣上只有一項重點—裝樂普以永久節育。李棟明指出在1964至1970年間雖然育齡婦女的生育率都有下降，但細究其年齡別生育率，則可發現其中差異（參見表1）。從表中可發現30歲以上的育齡婦女，生育率才有較大下降，而且年齡愈大下降幅度愈大。這意味這波大規模「根除生育」的裝樂普計畫中，優先對象根本是高齡或已經生夠孩子的婦女，要她們裝樂普後就不要再拿出來，而不是想要計畫家庭年輕婦女所要的間隔生育。因此在最初數年她們不但不鼓勵，甚至禁止新婚未懷孕的婦女使用樂普，而且不斷地宣傳樂普可以永久置放，沒有必要不用取出，以確保節育成果。

　　在這樣的強力推廣下，其成果是：在1965年最為婦女所知的三種避孕方法，依次是子宮環、結紮與樂普，一年之後樂普已經超越結紮，而五年計畫結

表1　台灣地區育齡婦女生育水準及推行家庭計畫前後變遷之比較

生育率　年份	一般生育率	年齡別生育率							總生育率
		15-19	20-24	25-29	30-34	35-39	40-44	45-49	
生育率									
1960	180	48	253	333	255	169	79	13	5,750
1964	162	37	254	335	214	120	52	8	5,100
1968	131	41	256	209	161	68	26	4	4,325
1970	120	40	238	293	147	59	20	3	4,000
生育率變化（百分比）									
1960-1964	-10.0	-22.9	+0.4	+0.6	-16.1	-29.0	-34.2	-1.3	-12.6
1964-1968	-19.1	+10.8	+0.8	-7.8	-24.8	-43.3	-50.0	-15.2	-15.3

資料來源：李棟明，〈臺灣生育變遷與家庭計畫努力方向〉，頁70。

束時，它已經以33%的增幅，成為婦女所最熟知的避孕方法[77]。又以婦幼衛生研究所在各農會的孕前衛生計畫來說，從1964至1965年中約有四萬一千個案裝置樂普，其中便有5047的個案是由傳統避孕法中轉介而來的[78]。而到1970年時，台灣節育的婦女已有55%採用樂普(參見表2)。如果家庭計畫就是裝置樂普，衛生單位似乎已經成功。

表2　1964年至1970年台灣節育計畫的預期與成果

年份／避孕方式	預期裝置樂普數	樂普(1)	口服避孕藥(2)	保險套(3)
1964	50,000	50,250(4)	—	—
1965	100,000	99,254	—	—
1966	120,000	111,242	—	—
1967	130,000	121,053	27,555	—
1968	120,000	123,670	35,622	—
1969	120,000(5)	130,358	32,208	—
1970	130,000(6)	143,305	54,518	49,121

資料來源：台灣省家庭計畫研究所，《臺灣地區家庭計畫統計年報》，第1至4卷與台灣省家庭計畫委員會，"Some Facts about the IUD Programs," 1967.

(1)指裝置次數，包含重新裝置者。

(2)自1967年起紐約人口局、經合會與農復會提供四種口服避孕藥進行試用，1969年美Pathfinder基金會贈送一批口服避孕藥，以上是1970年以前口服避孕藥來源。計算方式是一個月份藥量為一單位。

(3)自1970年起，由經合會與農復會提供。計算方式是領用個案數。

(4)只有10月至12月。

(5)因為「五年計畫」是在1964年10月開始，因此完成日期在1969年而非1968年。原先當年計畫裝置數為80,000個樂普。

(6)原先在「五年計畫」進行中估計為50,000個。

77　參見" Study 22 The Island-wide KAP and IUD Follow-up Survey, 1965," " Study 46 1967 Island-wide KAP Survey," "Study 66 1970 Island-wide KAP III Survey," in *Taiwan Population Studies summaries*, pp.32-34, 78-80, 114-116.

78　參見婦幼衛生研究所，《臺灣省婦幼衛生研究所民國五十八年報告》(台中：婦幼衛生研究所，1969)，頁13。

沉默的抗拒與矛盾的說詞

　　從以上分析中可以了解在「婦女健康」與「優生保健」說詞後，家庭計畫是強力推銷樂普的計畫。但是，衛生專家並不認爲樂普與優生保健有所衝突。如中華民國婦幼衛生協會理事李清曉表示：「在所有避孕法中子宮內避孕器方法爲最簡便、經濟、安全，裝一次可以保持數年，似乎符合本省之一般民眾的需要。」似乎樂普不但是推廣者的利器，也該是婦女的避孕最佳選擇。究竟樂普符不符合需要？以下的資料值得分析。

　　1967年中央日報爲配合政策舉辦節育徵文比賽。這些文章除了在報上連載外，它們加上專家的導言結集出版成《節育經驗》一書。雖然編者強調作者來自「不同家庭背景與生活環境」，但她們能夠自如操作中文，並不代表所有婦女。而這本書雖然表面上看似官方宣傳刊物，但如果分析其內容，可以發現這些婦女的節育反應與公共衛生學者或人口專家所論者有很大差異(參見表3)。

　　從避孕方式看，前面提到樂普在五年計畫後成爲婦女的避孕首選，然而在《節育經驗》一書中它卻遠遠地落在傳統避孕法之後。在見證者中只有約20%曾經選擇樂普；如果排除裝置不順利的個案，它甚至落於口服避孕藥與結紮之後。也就是說，樂普對於這些人來說不是特別好的方式，不想用子宮內避孕器的婦女也不會選擇樂普。此外就子宮避孕器來說，如果扣除裝置不順利者，樂普的個案幾乎和裝子宮環的一樣多。這意味如果婦女可以接受樂普，她們或許也可以接受其他子宮內避孕器。以上分析都與衛生處強調「樂普遠優越於子宮環」的說法有所出入。

　　但是，在這本書所透露的訊息裡最重要的還是樂普的高比率不適應現象。

表3　《節育經驗》中避孕方式統計與經驗一覽

避孕方式 個案數	傳統 避孕法*	子宮環	樂普		口服 避孕藥	結紮		總計
			順利	不順利		男	女	
人次	25	8	7	8	12	4	8	72
比例(百分比)	34	11.1	9.7	11.1	16.7	5.6	11.1	100

資料來源：中央日報，《節育經驗》
*包括子宮套、保險套、安全素片、安全期等方法。

如果照衛生處的教材，100個裝置樂普的婦女只有16個會因為不適應而取出樂普[79]。然而《節育經驗》中卻有高達五成的不適應比例。不但如此，這些人在不適應後會立即改用其他避孕方式，如口服避孕藥或傳統避孕方式等。如果以上說法析成立，那台灣婦女的經驗與家庭計畫論者所描繪的節育圖像十分不同。

的確，雖然論者宣稱教育程度高者比較了解節育觀念，也願意接受新方法[80]，但對不順利的避孕方式她們捨棄得最快。從統計看出教育程度高者不但接受者少，想再裝者更少(參見表4)。雖然在教材中衛生處要工作人員「破除謠言」，指稱「許多婦女都不會有下腹痛」、「下腹痛不太嚴重」、「下腹痛往往在兩三個月之內就消失了」、「吃些阿斯匹靈就好了」，要她們繼續堅持[81]。但顯然這些策略對高教育程度婦女不管用。只要使用不順利，她們會馬上選擇對身體比較友善的避孕方式。

如果樂普在高教育婦女間不受歡迎，那其他人呢？對此，檯面解釋是說一些婦女因為觀念不夠，因此需要政府協助。如台大醫院院長邱仕榮表示：

> ……要想徹底做到節育，主要的關鍵還是整個社會的觀念和教育程度高低的問題……知識程度低的人，則多半與貧窮不分家，一方面對生

表4　1967、1968 與1971年台灣地區樂普婦女按教育程度別接受數

年份 ＼ 接受程度(百分比)	無	國校	初中	高中或以上
1967	24.9	52.6	12.7	9.8
1968	30.6	54.1	8.9	6.4
1971 *	26.2　33.9	58.6　53.2	8.1　7.3	7.1　5.6

資料來源：台灣省家庭計畫研究所，《臺灣地區家庭計畫統計年報》，第4卷，頁18-19
　　　　與第7卷，頁38。
＊左欄為初裝樂普者，右欄為再裝者。

79　《家庭計畫方法》，第二冊樂普，第100與101問。
80　參見李棟明，〈節育與家庭計畫推行影響臺灣地區生育水準研究(上)〉，《臺灣文獻》，30.1(1979)，頁193。
81　《家庭計畫方法》，第二冊樂普，第五篇。

育完全隨其自然，糊裏糊塗就生了一大串，一方面是因爲衛生條件不
夠，認爲多生幾個比較保險。根本不可能有節育的觀念[82]。

李棟明的研究指出在五年計畫中30歲至40歲婦女一直是節育計畫的主力，而都
市地區同年齡層一般生育率的下降幅度也遠小於鄉鎭[83]。以上結果似乎爲邱仕
榮的評論下了註腳。然而從前兩小節的分析可知，衛生當局並不是爲教育民眾
而推動節育，而更像是爲裝樂普而「教育」民眾。因此，這些數據所表示的或
許不是低知識中年鄉村婦女「需要不需要」計畫生育，而是在推廣樂普時什麼
人的反抗最小，或是這些在需要計畫生育時，什麼人比較沒有選擇。

　　的確，以上「達成裝置樂普進度」的操作與「推廣節育觀念」理念的矛盾
不停出現在衛生當局對家庭計畫的態度上。以偏遠與原住民地區的節育來說，
孫得雄指出當時有兩種意見。一方面當時推行節育以偏遠村落爲主，對象也特
別放在知識程度低的民眾。雖然衛生處這樣做耗費人力較多，但對高生育率的
偏遠地區最有效，且有助於「人口反淘汰」的矯正[84]。另一方面，當時曾經討
論是否要在山地地區推廣家庭計畫，因爲當地出生率較其他地方高。然而這個
意見被迅速打消，理由是因爲該行動可能被解讀爲「消滅種族」的行動，衛生
處不想因小失大。上述兩種意見的矛盾是：如果家庭計畫不是節育，顯然衛生
單位無需擔心「消滅種族」的問題，而且應該要更強力把家庭計劃教育給最偏
遠的原住民。但是一方面他們知道所謂「家庭計畫」不過是強制節育，而且是
要防止「人口反淘汰」的，因此當有人拿起滅種口號指責時，他們低調處理。

　　最後讓我們用公共衛生學者描繪的「家庭計畫影響生育率」模式(參見圖
2)來總結這些矛盾。由箭頭方向可以看出，這些專家認爲家庭經濟與個人需要
是婦女採用「計畫生育」的原因，而人口減少是結果。然而本文的分析發現，
在實際上這些箭號要反過來；希望出生率降低幅度是實施計畫的原因，讓婦女

82　邱仕榮，〈談談觀念問題〉，《節育經驗》(台北：中央日報，1968)，頁6。
83　在30-34歲婦女中，都市生育率下降幅度是26.5%，而鄉鎭約32%。在35-39歲婦
女中都市生育率下降幅度是42.2%，但鄉鎭卻是52.7%。參見李棟明，〈臺灣生
育變遷與家庭計畫努力方向〉，《臺北文獻》，第25期(1973)，頁70。
84　參見〈臺灣省家庭計畫推行工作模式〉，頁7-8。

裝樂普則是其結果。如此,我們才能理解為何衛生專家始終以出生率的下降幅度,作為計劃成功與否的標準。

　　透過以上解讀,我們才能掌握那些人造就了台灣家庭計畫的傲人業績。在生活的壓力下,在有限的選擇中,偏遠地區、中年、已有生育經驗與低教育程度婦女無言地投向樂普。是她們填補了宏觀人口調控與微觀個人節育的落差,也是衛生當局勝利呼聲後面的社會實際。她們的聲音雖然隱沒,但從片言鱗爪的統計資料與言論敘述,我們似乎看到她們選擇樂普的無奈與無言的抗拒。

圖2　推行家庭計畫以影響生育率之架構圖

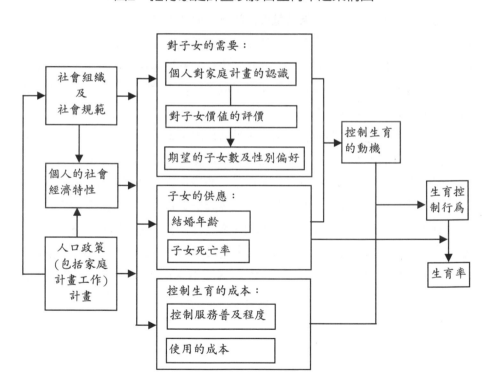

資料來源:孫得雄,〈臺灣省家庭計畫推行工作模式〉,頁5。

五、結語：美援醫療的教訓

　　本章探討1960年代台灣在美援結構與歷史情境下，執行大規模節育計劃的決策邏輯、說詞與實際。首先，在戰後美援主導開發中國家發展方向的情境下，隨著美援資金進入台灣，「節制人口／經濟發展」的主張也影響當局對經濟發展的看法，甚至在冷戰現實下默認人口增加問題。而這個看法更在當時亞洲國家相互競爭的態勢下，內化為解決當時台灣經濟問題的不二途徑。原本以個人身體健康與家庭經濟為考量的節育也在控制消費、積累資金以促進經濟發展的邏輯下，轉化成強制國家節育的理念。

　　其次，由於衛生處經費的長期短絀，僅堪應付一般開銷，因此提供大部分衛生計畫經費的美援機構成為其決策的影響源。在這樣的架構下，財經官僚「節制人口／經濟發展」的理念得以藉由經費挹注與機構建立，以「孕前衛生」與「婦幼衛生」等衛生計畫的形態實現。

　　然而以抑制人口成長為目標的國家節育，與當局標榜維護婦女健康的個人節育說詞有所出入。因此，一方面衛生單位採取對推廣者最方便有效的樂普，配合嚴密的推廣網路強力執行，一方面當局雖然繼續保留尊重個人意願、調節生育等說詞，但推廣時必須重新塑造推廣脈絡，以永久節育與裝置樂普為最終目的。此外，雖然衛生當局雖然經由龐大的數據與統計，強調節育是「教育民眾」的工作，並同時宣稱其成功。但重新解讀這些資料，卻看出婦女對該計畫的無言抗拒與無奈。徘徊在出生率下降目標與婦幼保健說詞的差異間，衛生學者的論述呈現了矛盾含混的猶豫。

　　回到討論的起點：是否有純粹為「衛生」而衛生的計畫或政策？至少，對在經濟或技術上必須仰賴開發國家的後進國來說，必須考慮以下問題。首先，在資金與政策的影響下開發中國家有沒有「自主」的衛生政策？對此，在節育計畫的例子中確實可以看到各環節中經援國的影響，甚至它們還與當局的執政目標相背。雖然不能將這種關係很粗糙地稱為「依賴」，但歷史研究者無法忽視美援的政經架構在其中所扮演的角色。

　　其次，當開發中國家極力發展經濟，無力從事民生建設時，衛生在其間的

位置如何？雖然在說詞上衛生似乎偏離「維護人民健康」理念，但實際狀況則遠較此複雜。對落實國家節育的衛生當局來說，雖然在政策施行與教育民眾間呈現徘徊猶豫的態勢，但畢竟因此得到經費，從事相關建設。究竟衛生只是國家的工具，還是有專業的自主空間？顯然，家庭計畫的案例研究提供了檢視衛生政策的其他「台灣經驗」的角度。

此外是1980年代中期後人口學者對節育計畫成效與轉型的檢討。本文已經指出在家庭計畫中的樂普與節育問題的相關研究並非中立的科學知識，而是與政策需要相呼應。如此，如果「人口膨脹」一直是衛生單位與學界宣稱節育的理由，那在人口成長率已然過分降低的1980、1990年代，他們要如何因應？對民眾來說，「老年化社會」眞得是衛生當局與社會學家所觀察到的現象與因應對策，還是另一種對老年照顧，特別是女性照顧的刻意忽視[85]？對於這些研究者來說，他們要如何用「研究即經費」的現代知識生產邏輯，把生育控制的知識與技術，與家庭與人口的現象作關連？

最後也最耐人尋味的是人民的身體。在節育計畫的探討中，無論是財經官員的「人口政策」，或是衛生當局的「家庭計劃」，在撲朔迷離的家庭與國家說詞後婦女一直排除在外，只是國家政策與衛生計畫中模糊遙遠的客體。如劉仲冬指出的，以女性處境的觀點家庭計畫無論是制定或執行均聽不到女性的聲音，只有國家的聲音。在男性長期控制「生產」的脈絡下，節育計畫不過又是典型的男性議論，對女性身體的全面控制[86]。

到底在這樣的政治經濟脈絡下，作爲衛生計畫原因與對象的身體有無發言可能？雖然她們仍不見得可以自在現「聲」，但本文藉由資料的爬梳與整理，她們沈默的抗拒與無奈卻在龐大圖表與統計中隱然浮現。這是醫療史研究者重要的課題—這些聲音的出現與被排除，直接挑戰國家「爲人民健康」衛生計畫的基本預設，也預示一種更深層知識／身體／權力歷史書寫的可能。

85　關於此觀點可參見胡幼慧，〈兩性與老人照顧：人口政策相關議題〉，收入中國人口學會編，《人口政策的檢討與展望論文集》（台北：中國人口學會，1991）。

86　劉仲冬，〈國家政策下的女性身體〉，收入《女性醫療社會學》（台北：女書，1998），頁188。

　　本章初稿曾發表於中央研究院歷史語言研究所主辦「醫療與中國社會研討會」（台北：中央研究院，1997.6），後刊登於《臺灣社會研究季刊》，第32期（1998.12）：39-82。本章乃根據此文修改而成。

參考書目

中文文獻

中央日報
　　1968　《節育經驗》（台北：中央日報）。
尹仲容
　　1962　《我對臺灣經濟的看法續編》（台北：美援運用委員會）。
　　1963　《我對臺灣經濟的看法三編》（台北：美援運用委員會）。
文馨瑩
　　1990　《經濟奇蹟的背後──臺灣美援經驗的政經分析(1951-1965)》（台北：自立晚報）。
王金茂
　　1972　〈臺灣省衛生行政〉，收入醫藥新聞編，《臺灣醫藥衛生總覽》（台北：醫藥新聞，頁17-19）。
台灣省政府新聞處
　　1971　《衛生保健》（台中：台灣省政府新聞局）。
台灣省長官公署統計室
　　1946　《臺灣省五十一年來統計提要》（台北：台灣省長官公署）。
台灣省家庭計畫推行委員會
　　1967　《家庭計畫工作手冊》（台中：台灣省衛生處家庭計畫委員會）。
　　1969　《家庭計畫方法第二冊樂普》（台中：台灣省家庭計畫推行委員會）。
台灣省婦幼衛生研究所
　　1989　《臺灣婦幼衛生三十年專輯》（台中：台灣省婦幼衛生研究所）。
朱復良
　　1964　〈對抗人口壓力的競賽 十年內將人口增加率減少一半〉，《中央日

報》，1964.7.6。

行政院國際經濟合作發展委員會人力資源小組

　　1966　《人力資源研討會資料特輯》（台北：行政院國際經濟合作發展委員會
　　　　　人力資源小組）。

行政院衛生署

　　1993　《衛生白皮書》（台北：行政院衛生署）。

　　1995　《臺灣地區公共衛生發展史》（台北：行政院衛生署）。

李少民、陳寬正、涂肇慶

　　1990　〈人口成長與經濟發展〉，收入中國人口學會編《臺灣轉型後期的人
　　　　　口現象研討會論文集》（台北：中國人口學會），頁15-34。

李國鼎

　　1966　〈經濟發展與人力資源之開發與運用——五十五年七月七日在人力資
　　　　　源研討會講詞〉，《人力資源研討會資料特輯》，頁27-29。

李棟明

　　1970　〈光復後臺灣人口社會增加之探討〉，《臺北文獻》，第九、十期合
　　　　　刊：215-249。

　　1973　〈臺灣地區節制生育的推行對於人口出生的影響之研究〉，《臺灣文
　　　　　獻》，24.3：1-48。

　　1973　〈臺灣生育變遷與家庭計畫努力方向〉，《臺北文獻》，25：63-88。

　　1979　〈節育與家庭計畫推行影響臺灣地區生育水準研究(上)〉，《臺灣文
　　　　　獻》，30.1：177-210。

　　1995　《臺灣地區早期家庭計畫發展誌詳》（台中：家庭計畫研究所）。

吳嘉苓

　　2000　〈醫療專業、性別與國家：台灣助產士興衰的社會學分析〉，《台灣
　　　　　社會學研究》，4：191-268。

林崇熙

　　1998　〈免洗餐具的誕生—醫學知識在台灣的社會性格分析〉，《台灣社會
　　　　　研究季刊》，第32期(1998.6)：1-37。

　　1999　〈評楊玉齡、羅時成《肝炎聖戰》，台北：天下文化〉，《中國時

報》，開卷版，1999.12.2.。

林鐘雄

　1995　《臺灣經濟經驗一百年》（台北，三通圖書）。

胡幼慧

　1991　〈兩性與老人照顧：人口政策相關議題〉，收入中國人口學會編，
　　　　《人口政策的檢討與展望論文集》（台北：中國人口學會），頁181-
　　　　198。

范光宇

　1994　〈中華民國婦幼衛生協會成立三十週年感言〉，收入中華民國婦幼協
　　　　會編《中華民國婦幼衛生協會成立三十週年紀念特刊》（台北：中華
　　　　民國婦幼衛生協會）。

孫得雄

　1990　〈生育率達到替代水準之後〉，收入中國人口學會編，《臺灣轉型後
　　　　期的人口現象研討會論文集》（台北：中國人口學會），頁5-14。

婦幼衛生研究所

　1969　《臺灣省婦幼衛生研究所民國五十八年報告》（台中：婦幼衛生研究
　　　　所）。

張坤崗

　1970　〈臺灣地區之家庭計畫〉，收入國立台灣大學人口研究中心編《人口
　　　　問題與研究》（台北：國立台灣大學人口研究中心），頁337-339。

張淑卿

　2004　《防癆體系與監控技術：臺灣結核病史研究(1945-1970s)》（新竹：國
　　　　立清華大學歷史研究所博士論文）。

許子秋

　1964　〈兩年來的本省衛生工作〉，《臺灣醫界》，7.9(1964.9)：22-25。

許世鉅

　1973　〈臺灣的家庭計劃—從禁忌至政府政策時期的演變情況〉，蔡世澤、
　　　　謝渙淙譯，《綠杏》，第19期：9-18。

陳正祥

1951 《臺灣之人口》（台北：中華書局）。

郭文華

1996 〈臺灣醫學史研究的回顧與現狀：一個學術脈絡的探討〉，《臺灣史
料研究》，第8號（1996.10）：60-75。

1997 〈經濟發展、衛生政策與知識建構——臺灣家庭計劃的歷史觀察〉，
發表於台灣歷史文化研究會與Columbia大學東亞系主辦「第二屆台灣
文化與歷史研討會」，紐約：Columbia 大學，1997年8月26-28日。

1997 《一九五〇年至七〇年代臺灣家庭計畫：醫療政策與女性史的探討》
（新竹：台灣國立清華大學碩士論文）。

2001 〈在疾疫與美援的年代——戰後臺灣衛生體制的形成〉，收入台中縣
衛生局編《幼幼無恙：臺中縣兒童保健館歷史映像》（豐原：台中縣
衛生局），頁15-20。

葉金川

1993 〈我國健康照顧體系〉，收入楊志良編《健康保險》（台北：巨流圖書
公司），頁111-145。

趙既昌

1985 《美援的運用》（台北：聯經出版公司）。

劉仲冬

1998 〈國家政策下的女性身體〉，收入《女性醫療社會學》（台北：女書出
版社），頁187-222。

劉進慶

1995 《臺灣戰後經濟分析》（台北：人間出版社）。

楊玉齡、羅時成

1999 《肝炎聖戰：臺灣公共衛生史上的大勝利》（台北：天下文化）。

徵信新聞

1964 〈減少人口壓力推行孕前衛生 省府擬定十年計畫明年起降低自然增加
率〉，《徵信新聞》，1964.8.16。

聯合報

1964 〈臺灣衛生處訂定孕前衛生十年計畫〉，《聯合報》，1964.8.16。

西文文獻

Chen, Yu-his

 1981 "Dependent Development and Its Sociopolitical Consequence: A Case Study of Taiwan," Ph. D Diss. , University of Hawaii.

Cheng, Tsung-Mei

 2003 "Taiwan's New National Health Insurance Program: Genesis And Experience So Far," *Health Affairs*, 22.3 (2003.6/7): 61-76.

Chu, Leonard L.

 1977 *Planned Birth Campaigns in China 1949-1976* (Honolulu: East-West Center).

Committee on Family Planning, Taiwan Provincial Department of Health

 1973 *Taiwan Population Studies Summaries* (Taichung: Committee on Family Planning, Taiwan Provincial Department of Health).

Department of Health, Taiwan Provincial Government

 1964 *Ten Year Health Plan 1966-1975* (Taichung: Department of Health, Taiwan Provincial Government).

 1965 *Annual Report: Family Planning Health Program* (Taichung: Department of Health, Taiwan Provincial Government).

Gold, Thomas B.

 1986 *State and Society in the Taiwan Miracle* (New York: Sharpe).

Jacoby, Neil H.

 1966 *U.S Aid to Taiwan: A Study of Foreign Aid, Self-Help and Development* (New York, Washington & London : Frederick A. Preager Publishers).

Korean Sociological Association

 1972 *Sociological Evaluation of the Family Planning Program and research Activities in Korea* (Seoul: Korean Sociological Association).

Kuo, Wen-Hua

 2002 "When State and Policies Reproduce Each Other: Making Taiwan a

Population Control Policy; Making a Population Control Policy for Taiwan," in Alan K.L. Chan, Gregory K. Clancy and Jui-Chieh Loy eds, *Historical Perspectives on East Asian Science, Technology and Medicine* (Singapore: Singapore University Press), pp.121-138.

Lin, Chung-His

    1994   "Social Contingencies of Scientific Knowledge and Government," *Philosophy and History of Science: A Taiwanese Journal*, 3.2(1994.10): 1-66.

Muramatsu, Minoru

    1955   *Some Facts About Family Planning in Japan* (Tokyo: The Population Problems Research Council).

Population Research Center

    1963-1964 *Annul Report* (Taichung: Population Research Center).

Schroeder, Richard C.

    1967   〈論人口政策〉，吳豐盛摘譯，《社會建設》，第29期：14-23.

Sun, T. H. and Soong Y.L.

    1979   "On Its Way to Zero Growth: Fertility Transition in Taiwan, Republic of China," in Lee-Jay Cho and K. Kobayashi ed., *Fertility Transition of the East Asian Populations* (Honolulu: The University Press of Hawaii), pp.117-148.

Tatum, Howard J.

    1972   "Intrauterine contraception," *American Journal of Obstetric & Gynecology*, 112.7(1972.4): 1000-1023.

Westoff, Charles f. and Norman B. Ryder

    1973   "United States: Methods of Fertility Control, 1955, 1960 & 1965," in Donald V. McCalister, Victor Thiessen and Margaret Mcdermott ed., *Readings in Family Planning a Challenge to the Health Professions* (Saint Louis: C. V. Mosby Company, 1973), pp. 120-127.

Whelpton, Pascal K., Arther A. Campell, and John E. Patterson

1966　*Fertility and Family Planning in the United States*, Princeton（New Jersey: Princeton University Press）.

Young, Louise B.

1968　*Population in Perspective*（New York, London, Toronto: Oxford University Press）.

Zipper, Jaime. A. , Howard. J. Tatum, Laura Pastene, Mario Medel, Mirta Rivera

1969　"Metallic copper as an intrauterine contraceptive adjunct to the 'T' device," *American Journal of Obstetric & Gynecology*, 105.8（1969.12）: 1274-1278.

第三編
疫病、空間與身分建構

第一章
「地方感」與西方醫療空間在中國的確立

楊念群(北京中國人民大學清史所副所長)

　　本文探討的主題是，中國人如何接受原本較為陌生的西方醫療空間。歷史資料顯示，中國人自古並沒有把親人委託給家庭外的成員進行護理的傳統。「醫院」作為一種空間形式嵌入中國社會是近代以來發生的事。本文認為，中國民眾接受西方醫院並非完全受精英知識論和國家權力干預的支配，而是中國的地方傳統與西方的醫療空間在多方面達於妥協的結果，中國的醫療空間與西式的醫療空間一直存在著某種張力關係。這項研究有別於一般的醫學史的方法是，把外來空間與傳統空間的碰撞與契合放在較為廣闊的社會語境中加以審視，並以惠愛精神病院為例，仔細考察了地方社會對西方醫療體系採取的本土化應對策略。

　　關於近代中國人如何接受西方醫療與保健體系，國內傳統醫學史的權威看法基本上秉承的是一種政治經濟學式的分析架構，這套架構概括起來大致包涵兩個核心要素：一是基本認定西方醫療與保健體系是廣泛波及全球的現代化擴張過程的一個組成部分，中國人對醫院組織中的現代性因素的被動認同只不過是諸多「衝擊──回應」大潮中濺起的一朵小小浪花而已；二是中國人對醫療空間的接納基本上是一種精英化操作行為，其具體表現特徵是：近代受西學影響的新知識階層通過一種「知識論」式的建構過程(最為典型的是所謂「中體西用」思想框架的確立)，由上而下地直接強行推導出醫療制度的變遷圖景。而下層醫療制度的變遷彷彿理所當然地可由新型知識群體設計的思想脈絡中延

伸出來，構成一體化的變革範式[1]。這套框架還認爲，從洋務運動開始，中國
近代化的歷程基本上是由上層精英變革話語經由國家系統運作向下層展開，變
革在國家制度中的體現大體上是與知識精英的話語相疊合的，所以知識話語的
設計似乎完全是一種國家變革得以實現的藍本與依據。不難想像，這種觀察實
際上把基層社會中普通百姓對外來事物的接受策略和變通取向完全屛棄在研究
視野之外，或者乾脆把普通百姓對醫療空間的認知方式混同於知識階層的言述
策略，從而先驗地認定了二者的同一性質。

　　本文認爲，儘管在現代化過程中，國家制度與精英話語的導向無疑占據著
知識生產和制度建設的主導地位，近代知識推導出的制度化力量也不能說不起
著相當強勢的支配作用，比如新式學堂的設立在基層社會中的影響即是突出的
例證。但是，如果我們從基層社會的角度觀察普通百姓如何接受新的事物，包
括以醫院體系爲代表的西式醫療空間，也許他們所依據的理由恰恰與知識精英
設計推導出的自足性觀念有相當大的歧義性。具體言之，基層社會有可能憑恃
自身獨有的價值判斷、意識趣味和認知取向去審視西方醫療空間在中國的存在
與拓展，這種獨有的感覺與認知體系，就是空間社會學所說的「地方感」的認
同現象，按照新人文地理學的看法，對於基層的民眾來說，地方(place)絕不
僅僅是知識精英任意審視和操作的客體，它被每一個個體視爲一個意義、意向
或感覺價值的中心；一個動人的、有感情附著的焦點，一個令人感覺到充滿意
義的地方[2]。

　　布迪厄(Pierre Bourdieu)曾經有一個關於「地方感」的簡明解釋，他說社
會空間的構造方式，乃是占有相似或鄰近位置的作用者，會被放置在相似的狀
況(condition)與限制條件(conditionings)下，並因此很可能有相似的習性
(dispositions)與利益，從而產生相似的實踐。占有一位置所需的習性，暗含了
對於這個位置的適應，這就是高夫曼(Erving Goffman)所說的「地方感」

1　參閱李經緯，《西學東漸與中國近代醫學思潮》(湖北：科技出版社，1990)。

2　參閱艾蘭・普瑞德(Allen Pred)，〈結構歷程和地方——地方感和感覺結構的形成
　　過程〉，載夏鑄九、王志弘編譯，《空間的文化形式與社會理論讀本》(台北：
　　明文書局，1994年增訂再版)，頁86。

(sense of one's place)的涵義[3]。如布迪厄所述，區別於知識精英認知體系的民眾擁有的「相似的習性」與「相似的實踐」及由此構成的「地方感」，很可能使他們並不一定按照知識精英設計的理性脈絡去理解與接納類似醫院之類的西方事物。比如歷史上的西醫傳教士運用「疾病類型學」的灌輸方法推廣西醫治療技術，就未必在民間百姓中達致預期的效果。本文所要論證的是，基層民眾由於大多秉持傳統的「地方感」意識，他們在接受西式醫療空間時不一定完全受上層知識論推導出的變革策略支配，他們之所以認可西方醫學及其治療系統，可能恰恰認為，這一外來事物與「地方感」中包涵的價值理念有相吻合或至少不相衝突之處，同時我們也會在下面所舉的個案中看到，西醫之所以能夠在中國基層社會中立足生根，也恰恰在於多方面迎合了中國民眾「地方感」結構中的價值判斷與心理取向。本文認為，只有充分估計基層民眾「地方感」在近代社會變革中的有效作用，才能較為全面地理解中國人接受西方醫療空間的真實動機和原因。

一、「地方感」與現代醫療體系的切入方式
「委託制」在西方的歷史淵源

要想了解中國人接受西方醫療空間的真實動因，首先就必須有比較地鑒別中西兩種醫療制度存在的歷史形式和社會基礎。從歷史記載來看，中國人的頭腦中自古就缺乏外在於家庭的醫療空間的概念，更遑論保健與護理的現代醫學意識。一般而言，中國的醫療與護理程序均以家庭為單位，治療過程也是圍繞家庭得以進行，現代醫療系統的嵌入，則是在「家庭」之外另立了一個對於普通中國人來講完全是陌生的空間，其形式具有不相容於中國傳統社會的邊緣性質。據醫學史家研究，中國傳統社會的醫事制度基本上是圍繞王權的需要而設置的，歷代的太醫院系統雖分科頗細，如元明兩代太醫院均分十三科，但都是就中央官醫的需求而定[4]。李約瑟(Joseph Needham)從維護中國科學在世界中

3　布迪厄(Pierre Bardieu)，〈社會空間與象徵權力〉，載《空間的文化形式與社會理論讀本》，頁435。
4　廖育群，《岐黃醫道》(瀋陽：遼寧教育出版社，1991)，頁282。

的先導性地位出發，認爲有關醫院的比較完整的概念至少在漢代時期就已經出現。第一個附帶有診所的救濟機構是由西元491元的南齊君主建立的。西元510年，第一個政府管轄的「醫院」也隨之建立，省一級半官方半私人的「醫院」在隋代似已出現。比如西元591年，隋代有一位退休官員就曾出家資爲感染流行病的數千平民提供藥品和醫療服務。李約瑟特別提到蘇東坡在1089年任職杭州時，爲自己在杭州建立的政府醫院提供了豐厚的捐助，從而爲其他城市樹立了榜樣[5]。

查考史籍《南齊書·文惠太子傳》，其中確曾記載，南齊有「六疾館」以養窮民。《魏書·世宗紀》稱有收治京畿內外疾病之徒的醫館，由太醫署「分師療治，考其能否，而行賞罰」。再往後則唐代有「養病坊」，宋代有養濟院、安濟坊、福田院、慈幼局、漏澤園等。《元史·百官四》則稱，元代有「廣惠司」，除「掌修制御用回回藥物」外，亦「和劑以療諸宿衛士及在京孤寒者」。元代的「大都惠民局，秩從五品，掌收官錢，經營出息，市藥修劑，以惠貧民」，燕京等十路曾設過「惠民藥局」，「官給鈔本，月營子錢以備藥物，仍擇良醫主之以療貧民」[6]。以上舉示的這些片斷史料似乎已能連綴出一幅古代醫院頗具規模的空間效果圖。如果細究其特徵，不僅發現這些機構大多緊密附屬於太醫院體系，如大都惠民局秩從五品，受太醫院轄制，實際是御藥院的一種。由於爲王權服務的職能所限，古代醫療機構爲平民醫治的程度和規模肯定受到很大限制，而且這些機構「施醫給藥」的行爲並未從古代慈善網絡的功能中分化出來，從而並非是近代意義上醫療專門職事的表現，極易受人亡政息世事變動的影響。

中國由私人運作的醫療空間出現於晚明時期，據梁其姿的研究，到了明代，帝國社會福利責任的一部分已經轉移到了地方，官方在公共健康事物方面表現出的能動主義傳統漸呈萎縮狀態，晚明國家已基本停止在醫療照顧方面作爲人民福利的中樞系統發揮正常的作用，明清之際，地方私人組織逐步替代了

5　Joseph Needham, *Clerks and Craftsmen in China and the West* (Cambridge University Press, 1970), pp. 277-278.
6　廖育群，《歧黃醫道》，頁287-288；又參見陳邦賢，《中國醫學史》（上海：商務印書館，1937），頁208。

國家的職能[7]。晚明學者楊東明曾在家鄉河南創設了廣仁會，專門爲地方民眾的需要提供藥方和醫療救助，他說動地方富紳作爲贊助人，每天接待病人約七百人。最突出的例子是鄉紳祁彪佳的作爲，他從官位退休八年以後組織了一個慈善診所，診所的成立正值饑荒與傳染病威脅其家鄉紹興的時候，在兒子死於天花後的第十天，祁彪佳與十位有名望的地方醫生達成協議合力運作診所。診所座落於城裡最古老寬敞的大廟之內，每天有兩個醫生提供醫療服務，每個醫生6天換班輪值，在1636年6至8月的時間裡約有一萬人獲救。隨著時間的流逝，診所組織日趨複雜，成員已包括一個總管、一個會計、一個登錄員和一個醫療總監。兩間隔離男女病人的房間也建立起來。由12名醫生輪流負責。明末清初，這類診所已成爲城市基礎制度的一部分[8]。

　　通過以上觀察，我們注意到明末清初地方菁英雖在相當程度上使醫療程式擺脫了王權控制的模式，並順利轉移爲一種「地方性事物」，但是地方菁英所支持和運作的診所體制仍沒有擺脫傳統慈善事業的形象，比如1693年江南成立的一個診所，其主體功能主要是在6至7月份分發藥品，掩埋屍首，常年派發棺材等慈善活動[9]。診所系統也沒有像西方社會那樣眞正從醫學專門化的角度界定出基層社會與醫學空間的嚴格界限。18世紀歐洲醫學革命的一個最突出的成就就是利用醫學空間把病人與他的家庭和社區組織徹底分割開來，醫療空間實際具備了某種「虛擬家庭」的作用[10]。從13世紀到19世紀，西方醫院功能尚有一個被層層剝離的過程，例如在13世紀的時候，除了圈禁痲瘋病人外，醫院的目的根本無法明確界定，它可能是養老院、避難所、未婚母親教養院、旅遊者的客棧，也可能是治病的地方，最爲重要的是，醫院也許會包容全部這些目的和功能。13世紀以後，醫院才開始慢慢拒絕收容並無眞正病因的社會人員，它兼具流浪漢旅館和招待所的時期才得以終結，醫療空間由此完成了與一般慈善

7　Angela ki Che Leung, "Organized Medicine in Ming-Qing China: State and Private Medical Institutions in the Lower Yangzi Region," *Late Imperial China*, 8.1（June 1987）, p. 145.

8　同上。

9　同上。

10　傅柯（Michel Foucault）著，劉北成、楊遠嬰譯，《瘋癲與文明》（台北：桂冠圖書公司，1992），頁224-226。

組織的分離，明清之際的中國診所顯然還沒有出現這種近代式的分化現象[11]。
按照傅柯(Michel Foucault)的說法，現代醫療空間必須具備兩大相關要素，即
展布(distribution)和分析(analysis)，人們在醫院中會觀察到怎樣分配病人使之
相互隔離，醫院空間如何被分割和疾病如何在分析程式中被系統地加以分類。
行為和組織化的程序在醫院中逐步代替了簡單的身體行動。所謂現代人道主
義的誕生正是伴隨著醫療空間中知識、身體、計劃、統計數字的日益完善而
達致的[12]。很顯然，在明清之交的江南地方性診所中，雖有對病人醫治空間進
行「分割」與「分析」等現代功能萌芽的出現，但是對病人治療程序的控制與
護理，以及對病人實施專門化的隔離等措施尚處於不健全狀態，無法從身體發
展中達致類似西方醫療空間形式化的監控標準。從這一層面來看，地方性診所
仍是社會運作的一個組成部分而無法獨立出來。

　　因是之故，中國江南乃至其他地區的地方性診所不可能成為與社區服務暫
時分隔的受託機構，最明顯的例子是，中國人根本無法接受把親人託付給陌生
人照顧這種絕情的方式，而西方醫療空間的現代性真諦恰恰就是對所謂「委託
制」的默認，身心的交付成為進入現代醫院的基本前提。關於「委託制」的理
念，西醫傳教士巴慕德(Harold Balme)曾經有一個非常精闢的說明，他認為現
代醫學有兩項革命性的突破：一項是對「準確真實性」(exact truth)的尋求，
由於生物化學等學科的出現，人體已可被展示為一個清晰的圖像，觀察這類圖
像，醫生可以解釋病人機理的變化，通過顯微鏡的儀器，就可以盡量避免作出
錯誤的決定，使治療高度接近於真實。第二個革命性事件是「託管制度」
(trustee-ship)的出現。「託管」的信念是「國際聯盟」(the League of Nations)
所表述的國際責任最新思想的直接產物，但它最早起源於對個人的尊重，「託
管」的理念已經成為醫生護士對待病人的基本準則。這種信念的基本表述是，
與病人相關聯的每一件事如健康、生命等等會依賴一種宗教的信任委託給醫
生，而醫生則會把醫療行動作為對上帝及其追隨者的回答。這一中心思想已貫

11　Frederick F. Cartwright, *A Social History of Medicine* (Londen; New York: Longman Inc, 1977), pp. 30-31.

12　Michel Foucault, *Discipline and Punish: the Birth of the Prison* (New York: Vintage Books, 1977), pp. 145-156.

穿進現代醫療與護理系統之中，包括現代醫院、診所、紅十字會、救濟院與收容所[13]。

其實，巴慕德所講的醫學在「準確眞實性」與「託管制度」兩方面的突破在社會史意義上是相互聯繫的。「準確眞實性」的尋求有些類似於傅柯所講的「檢查」（examination），在這一程序中，每個個體被文件技術所環繞而成爲一個個案（a case），每個個案只能被置於非常專門化的條件下加以分析，這是家庭和社區所不具備的，其結果就有可能使病人暫時脫離社區與家庭的控制，在一種極爲陌生的「公共空間」中得到專門化的檢視。「委託制度」正是此類控制的形式化說明，形式化的空間區分可以由西醫傳教士胡美（Edward Hicks Hume）博士所舉示的一個例子加以驗證。20世紀初葉的湖南地區有一家姓梁的父親病重時，其子特意邀請了當時任湘雅醫院院長的胡美博士和一名姓王的老中醫共同會診，這在湖南地界是破天荒頭一次，梁家公開聲明是想借此檢驗中西醫的治療結果。王醫生歲數大，被首先邀請進行檢查，他彎腰仔細傾聽每一種病人發出的聲音與不規則的呼吸，以及低聲的呻吟，然後開始問診和把脈，並仔細檢查舌頭和眼睛。輪到胡美時，他按照西方病人昏迷時的檢查程序作了一遍，如把脈、檢查瞳孔、舌頭和反應能力，然後用聽診器和溫度計進行診斷，再捲起病人袖子量血壓。雙方都檢查完畢後，王醫生根據王叔和的理論分析說，病人可能有嚴重的腎病，如果發展下去會牽連到心臟。胡美基本同意王醫生的結論，只是必須待實驗結果出來後，才能證實自己的結論。從空間意義上看，二者的診斷程序反映出場所的差別和作用，王醫生可以完全在家庭範圍裡和病人親屬的監控下完成診治的全過程，而胡美則須在家庭之外的另一個空間中檢驗診療結果[14]。這種檢驗是無須在家庭成員的控制下完成的，這個例子生動地說明中西醫在社區與醫療空間分割方面的差異性。

醫療空間與社區範圍的相對隔離，既可成爲現代醫學程序運作的基礎，又可成爲「委託制度」得以在醫院貫徹的必要條件。這是就形式而言觀察到的現

13　Harold Balme, *China and Modern Medicine: A Study in Medical Missionary Development* (London: United Council for Missionary Education, 1921), p. 19.

14　Edwrad Hicks Hume, *Doctors East, Doctors West: An American Physician's Life in China* (New York: W. W. Norton/Company, 1946), pp. 192-196.

象，如果深究「委託制度」的起源，我們發現它與基督教對宗教生活與世俗世界的劃定有關。基督教共同體與世俗生活相衝突的根源，往往在於如何在宗教生活的規範背景下處理社區的倫理關係，韋伯(Max Weber)曾明確地指出：「凡是未能與家庭成員，與父親、母親為敵者，就無法成為耶穌的門徒。」[15]這句話暗示了宗教空間與家庭空間的對峙關係，韋伯接著闡明這種對峙關係的宗教學涵義：「依據先知預言創建出新的社會共同體，特別是形成一種盼望救世主降臨的教團宗教意識時，自然血緣與夫妻共同體關係的價值，至少相對而言便會被降低。在氏族的巫術性束縛與排他性被打破的狀態下，新的共同體內部裡，宗教預言開展出宗教性的同胞倫理。此一倫理，便是徑而取代『鄰人團體』——無論其為村落、氏族、行會共同體或從事航海、狩獵、征戰冒險事業者的共同體——所提示的社會倫理性行動原則」[16]。

　　韋伯這段話十分清晰地澄清了「委託制度」發生的宗教學源流與基礎。如果轉移到醫療空間的「委託」性質上加以理解，我們仍然看到韋伯的判斷是同樣有效的，因為近代西方醫療空間的產生，從根本上而言是脫胎於宗教空間的制約，這從任何一部西方醫學史中都可以得到證實。在17世紀以前，西方的醫院完全不是如常人想像的那樣，是病體治療的專門機構，然而卻是病體有可能得到關懷的場所。一些社會史學者認為，基督教對病人強調的是關懷(care)而非治療(cure)；在基督教中，疾病的發生被設定為超自然的原因，治療則被視為一種病人心理由躁動趨於平和的超自然式安撫方法。病人棲居於教堂，由此被明顯賦予了「委託」的特徵，交付身心以減輕痛苦是一種非世俗社區的行為，與之相應的是，早期的醫院與教區的教堂幾乎是一體的，而且經常相互模仿。教堂既然是社區的中心自然就要經常承擔社會義務，例如疾病難民的安置，神甫儘管沒有什麼醫療訓練，卻要承擔繁重的社區工作。在空間上而言，完全可以說西方醫院與世俗社區隔離的「公共空間」性質，可直接比附移植於教堂在社區中的位置。歷史還記載，英國最早的醫院亦是由Battle Allsey的僧

15　馬克斯‧韋伯(Max Weber)著，康樂、簡惠美譯，〈中間考察——宗教拒世的階段與方向〉，《宗教與世界：韋伯選集(Ⅱ)》(台北：遠流出版公司，1989)，頁110。

16　同上。

侶於1076年建立的。痲瘋病院隔離於家庭的冷峻設置更是基督教原罪觀懲戒形式的世俗表現，醫院成了聖堂的外延形式[17]。由此可見，現代醫療制度中委託制度的形成是與基督教共同體及世俗社區隔離的歷史現象有頗深的淵源關係，也正是有這種傳統作爲支撐，當西方人把自己的親人委託給醫院進行治療護理時，並不覺得有什麼異常怪誕之處，也就是說，「委託」理念是建立在社區對醫療空間源於宗教生活的信任感之基礎上的。

「地方感」對委託制度的排拒

　　從醫學人類學的角度觀察，現代醫療體系中「委託制度」的產生既然與傳統的基督教生活方式密切相關，那麼也就必然在治療的行爲程式上可以找到相似之處，比如日常醫學治療與教堂活動都具有隱密的特徵。威爾遜(Robert N. Wilson)曾經將醫生和病人的關係與教士和教區居民的關係作了比較，闡明了兩種關係都具有隱密性的觀點：「假定要對付拯救靈魂和醫治疾病的活動，必須簽定個人之間契約。自我啓示對於探究靈魂或者自己對受保護的環境的需要是如此重要，醫生的診室是中世紀大教堂不受侵犯的聖殿合適的現代類似物。」[18]也就是說，教堂生活的隱密性有可能直接影響到了醫療空間相對封閉的結構特徵，與此同時，這種隱密性在委託制度發展的脈絡裡亦是必不可少的自足條件。

　　然而，如果把治療過程的隱密性放在非西方的社會語境上考察，其合理性卻並非是自明的。在非西方社會中，診斷與治療通常都有公開的方面，這對西方人來說似乎是非常陌生的，有時簡直變得不可思議。如哈柏(Edward B. Harper)在對印度南部麥索爾(Mysore)邦的薩滿集會作出研究後，曾經指出，只有9位病人參與的集會中，卻有35個人參加，地點是在神殿內，薩滿當著會眾的面開出醫治處方[19]。治療活動的公開性在中國社會的表現似乎也並不鮮

17　Frederick F. Cartwright, *A Social History of Medicine* (Longman Inc, 1977), pp. 30-31.

18　Robert N. Wilson, "Patient-Practitioner Relationships," in *Handbook of Medical Sociology*, eds. H. E. Freeman, S. Levine and L.G. Reeder (Euglewnd Cliffs, N. J.: Prentice-Hall, 1963), p. 289.

19　Edward B. Harper, "Shamanism in South India," *South Western Journal of Anthropology* (1957), pp. 267-287. 轉見喬治・福斯特(George Foster)等著，陳

見。把道、佛教術士請至家中進行招魂降魔的表演已爲人們所熟知，雖然尚沒
有充分的材料證明中國普遍存在著如印度般的大規模薩滿式集會治療，但是以
家庭爲單位的治療程序仍足以證明有相當的透明度，其基本特徵是醫生全部的
治療過程需在病人家屬或朋友目光可及的觀察範圍之內，連續性地加以完成。
上面所舉王醫生與胡美在梁家鬥法，除了在治療技術上的差別外，我們仍可注
意到，王醫生的基本診療程序完全可以在家屬的目光監控之下不間斷地完成，
而胡美的工作則必須在與家庭分割開的實驗室中結束。這不僅關涉中西醫學體
系的差異，而且關係到中西醫療空間感的巨大差別，這種空間感的差別就集中
表現在治療過程中是在一個熟悉和公開環境下展示連續性的技術動作，還是在
一個陌生空間裡的隱密性行爲。我們這裡所說的「地方感」很大程度上就是空
間位置的差異表現。中國人在地方上的內在經驗通過累積的過程已經完全適應
了在公開性的空間中審視醫療操作，從而構成了一種相似的習性
（dispositions），而西方治療過程的隱密性特徵則顯然不在中國人地方感經驗的
範圍之內。

　　揆之於相關的史料，西醫傳教士在中國所遭受的誤解，均與中國人對西醫
治療的隱密性特徵發生懷疑有關。因爲西醫傳教士設立的醫院基本上按照現代
醫學的規則而建，其內部管理與社會生活是完全隔離的，因此，醫療過程並不
具有公開性，也無法滿足中國人的地方意識對醫治過程的傳統體驗，尤可注意
者，早期由西醫傳教士開設的醫院大多與教堂活動聯爲一體，是基督教宣教活
動的一個組成部分，醫院也往往是教堂的附屬機構。教堂相對刻板而又隱密的
宗教靈修生活與治療肉體的醫學過程幾乎無法分開，在西醫傳教士的頭腦中兩
者也恰恰是一致的。可是在外人看來，如此的安排恰恰超越了中國社會的經驗
可及之處，19世紀的史籍中大量記載的教案糾紛相當一部分材料反映出普通百
姓早期根本無法分清教堂與醫院的眞實區別，而僅僅一致地把它們視爲強行嵌
入社區生活的神秘空間。由於「神秘空間」往往出現於地方經驗可判斷的範圍
之外，諸多謠言對「神秘空間」的誇大描述往往是因爲它與正常的社區生活有
相當的距離，比如我們發現大多數謠言敘說的荒誕故事均與清律嚴禁的所謂

（續）────────────────

　　華、黃新美譯，《醫學人類學》（台北：桂冠圖書公司，1992），頁167。

「採生折割」的殘生行為有關。據《大清律例增修統纂集成》卷二十六〈刑律人命〉輯注的解釋，「採生折割」被判定為是一種「巫術行為」。輯注稱：「有為妖術者或取人耳目或新人手足，用木刻泥塑為人形，將各件安上，乃行邪法，使之工作。又有採取生人年月生辰，將人迷在山林之中，取其生氣，攝其魂魄，為鬼役使……更有剜人臟腑及孕婦胞胎室女元紅之類，以供邪術之用，皆是採生折割。」

又云：「採生折割人者謂將人致死，取其官竅，以行妖術或使術法邪道，採取生時年月，將人迷入深山僻處殺死，割取形骸，剜其五臟生氣，攝取魂魄，為鬼役使。今兩廣豫閩等處所市鬼葛，即是又一術也。又或誘拐幼童，炙其五官百骸，配藥以神醫治各竅之妙，又一術也。又或藥迷孕婦於深山，取腹內胎為一切資生藥，又一術也。又或用人祭邪神，又一術也。」[20]

按《大清律例》的定義，「採生折割」顯然歸屬於妖術傷生的重罪之列，需予嚴懲。在清代的日常生活中，似乎也出現過類似的真實事件，如乾隆十四年江蘇潘鳴皋案稱：「潘鳴皋既刨掘孩屍，給顧景文煉熬合藥，復為拜師求術，得受孩方，即自覓孩屍煉賣。」嘉慶十六年十一月，張良璧採生斃命一案則稱：「此案張良璧舔吸嬰女精髓前後共十六人，致斃女孩十一人，成廢一人。」[21]

又有廣東香山縣採生案稱：「民劉公岳染患痲瘋，有方醫曾言人膽製米可以愈疾，劉公岳轉向劉瑞徵提及，嗣劉瑞徵圖騙，向劉公岳捏稱現有膽米，詢其出價若干，劉公岳知其誆己，聲稱如果有效，願出銀一百二十兩，而劉瑞徵即思謀取人膽，遂將阮亞珠剖膽，檢膽無獲，阮亞珠越二日殞命，將劉瑞徵依採生折割律凌遲處死。」[22]

有趣的是，翻檢清代教務教案檔卷宗，內中所涉中國民眾對傳教士和醫生的誤解，其謠言內容大多數似於「採生折割」的敘事手法。例如著名的《江西合省士民公檄》中就稱天主堂「拐騙男女幼孩。取其精髓，造作丸藥，數月以來，致死童男不下數百十人」，並稱「復於該堂後進天井青石板下，起獲嬰孩

20　《大清律例增修統纂集成》卷26，〈刑律人命〉。
21　同上。
22　同上。

發辮髓骨一捆。其骨皆截數段，骨內之髓，概行吸去，並有血糕血酒等物，其一犯禁之具，不一而足」[23]。又如揚州教案中的領頭人葛氏就指認來自英國的中國內地會醫師戴德生（James Hudson Taylor）「誆騙嬰兒，挖目破腹，吸食腦髓，幽囚小孩」[24]。同治八年十一月初一日，湖北巡撫郭柏蔭函述「天門教案」發生經過時，指出民間迷失子女，常常會聯想到教堂神秘空間的作用，以致釀成教案。函稱：「先因該縣民間有迷失子女之事，很留心訪拿，擒獲用藥迷人之黃玉城一名。詰據稱，係隨州人田三才傳給藥方，並告以此方得自外洋，且有符咒傳授大眾，因縣境除教堂之外，別無洋人，約同前往教堂盤問，並稱還要搜查，人眾勢洶，教民紛紛走避。由於閑人愈聚愈多，不知因何失火，致燒教民住屋，延及教堂。」[25]教堂在社區中被視為日常生活中所不可經驗的陌生場域，人們無法感知教堂內活動的真實情景，自然首先被疑為進行神秘活動的場所。甚至醫院廚房內發現了一些雞骨頭，都被懷疑是棄兒屍骨，並導致診所的被毀[26]。

　　認真比較這些大小案例，我們發現反教揭帖和民眾的口頭敘述語式有驚人的相似性，不外乎騙取骨髓、挖眼刨心、奸取女紅之類。這說明普通民眾製造謠言的想像力畢竟是有限的，其基本的構造來源很有可能借自以往文告與判詞中對巫術之事的指控，基本上屬於被律例化了的影響地方安全的反叛行為。可也正是因為依據了已成判案依據的案例事實，所以攻教時就顯得頗為振振有詞，儘管謠言可能依據的是歷史事實而不是現實真相。況且一般反教文告均由通文墨的士紳起草，他們很可能參照清律大典的案例推導出傳教士「採生折割」的妖妄行為。江西巡撫沈葆楨在咨送總署的「委員密訪（百姓）回答」中，談及南昌育嬰情況，當地百姓就直接使用了「採生折割」這個詞，原話為：「我本地育嬰，都是把人家才養出來的孩子抱來哺乳，他堂內都買的十幾歲男

23　中央研究院近代史研究所編，《教務教案檔（同治六—九年）第二輯（二）》（台北：中央研究院近代史研究所，1974-1981），頁866。
24　同上，頁598-601。
25　同上，頁1019。
26　Edward Hicks Hume, *Doctors Courageous* (New York: Harper & Brothers Publishers, 1950), pp. 231, 244, 245.

女，你們想，是育嬰耶？是藉此採生折割耶？」[27]對於中國人以育嬰比附於「採生折割」的謠傳，西方人曾為自己進行辯護，如同治元年法公使致總署照會中說：「見有遺棄嬰孩，不忍聽其死亡於犬之口，必收養堂內，稍長各授以業，及時婚嫁，而後遺之。各堂行此已久，並非創舉。在傳教士，舉泰西各國義助之財，竭心力以布之中國，方恐為善之不足，何至窮凶極惡，等於採割之流。」[28]

　　上引數例雖都涉及的是對教堂及育嬰堂作為陌生空間的誤解，中國百姓對西方醫療空間的疑慮卻與其有頗多的相似點，原因已如前所述，教堂與醫院在19世紀的中國往往結為一體，在肉體與靈魂的救治上起著功能互補的作用。中國百姓對醫療空間的疑懼可以從西醫傳教士的各種信件、回憶錄與報告中反映出來，一個在滿洲從事醫療服務達十年之久的醫學傳教士曾經講了一個有趣的故事。1884年夏季的一天，一位法國天主教神甫來醫院拜訪，他身著普通的黑色長袍，乘馬車匆匆而來，在醫生的房間裡聊了一段時間就離開了。在神甫到訪的這段時間裡，診所裡擠滿了病人，神甫的到來很快傳遍了診所變成一則新聞。一兩天後，擁擠的人群開始聚在傳教士的門口，情緒顯得喧囂而激動。令人驚異的是，一個荒謬的謠言就在如此短暫的時間裡散布開來，人們居然深信不疑地哄傳，天主教士與診所合謀串通，不惜以重金獲取幼童的眼睛和心臟，當這位法國教士到訪時，人們確信他的黑袍下就挾帶著一個小孩，然後同診所醫生退隱到一間黑屋子裡把孩子稱了重量，挖出眼睛和心臟，商定了買賣的價錢，這項交易已進行了相當長的一段時間，不久將有輛馬車載著幼童的眼睛和心臟離開這座城市。上述謠言中所講的三個平常事件都曾發生過，這三件事分別是一個穆斯林小孩神秘地失蹤、法國神甫拜訪了診所和一個洋人曾乘馬車離開了這座城市。這三個絕不相關的事情被民眾出奇的想像力拼合起來，賦予了新的神秘意義，在深層意識中又與採生折割的傳說圖景相銜接，形塑出一幅令

27　《同治朝籌辦夷務始末》卷12，〈江西巡撫沈葆楨奏〉（附密訪回答），頁33-34。
28　《教務檔‧江西教務》，〈同治元年八月二十二日總署收法國照會〉，轉引自呂實強，《中國官紳反教的原因(1860-1874)》（台北：中央研究院近代史研究所，1986）。

人恐怖的教士劫子圖[29]。

　　另一個故事大約發生在這則謠言流行的同時，一位母親帶著她的年輕女兒來醫院治療，在母親向醫生詳述病症的過程中，女孩由於害怕洋人和陌生的環境，自己溜出了房間，當母親滔滔不絕的訴說平息下來後，回顧四周發現女兒不見了，她一激動闖入候診室尋找，仍不見女兒的身影，在院子內外搜查一遍後，母親開始懷疑醫生偷了她的女兒去作了謠言中所說的試驗品，於是開始暴跳著讓醫生把人交出來，經過一番喧鬧，最後才打聽到女孩跑到了醫院外的一個小客棧中，經派人查找，這個「小逃亡者」果然正在慶幸安全逃脫了洋人的手掌[30]。

　　由以上的分析可知，「採生折割」作為被律例化了的異端行為，雖然最早出現於官書的判詞與呈文之中，卻在19世紀中葉以後逐漸通過反教渠道泛化為一種地方性體驗，這種地方性體驗在謠言鼓動下採取的行動呈現出驚人的一致性，也頗可視為地方社會中相似的習性促成相似的實踐結果。與此同時，教案謠言中所透露出的對醫療空間頗為雷同的疑懼性表述，也映現出地方社會對醫院委託制度的不信任態度。

二、「地方感」・家庭空間・醫療空間

「叫魂」儀式與疾病類型學分析

　　當西醫傳教士初次進入中國設立醫院時，他們常常面臨在西方人看來是不可思議的怪現象。其中最感困惑的是中國人「靈魂」、「肉體」的分合觀很難兼容於西方的疾病類型學體系之內，特別是對所謂「叫魂」等巫術儀式的迷戀直接影響到中國人對西方醫療空間的接受程度。胡美博士對此深有體會，當年他初掌湘雅醫院院長時，一個男孩的病情日漸惡化，男孩的父親馬上請求醫生送他回家，這使胡美大為不解，他極力勸說這位父親：「現在可是關鍵時刻，

29　Dugald Christie, *Ten Years in Manchuria: A Story of Medical Mission Work in Moukden, 1883-1893*(Edinburgh: Religiuos Tract and Book Society of Scotland), pp. 13-14.

30　同上。

我正想用最現代的治療手段全力挽救他的生命。」父親回答說：「先生，我知道我居住的那條街道的人對此會說些什麼，我對他們的想法了如指掌，而您卻不會明白，如果他死在醫院，你過去所作的工作有可能廢於一旦。」胡美最終未能阻止男孩歸家的企圖。教胡美中文的劉老師告訴他，讓孩子回家是正確的選擇，相反，如果把他留在醫院將鑄成大錯，孩子死在醫院的消息讓全城人一旦知曉，他們會襲擊並搗毀醫院。更爲可怕的是，死訊可能擴展至每個街道，一直蔓延出省，在這個保守的省份裡，西醫的進步將遭受嚴重挫折[31]。胡美驚問爲什麼會引起如此大的騷動，劉老師解釋說，按中國人的習俗，身體一旦死亡，應置於家中等待靈魂的歸來，死亡時脫離家庭是一項很嚴重的錯誤，因爲徘徊在外的靈魂也許再也找不到身體作爲自己的歸宿，靈魂可以在一個「等候的閣樓」(pavilion of waiting)中重返身體，意即返回的靈魂有一個容易接近身體的通路。所謂「等候的閣樓」的具體名稱在書中沒有明確披露，但從字面上下文推斷應是「家庭」的隱喻性說法，這個「等候的閣樓」與醫院空間顯然是對峙的[32]。按劉老師的描述，靈魂回歸肉體是一個儀式化的過程，即普通百姓所說的「叫魂」，按照孔復禮(Philip A. Kuhn)的意見，「叫魂」是一種職業，內容包括死亡儀式和對孩子疾病的治療。「叫魂」的一般方法是，先呼喚孩子的姓名，然後說：「你在哪玩兒呢，回家吧！」或者說：「你害怕嗎？回家吧！」在屋外人呼喊的同時，屋裡另一個人則把病孩的衣服挑在掃帚柄上，放置於房間周圍或門廊上，觀察附近的葉子或草叢是否發生了移動，或有昆蟲飛掠而過，這些都是靈魂歸來的標誌[33]。

31　Edward Hicks Hume, *Doctors East, Doctors West*, pp.61-63, 209-210. 有趣的是，在東亞其他國家如朝鮮，家人也十分害怕病人會死在醫院，但擔心的原因與中國人有所不同，甚至相反。他們不是擔心靈魂無法和肉體會合，而是擔心病人的精神(spirit)將糾纏住自己，他們寧可讓病人死在路上，而不是死在一個陌生的地方。如果病人還能說話或尚清楚自己在何處，他自己也會堅持回家。此外，如有病人死在醫院，會使其他人因害怕死人靈魂纏住自己拒絕再住下去。參閱Folrence J. Murray, *At the Foot of Draon Hill* (New Youk: E. P. Dutton & company, Inc., 1975), p. 2.

32　同上。

33　Philip A. Kuhn, *Soulstealers: the Chinese Sorcery Scare of 1768* (Cambridge, Mass.: Havard University Press, 1990), pp. 99, 96-98, 114-115.

湘雅醫院的劉老師則向胡美解釋了類似的叫魂程序，他說當小孩已經沒有知覺的時候，母親就試圖喚醒他的意識，如果不成功，母親就會採取出門叫魂的方式，她一再向空中揮舞著孩子的外套，希望召喚回失落於旅途中的靈魂，使之認清自己的衣服。這位母親堅信，孩子的靈魂已經離開了身體，她自己是連接孩子身體與靈魂的媒介。在一次路過長沙城門時，胡美聽到一位母親的喊聲：「我的孩子阿寶，回來吧，你的衣服已準備好了，床也準備好了。」這個女人隨即爬上屋側的梯子開始揮舞一支竹竿，竹竿的一頭綁著小孩的衣服。另一個家庭成員則敲響銅鑼，好像要引起靈魂的注意[34]。

「叫魂」的方式當然不止一種形式，西醫傳教士雒魏林（Wiliam Lockhart）曾經詳細描述了上海人的另一種叫魂方法。在1846年上海發生地震時，一天晚上大約11點鐘，人們注意到一個人站在門口，手裡拿著一個燈籠，不時晃動著他的腦袋，用最悲切的語調向漫不經心的行人叫喊。一個聲音在屋子裡用同樣的方式加以回應，原來屋裡正有一個孩子神志昏迷發著高燒，用當地話來說就是：「他的靈魂已經被勾走了，正在外面徘徊。」在此情況下，孩子的父親開始在屋子的一頭掛起一個紙佛的形象，然後燒著它，再點燃燈籠裡的蠟燭，站在門口呼喚魂兮歸來，直到昏迷的孩子平靜下來或有其他變化發生，人們才會認為在外面遊蕩的靈魂看到了光亮，聽到了叫喊，回到了他原來的住所[35]。

透視上述叫魂儀式的過程和結構，大致可概括出如下幾個鮮明的特點。其一，叫魂儀式的發生無一例外地是在家庭環境或較為熟悉的社區地點進行；其二，叫魂儀式的運作主體全部由病者的親屬或朋友加以承擔。如果細加區分，肉體靈魂在一些場合下的分離可分為自願與非自願的兩種[36]。關於前者，人們相信一些巫師有能力分派自己的靈魂去訪問死者，引導死者的靈魂返歸肉體，藉助巫師的神力是因為擔憂靈魂發現不了返歸身體的路徑，非自願的丟魂則意味著靈魂被某人或某種超自然的力量偷去了，偷魂者常被稱為「走馬天罡」或

---

34 Edward Hicks Hume, *Doctors East, Doctors West*, pp.61-63, 209-210.

35 William Lockhart, *The Medical Missionary in China: A Narrative of Twenty Years' Experience* (London: Hurst and Blackett Pubishers, 1861), p. 256.

36 Steven Harrell, "The Concept of Soul in Chinese Folk Religion," *Journal of Asian Studies*, May 1979, p. 521.

「半天秀才」。要想召回靈魂需通過道家或其他巫術儀式方能實現，如道家的所謂「搶精神」，就是使靈魂從被偷竊的不可見狀態中復現並回歸肉體。民間傳說裡，偷魂鬼常常夜間在路邊等候送上門來的私人夜行者，因爲他們是孤獨無助的[37]。

值得注意的是，所謂肉體與靈魂的分離過程最明顯的表現就是丟魂人的不正常狀態，丟魂並不一定意味著死亡，卻一定意味著病人具有不正常的行爲，這種行爲也一定與普通社區中的正常生活狀態是有區別的。對這種行爲的解釋遠遠超出了病因學所能把握的範圍，人們必須通過一種儀式直接體會宗教性的真實，這與通常所說「大傳統」涵義下的控制方法如中西醫診斷等均不合拍，「大傳統」的精英取向基本上是通過概念和分析性的框架來對非正常人的狀態加以推斷，而不是通過類似叫魂的行爲示範。

更明確一點說，丟魂並非僅僅是一種可用病因學推導分析的病症，沒有靈魂的身體缺失的不是生命而是人的屬性，這類屬性是由中國語境所接受和規定的，是由恰如其分的文化行爲模式所限定的[38]。換言之，丟魂是病人失去社區與家庭中正常位置的一種表現。而叫魂儀式實際上是正常人幫助病人找回其原本在家庭空間乃至社區氛圍中的原初位置的一項基本措施，以防止病人被徹底逐出社區與家族認同之外，更準確而言，「叫魂」作爲象徵儀式是把病人從陌生化的空間重新納入家庭空間之中的一種嘗試，此類象徵性行爲恰恰是促使病人重新社會化的過程，在這一過程中，醫院作爲陌生的空間被加以拒斥就變得十分自然了。

病人的重新社會化既然不是一種陌生化的行爲，其操作者自然也不能由陌生人承擔。孔復禮曾發現，在廣東地區的社區環境中，薩滿巫師的人選必須經過社區愼重擇定，此人必須具備村社運行的基本知識，對其中道德人際關係亦要十分熟悉，優秀而可靠的祭祀專家必須是社區成員[39]。孔復禮還注意到，和

37　Philip A. Kuhn, *Soulstealers: the Chinese Sorcery Scare of 1768*, pp. 96-98, 99, 114-115.

38　Steven Harrell, "The Concept of Soul in Chinese Folk Religion," p. 527.

39　Philip A. Kuhn, *Soulstealers: the Chinese Sorcery Scare of 1768*, pp. 96-98, 99, 114-115.

尚、道士往往得不到地方民眾的真正信任，原因在於他們不是家庭系統中的人，而是「出家人」，儘管清代要求廟宇和尚登記註冊，卻總是無法全面控制出家人的行為走向和流動方式，那些「游方僧」的無根狀態很容易引起社區民眾的懷疑從而受到排斥[40]。同樣的道理，社區與家庭空間的伸縮消長也大致劃定了民間社會對陌生化事物接受程度的界限，同時決定了基層百姓對類似於醫院這類新型空間的認識程度。

參照醫學人類學的看法，在許多非西方社會中，疾病的特徵具有社會因素，人們通常不認為社會因素是科學病因學的組成部分，也無法用疾病類型學進行刻板的劃分。病人與自然環境和社會環境之間的和諧可能受到破壞，他們的不舒服經常被解釋為反映壓力和社會結構的破裂[41]。因此，醫治的目的遠遠超出使病人恢復健康這個有限的目標。在此前提下，叫魂儀式就會構成對整個群體的社會治療作用。儀式的公開性如叫喊、敲鑼是使所有旁觀者放心，導致不舒服的人際間壓力正在和解。喬治・福斯特（George Foster）進一步強調：「在用擬人論述語來解釋不舒服的社會中，人們把不舒服歸因於神、鬼、妖精和巫婆的發怒，醫治者公開表演自己的能力，使公眾放心地認識到，人類並非沒有辦法防衛自己，去對付塵世間和超自然的邪惡力量。」[42]叫魂儀式也起著類似的作用，在整個的公開性步驟中，「家庭空間」無疑具有核心的象徵意義。儘管叫魂等療治疾病的方法在中國民間具有不證自明的合理性，可是西醫傳教士對這套認知系統卻是如此的陌生，以至於超出了其經驗判斷的範圍。這些西醫傳教士大多數接受西方醫學體系的正規訓練，對疾病採取的是較為純粹的病因類型學的分析方法，這套框架被確信是建立在科學合理化與治療護理的正當性基礎上的。「家庭空間」在他們的頭腦中從未具有自明的正當護理意義相反，他們根據病因學作出的判斷卻總是把家庭空間視為疾病的淵藪，從而歸入了被排斥之列。例如，西醫傳教士對於「瘋癲」狀態的界定，就常常把家庭空間對病人的控制視為導致病痛的一大原因，在西醫傳教士的視界裡，造成瘋癲的原因頗為複雜，但或多或少與家庭的內耗有著密切的聯繫。例如中國的一

40　同上。

41　喬治・福斯特等著，《醫學人類學》，頁168、182-183、251。

42　同上。

夫多妻制現象經常使婦女在空間壓抑下導致家庭糾紛。傳教士告訴我們，一位婦女如果是男人十個妻子中的一個，人們可以想像，嫉妒和病態的感覺肯定會常存腦中[43]。

「家庭」也是抑制正當信仰、妨害心理健康的罪魁。下面就是一則醫院如何從家庭中拯救中國弱女子的故事：一個健康如花的十六歲少女，進了教會學校並成為基督徒，當家庭迫使她放棄信仰時被嚴正拒絕了，家庭於是把少女驅趕出學校乃至盡毀其書，斷絕她與基督教朋友的來往，這些做法在女孩堅定的信仰面前歸於失敗，但少女的代價卻是慘重的，她精神失常了。在如此狀態下，家人仍堅決反對少女進入基督教醫院進行診治，經傳教士出面干預，家庭成員最終認識到自己對孩子的要求過於嚴苛殘酷。故事的結局自然是圓滿的，在醫院的護理環境裡，少女得到了很好的恢復治療，重現了青春與美麗。其家人居然也大受感動而皈依了基督[44]。這則故事的架構實際早已預設了「家庭空間」與「醫療空間」的對立關係，家庭空間的昏暗汙濁和強霸專制與醫院空間的潔淨光明恰成鮮明的對比。其潛在的話語是，要想擺脫病態的生活，獲得身心的解放，就必須衝破家庭的束縛，進入新型的醫療空間，家庭空間的自明合理性在醫療權力的示範作用下被象徵性地瓦解了。

尤為重要的是，在家庭空間中司空見慣的日常生活問題，進入醫療空間後卻會被進行病因學的處理，納入醫療體系的監控程序，一個突出表現是對「手淫禁忌」的態度。按西方的理論標準衡量，中國的家庭空間缺乏對隱私權的保護，這是構成精神病態的溫床，比如手淫在當時中國很普遍，中國人的習慣卻傾向於阻止婦女進行手淫，每個婦女都希望結婚然後作母親，但是如果丈夫發現她手淫，妻子將被羞恥地送還父母，她在眾人面前將成為不潔婦女的形象，一點也得不到寬恕，所以很少有婦女敢冒在家人和世人面前丟臉的危險繼續手淫。與家庭控制相對應的是，醫院對手淫禁忌採取了寬容的態度，有的西醫傳教士發現，醫院中的婦女雖也有沉溺手淫者卻大可不必如在家庭中那樣承

43　C. C. Selden, "A Work for the Insane in China," *The Chinese Recorder,* May 1909, p. 264.

44　同上。

擔沉重的道德壓力，而是被納入了醫療處理的合理程序[45]。

西方醫生對中國瘋癲現象所作的一系列分析，是以排斥家庭空間和運用病因學作爲基礎的，疾病類型學的出發點由於強調疾病的器質性病變的特徵，似乎多少忽視了傳統中國治癒疾病社會學的一面，從而有可能絕對地把醫療空間與家庭空間對立起來，這套醫療話語經過進化觀的論證，有可能爲上層知識分子所接受，這已爲民國時期醫療觀念的全面轉變所證實。但是從基層社會的情況來看，普通百姓對醫療空間的認知卻未必深受這種醫療進化觀的強制影響，至少在醫院進入中國的初期是如此。他們有自己獨特的地方感受作爲認知起點，這種感受儘管不易用理性語言加以概括，其基本的意念還是頗爲清晰可見的，那就是疾病的治療過程必須滿足社區行爲和儀式公開性的要求，最重要的是要使治療過程變爲社區普通生活的一個組成部分，克服和消除因疾病類型學設計所人爲構成的家庭與醫院之間的界限。循此而觀，西醫傳教士的疾病類型學雖然大力排斥中國家庭對治癒疾病的價值，然而有些傳教士的看法並非拘囿於狹隘純粹的醫學病理分析，而是把透視範圍擴大到了社會領域，這又使得家庭與醫院在理念上的對立，有可能通過西醫傳教士與中國民眾在社會層面上達致的部分共識而化解，這一點我們在下面會作些具體分析。

「道德異鄉人」如何接受醫療空間的控制

如上節所示，西醫東傳在中國社會中面臨的最突出問題是，中國人如何接受西方理性架構形式下的醫學倫理？西方近現代醫學的發展表明，在社會中日益瀰漫著一種「泛醫學化」的趨向，此類趨向經常把社會中不屬於肉體疾病範圍的內容也納入到醫學的視野之下進行觀察，或予以純粹的疾病類型學分析。這種方法如果被置於東方社會語境下，或面臨種種詭異奇特的地方性治療系統時，則顯然會變得無所適從。那麼，中國人在西方醫療日益滲透入傳統社會的大變局下，會採取何種應對的策略以適應其異質的特徵呢？在進行詳細論證之前，我們不妨把結論先敘述如下：中國人經驗主義與實證主義相混合的思考模

45　C. C. Selden, "Conditions in South China in Relation to Insanity," *Amer ican Journal of Insanity*, 70.2（October 1913）, p. 418.

式[46]，可以相當自覺地把「宗教理念層面」（包括祭拜偶像、社會禁忌等）與「社會技術層面」（包括一些傳統倫理規範）有意識地加以形式化的區別。比如近代中國人很難在終極意義上接受基督教的儀式和信仰，這使得醫學傳教士的工作常常變得舉步維艱，然而中國人在形式上接受陌生的醫療空間的速率卻要快得多，這是因為「宗教理性層面」和「道德程序與倫理」上的不可通約性（incommensurability），可能在公開的醫療活動過程中得到消解。具體地說，中國人可能把中國本土宗教與社會的傳統理念區分開來。結果也許是一個腫瘤被摘除了，或者是眼睛由盲瞎而復明。需要說明的是，對道德結果的認同並非是由疾病類型學直接推導而出的。

我們不妨再換個角度，站在西方人的立場上檢視醫院植根於中國的有效程度。西方醫生如果要想真正在中國立足，他們就必須多少要調整自己與中國社會的溝通策略，最重要的是要修正自身純粹從病因學觀察問題的方法，甚至要向中國的道德倫理觀念進行有節制的妥協。恩格爾哈特（Hugo Tristram Engelhardt Jr.）曾經為這種妥協提供了一種生命倫理學的解釋[47]，他由此區分出「宗教的倫理學」與「俗世的倫理學」兩種概念。「宗教的倫理學」中的「宗教」是在廣義上使用的，它並不僅指持有神論的倫理學體系，而是指任何一種對於對與錯、善與惡和好與壞提供實質性的系統性道德學說。它是充滿內容的（content-full），在一個共同體持有同一種具體的倫理學的人是道德的朋友，可以共享相同的基本道德前提，而那些持有不同的道德前提的人則是「道德異鄉人」。因此應用「俗世的倫理學」處之，它能夠超越由不同的傳統、意識形態、俗世的理解和宗教所形成的具體的道德共同體來得到辯護[48]。

恩格爾哈特進一步定義說，俗世的生命倫理學提供可以進行相互辯護的道德結構並在這種結構內實施保健，因為醫生、護士和患者一般來說具有無法融合的多種多樣的道德觀。如果一個人不想被窮根究地強迫性強加一種具有宗教

46　林宗義著，趙順文譯，《精神醫學之路：橫跨東西文化》（台北：稻鄉出版社，1990），頁23。

47　恩格爾哈特（Hugo Tristram Engelhardt Jr.）著，范瑞平譯，《生命倫理學的基礎》（長沙：湖南科學技術出版社，1996），頁27-28、720。

48　同上。

的或形而上學基礎的道德觀(例如,一種充滿內容的生命倫理學觀點),包括一種具體的俗世傳統或意識形態,那麼在所有的人都平和地轉向正確的道德觀之前,他應該滿足於一種缺乏那種充滿內容的精神場所的一般道德框架[49]。就我的理解而言,對所謂「缺乏充滿內容」的道德框架的形象表現,就是醫療過程展示出的一種實際效果對身心的影響,這其中自然包括增加醫療過程的透明度,使之易於了解;對地方性醫學倫理的妥協以及醫療工作與社區工作的融合等,其具體表現集中反映在如下的幾個過程中。

醫療過程的公開化

上文曾經提到,西方的醫療系統之所以遭到中國百姓的疑懼,一個主要原因在於西方醫院治療的隱密性與中國醫療過程的公開性具有很大的不同。西方醫生要想得到中國人的充分信任,就必須被迫使西醫技術認同於這種公開性的特徵,以克服中國病人的陌生感與距離感。西醫傳教士也確實在醫療的公開性方面屢有動作,英國長老會報告中曾經提及一位名叫Howie的醫生,他於1889年開始進入中國工作。這位醫生的第一例手術就是在一棵大樹下公開舉行的,目的是讓旁觀者看到手術沒有什麼害人的圈套和秘密。在切除一位婦女的一顆病眼時,他不得不小心翼翼地把病眼裝在一個酒精瓶中歸還給病者,否則自己的行為一不留神就會印證流傳甚廣的用病人眼睛做藥引的神話。Howie工作的地區,教會曾付出許多努力卻很難消除當地人對外國人的反感,然而當Howie為倒在自己門口瀕臨死亡的一名乞丐作了一例公開的截肢手術後,他終於贏得了當地人的尊重,人們既驚訝手術的成功,又吃驚地看到一名洋醫生對乞丐的關懷態度[50]。在1904年一份報告中曾記錄過一家新診所進行第一例全身麻醉手術的情況,手術過程是在上百個鄰居和過路人重重疊疊的環視下完成的,這例手術是剔除腿部壞死的肌肉,手術的最終成功使環視的人們感到欣慰,也使醫生們鬆了一口氣。他們在報告裡說,如果出了事故,「這則故事也許會講得更長」[51]。

49　同上。

50　M.S. Bates Papers: TG10, *China Drafts,* Yale Divinity Library, New Haven.

51　The Thirty-third Annual Report Ponasang Missionary Hospital for the Year Ending

　　在江西一帶的山區，西醫傳教士所作的一例公開手術演示甚至也遭到了懷疑。在手術過程中，圍觀的病人家屬非常懼怕看到鮮血湧出，紛紛躲避回家靜等結果，只剩下兩三位醫生留下來繼續照顧病人。手術後，Bousfield醫生拿著髒衣服到溪流中沖洗，病床也按病人的要求被置放於屋外予以展示，這些行動都是為預防村民們傳言：鬼（devil）要來騷擾他們，因為村民看見血跡出現在病人的繃帶上，認定鬼會尋跡而來，結果鬼終於沒有出現，住院病人的病情也漸漸好轉了起來。村民對治療過程留下了深刻印象，消息很快傳遍了村莊[52]。

　　醫療的公開化儘管在相當程度上消除了中國人對醫院的陌生感，但是醫院在植根於中國的過程中仍遇到了不少曲折，下面的故事即是一例。福州的一所醫院收留了三個患髖關節病的男孩子，其中一個來自遙遠的農村，是由奶奶背著走了很長的路才趕到醫院的。最初孩子對醫院的陌生環境很不適應，當他被固定在一張特製的床上進行治療時，由於害怕而大哭大鬧。經過一段時間，孩子終於習慣了這種治療方法，但他的奶奶並不高興，她不明白為什麼需要花這麼長的時間才能顯示治療效果，要求醫生每天使用更有效的藥物促使男孩盡快恢復。幾個星期以後，奶奶因想家，再也不願意待下去，她整夜哭喊，第二天早晨對醫生說孩子死去的父親將要下葬，男孩必須在旁穿孝服守護，否則即是不孝，最終還是堅持把男孩背回家了。醫生明知道她在說謊，卻又無可奈何，只是感到非常失望，因為孩子尚未完全恢復[53]。

　　一個發生在貴州安順府的個案則形象地說明了中國人接受醫療空間的艱難過程。西醫傳教士在描述第一位住院病人時，了解到在此之前已有六個本地醫生使出渾身解數試圖治癒女孩的重病，均以失敗告終，病人的父母只好把孩子送到這方圓兩週路程之內唯一可找到的外國醫生手中。醫生描述說，女孩待的房子只有唯一一個緊閉的窗戶，陽光與空氣根本無法進入，病人彷彿被裹在帳篷裡或被封於玻璃瓶中，經過檢查，女孩幾乎已無復原的希望，她的父母對女兒是否能痊癒也深表疑慮。在房間的通風問題上醫生和病人的父親意見無法達

（續）────────────

　　　　December 31st 1904, Reel 242. Yale Divinity Library.

52　Lillie Snowden Bosfield, *Sun-Wu Stories* (Shanghai : Kelly and Wash Limited, 1932).

53　"Report of Woman's Hospital, Foochow City," *Papers of the American Board of Commissioners for Foreign Missions,* unit 3, Reel 242. Yale Divinity Library.

成一致，幾經磋商，父母抱著無可奈何的態度同意女孩轉往傳教士醫院。按醫生自己的形容，從女孩入院那一刻起，自己的心情就變得極度緊張，每天的時間幾乎都要在祈禱中度過，「幾乎無法用筆觸表達我們的感覺」，醫生感嘆地說道。作為第一例住院病人，女孩入院的消息此時已傳遍安順府周圍的地區，街上的人們都在不斷把此事當成茶餘飯後的談資加以議論。醫生寫道：「中國醫療技術在經過公平較量之後被棄置一旁，人們開始想，那麼外國人又能怎樣呢？我們聽到各種議論，如果外國醫生能夠救活女孩，他將在本地區贏得巨大聲望。可是我們感到信心是如此的虛弱，心情又是那樣的悲觀，因為在一周之後，我們的病人仍是那樣衰弱，持續昏迷不醒，肺部的感染仍在擴大，我們差不多要放棄最後的希望了。」這位醫生向護士建議，如果女孩沒有顯露任何恢復的跡象，她最好被送回家去等死，以免引起猜忌。女孩聽說後堅持要留下來，以後幾天，儘管她的恢復是緩慢的，並有其他併發症出現，但還是慢慢復原了，信任危機終於就這樣平穩地渡過了。

在女孩住院期間，有位福音傳道人拿給醫生一張從街道上顯眼的地方摘下的揭帖，這張揭貼是一些仇視外國人的人張貼的。內中宣稱，住院的女孩是被一個張帖人所求拜的偶像應答治癒的，是偶像指點迷津的結果。這張揭帖不僅說女孩的恢復與西醫的努力沒有關係，而且認為病人的痊癒在任何情況下都是一個自然事件，企圖由此證明西方醫藥和治療沒有任何效果[54]。從內容而觀，這則反西醫揭帖的出現與以往的反教揭帖有所不同，它已不是從正面通過謠言直接攻擊西醫傳教士的工作，而是在公開治療成功之後與西醫爭奪終極治癒權。這說明醫療過程的公開化已經基本摒除了中國百姓頭腦中原有的恐怖神秘的圖像，西醫多少可以站在與宗教偶像崇拜和傳統治療的同一水平線上參與合法性的爭奪。

醫院空間陌生感的消除

我們已經反覆認證過，西方醫療制度由於建立在基督教委託制度的信念基

54　E. S. Fish, Anshunfu, Kweichow, "Our First In-Patient," *China's Millions*, February 1916, pp. 25-27.

礎之上，其構造具有隱密而非公開性的特點，故而與非西方治療過程的儀式化規制是迥然不同的。這是因爲傳統中國人往往把不舒服或嚴重的不適看作不僅是病人身體內的機能障礙，而且也是病人與社會之間關係出現了不和諧，所以他們認爲疾病不可能通過臨床治療完全加以解決，一般的疾病類型學分析也無力推導出病因。與此相反，家庭氛圍內親屬與朋友的在場即使無法眞正在疾病的機能診斷上發揮作用，也可通過儀式性和象徵性的「在場」，協調病人與社會的關係[55]。

西方醫院制度是作爲陌生的空間強行嵌入中國社會的，在此我們不打算深究這種滲透過程的政治與社會原因。本文所試圖揭示的是，陌生的醫療空間如果要眞正得到中國人的認可，就必須考慮在純粹臨床治療的理性監控之外，設法保留或者模仿出病人原有的家庭環境及人際關係，從而最大限度地消除病人的疏離感。

其實，有些人類學家如弗里德爾(Ernestine Friedl)早已注意到一些農村地區醫院中模擬家庭狀況的情形。她觀察一所典型的希臘農村醫院，在一間有四個床位的狹小病房中，病人自己攜帶床舖和衣服，並一直由家庭成員陪伴著，並由他們來餵食。在希臘傳統中，住院治療象徵著病人被家庭所拋棄，與大多數美國人不同，希臘人認爲，人類的伴侶關係對於危重病人和健康人是同樣的重要，用當代醫學的觀點看，這種不正規的、髒亂的和擁擠的醫院，可能受到批評，但是這種醫院對希臘文化來說，很可能有較高的治療作用[56]。

類似於希臘農村醫院的情況在中國19世紀末20世紀初的西式醫院裡可謂屢見不鮮。胡美曾經指出，在伯駕(Peter Parker)醫生初入中國時，中國人根本不知道「護士」這個詞意味著什麼概念，無論何時只要一提到護士，人們都會驚奇地問：「你說什麼，讓我們的女兒去爲男人服務，誰聽說過有把一個外人引到家裡來照顧病人這種規矩？他們堅持說，母親姐妹或親戚是最合適的護理人，外人不可能知道家庭內部的生活方式。」在1884年，Elizabeth Mckechnie作爲第一個新教護士來到中國以前，即使是基督教醫生也沒有採取嚴格的護理

55　喬治‧福斯特等著，《醫學人類學》，頁168、182-183、251。
56　同上。

病人的措施，病人在醫院中睡眠時常要帶自己的衣服床褥，並且由自己的朋友和家人護理和餵飯。福州醫院的一份報告[57]中說，一個官員的小兒子被帶來作手術，他們租用了一間房，由母親陪同住了幾個月，直到完全康復[58]。我們在朝鮮農村的醫院中會發現同樣情況，文獻中說：「在醫院裡，每個病人都有一個或多個親戚陪同，有時病人單獨在床上，有時陪同者乾脆也一起睡在床上，以致很難分清誰是病人。家庭用自己的方式照顧病人，因爲他們不信任護士，如果醫生或醫院機構反對這樣，他們就把病人帶回家。」[59]

　　醫院在開始時只是無可奈何地被動接受中國人護理病人的特殊方式，到後來則是有意識在醫院中創造出病人療養的家庭式環境。如有一篇文章在題爲「病人應盡可能在醫院中被安置得舒適」這一節中，作者寫到：「我們經常看到婦女入院時忘了帶洗臉盆、梳子、洗臉毛巾、枕頭、衣物等等，這並非是因爲她們窮，而是剛到醫院顯得陌生而激動，以致於把這些事置諸腦後。如果爲她們準備好這些必需品，我想病人將很快感到醫院與家庭是一樣的，也許思想上會因舒適而有所觸動。」[60]有證據表明，伯駕醫生在廣州最初曾試圖把治療限制在眼病範圍之內，理由是大多數眼病病人都是非住院者，眼病治療是一個最少感染危險的領域，比截肢與腫瘤手術恢復要快得多。伯駕還有一點考慮是，他希望病人在手術前有一個很好的健康狀態，經常要經過一兩個星期的護理以增強對傳染的抵抗力，一旦承擔起外科手術，伯駕就不得不在大多數的護理工作方面允許家庭介入醫院而不是招聘付費的護士，只要有空床位，就必須允許家庭成員入院陪床[61]。

　　事實證明，家庭與親屬關係的引入，使得醫院縮短了與傳統社區之間的距

57　Sze Jenshow, "the Doctor's Helper," *The West China Missionary News,* March 1918, p. 32.

58　"Report of Woman's Hospital, Foochow City, 1901," *Papers of the American Board of Commissioners for Foreign Missions,* Unit 3, Reel 242. Yale Divinity Library.

59　Florence J. Murray, *At the Foot of Dragon Hill,* pp. 136-137.

60　J. Preston Maxwell, "How Best to Obtain and Coscrve Results in the Evangelistic Work Amongst Hospital Pateints," *The China Medical Journal,* vol. XXVI (November 1912), p. 341.

61　Edward V. Gulick, *Peter Parker and the Opening of China* (Harvard University Press, 1973), pp. 163, 57.

離，也使得病人的家庭成員有機會了解西醫治療的全過程和異於中醫的方法，打破空間上的神秘感，住院人數也由此而不斷增加。伯駕曾認爲接受婦女住院病人最爲困難，因爲婦女進入租界是非法的，她們留院也必須由親屬陪同，結果925個病人中仍有270個女病人同意住院，讓他感到很驚訝[62]。

需要提醒的是，中國人在形式上接受醫療空間，並非是接受西方病因學分析的自然結果，而是家庭護理習慣的自然延伸，所以總會在護理過程中帶進原有的傳統思維和行爲方式。例如在一個以St. Elisabeth命名的醫院裡，由地方傳統支配的信仰與風習仍起著相當有力的支配作用。由中國人擔任的護士總說在晚上能聽到惡神(evil spirit)在周圍徘徊發出的聲音，探訪醫院的人經常被發現在病人床下燒紙錢或放置食物以取悅餓鬼，有的陪床者則好念咒語驅魔逐妖。如一位女病人的丈夫說他燒紙錢是爲了平息惡鬼的憤怒，使之不再跟蹤其妻子進入醫院[63]。St. Elisabeth醫院發生最令人吃驚的事情是婦女病房買賣嬰兒的現象。每年婦產醫院均有700多個嬰兒出生，其中無疑有不少漂亮的孩子，最嚴重的問題出在孩子的性別上，如果一個女孩降生，母親往往會棄之而獨自回家，除非家裡已有幾個男孩。婦產醫院經常成爲嬰兒交易與買賣的場所，如果一個男孩長得非常漂亮，他一般會值15至20元(dollar)，如果一個婦女已有一些孩子，她經常會樂意卸下新生兒這份額外負擔，把男孩賣給一位生下的嬰兒沒有成活的母親，她自然不會洩漏自己把親生兒子處理給了別人這一秘密，死嬰的母親也不會告訴家人她帶回家的不是自己的骨肉，這樣雙方都會感到滿意[64]。儘管發生了如此多的弊病，西方醫院對家庭與社區人際倫理關係的有限認同與移植，畢竟縮小了西方醫學與中國百姓之間的距離，至少在雙方之間形成了一個「談判的場域」。

社區生活與醫療空間的趨同

醫療空間的引進與中國傳統家庭與社區的契合在19世紀尚處於相對被動的

62　同上。

63　Maurice E. Votaw, "Our Hospital for Women and Children in Shanghai Crowded to the Dorrs," *The Spirit of Missions*, Feburary 1926, p. 117.

64　同上。

狀態，由於醫生及護士的缺乏、護理條件和醫療設備的落後，再加上傳教活動的艱辛，使得一般的地區性診所或醫院只能為了爭取基層百姓的信任相應採取（更多的是容忍）一些與傳統習俗相關的行為，以極力消除社區與病人家庭和醫院空間的隔閡狀態，暫時還談不上與社區家庭進行主動的溝通。進入20世紀以後，情況逐步發生了變化，不少西醫傳教士認為，通過疾病類型學的方法推導而出的病因，並不足以揭示疾病過程發生的全貌，特別是容易忽略疾病產生的社會因素。一所醫院猶如一架龐大的機器，各個部門由不同的構件組成，在這個架構裡，經過特殊訓練的人可以診斷病痛機理的發生，但是有一些病態因素和身體無序只能通過病人的頭腦以及他們身處的社區生活才能了解。一個呈個體狀態的醫生有機會自由接近病人的家庭，知曉他是富有還是貧窮，可以經常洞悉病人生活中的秘密。反之，處於醫院中的醫生在進入病房時卻只看到整齊化一穿著病服的病人，他無法獲知病人入院前的種種與病情相關的情況。

因此，有的醫生已經指出，必須主動收集病人的信息進行綜合判斷，盡可能使之與社區資源的運用聯繫起來，醫院並非是治病的終點，醫療系統有責任協助病人完好地返歸社區，這就是20世紀初開始流行於中國西醫界的所謂「社區服務」（the Social Service）的完整概念[65]。

嘗試把醫療活動擴大至社區範圍，從而摒棄單調的病因學分析的努力，體現於以「社區服務」概念為核心的全方位診療實踐之中。這方面的一個病例，一位李姓的女病人經常出現胃痛的病症，在進行了日常診斷後，醫生發覺她應被歸入神經失常之列，並懷疑其病因的形成另有背景，醫院於是派遣「社會服務」人員設法去探查干擾這位病人正常生活的社會因素。「社會服務」人員首先在病房裡與她進行了長談，然後再約見她的丈夫了解相關的情況，結果發現丈夫家裡的其他妻妾是導致病人發病的重要原因。這一故事的梗概是這樣的，李姓女子在被丈夫娶進門之前是個寡婦，而丈夫在娶她之前隱瞞了自己的已婚身分，李姓女子在過門後似乎並不反對丈夫占有眾多的女子，只是暗懷野心要在眾妻妾中脫穎而出，爭得丈夫的最大寵幸。可是在結婚兩年後的一天，一個

65　Ida Pruitt, "Hospital Social Service in Diagnosis and Treatment," *The China Medical Journal,* vol. XL II (June 1928), pp. 432-443.

女人突然出現在她的生活中，新來的陌生女子聲稱她是李姓女人丈夫的第一任
妻子，他們在農村很小時就已經結婚，這個女人比李姓病人更顯年輕卻未受過
什麼教育，根據農村的習慣，她似乎理所當然地命令病人叫她大姐，服從她的
指使，李姓病人當然拒絕了這一要求，仍堅持自己的大姐身分，處處搶占上
風，持續不休的爭吵終於使李姓病人的神經瀕於崩潰。這一信息立刻反饋到醫
院，社會工作者馬上設法安排病人找到一份合適的工作，以暫時脫離家庭環
境，同時說服其他女人把注意力集中於家務，丈夫則被規勸以更嚴格的手段管
理家庭[66]。

　　下面舉出的病例則涉及的是所謂病人的「社會適應」問題。一個17歲的男
孩被送進了醫院，入院時他精神恍惚，呼吸十分困難，經過精神科的檢查，發
現病人呈示出癔病的症狀。男孩一口咬定他的叔叔揍他，醫院認為，發現男孩
出現癔病的原因有利於其未來的治療，於是社會服務人員開始拜訪病孩的叔
叔，探望他的親戚和一位來自病人家鄉熟知其家庭情況的商人，調查的資料顯
示男孩的叔叔並沒有虐待這個孩子，他只是對男孩感到不耐煩而已。各方面的
情況表明，這個男孩是個弱智兒，在四個月前，他一直生活在農村簡樸單調的
環境下，幫助另外一個叔叔在田裡幹活，有時則隨季節變化打些石匠的零工，
他們相處得很好，但是當他的另一個叔叔把他帶到北京學習經商時，男孩卻不
能調整好自己的位置，無法適應新的環境。城裡的這位叔叔感到進退兩難，有
時發脾氣責備他太笨什麼也學不會。社會服務人員建議城裡的叔叔把病人送回
鄉下的叔叔那裡去，以恢復其原有的環境，男孩的病情最終有所好轉。這則例
子表明，中國的社區環境已在某種程度上成了醫療空間的延伸，「社會服務」
理念也拉近了社區與醫療空間的距離。

　　另一方面，「社會服務」的重心仍會放在醫療程序的運作上，在已經獲得
了個人、家庭與社區的信息後，「社會服務」的下一步計劃就是和擁有醫療信
息的醫生合作進行病人的治療，使之與家庭空間的合理因素相互配置、發生作
用。如他們曾發現在有眾多孩子的家庭中，母親因忙於家務很少能全面顧及孩
子的營養及均衡調節食品的攝入量，從而導致飢餓的產生，「社會服務」人員

66　同上。

有時就會爲母親和嬰兒準備食品。社會服務人員所作的另一項工作是增加醫生
操作過程的透明度，他們有責任確切地監控和認定醫院的全部力量都已投入病
人全面的診治與恢復工作中去了，必須做到讓病人清晰明白地了解醫生治療的
計劃，並保證這些計劃得到貫徹。

　　「社會服務」的最後也是最爲重要的步驟是使病人有能力返回社會成爲其
中正常的一分子，這有點類似於現在的社會保障工作。如社會服務人員有時要
安排病人出院後的工作，爲暫時付不起錢的病人安排床位，或者收留被棄的女
嬰、尋找合適的照顧人家等等。社會服務人員曾經與慈善救濟機構聯手合作安
排病人的未來生活，如曾收留一位曾跟隨父親學習補鞋的乞丐，使他終能重操
舊業；又如曾把一位傾家蕩產尋求醫療而不歸的盲人送至救濟機構工作[67]。總
之，「社會服務」概念和行爲系統的引進擴展了醫院空間的伸縮範圍，也使得
醫療空間與社區之間的陌生界限逐步被打破，同時也拓寬了普通中國人認知醫
院功能的渠道。

三、瘋癲與禁忌：在國家與社會之間

「虛擬家庭空間」與「實質家庭空間」：對瘋癲禁錮策略的比較考察

　　許多史實證明，西方醫療空間移植進中國社會使得中國人的治療觀念確實
發生了明顯的變化，這只是問題的一個方面；與此同時，醫療空間的切入在某
種程度上必須相應地與中國人可以接受的地方空間習慣相適應，亦是其能否在
中國社會中立足的一大關鍵。對瘋癲觀念的認知及其空間禁閉的處理在中西社
會中的表現，就更能昭示出這種相互協調的過程。

　　在中國古代，癲狂的概念早已被視爲病態行爲，據《黃帝內經・憲樞》卷
五之〈癲狂〉所述，癲狂的表現是失眠、食欲不振、誇大妄想、自尊心強且常
吵鬧不休，甚至「棄衣而走，登高而歌，或至不食數日，逾垣上屋」[68]。至於
中國人對於瘋癲的態度，據Vivien Ng的研究，基本上趨向於「有機體論」的

67　同上。
68　《黃帝內經・素問》卷三。

觀點，中國醫生普遍把瘋癲的許多形式理解為機體性失調，他們用於解釋「癲」和「狂」的語言與解釋其他疾病沒有什麼區別，對於古典的中國醫學來說，區別肉體與精神，把它們看作相異的東西是不可思議的，類似行為失調的癲狂病症被認為只是生理機能失調的一種表現。在醫療的記錄中，沒有證據涉及把瘋癲原因歸結為道德墮落的倫理性行為，這與18世紀晚期的英國乃至西方把瘋癲與道德聯繫起來加以考慮的取向是迥然有別的[69]。

　　從地方傳統的角度而言，普通百姓和司法部門的觀念趨於一致，都是比較忽視癲狂的個人因素，而只是著眼於社會和法律方面的問題，特別關注的是癲狂的非理性態度較易轉化為破壞性的行為，凝聚成對社會正常秩序的侵擾。因此，對癲狂的判斷與處置往往都是出於司法而非醫學的態度。癲狂的醫學與司法術語甚至可以相互置換[70]。據學者考證，古代中國社會對待瘋子實施法律原則的確實證據最早見於《後漢書·陳忠傳》[71]。在公元100年左右，陳忠向皇帝建議「狂易殺人，得減重論」，他的建議得到批准，成為第一個專用於瘋人的法律，尤其是對犯有殺人重罪的瘋子。以後歷代律例雖屢有變化，如《唐律》甚至把瘋癲與麻瘋、失明及喪失雙足等殘疾並列為「篤疾」[72]，但對瘋癲的法律化處理仍占上風，只是在拘禁與處罰的寬嚴程度方面有所變化。清代則經歷了早期「治罪甚寬，嚴於監禁」，到後期「治罪從嚴，疏於監禁」的不小變化。值得我們留意的是，處置瘋人的空間儘管屢有伸縮，卻始終搖擺於「法律空間」和「家庭空間」之間，只是無論搖擺到哪一類空間之中，瘋癲禁閉的最終目的都是從社會安全與穩定的角度出發而實施的，與醫學意義上的疾病治療無關，這一論斷可以從《大清律例》對「瘋癲」的禁閉條款的變化中得到證實。1689年，清政府頒布法律，清楚地界定了瘋人親屬、地方系統和官方的責任，清律中首先規定如家庭中出現瘋人必須立即向地方申報，同時需立即承擔

69　Vivien W. Ng, *Madness in Late Imperial China: From Illness to Deviance* (Norman: University of Oklahoma Press, 1990), pp. 25-62.

70　Martha Li Chiu，〈中國帝制時代的瘋狂行為：法律個案的研究〉，載林宗義、Arthur Kleinman編，《文化與行為：古今華人的正常與不正常行為》（香港：中文大學出版，1990），頁62-66、82。

71　同上。

72　同上。

起禁閉的責任。條例中規定：「瘋病之人如家有嚴密房屋可以鎖錮的，當親屬可以管束及婦女患瘋者，俱報官交與親屬看守。」[73]地方官甚至被勒令「親發鎖銬」，配合家庭的禁閉行動，如果親屬鎖禁不嚴，致有殺人者，則會將親屬嚴加治罪。除家庭外，對瘋人禁閉的責任進一步擴大至社區宗族，如果痊癒不發，報官驗明取具，族長地鄰邊過具結手續，瘋人就會獲得釋放。如果不經報官及私啓鎖封者，都要受到嚴厲處罰。比較引人深思的是如下數款規定：「若無親屬，又無房屋者，即於報官之日，令該管官驗訊明確，將瘋病之人嚴加鎖錮監禁，且詳之案。」[74]也就是說，只有在家庭已全無能力控制瘋人對抗的情況下，才會考慮轉至法律空間中進行監督。換言之，法律行爲只是家庭禁閉的一種補充形態。

這裡需要略加申明的是，瘋人的禁閉儘管在國家與社會功能的意義上是出於安全的考慮，特別是滿人作爲異族入主中原以後，出於安全考慮的禁閉大思路又增加了一分理由，但是禁閉的主體空間既然落在了家庭之內，禁閉的外在法律規條就有可能內化爲普通的家庭倫理。瘋癲病人至少是在親情監護的環境下仍具有實質性家庭成員的地位。家庭空間禁閉病人的核心傳統一直延續到當今的華人社會中，林宗義教授提供的一份對溫哥華華人社區的調查結論顯示，中國人的家庭對瘋人有一種特別的處理方式，即從容納到逐漸向外排斥的過程，這個過程分爲五個階段，第一階段是家庭內部的處理時期，也就是拖延，有時候甚至延遲十年到二十年之久。家人在家庭內部動用所有能想到的治療方法，也盡可能動員家庭全部力量參與，一直到無法維持才轉入第二階段，就是拜託可信賴的外人比如親近的友人或是地方上的長者，希望借此力量幫助矯正瘋人的異常行爲。第三階段是請來家庭外以治療爲業的人員，比如藥草治療師、內科醫生及神媒道士等，希望這些人有助於治療，這時患者仍保留在家族的範圍內。第四階段是從患者被內科醫生等外人確定爲精神病，而且家人也承認時開始的，被貼上精神病標籤，同時也意味著內部對於處理精神病患者的力量已經到了極限。經過門診與住院治療發現患者康復的希望愈來愈渺茫，在經

73 《大清律例增修統纂集成》卷26，〈刑律人命〉。
74 同上。

濟上和心理上都已無法再承受獨力照顧患者的重壓時，才最後進入了排斥患者的第五期，家人們放棄了希望，只好認命說家庭內有一位治不好的精神病患是上天注定安排的，然後將患者送到遠方的精神病院，並盡可能不去想患者的事情[75]。這五個階段的變化特徵說明，瘋癲治療是由家庭為原點，逐步似水波一般地推向社區，再從社區由內及外地推至社會上更廣闊的範圍。即使是在承認精神病院作用的情況下，中國人仍會認為家庭治療的倫理作用具有優先性，這顯然不是從醫療角度推導出的結論。因此，精神病院要想贏得中國人的好感，就不僅需在治療效果上有獨到之處，而且在醫院的組織方式上也要符合中國人的倫理習慣。以下我們將以惠愛醫院為個案檢驗這一觀點。

　　與中國傳統社會對瘋癲觀念與禁閉的處理背景有所不同，18世紀末瘋癲在西方世界裡的基本內涵是一種非理性（irrationality）而非動物性（animality）。在George Jepson所發展出的「道德治療」（moral treatment）的觀念影響下[76]，病人逐步像一家人一樣生活在一起，相互幫助、相互支持，他們在高度發展的管理系統中重新得到社會化。在中世紀的歐洲，病人的照顧要靠家庭支持，到了18世紀初期，瘋人收容所仍然規模狹小、運行分散，很少存在有目的的建構（purpose-built）[77]。18世紀末、19世紀初，精神病現象開始被視為醫學處理的問題，病人與其他人開始隔離並接受醫生的監管，實現了所謂「異常的『醫學化』」（medicalization of deviance）過程[78]。這一轉型過程的實現基礎，簡單地說是受到福音派教義（Evangelicalism）和邊沁主義（Benthamism）[79]兩種哲學思想的交互影響。福音派教義推崇人道主義和家長式統治，邊沁則強調專門化和效率的影響；福音派僅僅滿足於使現存社會框架之內的個人道德化，功利主義者則尋求社會框架自身的道德教化，強調要提供一個排除社會惡行的制度機構，

75　林宗義著，《精神醫學之路——橫跨東西文化》，頁179-180。

76　Anne Digby, *Madness, Morality and Medicine: A Study of the York Retreat, 1796-1914* (Cambridge; New York: Cambridge University Press, 1985), pp. 16-27.

77　Andrew Scull, *The Most Solitary of Afflictions: Madness and Society in Britain, 1700-1900* (New Haven: Yale University Press, 1993), pp. 10-93.

78　同上。

79　同上。

他們認爲在許多方面這比自我正義(self-righteous)的福音派觀點更爲有效[80]。
瘋癲的文化涵義由此開始轉變,並影響到19世紀一些改革家的觀點。人們普遍
認爲,社會作爲一個整體是一個自由發展的過程,瘋人不再是一個動物,或被
剝奪了全部人類的殘存特徵;相反,他具有人的本性。儘管瘋人缺乏自制和秩
序的觀念,但仍是一個完整的人,他缺乏的本質也許經過恢復後,個人仍能成
爲理性的公民發揮作用[81]。傅柯曾形象地把「瘋人院」稱之爲「模擬的家
庭」,其特點是它不是眞正由實際的家庭氛圍和人員所構成,而是由各種符號
和動作構成的虛擬的家庭氛圍[82]。這種虛擬狀態與中國的家庭空間完全不同,
表現出的是一種外在於家庭的理性控制形式。

　　19世紀末葉,虛擬家庭結構伴著西醫東傳的陣陣塵煙,悄然步入了中國。
早在1872年,美國長老會醫學傳教士嘉約翰(John G. Kerr)就已向教會表達了
一個信念,即由基督教會主持對中國精神病人實施「理性治療」(the rational
treatment)的時刻將要來臨[83]。但他的建議卻遭到了廣東醫學傳教士協會的反
對。在1886年慶祝廣州醫院開辦15周年的紀念慶典上,嘉約翰再次強調建立精
神病院的重要性。4年以後,1890年在上海的傳教士工作會議上,嘉約翰的計
劃終於得到了回應。1892年,嘉約翰在廣州城郊的芳村自費出資200美元購得
17畝土地建立了病院。病院的頭兩所建築物是用一位不願透露姓名的醫學傳教
士捐贈的500美元蓋起來的。嘉約翰夫人曾興奮地寫道:「1895年2月28日,一
個男人身背一個精神病人站在醫院的建築前,這是中國歷史上第一位入院治療
的精神病患者。」在病人的家裡,他被鎖在一塊巨石旁達三年之久,入院前已
喪失了步行能力。第二位入院的病人是位婦女,她被發現坐在一個木屋裡的地
板上,鎖鏈的一頭纏繞著她的脖子,另一端被釘牢在她身後的地板上[84]。關於
惠愛精神病院創建的目的和功能,嘉約翰明確指出其具有家庭所不具備的醫療
條件,其目的是爲那些被他們的家庭和朋友帶來的精神病人能有一個棲身之

80　同上。

81　同上。

82　傅柯,《瘋癲與文明》,頁224-226。

83　Chas. C. Selden, "The Story of the John G. Kerr Hospital for the Insane," *The Chinese Medical Journal*, vol. 152 (November 1937), pp. 706-714.

84　同上。

地，這裡比他們在自己的家中有更好的條件，得到更周到的關懷。在家庭裡，病人經常遭受不明智和粗暴的待遇，有時甚至被置於死地[85]。另一位傳教士恂嘉理則有同樣的觀點，他說：「創設此等醫院，有數大緣因，雖然癲人之中，未必盡皆狂態，然比較在家庭中修養，不若在醫院更爲合宜。因離別環境而入院留醫，有痊癒之希望，且狂態發動之時，殺人放火，毀物拆屋之事，在在堪虞。」[86]對醫院所謂「離別環境」的定義，已經把醫療與家庭空間有意作了界分。

惠愛醫院的管理方式基本上是英國約克郡診所的一種移植和翻版，嘉約翰曾經明確倡導理性治療方法，並親自把它濃縮概括成三個治療的具體原則。在提出這三個治療原則之先，嘉約翰特別提出三種有別於法律處理的對待精神病人的原則：一、凡入院者皆爲病人，如果他們的言行表現出非理性的特徵，那並非他們的過錯；二、這是醫院，不是監獄；三、儘管完全處於瘋癲狀態，這些病人仍是男人或者女人而不是野獸。有了這三條原則作爲先導，嘉約翰進一步提出了相當變通靈活的治療程序：(1)盡量運用勸說的手段——在必要的情況下最低限度地使用力量管理；(2)給予病人自由——在必要的情況下才實施最低限度監禁管束；(3)在溫和的態度下使病人伴以休息、熱水浴、戶外活動、身體鍛煉和職業勞動——在必要的情況下最低限度地實行藥物治療。在這套原則中，對理性與非理性界限的有效甄別被作爲管理的基礎而得到了推廣[87]。

在建築地點的選擇上，嘉約翰則嚴格遵循西方精神病院虛擬家庭的型構原則，惠愛醫院盡量避開喧囂煩擾的環境，爲病人提供舒適的治療空間，經過一段時間的發展，醫院租用了周圍的大片土地建設供療養用的單棟村居式系統(the cottage system)[88]。這些住所設計成微型的分散式家居型建築，而不是大

85　C. C. Selden, "The Need of More Hospital for Insane in China," *The China Medical Journal*, vol. XXIV(September 1970), p. 326.

86　恂嘉理，〈廣州惠愛醫院小史與概況〉，《中華基督教會年鑑》，第8期(中國教會研究中心印行，1925)。

87　C. C. Selden, "A Work for the Insane in China," p. 262.

88　"The John G. Kerr Refuge for Insane," *The China Medical Jouranl,* vol. XXII (March 1908), pp. 83-84.

型的機構式建築物，對於敏感的病人療養更爲適宜。單居型建築也可造成使吵
鬧的病人與安靜的病人相互隔離的效果。病人分散其間亦可參與種植花草、蔬
菜，從而做到自食其力。

在中國，人們習慣於把私人和公共機構用高牆環繞起來，禁閉於高牆中的
病人很難有居家的感覺；爲了製造出充分的「家庭感」，隨著徵地的不斷擴
大，醫院周圍只是簡單地圍起了約一人高的籬笆[89]。新病人在入院時要立即除
去鎖鏈和腳鐐、在病房中迅速進行甄別，觀察其是否情緒失調、是否有不潔習
慣、脾氣屬於喧躁還是安靜、是否有癲癇或其他疾病。在區分出情緒不穩和具
有危險傾向的病人之後，就會給予其他人自由。由於病人總是確信自己被不公
平地禁閉在監獄之中，惠愛醫院往往要付出很大努力來解除病人這種被監禁的
感覺，醫院管理員堅持不穿制服，目的是避免病人把他們當作士兵和警察。

惠愛醫院道德空間的建構還反映在內部的裝修設計上。比如建築地面原先
使用瓷磚，但病人經常予以破壞，用碎片來傷害自己，所以新建築的地面改用
水泥混凝土取代瓷磚，既潔淨又安全防火。又如窗戶的安裝，全部用筆直的鐵
條裝飾。爲了使病人克服被囚禁於監獄中的感覺，而有在家裡的印象，醫院對
窗戶的形狀和構圖刻意進行了改造，鐵條被裝飾彎曲爲帶花的圖案，有的鐵條
呈十字交叉形狀，十字周圍均鑲以薄玻璃，鐵條之間的空隙十分狹小，容不得
人體穿越而過，但漂亮的窗戶裝飾卻不會給人蹲監獄的感覺[90]。

儘管惠愛醫院在模擬家庭氛圍方面作了大量努力，但是就醫院報告中的統
計數字來看，病人的恢復率並不算高，相反死亡率卻相對較高。自1898年正式
建院以來，到1910年止，惠愛醫院已收留1458位病人，僅1909年一年即有239
位病人入院，198位被釋放回家。病人入院治療的情況如下所示[91]：

---

89 同上。

90 C. C. Selden, "Treament of the Inane," *The China Medical Jouranl,* July 1909, pp. 221-
223.

91 C. C. Selden, "The Need of More Hositals for Insane in China," pp. 323-330. 按照沈
本的說法，清政府在1908年已承認清律強迫家庭或鄰居登記圈禁瘋癲病人的條
款在實施過程中已宣告失敗。參閱Vivien W. Ng, *Madness in Late Imperial China:
From Illness to Deviance,* pp. 74-75. 也正是在1908年以後，惠愛醫院接受的政府病
人數量開始超過了私人病人的數量。

治療…………………97人，占入院者40½%，占釋放者的49%；

恢復…………16人，占入院者的6½%，占釋放者的8%；

沒有恢復…………37人，占入院者的15½%，占釋放者的18½%；

死亡…………48人，占入院者的21%，占釋放者的24%。

　　從上表觀察，沒有恢復和死亡的病人比例仍很高，這一現象的出現乃是因為病人在家庭中長期消耗，以至於到達醫院時不少人已到奄奄一息的地步，有的親屬甚至聽任其自然死亡，病人被鎖在屋外院子裡的大石頭上，曝露於風吹日曬之中無聲無息地死去。在精神病學和精神病院傳入中國以前，對精神病人使用家庭暴力常常是因為多年內耗，親屬們已承受不住如此巨大的精神壓力不得已而採取極端行為，放逐病人於醫院之內則已相當於林宗義所說精神病人管理的第五階段，在這一階段中，病人已被強行排斥於家庭之外，以防其進一步對範圍更大的社區生活造成影響。有一個例子頗能說明問題，為了對付一個有暴力行為的男精神病患者，他的母親竟雇用了流氓暴徒打斷了親生兒子的一條腿和一支胳膊，目的僅是為了使兒子喪失恐嚇鄰居的能力，這位可憐人的痛苦是如此地巨大以至於最終想要自殺。此實例說明中國人對瘋癲狀態的界定與處理方式在相當程度上受社區環境的支配和影響。在一般中國人的頭腦中，並沒有把精神失常當作疾病之一種的概念，也就是說，西方的疾病類型學分析在普通百姓中完全是一種陌生的認知體系，這一點與溫哥華華人社區的情況尚有區別，後者是在承認精神病治療的有效性前提下採取自我保護的行動的。普通中國人在家庭中禁閉精神病人，往往是考慮到病人對社區安全與利益的威脅，而不是醫療氛圍的營造，一旦精神病人對社區構成威脅，家人就寧可採取放逐的策略，以重新爭取社區對其自身位置的認同。

　　不少病例證明，中國家庭對病人的態度是受群體取向而非個人的疾病因素影響的。有一個例子是，北京教會學校的一個青年學生臨近畢業時得了精神分裂症，他被帶到協和醫院進行檢查治療，當時協和尚無精神病院，學生的精神狀況變得越來越壞，當他騷擾鄰近的病人時，引起了普遍的反感，他的父親被要求對此負責，父親一氣之下試圖把兒子沉入離家不遠的河裡以保護自己，這位父親即是明顯感受到團體壓力的威脅才試圖作出如此過激的選擇。

正是因爲中國人對精神病人的態度受群體利益取向所左右，所以他們對精神病人禁錮空間的選擇往往搖擺於家庭與監獄之間，只是出於安全角度的考慮，他們採取的禁閉與鎖囚的暴力方式才是基本一致的，甚至精神病人和刑事罪犯常被關在一起。20世紀初，北京有一間名目上是精神病人收容所的地方，其囚禁方法和監獄無甚區別，禁閉過程中也時常使用鎖鏈，無人關心他們的身體是否舒適，許多人在惡劣的生活條件下得了肺結核病。據傳教士的報告，這間收容所同時關押著150個罪犯，因爲沒有其他監獄可以收容他們[92]。

據惠愛醫院歷年的報告記載，不少送往醫院的病人並不是完全出於病情輕重的考慮，而是因爲病人已嚴重威脅了社區的正常生活秩序，或者已威脅到了家人在社區中的合理位置。因此，病人的恢復與否並不完全取決於醫學意義上的病情是否好轉，更重要的是取決於病人是否爲整個社區環境所接納。如惠愛醫院1916至1917年的報告中曾列舉了幾位病人的例子，有一個男子經過醫院治療，身心兩次得到了恢復，兩次被釋放回家，但是在第二次回家後的兩三個星期的時間內他又被送回了醫院，原因是病人在醫院之外的環境下無法控制自己而經常犯病。更明白些說，病人在經過醫院模擬家庭氛圍的熏陶後，反而已不適應社區的生活空間，在此情況下，惠愛醫院決定再次收留他，安排他負責醫院蓄水及排水系統，在三年療養的時間裡，這名男子最終康復了[93]。

另一個例子是，一位男病人被他的兄弟送到了醫院，病人的兄弟請求醫院不要把病人送回家庭，因爲他害怕病人會被村裡的人殺掉，因爲在發病的時候，病人曾發生不正常的暴力侵害行爲。惠愛醫院接納了這位病人，讓他負責醫院的洗滌工作，病人曾經舊病復發，連續一兩個星期陷入深深的煩躁消沉狀態，甚至想要自殺，經過洗浴治療法的持續醫治終於恢復了正常，情緒變得開朗起來，不但恢復了原有的工作能力，而且兼職部分福音傳播工作。這一病例明顯地言明，精神病院成爲社區與家庭對非正常人進行監控的延伸機構。站在普通中國人的立場來看，惠愛醫院與監獄功能沒有區別，普通中國人甚至認爲

---

92 J. H. Ingram, "The Pitiable Condition of the Insane in North China," *The China Medical Journal*, vol. XXXII (March 1918), p. 153.

93 *The John G. Kerr Refuge for Insane, Report for 1916 and 1917*, Yale Divinity School Special Collections, pp.1-14.

入院可能有去無回。1922至1923年的報告中講述了一個已婚婦女在自己心愛的孩子死亡以後，因悲痛過度導致精神失常而入院，在她恢復後回到家中時，發現丈夫已經死去了，她的房子和全部家產都被其他人瓜分，人們所持的理由是，他們不信她能活著回來。婦女由此感嘆道：「村裡人真是太沒有良心了。」[94]

1924年的報告中有一則故事值得在此評述，這年有個男子帶著極大的煩惱來到惠愛醫院，看看是否能把侄子的媳婦帶回鄉下。他告知醫生下列緣由，他侄媳的家庭發現病人消失了，遂懷疑她的丈夫把妻子趕出了家門另娶新歡為妾，侄媳的家屬並不能接受她已犯了精神病這一解釋，當建議他們去醫院自己驗證時，家屬們根本聽不進去並且態度十分粗暴。妻子的宗族比丈夫的宗族勢力強大，丈夫向自己的宗族企求幫助是無效的，事態越來越嚴重，侄媳的家屬有一天一起擁入丈夫家中，藉口他不好好招待客人，找茬兒宰殺了他家的豬和各類家禽，設宴招待了自己，並且還威脅說要殺了他。醫院無奈只好動員病人回家，但遭到病人的堅決拒絕，叔叔最終也無法把她帶來。約六個月後，這位婦女死在醫院，故事也就此結束[95]。

這一病例說明，一個人如果不幸患有精神病，只要他(她)本人不足以構成對家庭或社區日常生活的威脅，或者人們對其評價按社區的標準尚屬於正常範圍，那麼，他(她)就仍會被社會所接納。在此情況下，如果病人消失於社區公眾的視野之內而進入了精神病醫療空間，卻反而顯得不那麼正常了。這恰恰昭示出，中國人即使到了近代，對精神病類型的認知仍舊時刻受社會因素包括地方感覺的強烈支配，而不是從醫院分類的現代性知識系統出發的。

瘋癲治療與地方政治

惠愛醫院自從1898年正式接納第一個病人起，基本上是為私人家庭的病患服務的，與地方和公共機構沒有什麼關聯。可是在1904年的一天，廣州衙門的一個皂吏帶著一位病人出現在了惠愛醫院門口，他隨身帶來一封信，信中說希

94　*Report for the Years 1992 and 1923*, p. 4.

95　《廣州芳村惠愛醫院徵信錄》, Yale Divinity School Special Collections, p. 5.

望醫院與地方衙門合作,接受送來的病人,條件是由地方政府每月負擔這些
「公家病人」的醫療費用。結果這個病人被醫院收留了,隨著一封回信被帶進
衙門,由此開始了政府與惠愛醫院長達23年的合作交往。這一天可以說是瘋癲
治療與地方政治發生聯繫的重大轉折,其意義首先在於精神病院的存在得到了
地方政府的正式認可,其次是惠愛醫院由治療家庭病人爲主體的功能隨著政府
病人入院數字的不斷增加而發生了轉變。自此之後,醫院和地方紳士達成協
議,他們負責選定和購買地皮,通過地方官府審批再交付給醫院,並應允每年
向醫院提供部分幫助。官府從此開始大量向醫院輸送病人[96]。

到1909年,惠愛醫院內收容的194名病人中,有99名是被官方送來或接受
官方資助的。這99名病人中約有一半來自香港,這些人最初被送到英國殖民地
中的政府精神病收容所(Government Lunatic Asylum)接受監管,然後又按團體
規模整批移交給了廣州的中國官員,最後再轉到惠愛醫院。而也就在幾年前,
這批精神病人中的嚴重者照例會像普通罪犯一樣被投入監獄,那些明顯具有非
攻擊性特徵的瘋人則會被趕到大街上四處遊蕩;這99名中的另一半人是廣州地
方政府從大街上聚集起來送往醫院的,這批人在街上流浪時往往不能照顧自
己,並有潛在的暴力傾向[97]。到1910年,醫院內已收留了122名由官府送來的
病人,他們大部分是從廣州街道上撿來的[98]。

隨著1911年辛亥革命的勝利,廣州地方政府處於政權交替的過渡時期,維
持這些「公共病人」的費用來源暫時中斷了,但民國政府成立之後,所有病人
的費用即被全部付清,沒有再行拖欠。惠愛醫院接納政府病人的功能亦沒有什
麼明顯的改變,按醫院報告中所說,地方政府和醫院的關係從1904到1922年保
持得最爲和諧。1922年在北方爆發戰爭時,日常資助的時間卻被推遲了,也就
在這段時間內,政府提供的病人數目卻有了持續增長,醫院每天的費用越來越
難以爲繼,最困難的年份是1925年,500多個病人滯留院中,醫院約需
$3,365,715元金額的資助,而政府只能付出$63,000元的數目,在這期間,一百

96   C. C. Selden, "The Need of More Hositals for Insane in China," pp. 323-330.
97   C. C. Selden, "A Work for the Insane in China," p. 262.
98   C. C. Selden, "The Need of More Hositals for Insane in China," pp. 323-330.

位病人已被迫由官方移置於新開設的政府收容所中[99]。

面對如此的困難，香港政府主動承擔了港島赴粵者的費用，部分緩解了資金運轉的緊張狀況，但是仍有300多位病人的費用供給不足，到了1927年政府欠款已高達$8,979,823元。1924年，為了擴大醫院的建設規模，惠愛醫院的助理醫生和中國職員曾遠赴香港、夏威夷群島及美國西海岸尋求中國華僑的幫助，得到了熱烈的響應，只是由於政府無力提供病人的日常費用，籌借到的用於建築新址的款項只好用來維持病人日常起居生活的開支。

仔細閱讀惠愛醫院歷年的報告，一個有趣的現象經常縈繞於我的腦際，那就是惠愛醫院有一個從注重個人精神病治療的功能向作為國家安全控制系統的分支機構轉變的過程。在1904年以前，惠愛醫院收納的家庭病人來自不同的地區如福州、上海、威海衛、天津及澳門、香港等地，病人均由親屬或朋友送來，沒有任何家庭外的特殊背景。在建院的早期，大約1892年前後，嘉約翰醫生曾試圖通過遞交一份發展計劃得到封疆大吏如張之洞的支持，張之洞的幕僚曾回有一信，大意是說：「我隨信一道退回這項關於收容所的計劃書，很抱歉地講，總督對此並不感興趣。」[100]

那麼事隔12年之後，惠愛醫院為什麼又突然得到地方官吏的青睞和重視呢？如果把惠愛醫院的運作以及地方官吏對其功能的利用，放在清代對「瘋癲」認知的歷史長河中進行考察，答案應當是非常清楚的。廣州地方官吏對惠愛醫院的態度與以往官僚對瘋癲管理的傳統態度是完全一致的，他們都把監管瘋人的任何場所，無論是家庭、收容所、救濟院、監獄還是正牌的精神病院，均看成是維護地方安全、監控社會秩序的一個政治性的環節。在這一前提下，他們根本沒有興趣關注醫院作為空間存在的實際內容，或者去深究禁閉手段的種種區別，例如是醫學治療抑或是法律控制，而只是注重其身心限制的外在形式是否真正有效。

這一判斷取向在清初即已萌生端倪，清政府以外族身分入主中原，從雍正朝起就不斷加強對地方的控制如完善保甲制度等等，力圖把觸角更深入地滲透

99　C. C. Selden, "The Story of the John G. Kerr Hospital for the Insane," pp. 706-714.
100　同上。

到基層。對瘋癲行爲的控制尺度也是按是否威脅社會秩序的尺度擬定的，與醫療過程無關。清初曾發生過一起瘋人連殺四位親人的慘案，導致了1753年一個針對瘋人的專門律條出台，規定凡瘋者殺人將被投入監獄而非拘禁於家，只有當瘋人恢復後要等待一年多的觀察，確認不會再行犯案，才能重新把病人置於家庭環境之下[101]。這條律令在1756年正式載入《大清律例》。由此之後，監獄幾乎變成了家庭之外收容精神病人的唯一合法空間。

惠愛醫院在廣州的設立，作爲一種管束瘋人的新型空間，其有效性是有目共睹的，儘管這種有效性是建立在現代精神病學和醫院管理的共同作用基礎之上，可是從外觀上看，特別是從地方官吏的立場上觀察，這種監控的空間形式卻是和監獄的功能完全一致的，意即都是起著社會安全閥門的作用。可以表明這種意識存在的一個證據是地方政府在收攬街道上的瘋人時，往往缺乏仔細的辨別，有時會把呈現暴力傾向的罪犯也一併納入了醫院收容的行列。

從惠愛醫院的角度而言，當然不希望自己被完全等同於監獄的控制功能，而是要極力使人們意識到精神病院的治療程序與空間安排，是與安全閥門式的監獄制度大相徑庭的，方法之一是公開醫院的管理和醫療系統，歡迎外人參觀。據1916年至1917年的報告記載，這兩年參觀醫院的人數逐漸增多，參觀者來自不同的機構和部門，如一些基督教會和政府部門，一些教會團體把參觀醫院作爲研究社會學或社會服務的一個組成部分。特別值得關注的是，一個政府法律學校也派出了一個代表團前來參觀，據其中一位教師說是政府建議他們來的。這一信息無意間表露出了政府對惠愛醫院的眞實態度，那就是仍把它視爲法律監控系統的一個組成環節，而沒有視其爲病理學意義上的醫療空間。1922年，廣東政府發起組織了第二次精神衛生運動(Mental Hygiene Campaign)，人們又紛紛擁入惠愛醫院參觀訪問，因爲有太多的參觀者，醫院裡一時變得擁擠不堪，病人大多數只好被關在自己的房間裡。不久，一個與病區隔離的專供參觀者觀望的高檯搭建了起來，站在這個檯子上，參觀者可俯瞰病人的生活舉動，在這次精神衛生運動進行的短短五天時間裡，大約有五萬到六萬人參與了

---

101 Martha Li Chiu，〈中國帝制時代的瘋狂行爲：法律個案的研究〉，頁62-66、82。

各項活動。運動過後，惠愛醫院的醫生們得出結論，運動的最大成功之處是人們的注意力開始集中於精神病人本身及其治療過程，特別是病人在醫院中有很多自由這一事實對來訪者亦有所觸動，在這次運動的影響下，回到家鄉的病人也開始被允許有更多的活動自由[102]。不過可以斷定的是，這種對瘋癲治療的關注可能是十分短暫的，因為對瘋癲禁閉形式的習慣性看法是地方傳統結構的組成部分，要想從根本上加以改變是非常困難的。至於西方醫學的理念在多大程度上能夠改變中國人根深蒂固的社會傳統，限於篇幅，我們只好留待另文討論。

四、結論：我們如何挑戰傅柯

米歇爾・傅柯在《瘋癲與文明》、《規訓與懲罰》等著作中反覆申明的一個主題是：知識並非是以完全獨立而純化的形態存在的，知識總會通過各種形式和途徑昭示自身的權力，這種權力的滲透幾乎是無所不在的，是絕對性的，其隱而不彰或被人們視而不見，不過是因為其變通採取了諸如監獄、收容所、醫院、工廠、軍營等不同的日常表達方式而已。推而廣之，建立在權力位勢之上的現代「知識論」具有一種無所不在的滲透能力，在近代理性化原則的驅動下，大有席捲全球之勢。知識論同樣可以推導出空間控制技術，任何現代空間的確立都與技術控制有關，技術不管被置於何種制度的形式框架中，都在追求一個「可被限制使用，轉化與改進的馴良身體」。其相關方式是可由對身體之範導與訓練(drills and training)，經由長期的行動標準化，以及經由對空間的控制加以完成的。紀律來自在空間中不同個體的組織化，因此它必須具備一特定的空間圍場(enclosure)，一旦此圍場建立起來，將允許有待訓練與監視之個體的確立分派。醫療空間的確立即是這種圍場的表現形式[103]。

傅柯對空間與權力關係的判斷顯然基於西方社會的歷史經驗，他的知識論體系直接推導出制度變遷的理論也多可以在西方社會中得到驗證。然而不少中

---

102 *The John G. Kerr Refuge for Insane, Report for 1916 and 1917*, pp.1-14.
103 戈溫德林・萊特、保羅・雷比諾(Paul Rabinow)，〈權力的空間化——米歇爾・傅柯作品的討論〉，載《空間的文化形式與社會理論讀本》，頁375-384。

國史的研究者卻常常不自覺地接受了傅柯「知識即權力」的認知前提，他們幾乎一致認爲，西方醫療體系在近現代中國的普及完全是「知識化」和國家權力綜合作用的結果，其程序是由知識界在輿論層面上率先倡導，經過國家機構的推行而達至基層，基層百姓則完全是通過此誘導過程被動接受了西方醫療空間的支配。可是問題在於，所謂醫療空間在中國的圈地形式卻並非如西方那樣是一種原生的狀態，而是屬於外來的事物。醫療空間的如此移植也不可能像西方那樣自然變成權力網絡中內部操作的自足系統，而是必須面臨「地方感」對其進行合理性的檢視與篩選，而且還面臨地方知識資源(如中醫、巫術等)與外來知識系統如何共享權力的問題[104]。換言之，西方醫療空間所具備的權力特徵，一旦到了異地就不一定具有不證自明的合理性，它必須在地方語境的包圍中，在與地方意識的碰撞和較量中驗明其權力控制是否具有普遍廣泛的價值。按照傅柯的設計，醫療權力在西方的無所不在與毋庸置疑，在東方的中國可能就會變成一個屢遭質疑的問題。

以上的研究可以證明，西方醫療醫療空間如果要想在中國民間社會中立足與拓展，就必須經由「地方感」的認同，對於普通中國人來說，這首先是個本土經驗是否認可的問題。歷史上形成的意象、觀念和符號的積累使普通民眾擁有自己對任何空間構成的解釋和經驗，地方感導源於內在熟悉的知識，導源於「在一個實質環境中的關懷領域(fields of care)網絡，導源於周遭環境的整體經驗」。醫療空間嵌入中國社會首先就會與普通中國人的關懷領域相衝突，如對醫療過程透明性的認知習慣、對「叫魂」儀式的家庭性參與，以及把臨床醫學的標準化行爲神秘化所造成的恐懼等等[105]。

按照瑞夫(Edward Relph)的劃分，地方具有眞實感和不具有眞實感(authentic and inauthentic)是有很大差別的，「一個具有眞實感的地方，最重要的是在個體以及做爲某社群的一員來說，它是內在於而且是歸屬於你的場所，知道這種狀況，而不會損及它的存在。然而一個對地點不眞實的態度，基

104　Paul U. Unschuld, *Medical Ethics in Imperial China: A Study in Historical Anthropology* (Berkeley: University of California Press, 1979), pp. 4-9.

105　艾蘭·普瑞德，〈結構歷程和地方——地方感和感覺結構的形成過程〉，頁81-103。

本上是缺乏地方感的，因為它無法令人知覺到地點的更深沉的、象徵的重要意義。更不會對其自明性(identity)有所讚賞。」瑞夫接著說，一個真實的地方感，多半是不自覺的、一系列被深深感動的意義，建立在對象、背景環境、事件以及日常實踐與被視為理所當然的生活的基本特殊性的性質之上，它不再被視為是什麼，而是應該是什麼[106]。因此，如果西方醫療系統要想作為一種地方不熟悉的空間形式植根於中國的基層社會，就必須對中國百姓的地方空間感的「自明性」有所接觸和了解，並對其中的部分內容有所認同，以增強空間在地方上的真實感程度，否則醫療空間的技術權力控制就完全是自足性的和封閉式的，與中國社會的基本運作無關。對中國百姓地方感自明性的認同，明顯必須在對家庭空間的模仿與趨同方面，包括臨床護理的家庭化、手術的公開展示以及通過醫院社會服務系統與社區慈善機構進行協調合作等等。

　　另一方面，所謂百姓的「地方感」和「感覺結構」[107]也會受到非地域性宰制制度計劃的影響，這種外在力量常常表示為都市化的空間制約與地方或國家權力的干預。對醫療空間的接受固然首先需滿足百姓克服對臨床醫學頗感陌生的地方經驗，甚至在技術環節上必須達致某種道德一致性的妥協，但是中國基層民眾的地方意識也會不斷被置於現代性的時空之流中加以鍛造，人與人之間在地方和日常路徑方面形成的類似性在如此劇烈的環境變遷下，必須為不同背景的人們所分享，地方經驗對外來陌生空間的抗拒過程也逐步受宰制性政策的支配，從而不斷修正自身的態度[108]。

　　綜上所述，如果要重建晚清以來中國基層社會「地方感」與西方醫療空間的對應互動圖景，似應首先考慮地方傳統在哪些細節上與西方醫療空間達成了微妙的認同關係；其次才可能考慮「地方感」在外界權力強制干預下造成的破損及其影響。以往的研究過於注意第二層面的關係，即過多強調政治強制性和知識論範導的作用，以致於無法解釋中國民間社會對西方醫療空間主觀接受的

106　同上。

107　同上。

108　Neil Diamant, "China's 'Great Confinement'?: Missionaries Municipal Elites and Police in the Establishment of Chinese Mental Hospital," *Republican China,* 19（November 1993）: 3-9.

涵義與程度，「中體西用」的變革模式作爲國家宰制性計劃的理論概括和「知識論」意義的推導固然可以說明一部分問題，但是這一視角過於拘泥於歷史上制度運作者本身的認知取向，卻忽略了作爲社會主體的普通百姓的認知感覺在接受外來制度與文化時的核心意義。

本文原發表於《學人》12(1997)，頁183-237。

感謝耶魯大學神學院圖書館特藏室主任Martha Lund Smalley女士在資料方面提供的諸多幫助；感謝香港道鳳山漢語基督教文化研究所道鳳基金對本文寫作的支持；感謝香港中文大學中國文化研究所同仁對本文的構思提出的批評意見。

第二章

衛生為何不是保衛生命？
——民國時期另類的衛生、自我和疾病

雷祥麟（中央研究院近代史研究所副研究員）

「衛生：防衛其生命也」
謝利恆，《中醫大辭典》，1921

「衛生的內容是保衛康健，絕不是保衛生命」
陳方之，《衛生學與衛生行政》，1934

一、引言：翻譯Hygiene

根據Ruth Rogaski開創性的研究，「衛生」是理解近代東亞史的一個重要鎖鑰。「衛生是日本殖民擴張至朝鮮、滿洲、台灣、中國的核心策略，……是統治的組織原則、國家與人民關係的爭議焦點，終極而言(衛生)更是日本與亞洲權力消長的相對指標」[1]。對她而言，在19世紀下半葉之前，「衛生」這個重要概念其實並不存在於東亞社會，而其後以「衛生」為名的觀念與實作卻又遠超過西方Hygiene一詞所包涵的內容，因此她主張將衛生譯為Hygienic Modernity，以標示出這一組源自日本而後衍生至東亞各國的衛生，正是東亞社會進入現代性的歷史地標。

1　Ruth Rogaski, *Hygienic Modernity: Meanings of Health and Disease in Treaty-port China*, p. 220.

　　根據台灣醫學史學者劉士永的研究，日本的現代衛生論述，大約誕生於幕末到明治初年，是由日本學者透過翻譯而創造出來的，之後這套衛生論述相當程度上左右了在台殖民政府的衛生政策與各種衛生標準[2]。1870年左右，長與專齋將Hygiene翻譯為「衛生」時，他強調這「並不是單純地指健康保護而已，……指的是負責國民一般健康保護之特種行政組織。……這樣的健康保護事業，東洋尚無以名之，而且是一全新的事業。」劉士永進而指出，「從緒方洪庵對健康之用法到長與專齋之衛生，健康問題顯然已從個人生理機能的良窳，轉而成為政府施政的要務。衛生健康不僅僅屬於個人自利的範疇，而且是社會公眾的整體利益，因此國家介入衛生事業的必要性增加。」[3]

　　中國沿用長與專齋的前例，而將Hygiene譯為衛生，而且當民國元年內務部成立衛生司時，它的一切組織完全模仿當時日本內務省衛生局的制度[4]。是以民國初年的衛生在觀念上與制度上均襲自日本，然而20年之後，畢業自日本帝國大學醫學院的公共衛生學者陳方之(1884-1969)，卻在《衛生學與衛生行政》中抨擊日本學者的翻譯：

> Hygiene一字日本人忽然譯作衛生學，這就是現代的衛生兩字產生之根。……若譯作中國文字，應該是康健學或保健學。保健二字，雖古來所無，但卻毫無語病，因其內容是保衛康健，絕不是保衛生命。當明治初年的日本學者，有講究漢學典雅之癖，他們要將現代的學問，削足就履，與古代漢文相合，雖免了杜撰之譏，確成為中西文的魯魚亥豕。輾轉費解，就是為此[5]。

到了1930年代，陳方之感到許多流行於中國的衛生論述均與Hygiene的原始意

2　劉士永，〈「清潔」、「衛生」與「保健」——日治時期臺灣社會公共衛生觀念之轉變〉，《臺灣史研究》，8.1(2001): 41-88，特別是頁43。

3　劉士永，〈「清潔」、「衛生」與「保健」〉，《臺灣史研究》，8.1(2001): 41-88，特別是頁47。

4　朱季清，〈我國歷年來公共衛生行政的失策〉，《中國衛生雜誌》(1993)：31-34。

5　陳方之，《衛生學與衛生行政》(上海：商務印書館，1934)，頁2。

義大相逕庭，嚴重地混淆了公眾的視聽，他因而主張將Hygiene重新界定爲公共衛生，以清楚地區分這個新事業與當時流行於中國的各種個體衛生的重大差異。對陳方之而言，當時市面上流行的多種「衛生」論述，不諦是對Hygiene的誤解、濫用、甚至綁架，徒然延誤了公共衛生此一新事業在中國的開展，是一個急待匡正的謬誤，從而沒有任何正面的價值與歷史重要性。由於許多公衛史家認同於陳方之的歷史判斷，因此我們所擁有的台灣與中國現代衛生史，往往高度聚焦於現代國家醫政機構的建立與傳染病的防治，而對普遍流行於民間的多種衛生觀念與實作不置一辭。於是我們一方面活在一個民俗醫療、另類療法與SARS偏方大行其道的社會之中，另一方面我們對這些非主流衛生的現代歷史發展所知卻極爲有限。爲了初步填補這個歷史知識的間隙，本文嘗試認眞地對待這個遭到長期忽視的歷史現象，並探索這些衛生論述出現於20世紀上半葉中國的過程和可能的歷史意義。

　　研究這個歷史現象在方法論上有著一個重大的困難，那就是這些不爲公衛學者所認可的衛生，述始終沒有一個專屬於自己的名稱。由於它們企圖和自西方引入的衛生分享同一個名字，它們便走上了一個曖昧而危險的道路。一方面，它們有可能成功地偷樑換柱，在「衛生」這個時髦的名稱下引發出和西方衛生十分不同的事物；但另一方面，它卻更可能被推擠到西式衛生的邊緣地帶，甚至消弭於無形。對於一個不曾擁有自己名字的事物，歷史學者要如何才能確知它曾經眞實地存在過呢？又要如何來稱呼它呢[6]？爲了克服這個「難以名之」的困境，筆者將由民國時期的衛生論述中的「疆界分割」（Boundary Work）[7]入手，描繪歷史行動者曾明確指出的不屬於西方衛生的衛生觀念與實作，比如上述陳方之提出的「公共衛生」與「個人衛生」對比。並不是只有西醫師才會提出這種對比，當時許多中醫師和一般人都會透過各種「疆界分割」的對比，而提出不同於自西方引入的衛生概念。這類「疆界分割」的對比在細究之下往往並不全然正確，（例如近代西方亦有個人衛生），而且常失之於過度

6　這個方法論上的困境，其實深具歷史意義，是新興的後殖民科技研究（Post-colonial Techno-science）著力甚深的關懷點。

7　Thomas Gieryn, *Cultural Boundaries of Science: Credibility on the Line*（Chicago: The University of Chicago Press, 1999）.

簡化與本質主義，但它卻指出了民國時期確乎有著一些不同的衛生正在成形浮現，因而可以作爲學者爬梳時的線索。由這個角度看來，西式衛生和另類的衛生間的疆界並不是一條直線而己，而是由許多不同面向與不同切割方式所構成的多邊形。正是在和西式衛生的近身纏鬥、交引互動、與疆界分割中，混種的另類衛生概念與實作才逐步成形。透過描述這個多向度的疆界分劃，筆者將設法捕捉由清末到民國時期的另類的衛生。

至於如何稱呼「另類的衛生」的問題。對當時中國的公衛提倡者而言，他們在中國提倡的衛生和西方並無二致，並沒有「中國衛生」和「西方衛生」的實質區分，因而他們引介到中國各種衛生觀念與實作可以簡稱爲衛生。既然當時的中國人將衛生視爲一種放諸四海皆準的普同概念，爲了行文的方便，下文中筆者便將這種不被納入(或自外於)西方衛生內的另類衛生稱爲「中國式的衛生」。由於這個暫時性命名的用意在於強調當時「被排出或不被納入」主流衛生之內的論述與事物，下文中的「中國式的衛生」便自然不包括西醫師們在中國所推動的各種國家衛生建設與知識[8]。最後，筆者必需強調，本文企圖補捉的是一個歷史性的存在，是被歷史行動者放置在他們的想像中的「西方衛生」之外的事物，我將它稱之爲「中國式的衛生」，絕不意味著它是中國傳統中亙古不變的本質。相反地，中國式的衛生是現代性之下誕生的嶄新物種。

本文企圖由下列三個軸線探索這個歷史現象。

衛生：近年來學者對東亞社會(包含台灣、中國、日本、韓國與滿洲)的衛生展開多種極具開創意義的研究[9]，由前述的現象看來，一個值得思考的問題便在於，在20世紀初的東亞社會，「衛生」這個詞所涵涉的實質歷史活動極可能與Hygiene有所不同，因而有可能會包含了一些由西方「現代衛生史」的架

8　關於民國時期的衛生建設，在Rogaski的作品外另請參看Ka-che Yip, *Health and National Reconstruction in Nationalist China--Development of Modern Health Service, 1928-1937* (Ann Arbor: Association for Asian Studies, 1996).

9　在本文其它註腳的引文之外，還包括了本文所參與的整合型計劃中正在進行的多種研究，如梁其姿對明清的傳染觀念與制度的研究，劉士永的台灣瘧疾防治史，吳嘉苓的日治時期「科學育兒」，李尚仁對19世紀在中國的海關醫學，Ruth Rogaski對滿洲國的醫學，參見該計劃網站 http://www.issp.sinica. edu.tw/hygiene/eng/index/home.html.另外可以參見傅大爲由性別的角度對日治時期台灣衛生的研究，〈日治時代「近代化的醫療政治」〉，未刊稿。

構看過來會視而不見的事物。本文企圖考掘出這種事物自清末到民國時期的樣態。

　　國家：「衛生」在新舊詞意間的爭逐，原本常以「個人衛生」vs.「國家醫政體系」做爲切割的焦點，因而學者常致力描述國家醫政體系的發展與對社會生活的穿透力（state penetration），這種研究取逕便將國家與市民社會置放在對立的位置。但是眾所周知地，民國時期的國民黨國家體質十分薄弱、能掌握的資源與權力均十分有限，這是否便只能意味著它在「眞正的衛生」上，成就乏善可陳呢[10]？相對於「眞正」公共衛生的有限成就，我們又當如何來理解當年爲數眾多、流行廣泛的衛生論述、用品與實踐呢？這些在1930年代中國廣泛流行的衛生論述、用品與實踐是否可能透露出「國家、衛生、和個人」間的另一種可能性呢？如果陳方之所見不虛，那麼當時大行其道的「個人衛生」又曾爲國家和個人間創造出什樣的連繫呢？

　　生命：陳方之斷然強調「Hygiene其內容是保衛康健，絕不是保衛生命」，對比之下，當時中國社會便可能活躍著以「保衛生命」爲中心的衛生論述。那麼這組衛生論述的具體內容爲何？當西方醫學正因細菌學革命而進一步地聚焦於肉體之上時，爲何中國新興的另類的衛生反而執意強調保衛生命？又是什麼樣的想像與體驗，使當時的中國人覺得他們的生命需要保衛？他們生命的主要威脅究竟是什麼？更尖銳地說，如果民國時期的「衛生」的焦點對象不止是身體，那麼這一組衛生論述又如何反應並形塑了中、西醫學交會時對「生命」（身體、心理、思想、情感、慾望、生活、與疾病）的新理解、價值與體會？

　　在引介之後本文分爲七小節，第二節指出在1930年代的中國存在一組和西方Hygiene競爭的衛生論述，也就是本文副題中的另類衛生，在第三節中，筆者以丁福保與陳果夫的著作爲例，初步分析這種中國式衛生論述的樣態，彰顯出他們一方面接受微生物對身體衛生所具有的關鍵角色，另一方面，卻又極力強調「治心」與「心理衛生」的重要性，並且以爲這是中國衛生所特有的貢獻。此外，他們以爲「治未病」的中國衛生可以使個人和醫學的關係變地疏

10　以天津爲例，Ruth Rogaski指出1930年代的國民政府，很「講衛生」（talking weisheng），尤其在新生活運動中，但幾乎無力提供衛生（providing weisheng）.

遠,因而格外適用於醫療資源極度欠缺的中國。第四節討論民初的現代紡織業
鉅子聶雲台所提倡的「全面推翻西式個人衛生」,筆者從而引出民國時期衛生
所涉及的豐富面向,遠遠超過細菌知識、肉體保健、與醫療資源等物質性的考
量,衛生更涉及自我認同與社會關係。第五、六兩節企圖由論述推展至當時人
們的感受與體驗,第五節藉由一位著名西醫師的自白,以說明中式衛生不止是
一個流行的想法而已,在個人生命史中,更有著相應的「不衛生的體驗與懺
悔」,而成爲個人對自我生命歷程的理解。第六節初探一個和中式衛生密切相
關的疾病體驗,肺癆,並以「保衛生命」和「保衛身體」的對比來引伸出本文
引發的新研究課題。第七節結論中,筆者藉由西醫陳方之和余巖對這種中國式
衛生論述的批評,而回歸本文主題「衛生爲何不是保衛生命」,藉著這個爭議
突顯出中國式衛生涉及對生命全體的價值、想像與體驗。因此衛生之爭的重點
不止在於選擇不同的保健工具,更是對於不同生活形態、生命理想、與社會關
係的重要價值抉擇。

二、競逐衛生

　　光緒三十四年出版的章回小說《衛生小說:醫界鏡》開場便這樣說的,
「西人曾說我中國人不懂衛生的道理。幸虧風俗習慣凡百食物都用煮熟過的,
以此能保得數千年種族。否則汰滅久了。然其種種不懂衛生的正多得很呢。我
做這部小說,也因我四百兆同胞日日與那害人的**微生物**爲伍,不曉得卻除的法
則,因而生病。」[11]章回小說這段看似平常的開場白,在當時的中國卻是一個
甚爲新近的想法。根據Rogaski的研究,第一位將西方有關衛生的作品譯爲中
文的,是曾任職於江南製造局的傅蘭雅(John Fryer, 1839-1928)。他曾譯出多
種以衛生爲書名的作品,包括《化學衛生論》(1880)、《初學衛生編》(1896)
等。在譯作中,傅蘭雅已十分強調科學知識(特別是化學)對衛生的重要性,但
衛生的實際作法卻始終和傳統中醫養生一般,著重於調理個人的生活起居(頁
211),不僅不曾提及在西方正在如火如荼地開展中的細菌學革命,而且從未暗

11　儒林醫隱,《衛生小說:醫界鏡》(上海:商務印書館,1908),卷1,頁1。

示中國人嚴重地欠缺衛生的能力或習性(頁211)。相較之下，在《初學衛生編》問世後12年出版的《衛生小說：醫界鏡》(1908)，卻在開場白中便將緊密關連的兩點一語道盡，「晚清末葉中國人已自知不懂衛生的道理，因爲人人和致病的微生物朝夕相處而不自知」。

衛生和微生物的重要性明顯地來自傳染病流行。《醫界鏡》指出，「今年杭州城內外，又將遭瘟疫慘禍，其故由於街道污穢，一切惡毒之氣，釀成微生物。一逢天雨，遂由溝渠流入河內井內。人吃了這水，碰著穢毒重的時侯，即生疫病了。至於平常衛生的法則，尤與疫病有關係。」[12]正是在細菌學革命後，西方人才開始強調飲用水當先煮沸，從而注意到中國人在對微生物一無所知的情況下，卻早已有了煮沸飲水的衛生習慣[13]。小說中的張善人緊接著說明六項「衛生要略」，一、戒不潔、二、得日光、三、勤換氣、四、勤洗浴、五、時運動、六、擇食物[14]。其中頭兩項均直接和「疫蟲」相關；要「戒不潔」，因爲「疫蟲的來路，每每隱伏那污埃穢塵之內」；要「得日光」，因爲「各種病菌微生物等類，一逢日光即行消滅」。後面四項作法，則集中於照顧物質性的身體，明確地將身體視爲機器，要「勤洗浴」，因「機器不穢，則可經久」。此外，也在機器的輸入與輸出的觀點下強調數量性的資訊，如「養氣的體積」(三、勤換氣)與各種食物消化的速度(六、擇食物)。這六項「衛生要略」幾乎完全建立在疫蟲和機器般的身體觀之上，傳統衛生和養生之道幾乎完全不見蹤跡。

然而在一個極爲重要的面向上，這六項「衛生要略」仍和現代西方的衛生大異其趣，那就在於它雖然針對疫病，卻沒有提及任何公共衛生建設，作法落實於個人的生活習慣。小說中的張善人能夠了解疫病需要新的「衛生要略」，爲了防疫人們需要好好照護身體這個機器，才能防止疫蟲入侵，但他的論述止於個人衛生。存而不論的反倒是官府如何能夠介入個人的衛生。

源自西歐的Hygiene最出乎長與專齋想像之處，正在於政府有組織地介入

12　儒林醫隱，《衛生小說：醫界鏡》，卷2，頁54。

13　Nancy Tomes, *The Gospel of Germs: Men, Women, and the Microbe in American Life* (Cambridge: Harvard University Press, 19880), p. 60.

14　儒林醫隱，《衛生小說：醫界鏡》，卷2，頁54-57。

個人衛生。根據長與專齋自述，一直要等到他參與日本政府特派的考察團親訪歐洲（特別是德國）之後，他才真正了解到Hygiene的「廬山真面目」，原來是「負責國民一般健康保護之特種行政組織」，「這樣的健康保護事業，東洋尚無以名之，而且是一全新的事業」。在認識到國家行政組織的關鍵角色之後，長與專齋才鑄造了衛生這個新詞，以強調衛生是國家層次的保衛工作。到了清末民初時的中國，雖然衛生已經變成一個相當流行的新詞彙與價值，而且許多人會坦白承認「中國人不講衛生」，但是這些關於衛生的論述中，卻頗有一些討論很少觸及國家醫政體系，因而和長與專齋當年將Hygiene翻譯為衛生的用意，形成強烈對比。無怪乎到了1930年代陳方之甚至會指名批評長與專齋當年不當自《莊子》摘取出衛生一詞來譯 Hygiene，以致遲至當時中國人遲遲不明白Hygiene其實是中國文化中不存在的全新事業與觀念。為了突出現代衛生和傳統作法的差異，陳方之主張強調「公共衛生」與「個人衛生」的對比。簡言之，由陳方之的角度看來，民國時期曾存在一組和西方Hygiene有所相關、廣泛流行、卻又相當不同於其西方源起的衛生論述。將這組衛生論述定位為個人衛生之後，陳方之的《衛生學與衛生行政》便再也不曾提及它們。

三、中國式的衛生之道

　　透過大量翻譯而將西方衛生引介入中國的丁福保（1873-1950），卻正是將衛生融入中醫、養生、與佛學等多種元素的關鍵人物。丁福保是清末民初醫學翻譯的大家[15]，他有極多翻譯與著作都以衛生為書名，像是《衛生學答問》《蒙學衛生教科書》《衛生指南》《實驗衛生學講本》，他甚至透過郵購販售「丁氏家庭衛生藥庫」。在1902年出版的《衛生學答問》第一章〈總論〉中，丁福保自問自答「何謂衛生學？」「講求保養身體之法稱衛生學。」[16]開宗明義地突顯出了「身體」的重要性。但在分析「衛生學之綱領」時，丁福保指出：

15　關於丁福保的簡介，可參考馬伯英、高晞、洪中立，《中外醫學文化交流史：中外醫學跨文化傳通》（上海：文匯出版社，1993），頁450-55。

16　丁福保，《衛生學答問》（上海：廣業書局，光緒28年），頁1。

是書共九章，分爲二編，臟腑脈絡其功用宜略知也，飲食起居其宜忌須研究也，人與微生物終日爭戰，此物競之最顯著也。多用心則腦髓部生長甚速，肉筋部不能耐苦，故體操與治心宜並重也。素問曰，聖人不治已病治未病，不治已亂治未亂，此之謂也，是爲上編[17]。

這三句話簡要有力地陳述了丁福保對衛生的基本立場，而這三點，「微生物」、「治心」、與「治未病」也正構成了民國時期人們對衛生的基本了解與爭論焦點。

第一、微生物。由全書的結構中可以看出，「衛」的新意識源自「人與微生物終日爭戰」。中國人需要這些新知識才能明白即便感覺上並未生病，沒有症狀，但其實早已處身於永不止息、無日無之的爭戰之中，所以需要「保衛」。中國人欠缺的不僅是關於微生物的最新知識，由丁福保的眼中看來，中國傳統醫學在涉及臟腑的知識上也有著極多的謬誤，例如「脾和胃不相連，於消食之事絕不相干」(頁13)，中醫脈診的寸關尺之分也毫無道理(頁80)。《衛生學答問》引用美國醫生柯爲良的斷言，「中國醫書所論骨格、臟腑、經絡或缺或誤，不勝枚舉」(頁18)，甚至爲西醫勝於中醫的論斷設想出四種原因。[18]對丁福保而言，如果人們沒有現代醫學的新知識，他們便不知道應當小心防衛肉眼看不見的微生物，也不知道人體呼吸所需要的氧氣體積，更不會注意到保持室內空氣流通的重要性。

因此，衛生是建立在西方新知識之上的一種新意識，尤其重要是關於微生物與疫病的知識。在這一點上，光緒二十八年《衛生學答問》和晚它六年出版《衛生小說：醫界鏡》並無二致。事實上，由清末直到三零年代，中醫師都因「防疫」上的衛生知識不足而飽受抨擊。在1910年爆發的滿洲鼠疫中，參與民間商會防疫的中醫師不僅把鼠疫傳給尋求治療的250位病人，他們本身的死亡

17　丁福保，《衛生學答問》，頁1。

18　「一、中土古書，每多荒誕不經之語。二、中土病人死後，醫生不能剖驗。三、因華人視醫爲賤工，聰明才俊之人，皆不屑爲。四、中土行醫，大率爲糊口計，不能遊歷各國研究。」丁福保，《衛生學答問》，頁80。

率亦高達百分之五十,而西醫師的死亡率只有百分之二[19]。所以後來政府研擬
〈中醫士條例〉時,便強調要授以中醫士傳染病和消毒知識[20]。1929年,余巖
在他那引發「國醫運動」的著名提案〈廢止舊醫以掃除醫事衛生之障礙〉中[21],
更以中醫不知細菌學說作爲政府理當全面廢止中醫的四大理由之一[22]。在此論
爭後,中央國醫館在1933年公告〈整理國醫藥標準大綱〉中,便將「衛生學」
列入「中醫基礎學科」之一,「本科可將我國固有衛生學之精義盡量發揮,至
於近世衛生學與防疫法亦附于此。」[23]次年(1934)江蘇省〈中醫檢定規則〉更
規定在14個選考科目中,「衛生」、「內難」、「本草」、「古方」列爲必考
的四科[24]。由此可以看出,在1930年代的中西醫論爭之後,即便中醫師們也已
體認到,爲了使中醫能爲國家醫政體系所用,他們必需高度重視和防疫有關的
衛生知識。

第二、治心。就如同《醫界鏡》一樣,《衛生學答問》「講求保養身體」
之法,而且它的身體觀也同樣地深受西方機械論的影響。以身心的關係而言,
丁福保絕對不是活在一個身心本就渾然一體的傳統世界中,他將身體視爲一個
機器,也承認身心的分立。由西方自笛卡爾以降的身心二元對立的架構看來,
對物質性身體的強調在邏輯上便蘊涵著對非身體部門的邊緣化。然而丁福保卻
不死守這項身心二分的預設,相反地,他致力強調已然分立的身心之間其實有
著千絲萬縷的連繫。他強調「用心」會直接地影響到身體,「多用心則腦髓部
生長甚速,肉筋部不能耐苦」。書中甚至自問自答,「思念與身體相關之理,

---

19 Carol Benedict, "Policing the Sick: Plague and the Origins of State Medicine in Late
    Imperial China," *Late Imperial China* 14.2 (1993): 60-77, 特別是pp. 70-71.

20 〈訓政時期衛生行政方針〉,《中華醫學雜誌》14 (1928): 72。

21 對余巖以及他所提倡的「中國醫學革命」,請參見Sean Hsiang-lin Lei, "How Did
    Chinese Medicine Become Experiential? The Political Epistemology of Jingyan,"
    Positions: East Asian Cultures Cririque 10.2 (2002): 333-364.

22 「政府方以清潔消毒訓導社會,使人知微蟲細菌爲疾病之源,而舊醫乃日持其冬
    傷於寒、春必病溫,夏傷於暑、秋必痎瘧等說,以教病家,提倡地天通,阻遏科
    學化,此宜廢止,四也。」見余巖,〈廢止舊醫以掃除醫事衛生之障礙案〉,收
    入陳邦賢,《中國醫學史》(台北:商務印書館,1985),頁267。

23 鄧鐵濤,《中醫近代史》(廣東高要市:廣東高等教育出版社,1999),頁161。

24 〈江蘇省中醫檢定規則〉,《中華醫學雜誌》20 (1934): 868-870。

爲何人查得？」，「心能造病，其說確否？心能造病，其說甚確」[25]。他會自
問這兩個問題，顯示他的確已在身心二分的基本架構下思考，但他毫不猶疑的
肯定答案，卻又使他能充滿信心地大談「治心」和身體、造病的關係。後來在
《肺癆病預防法》一書中，丁福保又特別附上一章〈衛生古義〉，其中長篇摘
錄中國古代的「衛生」教訓，內容包括，通論、養心、節慾、飲食、體操，
可見丁福保衛生的對象本就不是排除了心與慾的物質性的身體。

　　丁福保的衛生企圖吸納治心和中國古代的衛生教訓，但是治心的對象
「心」，此時卻也正經歷著劇烈的轉化。由於中、西身體知識中極受爭議的一
環，便是由腦來取代中醫傳統心主思慮的功能，所以在第七章〈論治心〉的章
名之下，丁福保便緊接強調「此心字，姑從舊說，實則思念，由腦發出」[26]。
爲了強調身心兩者間直接的關連，丁福保對於新近取代了「心」的腦，投入了
非常多的好奇與討論[27]。總而言之，丁福保的衛生強調微生物的知識，批評了
中醫解剖知識的眾多誤謬；接受西方身心分立的架構，卻又強調心對身的多種
影響，藉以肯定中國〈衛生古義〉與治心的衛生價值；最後更企圖在新興的腦
和神經科學中尋找能支持這些中醫知識的物質機制。丁福保的衛生既不屬於中
國也不屬於西方，而是一個新的混種，而他在新科學發展中找「物質基礎」的
作法，卻是後來20世紀中醫史中一再引用的策略。

　　第三、全書組織的關鍵原則，那就是「治未病」。疾病的預防與治療的分
立，也正是《衛生學答問》上下編之分界點，全書直到第八章〈醫病淺理〉才
進入下編，治療己然發生的疾病顯然不是《衛生學答問》的主要關懷。在這一
點上，清末民初的衛生相當延續了中國原有的養生傳統。謝利恆在《中國醫學

25　丁福保，《衛生學答問》，頁46。

26　同上，頁46。

27　事實上，對腦以及「腦氣筋」的興趣，是清末中西交會時醫療文化的重要現象，
　　在《衛生小說：醫界鏡》中便有一個藥房老闆說道：「目下人人口頭不是說人身
　　以腦氣筋爲重麼？我即乘著這句話，迎機而入，趁著這混混過渡的時代，說腦爲
　　先天，創立一種補天汁，假託西法眞傳，說西人服之如何聰明、如何強壯，現在
　　我們中國人種孱弱，非大補天元不可。」儒林醫隱，《衛生小說：醫界鏡》，卷
　　二，頁125。另外，關於「腦氣筋」一詞的歷史，請參見Hugh Shapiro, "What
　　Changes When Words Change: Nervousness in Modern China," 發表於「科技、醫療
　　與社會工作坊」，2002年5月17日，清華大學。

源流論》的〈養生法〉篇中便強調這一點,並指出中國的養生「其意原以供病者之鑑戒,非以醫家自居也。」[28]

正由於衛生是治未病的工具,對老病人陳果夫而言,衛生可以為「中國醫藥問題」提供解答。在《衛生之道》〈自序〉中陳果夫開場第一句話便說,「在從前閉關自守時期,中國的醫藥,本來是不成什麼問題。」現代西方醫學在中國的興起,反而製造出了嚴重的「中國醫藥問題」,其中最迫切的就是「社會經濟及缺乏醫療資源的問題」[29],所以衛生的重點在於幫助人們不要陷入需要醫療資源的「疾病狀態」。陳果夫指出:

> 藥物太貴,生病的人不但吃不起藥,而且也請不起醫生,但是絕不能就聽其自然,等待死神的光臨,總要想法解決的。其解決的方法非常簡單,只要增進衛生常識,人人都懂衛生之道,自然人人不會生病;醫藥與人生的關係漸漸地淺了,不論它貴也好,不貴也好,既與多數人的生活不相干,自無所謂醫藥恐慌的嚴重性[30]。

在這個意義之下,衛生不僅不是醫生獨攬的專利,恰恰相反,衛生成了專業醫療的對立面,是個人自保的重要工具。或許源自類似的因素,當時日本許多產品均自稱有衛生的功能[31],而上海五洲大藥房的產品目錄就稱為《衛生指南》[32],丁福保也有以個體消費者作為行銷對象的「丁氏家庭衛生藥庫」。

《衛生之道》不僅使「醫藥與人生的關係漸漸地(變)淺」,在陳果夫的想像中,它更使國家和人民在衛生的關係上,走上和日本十分不同的道路。陳果夫的「衛生的十大原則」不僅全屬個人衛生,他更主張有選擇性地來發揚固有的衛生習俗。後來陳也寫了一本《國民生活曆》,鉅細彌遺地列舉國民在一年365天中每一天所當作的事,其中有相當多和衛生有關,企圖全面利用有衛生

---

28 謝利恆,《中國醫學源流論》,頁51。

29 陳果夫,《衛生之道》(台北:正中書局,1942),頁1。

30 同上,頁2。

31 William Johnston, *The Modern Epidemic: A History of Tuberculosis in Japan* (Cambridge: Harvard University Press, 1995).

32 五洲大藥房,《衛生指南》(上海:五洲大藥房,1919)。

價值的傳統節令，以求塑造國民的「新生活」。陳果夫直言：「這種(配合中國傳統節令的衛生)運動，非常經濟且最普遍，比日本由警察押著，分別月日令人掃除要好得多」[33]。沒有日本警察的力量，又面對醫療資源匱乏的問題，陳果夫只好利用個人衛生和固有的衛生習俗。由此看來，陳果夫提倡個人取向的「衛生之道」，目的並不在於抵制國家的公衛與醫政建設，而是期待個人衛生能夠解決國家醫療恐慌的問題。在國民政府對衛生政策的討論中，陳果夫當然不是主流的聲音，但他所指出的是國民政府無從逃避的問題[34]。西方近代史中的國家機器和公共衛生相輔相成地成長茁壯，但1930年的國民黨國家卻寄望於利用群眾運動來改革國民的個人衛生習慣。由於誓言追求現代化的國民政府也得倚重個人衛生，無怪乎陳方之會發現個人衛生的觀念竟是如此地流行。

丁福保和陳果夫的「衛生」實作不止包含身體，更包含對「思、情、慾」的調理。陳果夫曾自訂「衛生的十大原則」，包括「正思慮，調七情，節嗜慾。」他更強調，「上面所說的十項原則，是打破過去一般人只講生理衛生的慣例，而把生理衛生與心理衛生相提並論的一種嘗試」[35]。如果把丁福保的「治心」及陳果夫的「心理衛生」放在西方近代衛生史的脈絡中，他們對心理因素的著重確乎是一個異數。根據Andrew Wear的研究，西方絕不是沒有個人衛生。西方Hygiene的傳統可以上溯到希波克拉提斯，在西方歷史中也曾經歷多重的轉變化，但直到19世紀公共衛生興起之前，歐洲的Hygiene和中國的養生仍有著爲數甚夥的相似性，兩者同爲個人藉以避免罹病的作法。然而在公共衛生興起之後，Hygiene的內容卻有了重大的改變。Andrew Wear直述「在今天，Hygiene意味著清潔，因而涵括的內容較狹窄」[36]。

西方Hygiene的關懷範圍的確變窄了，但它並沒有將個人衛生置之不理。

33　陳果夫，《國民生活曆上、下》(台北：東方文化，1977)，頁19。

34　民國時期衛生政策有兩個主要方向，也和此處的討論相干，參見前引Yip的專書。

35　「衛生的十大原則」，包括「浴日光，暢空氣，慎飲食，重整潔，勤勞動，善休息，適環境，正思慮，調七情，節嗜慾。」見陳果夫，《衛生之道》，頁32。

36　Andrew Wear, "The History of Personal Hygiene," in *Companion Encyclopedia of the History of Medicine*, Vol. 2, eds. Roy Porter and W.F. Bynum (London: Routledge, 1993), pp.1283-1308，特別是p. 1283.

Nancy Tomes指出，即便在公共衛生運動和細菌學說大興之後，美國人民仍主動地在居家環境、建築、和器具中實踐個人衛生和「家庭衛生」（Domestic Hygiene）[37]。在20世紀初葉中國的衛生論述中，一個極爲相近的討論，便是環繞著「居室通風」的辯論。家庭衛生以爲「臥室必需確保每個居住者有足夠的空間以稀釋呼出的廢氣」，因而強調開大窗戶以利通風。但傳統中國文化卻以爲「風爲百病之長」，而以「閉戶避風」爲衛生[38]。因此無論由歷史比較（19世紀之前後）或跨文化比較（近代西方 vs. 中國）的角度而言，公共衛生與個人衛生的對比都顯得太過於粗糙與簡化。細菌學說興起之前與之後，西方都有個人衛生，但後者的關懷內容的確較爲窄化，用Tomes的話來說，細菌學說興起後西方的個人衛生是「關於細菌的福音」（Gospel of Germs），重點在個人與家庭的防菌與清潔，心理因素便自然地被遺漏在它的視野之外。

相較於「關於細菌的福音」對心理、情感的忽視，無怪乎陳果夫會對自己獨見而創獲的「心理衛生」引以自豪。可是如果把陳果夫對「思、情、慾」的調理放入中國養生的傳統中，他所提倡的「心理衛生」卻是當時中醫師們在面對Hygiene時最典型的反應。謝利恆在《中國醫學源流論》的〈養生法〉中便提出，「調攝之法，古聖多注重於心理，素問上古天眞論等四篇所述，爲養生法鼻祖，後賢因之，均以清潔靈台爲主，不競競於外界物質之變化」[39]由此看來，陳果夫與丁福保都延襲了養生的傳統而強調「心理」。不過，對他們而言，養心具體的效應卻會展現在身體上。這一點最具體的例子是丁福保對笑的健康效益的強調，在他歸納的〈衛生要語十則〉中，第九爲養心，「凡人之常情，苦則悲，樂則笑。悲哀最足傷人人所共知，歡笑最能益人，人所未知。今有格致士考得，人之歡笑能補腦髓，活筋絡、舒營衛、消食滯、遠甚服食藥餌。」[40]在此，養心和歡笑都是爲了「補腦髓，活筋絡、舒營衛、消食滯」等

37　Nancy Tomes, "The Private Side of Public Health: Sanitary Science, Domestric Hygiene, and the Germ Theory, 1870-1900," *Bulletin of the History of Medicine* 64（1990）: 509-539. *The Gospel of Germs: Men, Women, and the Microbe in American Life*（Cambridge: Harvard University Press, 1988）.

38　胡定安，〈中國社會衛生之建設問題〉，《新醫與社會彙刊》2 (1934): 61。

39　謝利恆，《中國醫學源流論》，頁50。

40　丁福保，《衛生指南》(上海：文明書局，光緒三十四年)，頁2。

身體性的效果。

　　丁福保在多處提出這一個看法，都強調「笑的健康效益」是一個新的、人所未知的知識。對比於中醫「七情致病」乃至「笑疾」的觀點[41]，丁福保此舉等於企圖將中國人情緒上的正常狀態向「喜」的軸線大幅提昇。他更據此而批評，「今人之過爲凝重者，每禁孩子嬉笑。」[42]涉及孩童教養方式的討論便不再是由人格陶養的角度出發，而直接地指向看似價值中立的健康和衛生。至此，我們將會發現兩個看似矛盾實則互補的現象。一方面，中國的衛生不止於身體的保健，「思想、情感、慾望」的調理全都包含在內，因而大量的傳統人生哲理、老莊思想、功夫修養都被吸納到「衛生」之中。這種作法最露骨的例子就是楊燧熙的《衛生必讀》，他在該書的一篇序中便明白承認，「儒家言修身不言養生，道家言養生不言衛生，醫家言衛生不言修身」，然而三者其實同源而且互相支持。同樣的一個道理，「以儒家之言示人，則人狃於道德之常談，多格而不入，以醫家之言示人，則人怵於生死之大，故多悅而易從。…故憂時君子往往假醫藥以濟斯民」[43]。無怪乎在身體和健康的價值正因西方醫療衛生的引入而大幅提高之時，許多已不合時代潮流的傳統「道德之常談」會轉而「以醫家之言示人」，而自我定位爲對肉體健康有實質效益的教訓[44]。反過來說，這些被納入衛生之內的哲理與修養，卻有失去價值自主性的危險，而被窄化成爲肉體健康服務的工具。

四、衛生的物質、情感與認同

　　至此，我所描述的中國式衛生似乎十分樂於吸納來自西方的新知識，但在

41　李貞德，〈「笑疾」考——兼論中國中古醫者對喜樂的態度〉，在此感謝李貞德提供尚未發表的論文手稿。

42　丁福保，《衛生學答問》，頁48。

43　楊燧熙，《衛生必讀》（鎮江：東南印書館，1925），頁6。

44　在楊燧熙的自序中，他指出自己的《衛生必讀》其實是「竊取鄭氏觀應衛生一書，斟酌損益，刊行於世」（頁7）。所以《衛生必讀》直接地來自鄭觀應的《中外衛生要旨》（1890），參看Rogaski對《中外衛生要旨》的相關討論 *Hygienic Modernity: Meanings of Health and Disease in Treaty-port China*, pp. 204-216.

民國時期，中、西兩者之間確實有一個格格不入之處，那就是對「物質」的不同評價。由中國這一個方向看出去，西方Hygiene 的特色就在於對「物質」性的因素的深刻認識。胡適在為《衛生學與衛生行政》做序時便指出，陳方之等人所提倡的「新衛生政策背後的新人生觀」中，第一要點便是「生死疾病不在命，而在物的原因」[45]。即便傾向於支持傳統醫療的人們，也同意西方衛生所長在物質，國醫吳錫璜在《衛生學講義》序言中，便直指「近代歐西學說輸入，拘于形質之末，遂不名道生，而名衛生。」[46]

正是在對「物質」因素的不同評價之下，有了〈推翻『衛生』學說〉這樣令人訝異的有趣看法[47]。作者聶雲台(1880-1953)是中國現代紡織業的鉅子，曾國藩的外孫，曾任中國最大私營棉紡廠(恆豐紗廠)廠長，並在1920年出任上海總商會會長。聶本人不曾出國留學，但由於父親長期任職於江南製造局，他曾同傅蘭雅的夫人學英文，並在製造局外國技師的指導下自學機械知識，並曾翻譯《赫氏無線電學》，在1924年由基督徒轉而成為著名的佛教徒。根據聶雲台自述，他是一個曾經「崇拜科學、唾棄舊說」的人，也曾因採用西方衛生而痊癒，此後「日光浴也，空氣浴也，逐日清水浴也，飲食之配分澱粉質、油脂質、蛋白質是也，夜臥必開窗也、體操也、游戲也。如是行之，必謹必嚴。」但在長期服膺西方衛生法則之後，卻發現「科學偏重物質忽略精神之弊，而彼不明心理者之不足以言生理也。」(頁1)聶雲台絕不否認西方衛生法則可以減少患病的機率，他所質疑之處，在於為了追求這些衛生價值所必需付出的巨大代價，所得和付出相較之下，這些代價是否真正值得。

聶雲台反對「衛生」學說的五個論點，環環相扣。首先，聶雲台文中引自身的體驗以及Max Joseph von Pattenkofer飲霍亂弧菌而未病的故事，以說明「凡言衛生。不宜過於著意。蓋物質於衛生。本不關繫重要。苟一著意，且有害焉」。再者，如果衛生的關鍵真是物質因素，我們就應當將追求衛生所需的物質經濟條件一併納入考量，然而一旦這樣思考，便可以清楚地看到在當時中

45　胡適，〈胡序〉，收入陳方之，《衛生學與衛生行政》，頁1。

46　吳錫璜，《衛生學講義》(廈門：福建廈門國醫專門學校，1936；台北：新文豐出版社，1985)，頁1。

47　聶雲台，〈推翻『衛生』學說〉，《康健雜誌》1 (1931): 1-4。

國的條件下，看似具普同性的衛生觀念，短期之內卻絕不可能成爲國人普遍共享的生活環境[48]。突出了追求衛生所必備的物質條件，衛生的「普同性」（universality）與「必要性」（necessity）便顯然是對無力追求者的二度撻伐。

　　一旦面對了衛生的政治經濟學，對衛生物質條件的執意追求不僅透露了個人自私心態之可議，更造成了當事人對同胞的嫌棄與疏離[49]。更有甚者，如果在社會條件不成熟的環境下執意強求，不但會顯得不近人情，這種反社會的行爲本身便足以致病。爲了闡明這個現象，聶文末舉有實例，「近聞某君衛生好潔，不與人共食，若赴宴，他人已下箸，則弗食之矣，故非西式會餐不赴。人言其病獨多，云此皆過於養其身，而忽於養其心者也。」（頁4）由此看來，「好潔」不僅是反社會的習氣，而且在實質效用上也衛不了生，一意追求「衛生」很容易得不償失。以空氣品質爲例，如果執著於新鮮的空氣，「偶在鮮潔不充份的空氣中，心必懷疑而致病」。（頁1）

　　綜而言之，聶雲台反對「衛生」的論証共有五個論點。第一、物質性的因素，對衛生有助益，但並不是真正決定性的、不可或缺的因素。第二、在中國當時的經濟條件下，看似具普同性的衛生，短期之內絕不可能成爲國人普遍共享的生活環境。因此衛生不當被視爲可以不計代價追求的普世價值。第三、如果個人一意追求這些物質條件，將突顯他個人自私而不念公德的心態。第四、不顧現實、執意強求「衛生」，反而會導致人我間的緊張，進而傷害了社會關係。第五、在強求不得之後，心理上的不安與焦慮，將會成爲致病的因素。爲了推翻西方以物質爲中心的衛生學說，聶雲台的論証，一舉貫穿了物質、經濟、倫理、社會、心理、疾病六大範疇。由此看來，每個人對於不同「衛生」方式的採納，絕不止是引用不同的工具來維護一己的身體健康而已。採用不同的「衛生」方式，反應了使用者的經濟地位、社會關係、道德良知、與自我認

48　聶雲台直言，「況蚩蚩群眾，大抵於衛生知識，一無所有。至種種新法設備，如浴室便所之類，尤勢所不能通行。苟此等設備爲衛生之必需者，則我力足以致之以衛其生，而大多數人之生命健康將如之何？若恝然置而不顧，惟一己之生是衛，則其效果絕不能如其所期。」聶雲台，〈推翻『衛生』學說〉，頁3。

49　「每見留學生沾染西洋習氣，滿口言中國事事不如人，滿心嫌家中事事不如法，其心中最以爲不可遷就者，爲衛生設備。Sanitary Equipment, *Modern Convenience*。聶雲台，〈推翻『衛生』學說〉，頁3。

同。

　　由聶雲台的角度看來，在中國當時的條件下，執著追求西方物質衛生的人，非但不是覺醒的現代文明人，反而是一種嫌惡同胞又傷害自身的惡劣「習氣」。激烈一點地說，這種對衛生的追求不諦是一種病源與病態，也就是潔癖。聶雲台自述他由追求衛生中覺悟的過程，「我昔者亦有潔癖及種種習氣，近數年常以世界經濟、人民生活、與一己幸福欲望生活等等問題，合爲一爐，反覆研究。而知吾人之享用，皆與他人之幸福，有不可離之關繫。故一舉動、一欲念，皆須代大人群著想。我愛清潔、愛滋養品，謂必如是而後可以衛生也。然而大多數人力不能爲如是之清潔滋養，則我將獨清潔、獨滋養以衛其身乎？彼力不能辦者，其生命將如何乎？如是作想，則種種特殊之習氣可以稍改矣。」（頁3）

　　聶雲台充滿同情與悲願的自我質問，引出了一個弔詭的現象；他反對西式個人衛生的理由，竟是爲了社會大眾。當一個人面對掉落桌面的食物時，他有兩種「衛生」的可能，他可以「絕不拾起復食，一則恐有礙衛生，一則恐有損架子也」，他也可以「愛惜已沾塵穢之食物，則是能刻苦一己，以顧念公眾之利益」。衛生和社會間的關係，不必然要透過國家的公共衛生措施，在看似最個人的選擇中也蘊藏著最社會性的想像和人我關係。

　　聶雲台是對的，個人衛生習慣的確會形塑自我認同與人我關係。醫學社會學者David Armstrong曾分析認同形構（Fabrication of Identity）和西方近代四種衛生體系的共生關係，包括隔離檢疫（Systems of Quarantine）、19世紀衛生科學（Sanitary Science）、20世紀上半葉的個人衛生（Personal Hygiene）、以及1970年之後興起的新公共衛生。[50]在四個系統中，衛生都不止是維護健康的工具而已。這些衛生儀式同時成爲重要的分類範疇，形塑了社會生活的空間結構，使得不同模式的權力得以運作，不同的自我認同得以形成。舉例而言，對傳染病的隔離檢疫強化了地理疆界的區隔，而國家得以在其中施展「排外性」（exclusion)的主權，從而鞏固統轄範圍內的集體認同。而衛生科學則聚焦於

50　David Armstrong, "Public Health Space and the Fabrication of Identity," *Sociology* 27（1993）:393-410.

「解剖學的身體」，嚴格監管出入身體的各種物質，如食物、空氣、灰塵、飲水、排泄物，也從而突顯出身體上各種出入孔道與介面的關鍵地位，如皮膚、口、鼻、排泄與生殖器官。到了個人衛生興起時，焦點不再是單一的身體和「環境」間的物質流動，焦點轉移到了身體間的物質交換，像是傳染肺結核的痰，或是傳染性病的體液。當個人衛生指引人們對「社會接觸」展開無微不至的凝視與控管時，我們也對身體間的距離、接觸、和交換產生了新的敏感度。一言以蔽之，西方的個人衛生強化了個人主義式的身體感。個人主義不止是一個政治理論與法律地位，它更是一種無比切身的感覺與身體力行的日常生活方式[51]。

1930年代的中國，絕不缺乏對這兩種(身體和環境之間以及身體之間)物質交換的高度關注。一個典型的例子是張頤昌的〈國人不衛生的惡習〉，他不僅承認中國人欠缺衛生，更仔細地羅列出11種不衛生的惡習，包括(一)共食。「往往一人患癆。合家衰弱。雖傳染之道。不必盡由匙箸。而共食亦一大因也。共食之害如此。」[52](二)公用茶杯。(三)吸煙。(四)吐痰。(五)瀉鼻涕。(六)剔牙垢。(七)扒腳叉。(八)終年不沐浴。(九)不刷牙。(十)不洗生殖器。(十一)掏鼻孔。由今日的角度看來，我們不免會覺得這是相當自然而合理的建議，但即便在十九世紀的美國，人們仍習於共用牙刷，甚且用自己口中咀嚼後的食物哺育嬰兒，人們並不以爲「交換口水」有何特別不妥之處，這些行爲變爲令人憎惡的的惡習，其實是十分晚近的現象[53]。

細細描繪同胞的惡習，是爲了使國人對自身行爲感到嫌惡。爲了將口水描繪爲不潔之物，便有西醫師大力抨擊「唾面自乾」的舊口號，強調「許多從咽喉口舌出來的穢物。吾們把牠仔細一想。其不潔的程度。和大小便也不相上

<hr>

51 如果以防疫爲中心的公共衛生將身體連繫成想像的共同體，認同的衛生使人們成爲情感的共同體。對交換津液的嫌惡感的確有助於避免身體感染結核病，這種衛生一方面使得我們對於同桌吃飯的活生生的友人保持距離，另一方面，又使我們關切那見不到面目的大眾，從而避免隨地吐痰。這種衛生一方面使人們的身體變地更爲疏遠而個人化，另一方面又因爲公益而連結地更爲緊密。

52 張頤昌，〈國人不衛生的惡習〉，《新醫與社會彙刊》2 (1934):156。

53 Nancy Tomes, *The Gospel of Germs: Men, Women, and the Microbe in American Life* (Cambridge: Harvard University Press, 1988), p. 3.

下。但是一般人嫌惡唾水的心理，卻遠不及嫌惡大小便的厲害。」[54]爲什麼一
定要讓中國人對口水、痰和大小便產生同等的嫌惡感呢？那當然是源自病菌傳
染的新知識，由於「肺癆肺炎完全是由病人咽喉口舌出來的液汁傳染的」，口
水和痰只怕比大小便還危險。簡言之，鑑於肺結核傳染的新科學知識，中國人
需要能體會到一種新的身體感，要能對口水、痰和大小便感到同等的嫌惡，從
而不假思索地改變了自己與他人肢體接觸的模式，終至創造出不共食、不共用
茶杯的「個人」。公共衛生的知識將創造出有新身體感受與社會關係的新種
「個人」[55]。

　　三零年代在人際關係上衛生爭議的焦點，正是在〈國人不衛生的惡習〉文
中排名第一的共食制。中國人用餐時一般並不先將菜餚先行分置至各人盤中，
而是在用餐的過程中各人自行由盤中取食，這種中式用餐方式在此時已變成惡
名昭彰的「不衛生的惡習」，乃至於前述留學生會有「非西式會餐不赴」的激
烈行徑，也因此引起不少公共衛生學者力主全面廢止共食制。以治滿洲鼠疫而
知名的伍連德也在發表於《中華醫學雜誌》的專文中，集中地檢討中國共食
文化所造成的結核病問題。「食時心理既覺不適，而(肺結核)尤易互傳」。
「最善之法，莫如分食，但以社會之習慣，及中菜烹調之法，分食制似不適
宜」。另一種可能的解決方法，則是爲每個人準備兩副筷子，一副取食、一
副入口，這樣衛生是夠衛生的了，但卻造成極大的不便。於是伍連德宣稱自
己發明了「衛生餐檯」，「法以厚圓木板一塊，其底面之中央鑲入一空圓鐵
柱，尖端向上，將此板置於轉軸之上。則毫不費力，板可以隨意轉動。板上置
大圓盤，羹肴陳列其中，每菜旁置公用箸匙一份，用以取菜至私用碗碟，而後
入口，此法簡而合宜，甚爲適用。」[56]今日爲華人家庭和中餐館普遍使用的
旋轉餐檯，竟可能是晚至1930年代之後才誕生的創新家俱，而且直接地源自
防止肺病傳染[57]。防治肺結核的衛生概念，使中國人開始對「人我津液交融」

54　姜振勛，〈吾們應該趕快打消幾句舊口號〉，《新醫與社會彙刊》2(1934):
　　151。

55　可以參考Michel Foucault, "The Political Technology of Individuals," in *Essential
　　Works of Foucault*, Volume 3: *Power*, ed. James Faubion, pp.402-417.

56　伍連德，〈結核病〉，《中華醫學雜誌》20(1934):65-97，特別是頁95-96。

57　「衛生餐檯」的發明、使用、以及傳佈的歷史十分值得進一步地追索，學者指出

的共食制產生嫌惡感，但它卻沒能使中國人採用西方個人主義式的分食制。「衛生餐檯」爲有中國特色而又幅合衛生的「混種」人我關係，提供了最重要的物質技術[58]。

　　在許多時刻，民國時期的政治領袖最關心的衛生，並不是大規模的醫政體系建設，而是這種個人層次的嫌惡感與覺醒。以孫中山爲例，他本人曾在香港接受正式的西醫訓練，但《三民主義》中卻不曾提出國家衛生建設的理想，這和日本在台總督後藤新平以醫學治台的殖民策略恰成強烈的對比[59]。相反地，孫中山一再提及中國人不衛生的種種生活習慣，如隨地吐痰、放屁、公然打嗝、不刷牙、留指甲。這些惡習使西方人以爲中國人無法自治其身體，正說明了他們無法自治其國家。更有甚者，當時社會矚目的重要的衛生問題，也常是東方主義下「中國人性格」的代表，如鴉片、纏足[60]、吐痰，它們種族主義的象徵意義遠超過醫學與健康。當時中國朝野對這種「個人衛生」的重視，正是對這種東方主義式的John Chinaman的形象的集體抵抗，個人衛生從

(續)─────────

　　今日普遍被視爲中餐館所特有的大轉盤，其實是源自美國的發明，它有著一個充滿性別意涵的名字Lazy Susan，其後先爲舊金山的中餐館所採用，再傳回中國、台灣等華人社會，參見 Endymion Wilkinson, *Chinese History: a Manual* (Cambridge MA, 2000), p. 648. 筆者感謝成令方教授告訴我Lazy Susan及其美國的起源，Professor Kim Taylor提供上述的參考資料。

58　筆者也想借「衛生餐檯」的例子做一個進一步的說明，我在行文中雖然用到「衛生」和「中國式衛生」的對比，但我並不認爲中國公衛先驅者所提倡的眞的是「純種」的西式衛生，而他們的工作只是使這種衛生原封不動地「擴散」到中國。「衛生餐檯」的設計本身就是一個有趣的混種 (hybridation)，它不能被化約到「西方科技」或「東方社會脈絡」的任一方，而是在地的交會中創造出來的新事物。對西方科技「擴散」說的歷史考掘與批評，參考David Arnold, *The New Cambridge History of India III 5: Science, Technology and Medicine in Colonial India* (Cambridge: Cambridge University Press, 2000), pp 1-18.對相關的後殖民科技研究，請參考 Warwick Anderson, "Post-colonial Technoscience," *Social Study of Science* 32 (2002): 643-658.

59　范燕秋，〈新醫學在臺灣的實踐──從後藤新平《國家衛生原理》談起〉，《新史學》9:3(1998)；另外許宏彬的碩士論文指出後藤新平將台灣的鴉片問題轉化爲醫學問題來處理，參考許宏彬，〈臺灣的阿片想像〉(新竹：清華大學歷史所碩士論文，2002)。

60　王秀雲Wang Xiu-yun, "The Disembodied Foot that Travels: Western Medicine and Footbinding" 報告於「科技、醫療與社會工作坊」，2003年11月10日，清華大學。

而成爲二十世紀鑄造「新民」、「新生活」的重要成分之一。換言之，國民黨國家或許無力推動大規模的公共衛生建設，但民間個人衛生的論述卻指向一個有助於國族形成的個人改造計劃，而孫中山、陳果夫、蔣介石均參與並設法引用這種個人衛生的論述和感受。

在20世紀的中國，衛生成爲認同的重要場域。國族和個人間的「衛生」連繫，不止是透過想像中的公共衛生福祉和國家醫政體系的實質建設，更是通過對東方主義式的John Chinaman形象的共同抵抗[61]。衛生行爲的基礎不只是知識與利益，更關乎情感與認同。聶雲台決非全盤反對衛生，即便文章名爲〈推翻『衛生』學說〉，他也特意爲衛生二字加上引號，突顯出他所反對的是一種特定版本的衛生。從表面上看來，他所反對的是以物質中心的衛生，但細讀全文，他眞正反對的是汲汲於追求本地社經環境所不許可的衛生，因爲這種強求不免代表著自我疏離於當地社會之外，代表著不願去認同、甚至嫌惡那些必需過著「不衛生」生活的大多數同胞。爲了和他所認同的同胞們共衛其生，聶雲台所提倡的衛生，是不依賴物質設備(撤去西洋浴缸，以臉盆水抹全身)、不講究營養、但卻能使自己良心平安、而且「窮避之地、寒素之家，無不能辦」的衛生之道。當衛生變成認同的重要場域時，個人衛生的選擇無可避免地同時是群體認同的選擇。在看似只涉及一身的個人衛生的行爲中，卻最具體地展現了個人與社會間的關係，一個建立在同情與認同之上的關係。

五、不衛生的體驗與懺悔

上述中國式的衛生論述，揭示了衛生不止關切身體康健，更涉及生命理想、倫理價值、自我認同、與社會關係。話雖如此，當人們在疾病威脅的陰影下卻選擇了不同的衛生作法時，只怕大多數的人都不會只著眼於這些社會、文化的考量和共鳴，無論他們心中是多麼珍惜這些認同與價值。在論述的層次

---

61 注重衛生的生活習慣意味著「自覺」的人。參考John Fitzgerald的精采著作 *Awakening China: Politics, Culture, and Class in the Nationalist Revolution*（Stanford: Stanford University Press, 1996），或短文"Chinese, Dogs and the State that Stands on Two Legs," http://csf.colorado.edu/bcas/duara/duara3.htm.

上，要將「道德之常談」「以醫家之言示人」或許不難，但是在病人們採行這些衛生的教訓和實作之後，如果並不覺得自己的身體狀態有所改善，只怕以生死之大，人們不太可能長期地盲目信從。那麼，人們採用這些不同於西方衛生作法時，會不會源於十分不同的身體感受呢？他們是否可能在自己身上體會到不同的病態、衰弱、與威脅，因而必需採用不同的作法來保衛生命呢？如果用最直率的語言來提問，問題是：這種中國式的衛生眞地有效用嗎？或者，對那些健康問題是有效的？

汪企張的〈不衛生的懺悔和今後的希望〉爲這些疑問提供了一個珍貴的窗口[62]。作者本人是留學日本的西醫，而且是民國時期中、西醫論爭中大力抨擊中醫的四名健筆之一。照常理推想，汪企張應當強力擁護現代西方衛生的價值，然而在這篇充滿個人色彩的「懺悔」中，他懺悔的焦點卻集中在個人的行爲。由「自小多病」出發，汪細數自己由三歲入學以來三十多年的生命歷程，而依時間順序摘舉出八種不衛生，(內容和丁福保與陳果夫的看法十分相似)。「其實(我)只有三歲有零，便上學識字讀書，根本上身體和腦筋的發育便生阻礙，而今害有頭痛病，這是第一不衛生的結果。」

由於腦筋沒充足，又太早且太用功地讀書，汪企張竟在夢中背書，「日間牢獄式的課讀，時間又長，功課又緊，我還是一個腦筋沒充足的小兒，所以到了晚間，常在夢中背書，有時還先坐起，含糊背誦。有時單衣下床，滿屋地奔跑，最利害的時候，踏上了屋亂走。有時在扶梯頭的欄杆上穩步，非經家人按捺，竭力的呼喚不醒。家人還說著了邪氣，用屎掃帚夾頭夾腦的亂打。大約總要經過二十分鐘才醒，醒了自己一些也不知，現在我們知道他是叫做夜中游行症，這是第四不衛生的結果，(這病十四歲後才不發)。」[63]

此外「開了情竇之後，又不免犯了手淫，弄得神經衰弱，又加上了總偏頭痛，這是第五不衛生的結果」，第六不衛生的結果是近視眼鏡，「二十歲左右，大家都叫我做小駝背，終究犯了肺病，大吐其血，這是第七不衛生的結

62　汪企張，〈不衛生的懺悔和今後的希望〉，《新醫與社會彙刊》2(1934):149-151。

63　同上，頁149。

果」，第八則是因喝酒過量而染上胃擴張的痼疾[64]。

筆者不厭其煩地引用了汪企張「第四不衛生」的全文，是爲使讀者能夠第一手地體會汪企張表達的重點：他提出的「八個不衛生」並不是對中國文化不衛生的一般性印象，相反地，這八個不衛生都是具體發生過的、他個人親身的經歷。他由親身的經歷的「結果」，倒推出自己不衛生的原因和機制。在汪企張對「不衛生」最具個人色彩的懺悔中，他既沒有提起國家與公共衛生，也沒有談到細菌和傳染病，但一個人不衛生會有多種「結果」，卻顯地非常具體而眞實。在此，衛生關係到身體性的面向，如衣著(三)、用具與身體型態(二)、彎形腿(六)、近視眼與駝背(七)等，但更包括非身體性的腦筋與心力(一)、過勞(於讀書)與夜中游行(四)、手淫與神經衰弱(五)、與飲酒不節(八)。

需要「衛」的究竟是什麼？即便是深受現代醫學訓練的汪企張，當他回顧自己的多病之身時，他感到需要防衛的卻不是肆虐中國大地的各種痼疫與微生物，更不是不潔、防菌、與除塵等物質因素。縈繞在他心中的，是由自己不衛生的生命史而導致的種種「結果」，如腦筋不足、夢遊、手淫、神經衰弱、與肺病。想要知道這八種不衛生的結果，個人不必尋求醫生診斷，更不需要統計調察，每個人只要反觀自身、善自體會、自我反省即可自知。面對這些不衛生的結果，個人必需深致懺悔，因爲它們源自個人，也唯有個人才能解答。如此看來，在1930年代中國式衛生會大行其道是有實質原因的，因爲頗有一些中國人深苦於現代公共衛生不置一辭的症狀，而且他們都以爲這正是自己「不衛生的結果」。在下一節中，我將探索一個中國式衛生論述大擅勝場的疾病與體驗，那就是肺癆。

六、肺結核與肺癆

前文討論《衛生小說：醫界鏡》時曾提及，清末民初時，細菌學說大抵已傳入俗民生活之中，而且新興衛生意識的核心也確乎是細菌學說以及對傳染病的防治。我們不免會揣想，當時中國人的疾病概念與保健方式，很可能會因爲

64　汪企張，〈不衛生的懺悔和今後的希望〉，頁150。

細菌學說的輸入，而發生明顯的改變。這種歷史性的改變的確曾出現在1910年的滿洲鼠疫，當時伍連德控治鼠疫的成功經驗也因而被譽為現代公共衛生引入中國的分水嶺[65]。然而，每一個傳染病各有其特殊性格，不見得都能滿足細菌學大師Robert Koch期許，而成為他所稱許的「推廣公共衛生的最佳盟友」[66]。在當時已確知由結核桿菌傳染而致病的肺結核，正是中國式衛生論述最活躍的領域。或許應當說地更精確一些，並不是肺結核在中國未能成為「推廣公共衛生的最佳盟友」，而是中國的環境使得肺結核長期地被理解、描繪、及體驗為「肺癆」，從而為中國式衛生論述提供了活躍的舞台。面對當時中國排名第一的死亡原因，中、西兩種不同的衛生論述和實作，分別呼應著兩種不同的疾病體驗：肺結核與肺癆。

根據晚近西方醫學史的研究，由Consumption變成Tuberculosis的過程大體構成了一個歷史性的斷裂[67]。根據Bridie Andrews對TB在中國的開創性研究，則至少在醫學語言與翻譯的層次上，也存在著類似的不連續變化。在西方細菌學說興起之前，來華的醫學傳教士為了便於和中國人溝通，有意識地盡量採用中國原有的病名，是以合信氏(Benjamin Hobson)便用「肺癆症」一詞來翻譯consumption。但在Robert Koch發現結核桿菌之後，為了強調Tuberculosis是一種不同於傳統理解的新病名，日本人便創造新詞「肺結核」來翻譯Tuberculosis，藉以告別傳統「五勞七傷」的架構。在清廷提倡新政之後，肺結核一詞便經由留日學生引入中國。Andrews極具洞察地指出，「單由作者使

65　Carol Benedict, *Bubonic Plague in Nineteenth-Century China*(Stanford: Stanford University Press, 1996), Ch. 5 and Ch. 6.

66　Erwin H. Ackerknecht, *A Short History of Medicine* (Baltimore and London: The John Hopkins University Press, 1982), p. 211.

67　Katherine Ott, *Fevered Lives: Tuberculosis in American Culture since 1870* (Cambridge: Harvard University Press, 1996). 另一方面，也有研究指出這個所謂的斷裂其實遠不如一般所描繪地那樣劇烈，其中仍有相當高的連續性，即便在知道肺結核是經由結核桿菌傳染之後，人們先天遺傳與後天環境養成的因素也仍舊十分重要，參見Michael Worboys, "From Heredity to Infection: Tuberculosis, 1870-1890," In *Heredity and Infection: The History of Disease Transmission* (London: Routledge, 2001), pp. 81-100. 筆者感謝李尚仁教授提供的這個十分有啟發性的參考資料。

用的辭彙，我們便可以判斷他的醫學知識是得自醫學傳教士或是日本人。」[68]
一個令人意外的事實是，雖然醫學專業人士的名詞使用可能已有如此明確的斷
裂，但在政府官方病名的層次，直至1930年代肺結核都未能完全取代肺癆。在
1922年由內政部公布的64種死因之中，肺結核仍未被列入，相反地，卻包含了
「癆症」、「乾血癆」、「吐血」、「虛症」。到了1933年，上海市衛生局所
發起防治肺結核的全國性組織時，它的名字仍叫做中國防癆協會。

　　1927年北京協和醫院公共衛生系的John Grant等三人發表了〈中國人死亡
原因的初步研究〉[69]，文中直指中國沒有全國性的生命統計，因為從「死亡原
因分類」開始就有大問題，在他們看來1922年內政部所公布的64種死亡原因仍
包涵了很多「有問題的辭彙」(questionable terms)以及「曖昧的舊醫病名」
(ambiguous old-school disease terms)。為了解決這個死因分類的問題，John
Grant等人利用北京衛生站(Peking Health Demonstration Station)的近五萬人口
為基地，希望實地考察出一個在當時實際可用的死因分類。考察的成果是一個
對照表，在左方是由警方記錄下來的(由死者親友自行報告的)死亡原因，在表
的右方則是由衛生站的醫生檢查屍體後所判定的死因。在1930年代中西醫論爭
大盛之後，雙方都有醫生提出多種「中、西醫病名對照表」，但那些對照表大
半倚賴症狀的描述來連接中、西病名，所以是由醫生所建構的、文字間的連
接。John Grant等人的對照表則大異其趣，他們企圖以同一群人口為樣本來連
接兩種具體的實作，左邊是死者家屬自行認定的死因，右邊是醫生檢查判定的
英文死因，兩種實作的連接點是屍體，共享的場地是警察局。

　　這個「連接、對照」死亡原因的對照表，其實是一個小型的實驗，它可以
告訴我們「現代醫學名詞」和「曖昧的舊醫病名」在這群人口中的相對勢力。
「癆病」是死者家屬自行認定的死因的第一位，在1116個案例中便有227個被
紀錄為「癆病」，而且和「癆」相關的死因還有「雜癆」(26人)、「血癆」

68　Bridie Andrews, "Tuberculosis and the Assimilation of Germ Theory in China, 1895-1937," *Journal of the History of Medicine and Allied Sciences* 52(1997):114-157，特別是pp. 131與149.

69　John B. Grant, T.F. Huang, and S.C. Hsu, "A Preliminary Note on Classification of Causes of Death in China," *National Medical Journal of China* XIII. 1 (1927): 1-23.

(7)、「抽骨癆」(1)、「久癆」(1)、「瘡癆」(10)、「肝癆」(1)、「酒癆」
(1)，由此可見「癆」在1920年代末期仍是中國社會中極爲重要的疾病範疇與
社會現實。或許是鑑於這個現實的狀況，文末Grant等人所建議的25種「死亡
原因分類」中，排名第一的死因是「肺癆」，第二是「其它癆病」。這個合信
氏己使用了的疾病範疇突出了器官(肺)，創造了一個不同於傳統中醫「虛
勞」、「癆瘵」的新病名，但卻不像肺結核一般和傳統病名宣告全然的斷裂。
令人訝異地，晚至二零年代末期，企圖在中國推動公共衛生和生命統計的人
士，仍必需使用「癆」這個詞彙來紀錄當時中國最重要的死亡原因。反過來
說，由於他們仍決定沿用這個中國社會上長期使用的詞彙，西方醫學史中由
consumption到TB的歷史性斷裂，便不一定曾出現於1930年代的中國。

　　楊燧熙在《衛生必讀》自序中一開場便指出，中國式衛生的對象正是癆
瘵[70]。我企圖論証，在1930年代，肺癆是中國式衛生的重要舞台，人們在其中
體驗到整個生命的衰弱，特別是體驗到一個「能任煩劇」的生活所帶來的過勞
與耗損[71]。在西方式以防菌、清潔爲中心的TB預防觀中，肺結核只是一個外
於個人生命的疾病，避免傳染TB的重點是講究清潔、不要隨地吐痰、不要共
食。恰成對比地，當時有許多中國人將肺癆視爲自己過勞虛弱的結果，他們自
我體驗診斷(而不是去驗菌)、自我歸因(多稱過勞)、自我治療、甚至自我治
癒。肺癆病人的自我敘述中完全沒有菌、吐痰、與不潔，因此西方式的衛生幫
不上忙；他們對自己種種不衛生的生活習慣的恐懼不安，使他們求助於中國式
的衛生。一言以蔽之，肺癆和肺結核這兩個詞彙不止反應了人們兩種不同的切
身體驗，也將決定何爲有用的衛生實作。重點究竟是不要吐痰，抑或是不要過
勞與手淫[72]？

　　在〈癆病之預防及治療法〉一文中，北京協和醫科大學肺癆科主任甘約翰
指出，「照中國癆病的傳染情形看起來，99%是由於痰。既知道痰是一個傳染

70　楊燧熙，《衛生必讀》(鎮江：東南印書館，1925)，頁7。
71　筆者將以專文來深入發展這個論點，目前暫名爲〈民國時期的肺癆與神經衰弱〉。
72　關於手淫和遺精這兩個民國時期重要的醫學文化現象，請參看Frank Dikotter, *Sex,
　　Culture and Modernity in China* (Honolulu: University of Hawaii Press, 1995), pp.
　　165-179；Hugh Shapiro, "The Puzzle of Spermatorrhea in Republican China,"
　　Positions: East Asia Cultures Critique 6 (1998)：551-596.

病癆的媒介，我們就需知道，如何預防這個屬害的傳染病。」之後他羅列了八種預防的方式均在防止結核菌傳染，完全聚焦於對痰的管理技術。就個人而言，本應免去或至少設法制止「這個可厭而危險的吐痰習慣」，但已有肺癆的人，「痰是應該吐的，因為吞了下去。腸子可得癆病」[73]。這是個人體內對痰的生產與管理，但更重要的是控管痰的社會流動，在人際間的運動與分布，特別是吃飯時不當將送入口中的筷匙伸入公共的菜碗之中。大體而言，甘約翰的建議反應了當時最新的細菌學說，一切的預防措施都針對外在的病源－帶菌的痰。由於沒有可以殺死結核桿菌的特效藥，所以在治療上，甘約翰「在這裡可明明白白的說一句。實在沒有一個特別的法子。可使癆病斷根。」[74]而只能求助於休息、食物和空氣。

相比之下，肺癆不是起自外因，而是個人的過勞，特別是心力上的過勞。根據上海「拒癆會」的統計，「用腦的職業，多易患癆病」，「學生易患癆病者……因手淫、遺精、濫淫、嫖娼，戕傷元氣，而致癆病者。」[75]在「拒癆會研究科」所報導的近十個具名的個案中，大部均述及自己「過勞」的情狀。例如「陳君毅，現任上海總工會委員，因積勞傷身，兼以心緒惡劣，形體日見消瘦。痰多異常，咳嗽半聲，胸悶恐慌，虛象漸呈，自知肺部委縮，有成癆之虞」[76]。這些由拒癆會發起人具名自述的病史中，人們總如陳君毅一樣，以各種自感的症狀，而「自知」得癆，沒有任何一個例子提及去醫院檢驗。他們甚且可以用個人的生命史來解釋得癆的原因。

更有甚者，即便對癆病的發展，也強調心理的因素，〈虛弱防癆法〉中斷言有「癆病將起之恐慌症」，「西醫謂有三期，實則癆病將起之前，有一恐慌症。初時每有身體不適，精神委頓，心虛恍惚，胸悶不舒，常覺肺病將至，或覺癆病似已潛伏。或慮體虛必成癆病，或慮多勞難免成癆。日夕愁慮，戚戚不釋，雖自覺多慮無益，力自制止。然心虛隱憂，惴惴自危，恐慌日盛。即自知所慮皆誤，多方自喻，終不能釋。久則咳嗽盜汗、失眠神疲、胃呆身熱，癆病

73　甘約翰，〈癆病之預防及治療法〉，《康健雜誌》6(1931): 6。
74　同上，頁7。
75　拒癆會統計科，〈癆病與各方面之關係〉，《康健雜誌》6(1931): 20-22。
76　拒癆會研究科，〈虛弱防癆法〉，《康健雜誌》6(1931):17。

之象果現，癆病因而漸成。」[77]。

　　由這個角度看來，病人能自知得癆病是十分自然的，早在身體呈現出西醫所描述的三期症狀之前，病人早已深有所感，「身體不適，精神委頓，心虛恍惚，胸悶不舒」，而且這些感覺所引發的種種思慮，更使病情逐步累積成形，而表現爲身體性的「癆病之象」，如「咳嗽盜汗、失眠神疲、胃呆身熱」。病人會自知得病，因爲病人的心情和思慮既是疾病已然成形的徵兆，又是病情進一步惡化的原因。當病人逐步失去了對自身思慮的控制時，「癆病因而漸成。」如果要追問人們如何自知他/她染上癆病，也許的確有人會追溯自己口吐鮮血的戲劇性的那一刻，但也有一定有另一些人早在他們無法如願地導引自己的思慮時，便已開始陷入「或慮體虛必成癆病，或慮多勞難免成癆」的惡性循環。更誇大一點來說，得「癆病」的初期是一種很個人性、內在的體驗，很大部分是對自己的心境和思慮的體驗。

　　要治療這種體驗而來的病，要使病人的思慮和心情脫離「得病的過程」，最直接的方法卻不是由身體下手。上海拒癆會在四十位會員親身實驗之後具名推薦「防癆三元汁」，「三元汁之最大特長。即能強心壯膽。服之數日。精神煥發。心境豁達。萬慮全消。諸愁悉除。恐慌之症無形自愈。憂愁去於不自覺中。常抱樂觀達念。癆病自無傳染之虞。」因爲「癆病之傳染。必伺其心虛肺弱。然後病有可乘之機。」[78]

　　肺癆初起之時或許是一種很個人性、內在的體驗，而尚未對應到明確的身體症狀與外在病因，但這並不表示它是虛無飄渺、旋死旋生的力量。相反地，這些個人性、內在的體驗反應了長期的行爲模式與生命狀態，也因此凝聚成難以掌控調理的決定性力量，明眼人一看便知病情，預測的準確度絕不下於顯微鏡下結核桿菌的數目。中央大學的顧鐵僧教授便自承，由於「鄙人讀書作事，倍於常人，身體本弱，加以過量之勞心耗力」終於得了癆病，而後「因自己之癆，留意他人之癆，因知癆病有必死之人，而無必死之病」[79]。

　　「何謂必死之人，如東南大學之劉伯明博士」，「劉之爲人，面目韶秀，

77　拒癆會研究科，〈虛弱防癆法〉，《康健雜誌》6(1931): 19。

78　同上。

79　顧鐵僧，〈肺癆病之食物療養法〉，《康健雜誌》6(1931): 26。

演說時，語聲之急有如長江出峽。氣不足以息。頭汗淋漓。故舊生知其將死也。劉行路時弔腳跟，亦是天相。心思視聽，悉向外注，但知科學、哲學，不知養生，所謂必死之人也。」[80]顧鐵僧教授所描述下的癆病「必死之人」，說話急猝，走路時僅腳尖著地，「心思視聽，悉向外注，但知科學、哲學，不知養生」，這個形象竟如此地神似余巖所推崇的「能競存、任煩劇、而又精研制外之道」現代衛生人。在這個意義上，肺癆與肺結核這兩種不同的病，代表了截然不同的「衛生」理想。在西醫看來，肺結核完全是細菌傳染侵入身體，重要是「不要隨地吐痰」。在中醫看來，肺癆來自過勞，正是來自「心思視聽，悉向外注，但知科學、哲學，不知養生」的生命形態，因而是對生命的戕害，而第一步的體驗正是病人所自我認知到的那個憂慮不已的自己。正因如此，肺癆的衛生絕不止是保衛身體[81]，而肺結核的衛生絕不當是保衛生命。

七、結論：衛生爲何不是保衛生命？

本文的標題取自陳方之的論斷，然而它其實是一個有些曖昧的題目。在筆者所察閱過的所有文獻中，這其實是獨一無二的一次，一個民國時期公共衛生學者公然向讀者斷言，「Hygiene決對不是保衛生命」。陳方之這個孤立的論斷當然不能代表公衛學者的共識[82]，但如果我們不把它視爲一個自相矛盾的鐵証，這個有趣的論斷便會引誘我們去追問本文的問題：民國時期的衛生和源自西方的Hygiene在實質上究竟有什麼不同？Hygiene爲何不是保衛生命？

關於第一個問題，本文中的歷史行動者如丁福保、陳果夫、與聶雲台都一再地強調他們承認西方微生物學和身體知識的價值，但他們關懷的焦點是包含

80　顧鐵僧，〈肺癆病之食物療養法〉，《康健雜誌》6(1931):26。
81　即便是食物和營養的問題，也被視爲一種心理或神經衰弱的症狀，「初期病人之食慾不振，多屬神經性。消化不良而然。」「肺結核發病之初，病人往往因恐怖與興奮，而神經異常過敏，遂誘發各種神經衰弱症狀，而神經性消化不良，亦恆於斯時見之。」「多兼發頭重不眠，心悸亢進，精神興奮或沈鬱等症。」見拒癆會研究科，〈癆病病人療養法〉，《康健雜誌》6(1931):15。
82　公衛學者們可以很容易的指出，即便衛生的重點是身體，但如果沒有健康的身體，又如何能擁有一個美好的生命？

了思想、情感、慾望的生命整體，所追求的是更適合當下國家條件與社經環境的衛生，所以是個人治未病的衛生。他們並進而批評西方的Hygiene是片面的、不完整、不切實際的、拘泥於物質和身體的衛生。至於第二個問題的解答，則又直接地將我們引領回陳方之的書中。

再一次地，我們看到以提倡「中國醫學革命」而知名的余巖，最具洞察地直指問題的核心，在他爲《衛生學與衛生行政》所作的序中，他指出：

「養生之經，我國古有其書，與今之衛生家言殊。……其攝生也，養其內，避其外，惟於飲食男女起居情志之間，謹其在我而已。」「故其攝生之旨，在乎長年，恬淡無爲，而以世事勞形爲大戒。今則物競日烈，非苦其心志，勞其筋骨不足以圖存也。養內之道，有不能盡者已。……避外之法，有不得不隨之變遷矣[83]。」

這是本文的主要研究旨趣，今日鑽研中國醫史的學者，常不免於引用今天的範疇來回溯歷史，從而爬梳出中國「衛生史」與「身體史」。由於史家已預設衛生的焦點是肉體，所以研究很易於陷入一個尷尬的處境：要不然就是發現中國十分欠缺相關的身體知識，要不然就會以爲前現代的中國衛生夾雜了太多和真正衛生不相干的論述。問題是，在這個「現代身體」出現在中國之前，衛生的分類範疇是什麼呢？此地，余巖提出傳統之養生有「養內」「避外」兩個部分。如果我們用西方19世紀以來的現代醫學做爲參考架構，我們很容易只注意到「避外」(六氣、邪風)之學和細菌說的正面衝突，而過度輕易地忽略了一個更重要而深刻的轉變，那就是一旦人們普遍接受了以身體爲中心的現代衛生學，事實上便意味著「養內」之學的消失於無形，或至少是巨幅的重組與轉化，而這種轉化卻正近於楊燧熙所謂的將「道德之常談」「以醫家之言示人」。換言之，在中、西衛生交會之時，我們不僅應當關注兩種不同肉體與疾病知識的衝突，我們更當細細追索兩種不同生命價值與自我的技術的交鋒。這個重要的歷史變化有兩個面向，一面是西方身體知識逐漸取得國家衛生知識的官方地位，而另一方面則是傳統養內之學轉化爲個人所奉行的保衛身體/生命的實作，兩者之間存在著緊張的關係。

83　見陳方之，《衛生學與衛生行政》(上海：商務印書館，1934)，頁1。

　　由余巖的角度看來，「今日衛生之旨，不在乎能長年，而在乎能競存，不在乎能守清靜，而在乎能任煩劇，不在專心於慎內，而在精研乎制外之道。」[84]這是余巖最直率的道白，這一系列的對比突顯出衛生和養生有著全然不同的人生理想。即便是西方以身體爲核心的衛生學，其實也蘊涵著對生命整體正常狀態的預設；表面看來或許只是對肉體正常狀態(normal state)的如實描述，其實卻蘊涵著對生命整體的規範性價值(normative values)。換言之，不分中西，Hygiene和衛生都無可避免地同時是一種人生哲學。

　　余巖清楚地知道傳統養生不止於身體，更涉及人生的價值和理想。換言之，他比許多由現代分類架構出發的學者更了解他企圖促成的歷史變化，他無法否認那是值得追求的人生理想，他也不去否認那些人生價值和修養可能對保衛生命有助益[85]，余巖的反駁竟是指出那些傳統人生理想已無法適應「世事煩劇、萬物競存」的現代社會。余巖直率的論斷突顯出一個不爲人知的關鍵事實，衛生絕不止是維持肉體健康的工具而已，衛生蘊含著在不同社會環境下對不同生命價值的追求，含有規範性的內容。誇張一點地說，新的衛生是一種新的體驗自我的方式，以及將自我納入新的社會秩序中不可或缺的技術，當人們在學習並實踐這種衛生時，他正在使自己融入、甚且愛好一種「能任煩劇的生命」[86]。是以傳統上視爲致病的情境如過勞，卻會在新的社會秩序下被規範化(normalize)爲生命的常態，也就是值得人們全心追求的健康狀態。新的衛生知識會幫助中國人來如此體驗自己的生命，將虛癆體驗爲肺結核。

　　民國時期的西醫，也有少數人注意到他們的中國病人呈現出了過勞的心理症狀。張昌紹在〈肺結核的危險信號〉文中提出15項「早期症狀」，排名最先的前三項均和心理相關，依序爲：一、心情的變動，對一些小事易感興奮或動怒，二、不能耐勞，容易疲乏，疲乏後恢復徐緩，三、抱著漫不在乎的態度，

84　見陳方之，《衛生學與衛生行政》，頁1。

85　這是極有趣而重要的一點，即便是今日，只怕每個人心中都多少如此認爲，生命和身體是習習相關的。

86　參看Michel Foucault, "Technologies of the Self" in *Essential Works of Foucault Vol. 2:Ethicst,* ed. Paul Rabinow, pp. 223-251, 以及 "The Political Technology of Individuals," in *Essential Works of Foucault*, Vol. 3: *Power*, ed. James Faubion, pp. 326-349.

不願在工作上煩心[87]。這三項早期症狀和前述肺癆的症狀十分接近，只不過在肺癆中被視爲疾病成因的「過勞」，卻一變而成結核病的結果與症狀，即「不能耐勞」。兩種疾病觀都突出了勞動的角色，但卻有著完全倒置的因果邏輯。由此看來，中、西醫師中都有人注意到中國肺結核/肺癆病人的早期症狀是一種心境，是一種個人苦思竭力之後，卻仍無法滿足工作所需的體驗。中、西醫師對現象的認識不乏相同之處，但由於不同的生命理想而開出了截然不同的診斷與藥方。

肺癆以爲病人過勞的工作與生活是病因，所以中國式的衛生鼓勵病人「降服雄心」。一位深受陳果夫「衛生之道」影響的肺癆病人就曾指出，「老莊的哲學是懂得消極面的，他很了解人生，他知道積極面的辛苦，消極面的快樂。追逐權利、愛情，要付出很大的代價，他的身體受不了。他要學老莊，加強其消極面的認識。知道消極面的快樂，自然能把雄心降伏。」[88]醉生佛學的丁福保更不止一次指出他自己「養」結核病的經驗，「曾由精神修養忽得達觀，爾後病勢即頓減。平易言之，肺病之療養，以能達觀爲最切要」[89]「余常勸患者曰，所謂精神療法者，宜生大解脫心，任其生死，莫起恐怖。」[90]「萬緣俱絕。空空洞洞，不知有身，不知有世，幷不知我今日所患之病苦。果如是，則體力精神，必易恢復，此爲之眞休息，此謂之精神療法。」

肺癆不止是身體的問題，它是一個人生活與生命狀態的反應。肺癆這個疾病使病人體會到他在「競逐、煩劇」之下生命的折損與脆弱。因此肺癆的衛生意識是對現代社會的批判，肺癆的症狀不諦是生命所提出的抗議。肺癆的衛生要求病人反省自己的人生基本價值，改變病人與其自我的關係，去體會不同的意義、價值、與快樂，並和世界產生不同的關係[91]。用余巖所大力反對的語言

87　張昌紹，〈肺結核的危險信號〉，《中華醫學雜誌》20（1934）:102-105。

88　張公讓，《肺病自醫記》，頁2。

89　丁福保，《肺病之自然療法》，頁3。

90　同上，頁9。

91　順便多說一句，如此一來，疾病如何能不是一種人生隱喻呢？Susan Sontag對疾病的隱喻的著名批判，很大程度上只是反應了她極度物質中心的疾病理論。Susan Sontag, *Illness as Metaphor; AIDS and Its Metaphor* (New York: Doubleday, 1988).

來講，那就是要「恬淡無爲，而以世事勞形爲大戒」，要和道家一般將現代社會的爭逐視爲一種生命的消耗。一旦這樣來體會己身得病的原因，養病便可能成爲最「衛生」的、生命中最活潑的時刻，一種令人捨不得離開的生活方式。其實，並不是只有在養病的時候才如此，對於那些不想進入煩劇、競存的現代世界的人們而言，中國式的衛生爲生命提供了另一種可能性。如果Foucault的論斷是正確的，現代西方的主體性有相當部分是由醫學所型塑的[92]，那麼擁有一個仍具活力的中國式衛生，便爲另一種主體性保留了一份切身的可能。

　　像張昌紹一樣的西醫師，也同樣親眼目擊了中國病人們的心力交疲，心緒兩極起伏，對工作開始抱著漫不在乎的態度，而眼看著就要遁出余巖口中「世事煩劇、萬物競存」的現代世界。有意或無意地，西醫師們認同余巖的意見：中國人再也不能再拒絕進入現代世界了，更何況今日世界「物競日烈，非苦其心志，勞其筋骨不足以圖存也。」[93]爲了成爲達爾文世界中存活的適者，生命的理想再也不容國人自行選擇，所以余巖才會斬釘截鐵地斷言，「今日衛生之旨，不在乎能長年，而在乎能競存，不在乎能守清靜，而在乎能任煩劇，不在專心於愼內，而在精研乎制外之道。」[94]肺結核的衛生肯定地告訴心力交疲中國病人們，不要白費心思反省自己的生命狀態與理想了，更不要再懷疑自己是否正過著「過勞」的病態生活，你們應要將心中的憂慮體會爲自己「不能耐勞」的病症，體會爲物質性的、身體的、沒有深意的病態症狀。只要病人好好地照顧身體，吸收足夠的營養與日光，再切記不要隨地吐痰，衛生一定會幫助你回到「苦其心志，勞其筋骨」的正常工作與生活。如此看來，陳方之是有道理的，有些時候，衛生的確不能保衛生命。

　　本文原發表於《台灣社會研究季刊》No.54（2004），頁17-59。

92　Michel Foucault, "The Subject and Power," in *Essential Works of Foucault*, Vol. 3: *Power*, ed James Faubion pp. 326-349, especially p. 334.
93　見陳方之，《衛生學與衛生行政》（上海：商務印書館，1934），頁1。
94　同上。

後記

　　本文由中央研究院整合型計劃「明清至近代漢人社會衛生的觀念、組織與實作」所資助完成，在研究過程中筆者得以長期地和計劃成員相互討論，本文初稿也曾於該計劃的月會（2002年7月30日）中正式報告，筆者由其中獲益極多，在此感謝該整合型計劃的總主持人梁其姿，以及參與該計劃的朋友們，包括Ruth Rogaski、楊文山、劉士永、吳嘉苓、李尚仁、林宜平。其中，正是Professor Rogaski極具開創性的研究，才使我注意到「衛生」意義的改變這個關鍵的歷史問題，之後她更和我分享她當時尚未出版的新書手稿，對於她的學術啓發與友誼，筆者在此僅致予最大的謝意。此外筆者也感謝在2003年春季參與清華歷史所「醫學、身體與社會」課程的所有同學，在課程討論中他們提出了許多極有價值的意見。王文基教授、沈松橋教授、李貞德教授與本計劃研究助理林巧玲同學曾細讀全文並提出多項影響全文論旨的重要意見，在此我要特別致謝。此外《臺灣社會研究》的兩位匿名審查人提出許多重要建議，我也在此一併致謝。

參考書目

近人論著

丁福保

　1902　《衛生學答問》，（上海：廣業書局，1902）。

　1908　《衛生指南》，（上海：文明書局，1908）。

五洲大藥房

　1919　《衛生指南》，（上海：五洲大藥房，1919）。

不知名

　1928　〈訓政時期衛生行政方針〉，《中華醫學雜誌》14（1928）: 72。

　1934　〈江蘇省中醫檢定規則〉，《中華醫學雜誌》20（1934）: 868-870。

甘約翰

1931 〈癆病之預防及治療法〉，《康健雜誌》6: 6-7。

伍連德

1934 〈結核病〉，《中華醫學雜誌》20: 65-97。

朱季清

1993 〈我國歷年來公共衛生行政的失策〉，《中國衛生雜誌》。

李貞德

2004 〈「笑疾」考——兼論中國中古醫者對喜樂的態度〉，《中央研究院歷史語言研究所集刊》75:99-148。

汪企張

1934 〈不衛生的懺悔和今後的希望〉，《新醫與社會彙刊》2: 149-151。

余巖

1958 〈廢止舊醫以掃除醫事衛生之障礙案〉，收入陳邦賢，《中國醫學史》，(台北：商務印書館)。

吳錫璜

1936 《衛生學講義》，廈門：福建廈門國醫專門學校(台北：新文豐出版社，1985)。

拒癆會統計科

1931 〈癆病與各方面之關係〉，《康健雜誌》6: 20-22。

1931 〈虛弱防癆法〉，《康健雜誌》6: 17-19。

胡定安

1934 〈中國社會衛生之建設問題〉，《新醫與社會彙刊》2: 61。

姜振勛

1934 〈吾們應該趕快打消幾句舊口號〉，《新醫與社會彙刊》2: 151。

馬伯英、高晞、洪中立

1993 《中外醫學文化交流史：中外醫學跨文化傳通》(上海：文匯出版社)。

許宏彬

2002 《臺灣的鴉片想像》(新竹：清華大學歷史所碩士論文)。

陳方之

1934 《衛生學與衛生行政》(上海：商務印書館)。

陳果夫

　　1942　《衛生之道》（台北：正中書局）。

　　1977　《生活曆上、下》（台北：東方文化）。

陳邦賢

　　1985　《中國醫學史》，（台北：商務印書館）。

張昌紹

　　　　　〈肺結核的危險信號〉，《中華醫學雜誌》20: 102-105。

張頤昌

　　1934　〈國人不衛生的惡習〉，《新醫與社會彙刊》2: 156。

楊燧熙

　　1925　《衛生必讀》（鎭江：東南印書館）。

劉士永

　　2001　〈「清潔」到「衛生」──日治時期臺灣社會公共衛生觀念之轉
　　　　　變〉，《臺灣史研究》，8.1: 41-88。

鄧鐵濤

　　1999　《中醫近代史》（廣東高要市：廣東高等教育出版社）。

謝利恆

　　1994　《中醫大辭典》（北京市：中國中醫藥出版社）。

聶雲台

　　1931　〈推翻『衛生』學說〉，《康健雜誌》1: 1-4。

顧鐵僧

　　1931　〈肺癆病之食物療養法〉，《康健雜誌》6: 26。

儒林醫隱

　　1908　《衛生小說：醫界鏡》（上海：商務印書館）。

西文部分

Ackerknecht, Erwin H

　　1982　*A Short History of Medicine*（Baltimore and London: The John Hopkins
　　　　　University Press）.

Andrews, Bridie

    1997   "Tuberculosis and the Assimilation of Germ Theory in China, 1895-1937," *Journal of the History of Medicine and Allied Sciences* 52: 114-157.

Armstrong, David

    1993   "Public Health Space and the Fabrication of Identity," *Sociology* 27: 393-410.

Benedict, Carol

    1993   "Policing the Sick: Plague and the Origins of State Medicine in Late Imperial China," *Late Imperial China* 14.2: 60-77.

    1996   *Bubonic Plague in Nineteenth-Century* (*China* Stanford: Stanford University Press).

Dikotter, Frank

    1995   *Sex, Culture and Modernity in China* (Honolulu: University of Hawaii Press).

Fitzgerald, John

    1996   *Awakening China: Politics, Culture, and Class in the Nationalist Revolution* (Stanford: Stanford University Press).

Foucault, Michel

    1994   "The Subject and Power," in *Essential Works of Foucault*, Vol. 2: *Ethicst*, edited by James Faubion (New York: New Press), pp. 223-251.

    1994   "The Political Technology of Individuals," in *Essential Works of Foucault*, Vol. 3: *Power*, edited by James Faubion (New York: New Press), pp. 326-349.

Gieryn, Thomas

    1999   *Cultural Boundaries of Science: Credibility on the Line* (Chicago: The University of Chicago Press).

Grant, John B. Huang, T.F. and Hsu, S.C.

    1927   "A Preliminary Note on Classification of Causes of Death in China," *National Medical Journal of China* XIII.1: 1-23.

Johnston, William

1995　*The Modern Epidemic: A History of Tuberculosis in Japan*（Cambridge: Harvard University Press）.

Lei, Sean Hsiang-lin

2002　"How Did Chinese Medicine Become Experiential? The Political Epistemo-logy of Jingyan," *Positions: East Asian Cultures Cririque* 10.2: 333-364.

Ott, Katherine

1996　*Fevered Lives: Tuberculosis in American Culture since 1870*（Cambridge: Harvard University Press）.

Rogaski, Ruth

Forthcoming, *Hygienic Modernity: Meanings of Health and Disease in Treaty-port China.*

Shapiro, Hugh

1998　"The Puzzle of Spermatorrhea in Republican China," *Positions: East Asia Cultures Critique* 6: 551-596.

2002　"What Changes When Words Change: Nervousness in Modern China," 發表於「科技、醫療與社會工作坊」，2002年5月17日，清華大學。

Sontag, Susan

1988　*Illness as Metaphor; AIDS and Its Metaphor*（New York: Doubleday）.

Tomes, Nancy

1988　*The Gospel of Germs: Men, Women, and the Microbe in American Life*（Cambridge: Harvard University Press）.

1990　"The Private Side of Public Health: Sanitary Science, Domestic Hygiene, and the Germ Theory, 1870-1900," *Bulletin of the History of Medicine* 64: 509-539.

Wear, Andrew

1993　"The History of Personal Hygiene," in *Companion Encyclopedia of the History of Medicine*, Vol. 2, edited by Roy Porter and W.F. Bynum

(London: Routledge), pp. 1283-1308.

Yip, Ka-che

  1996 *Health and National Reconstruction in Nationalist China-Development of Modern Health Service, 1928-1937* (Ann Arbor: Association for Asian Studies).

第三章
「當下為人之大任」：戴秉衡的俗人精神分析

王文基(陽明大學科技與社會所助理教授)

> 遷徙的影響之一在於導致個體(不論混血與否)力圖在兩個不同文化群體中求存的景況。結果造成不穩定的人格——一種人格類型及其特有的行為形式。這便是「邊緣人」。在邊緣人的心智中，相互衝突的文化相遇、交融。文明過程的作用在邊緣人心智中於是清晰可見，而邊緣人的心智也因此成為研究文明過程最佳之處。
>
> 羅伯・帕克，〈人類遷徙與邊緣人〉[1]

　　20世紀前半葉精神分析在中國的傳播，迄今學界多著重於該學說對當時思潮及文藝界的影響[2]。至於精神分析作為一種實際操作的精神醫學或臨床心理學方法，則討論極為有限。就現有的文獻看來，這或許與當時中國精神醫學界

1　Robert Park, "Human Migration and the Marginal Man," *The American Journal of Sociology* 33.6 (1928): 881-893, 881.

2　林基成，〈弗洛伊德學說在中國的傳播：1914-1925〉，《二十一世紀》，4(香港，1991)，頁20-31；Ning Wang, "The Reception of Freudianism in Modern Chinese Literature," Part I(1920-1949), *China Information* 5.4(1991): 58-71; Ning Wang, "The Reception of Freudianism in Modern Chinese Literature," Part II; (1949-Present), *China Information* 5.4(1991): 46-54; Jingyuan Zhang, *Psychoanalysis in China: Literary Transformation, 1919-1949*(Ithaca: Cornell University Press, 1992); 孫乃修，《佛洛伊德與中國作家》(台北：業強，1995); Geoffrey H. Blowers, "Freud in China: The Variable Reception of Psychoanalysis," *China Perspective* 10 (1997): 33-39.

的狀況有關。1920年代以後，佛洛伊德在華名聲大噪，關於精神分析的討論也
沸沸揚揚。1929年章士釗有「茀氏之名⋯⋯被中土」之說 [3]。然而，精神分析
在西方不同精神醫學門派割據下的中國，若存在的話，也不過是邊緣操作方式
的一種。湯澄波與陳伯賜等人或許是例外。1923年，湯澄波於《東方雜誌》上
發表〈析心學論略〉一文，介紹精神分析理論與方法。湯在文末表示，就他對
廣州癲狂醫院病患的觀察看來，佛洛伊德與性慾相關的論述是成立的 [4]。同年
秋天，陳伯賜於當時美國精神分析的重鎮喬治華盛頓大學醫院以「精神療治
法」（‘Psycho-analysis’）診治一名白人女性。經過每日半小時的心理療治、發
現病因後，病患十天後痊癒 [5]。

　　在此脈絡之下，1930年代後期戴秉衡在協和醫學院及北平市立精神病療養
院的工作便極引人注意。據王吉民引述的說法，戴在協醫開設的「心理分析」
課程爲中國首例 [6]。戴自己數度談到，他是中國第一位「俗人精神分析師」[7]。

3　章士釗，〈茀羅乙德敘傳〉，章含之、白吉庵編，《章士釗全集》（上海：文
　　匯，2000），卷7，頁53-110。

4　湯澄波表示，反駁此種看法的人：「(一)不注意他[佛洛伊德] 之所謂性慾是包
　　括愛情生活全體而言；(二)不注意所謂最強欲望不是唯一欲望之意」。見湯澄
　　波，〈析心學論略〉，《東方雜誌》，20.6(上海，1923)：71-77。相關討論，
　　見林基成，〈弗洛伊德學說在中國的傳播：1914-1925〉。

5　該名病患41歲，單身，爲某大學校長秘書。因下肢全癱，排尿困難就診。陳經查
　　問，發現女子日前舊情復燃，產生「滋養性慾」與「男女性慾」之間的「心理戰
　　鬥」，故「以心理而壓制其生殖器也」。陳的診斷爲「心理損傷」(Psychic
　　Trauma)。見陳伯賜，〈心理與疾病〉，《中華醫學雜誌》，12.6(上海，1926)：
　　555-562。William A. White(1870-1937)當時任喬治華盛頓大學精神醫學教授，St.
　　Elizabeth醫院院長。White與Smith Ely Jelliffe於1913年創立*Psychoanalytic Review*
　　雜誌。沙利文(Harry Stack Sullivan)於一次大戰後在White的栽培下研究精神分
　　裂，理念深受其影響。見Harry Stack Sullivan, *Conceptions of Modern Psychiatry*
　　(New York: W. W. Norton, 1963), p. 177f.

6　王吉民，〈中國近代精神病學發展概要〉，《醫史雜誌》，4.3(上海，1952)：127-
　　133。文中，戴秉衡的名字(Bingham Dai)誤植爲 "Dr Bingham"。

7　受過精神分析訓練或熟悉精神分析理論，但未具專業醫師資格的分析師，稱作
　　「俗人分析師」或「業餘分析師」。相關爭議，見Sigmund Freud, "The Question
　　of Lay Analysis," in *The Standard Edition of the Complete Psychological Work of
　　Sigmund Freud*, trans. James Strachey, vol. 20 (London: Hogarth Press and the
　　Institute of Psycho-Analysis, 1953), pp. 179-258, 以及*International Journal of
　　Psychoanalysis* 1927年的專號.

而這似乎也是目前精神分析學界的共識[8]。雖然這說法容或有爭議，但戴秉衡
受過短期正統精神分析訓練，且又是在國際學術界發表中國精神分析個案的首
位華人這些事實，應該是沒有疑問的。不過諸位學者在時序上認可戴秉衡在國
際精神分析史中的位置之外，對其生涯或理論特色著墨不多，似乎中國「首
位」俗人精神分析師的封號便已自明。然而，戴究竟在什麼樣的歷史與社會脈
絡下將何種樣貌的精神分析帶入中國，以及他生涯具有的文化意涵，尚無細緻
的歷史分析。本文將由戴秉衡的學術傳承——特別是芝加哥社會學派及沙利文
(Harry Stack Sullivan)的社會心理學——及中國當時的歷史情境與學術氛圍切
入，試圖勾勒其俗人精神分析的樣貌。

一、現代病態的社會心理學研究

　　芝加哥學派的創立人羅伯・帕克(Robert E. Park)曾留學德國，受齊美爾
(Georg Simmel)的影響極大。在文德爾班(Wilhelm Windelband)的指導下，
1903年完成博士學位〈群眾與大眾〉(*Masse und Publikum*)。齊美爾分析中個
體與現代城市之間所存在的疏離與矛盾[9]，成為帕克回國之後研究的主要議
題[10]。而之後加入陣營的伯吉斯(Ernest W. Burgess)也對病態的社會現象感興
趣。他帶領研究生就社會問題繪製地圖，進行城市的區位性研究。他們的假設
是，城市有特定的模式與結構，而許多社會問題之間互相有所關連。由於現代
都市的興起，墮落、剝削、犯罪、疏離等問題隨之產生。這些現代性所衍生的

8　Alfred Gerlach, "China," in *Psychoanalysis International: A Guide to Psychoanalysis throughout the World*, ed., Peter Kutter, vol. 2(Stuttgart-Bad Cannstatt: Frommann-Holzboog, 1995), pp. 94-102; Geoffrey H. Blowers, "China and Psychoanalysis," in *The Freud Encyclopedia: Theory, Therapy, and Culture*, ed., Edward Erwin (New York: Routledge, 2002), pp. 84-86.

9　Georg Simmel, "Metropolis and Mental Life," in *Readings in Social Theory: The Classic Tradition to Post-Modernism*, 3rd ed., ed. James Farganis (New York: McGraw Hill, 2000), pp. 149-157.

10　Robert Park, "The City: Suggestions for the Investigation of Human Behaviour in the Urban Environment," *The American Journal of Sociology* 20.5 (1915): 577-612.

病態為社會學家提供了研究社會組織的機會[11]。

　　種族的問題是芝加哥大學的社會學家最關切的議題之一。這與當時芝加哥本身的發展有關。在19世紀末、20世紀初，該市人口激增，湧入大量來自歐洲的移民。全城四分之一的人口是移民，四成的兒童是移民第二代。而隨著人類遷徙、族裔混雜，也衍生出許多種族偏見、歧視，甚至將特定族裔區隔的問題[12]。而正是在這樣的環境，由帕克與芝加哥大學相關的社會學家所主導的「種族關係勘查」(the Survey of Race Relations)計畫產生。這個計畫不僅統合了白人社會學者，並且因為語言及文化上的實際考量，吸收了相當數量的華人、日人及非裔美人研究生。這些社會學與人類學者對美國的種族關係、文化衝突、移民與同化等議題進行廣泛的調查。學者Henry Yu指出，這整個計畫不僅研究少數族裔(特別是東方人)，也區別了誰是少數族裔，界定了少數族裔的特徵，進而形塑了少數族裔的身分，左右美國迄今的種族政策，影響不可謂不大[13]。其中部分計畫成員與傳教士站在社會改革的角度，鼓吹容忍、諒解、適應、同化。不過大部分的學者的選擇，乃是以實證的立場對上述社會與種族問題的社會與經濟因素提出分析與解釋。

　　在杜威(John Dewey)與米德(George Mead)等人的影響下，芝加哥的社會學家也對社會心理學產生高度興趣。此處的社會心理學所對照的是19世紀末發展到高峰的生理心理學。後者將人的動機、行為解釋為反射動作，並將人化約為純粹生理性的有機體，與實驗室中受試的動物無異。對若干社會學者影響頗為深遠的心理學家沙利文認為，治療的重心應該是病患當下生活的處境。他因

11　Ernest W. Burgess and Donald J. Borgue, "Research in Urban Society: A Long View," in *Contributions to Urban Sociology*, eds., Ernest W. Burgess and Donald J. Borgue (Chicago: The University of Chicago Press, 1964), pp. 1-14; Ken Plummer, "Introducing Chicago Sociology: The Foundations and Contributions of a Major Sociological Tradition," in *The Chicago School: Critical Assessments*, vol. I, ed., Ken Plummer (London: Routledge, 1997), pp. 3-40.

12　Park, "Human Migration and the Marginal Man."

13　Henry Yu, *Thinking Orientals: Migration, Contact, and Exoticism in Modern America* (Oxford: Oxford University Press, 2002). 此書附錄處列有戴秉衡小傳。雖然Henry Yu將戴納入整個「種族關係勘查」的計畫中，但未在正文中提及任何與戴相關之事蹟。

此批評佛洛伊德過於強調童年期與性的經驗。根據他的說法，社會文化對人的影響力大過佛洛伊德思想中所強調的生物因素[14]。在這樣的脈絡下，芝加哥的社會學家攻擊當道的本能理論及行為主義，也質疑精神分析的驅力說(the theory of drives)。他們著眼的是人與人之間有意識的互動關係，對自我與他人的想像等等[15]。這種強調自我的形成來自個體與社會之間的辯證關係的看法，充分表現出這些學者實用主義、反本質論的傳統。他們所關注的並非是普遍的原則或抽象的哲學系統，而是具體、偶發、在地的事物與現象。不過，我們之後也可發現，即便芝加哥學派的社會學家比較留意特殊、偏離常規的例子，但是他們卻也希望從中理出規則[16]。

戴秉衡，本籍福建古田。1923年畢業於上海聖約翰大學。後旋即赴天津擔任中學教師，教授現代歐洲史、邏輯與心理學導論。在校內創立「新生會」，強調人格教育的重要性。由於仰慕梁漱溟的人生哲學，戴秉衡於1924年秋天參與梁在山東曹州中學所主持的教育實驗，講授聖經篇章。1927年返回到上海從事反煙毒的社會事業工作[17]。1929年考取福建省官費出洋，赴芝加哥大學修習教育學。聽過帕克講授之「犯罪與人格」課程，並被讚為心思具「分析性」後，戴轉攻社會學[18]。

在帕克的指導下，戴秉衡的碩士論文〈說方言〉(Speaking with Tongues or Glossolalia)於1932年完成[19]。他於文中討論宗教狂熱份子、靈媒等人不自主地語無倫次，甚至新創出一套語言的現象。其中最有名者包括行說方言異能的聖徒保羅及其他使徒。另有瑞士醫師傅魯諾(Theodore Flournoy)的著名女病患史

14　Steven Marcus, *Freud and the Culture of Psychoanalysis: Studies in the Transition from Victorian Humanism to Modernity* (Boston: George Allen & Unwin, 1984), pp. 226-244.

15　Robert E. L. Faris, *Chicago Sociology, 1920-1932* (Chicago: The University of Chicago Press, 1970), p. 88f; Plummer, "Introducing," Chicago Sociology, p. 21.

16　Plummer, "Introducing" Chicago Sociology, p. 11f.

17　Dai, "Thirty Years of My Life," 未刊文稿。

18　Yu, *Thinking Orientals*, p.208; Dai, "Thirty Years of My Life"；費孝通，《師承‧補課‧治學》(北京：三聯，2002)，頁295-296。

19　Bingham Dai, "Speaking with Tongues or Glossolalia" (MA Dissertation, Chicago: University of Chicago, 1932).

密斯(Hélène Smith)。這位靈媒幾次轉世化身(包括路易十六的皇后Marie Antoinette)，並通曉火星語[20]。

　　根據戴秉衡的分析，說方言同生理或心理的病態(如歇斯底里)無關，也不是反射運動，甚或個體退化到原始的特徵。這也非暗示的結果，或單純的模仿(imitation)、或社會傳染(social contagion)。另外，他也引用英國心理學家麥獨孤(William McDougall)及精神研究學者米契(T. W. Mitchell)的說法，對普林斯(Morton Prince)的「共意識」(co-conscious)或佛洛伊德的「無意識」的概念提出質疑[21]。理由是，這類說法過於「神秘」[22]，只不過指涉些莫可名狀之物。他認爲，以上的各種解釋要不強調孤立個體的行爲，便是著重勒朋(Gustav Le Bon)所謂「心理群眾」(the psychological crowd)的影響。前者談的是個體心理學，後者講的是集體心理學。

　　在分析過若干說方言者的「生命史」與「文化模式」之後，戴秉衡提出一套「社會心理學」的解釋：「個體爲社會不可分割之部分，而人格是文化影響

20　Theodore Flournoy, *From India to Planet Mars* (Princeton, N.J.: Princeton University Press, 1994).

21　普林斯在Edmund Gurney與Pierre Janet等人對於催眠與歇斯底里的病態心理學研究的基礎上發展自己的「潛意識」(subconsciousness)理論：人格分裂的病患出現一組的「解離的意識狀態」，與病患個人的自我脫離，但卻同時存在。這些次生的、受限的但活躍的思維、感覺與知覺成爲另一個心智，不爲自我所知。潛意識的人格與清醒的人格並置、或者兩種或兩種以上的意識共存的現象，造成心智的分裂，導致個體社會適應不良。至於這種解離狀態的形成，普林斯認爲可能來自於習慣性的行爲(類似Ivan Pavlov的動物行爲研究的實驗結果)、強烈的情感或精神創傷，或其他因素。雖然他認爲他的「潛意識」或「共意識」(co-consciousness)概念與佛洛依德的無意識的概念有某種程度的交集，但他批評佛洛依德過於強調性經驗在病態心理現象中所扮演的角色。此外，在治療上普林斯關切的是將解離的意識狀態與意識狀態重新整合，並建議以將新的、健康的人生態度植入病患心中的方式(「暗示」)來修正病態的人格，而非佛洛依德單純地引導病患意識到自身的無意識欲望。而對戴秉衡而言，普林斯從「個體」本身的精神、生理狀態與行爲模式爲起點的病態心理學研究爲考量個體與社會的互動，因而有所欠缺。關於普林斯的共意識理論及他對精神分析的批評，見Morton Prince, *The Dissociation of a Personality* (London: Longmans, Green, 1906); idem, "The Psychological Principles and Field of Psychotherapy," *The Journal of Abnormal Psychology* 4 (1909-10): 72-98; Nathan G. Hale, Jr.(ed), *James Jackson Putnam and Psychoanalysis* (Cambridge, MA: Harvard University Press, 1971), p. 319f.

22　Dai, "Speaking with Tongues or Glossolalia," p. 221.

的產物」[23]。當某些社會、文化、宗教狀況造成社會失序時，某些人會感到不安、恐懼與孤立。他們因此有重新適應的盲目衝動。而在經過宗教訓練與或接觸宗教之後，並且在特定的情境下將全部注意力集中在說方言這件事上時，這些個體的人格會隨之改變，甚至暫時喪失。在不受抑止的狀態下，他們扮演全新的角色，而這角色實際上正是個體所隸屬的群體的文化與習俗所認可的。如說方言代表永生、平安與喜樂，預示彌賽亞的復臨。簡言之，說方言的行爲雖看似自動作用（automatism），有無意識與強制的性質，但實際上與正常的意識活動無異，都衍生自其社會文化。說方言於是成爲一種媒介，個體藉此一方面滿足某些未被止息的個人欲望，另一方面又能合乎群體的期望。戴秉衡另外也得到一些有趣的結論。例如，如果說人格可被類比成爲特殊觀眾所扮演的角色，而角色會因觀眾而異的話，那麼病態心理學所說的人格的改變，或許導因自個體企圖在不同的社會群體中同時扮演相互衝突的角色[24]。

在文末補遺處，戴秉衡附上兩則田野調查記錄，記載他於1931年底至芝加哥的「三一福音教會」（Trinity Gospel Mission）研究會眾們說方言的經歷。當信徒問起來訪動機時，戴秉衡表示「想要有此見證，因爲帶回中國，人們便知曉上帝在此地的事工」[25]。乍看之下，研究說方言這種主觀的宗教體驗或生理現象似乎導因自戴秉衡的基督教背景、他對各種宗教的興趣，或大學時代的神秘經驗[26]，而跟其他芝加哥學派的研究主題無關。不過，在論文的正文中，戴秉衡的社會心理學取徑，將說方言與其他社會病態行爲（如人格解離、宗教狂熱、犯罪行爲與藥癮）做了某種程度的連結。一般人傾向將這些現象視爲精神疾病或腦部缺陷。但對戴秉衡這位未來的社會心理學家而言，這些所謂的病態卻是由以上所述的主觀、文化與情境這三種因素相互糾結、共同影響下方能產生[27]。有趣的是，當大多數美國精神醫師接受優生學理念，大談體質與精神疾

23　*Ibid.*, p. 205.

24　*Ibid.*, pp. 215-216.

25　*Ibid.*, p. 227.

26　Bingham Dai, "Thirty Years of My Life," pp. 42-43. 他日後也提出批評，美國清教徒價值觀對兒童人格的影響過大。戴秉衡曾爲文討論精神治療與宗教的關係，見戴秉衡，〈禪與心理治療〉（黃光國譯），《慧炬》，99-100（台北，1972）。

27　Dai, "Speaking with Tongues or Glossolalia," p. 219f.

病的關連性的同時[28]，我們在芝加哥看到另一個傳統。

　　戴秉衡的博士論文《芝加哥的鴉片癮》(*Opium Addiction in Chicago*, 1937)，明顯屬於當時整個芝加哥大學「都市社會學」(Urban Sociology)與「社會病理學」(Social Pathology)的研究計畫[29]。論文於1935年完成，戴的指導教授爲以「象徵互動論」聞名的學者布魯默(Herbert Blumer)。該書於1937年由上海商務書局以英文出版。事實上，上文提及，戴秉衡在赴美之前便與鴉片問題頗有淵源。他的叔父早年爲全國性反煙毒協會成員，經商失敗後反倒成癮[30]。1924年8月，前身爲「全國拒毒運動會」的「中華國民拒毒會」成立。從該會的宣傳品中，我們可窺見高漲的國族情緒：「鴉片者萬惡之根源，自殺之利器。年來國人飽受列強之壓迫，屢遭軍閥之蹂躪，戰亂不輟，飢饉迭見，實業凋零，民生窮困，推源究竟，莫非此物之作祟」[31]。遭逢內憂外患、歷經物競天擇磨難的不僅是個人身體，也包括國體：「今日我國之大患，幾皆以鴉片爲其主因，鴉片不禁，國亡無日，種族既日趨衰弱，必遭天然之淘汰，國際上又何有吾人之地位哉！」[32]

　　「拒毒會」的主要實際工作包括在國際聯盟及國際禁煙大會上提出禁止鴉片、麻藥輸華的請願及陳述，向政府建言及抗爭，在社會上進行宣傳及教育活動。先後成立分會及籌備會達300多處，對政府禁煙政策影響深遠[33]。該機構另有「調查統計科」，每年舉行全國性毒況大調查，「凡全國法院、縣府、海關、郵局、鐵路以及其他禁煙機關，均分別調查辦理煙禁經過」[34]。

28　Ian Robert Dowbiggin, *Keeping America Sane: Psychiatry and Eugenics in the United States and Canada, 1880-1940* (Ithaca: Cornell University Press, 1997).

29　Bingham Dai, *Opium Addiction in Chicago*, Montclair (N.J.: Patterson Smith, 1937/1970); Bingham Dai, "Opium Addiction: A Sociopsychiatric Approach," in *Contributions to Urban Sociology*, eds., Ernest W. Burgess and Donald J Bogue (Chicago: The University of Chicago Press, 1964), pp. 643-654.

30　Dai, "Thirty Years of My Life," pp. 7-8.

31　未具名，〈中華國民拒毒會發表宣言〉，1926年1月29日，馬模貞編，《中國禁毒史資料》(天津：天津人民出版社，1998)，頁819-820。

32　未具名，〈中華國民拒毒會呈請國民政府禁煙文〉，1928年，《中國禁毒史資料》，頁896-898。

33　于恩德，《中國禁煙法令變遷史》(上海：中華書局，1934)，頁186。

34　未具名，〈中華國民拒毒會調查民國十八年度全國法院受理煙犯統計〉，1929

1929年起，年會決議調查各省種植煙毒情況，並草擬農民生活補助方案[35]。在整個計畫中，戴秉衡擔任「統計幹事」，負責調查「各地毒況及外人煙土的事實」[36]。他設計問卷，記錄成癮者的生命史，以理解導致上癮的社會與心理環境[37]。除與國府接洽，提出「拒毒會」完全禁絕鴉片要求之外[38]，並赴安徽、東北等地實際勘查[39]。另外他也出任該機構英文機關報*Opium: A World Problem*的編輯部副主任。戴多次爲文，嚴詞批判包庇鴉片買賣、意圖「滅人滅種」的帝國主義，在內戰中搶奪鴉片稅捐的各方軍閥，以及推諉卸責的各級政府，其中包括中央的國民政府。例如，他指出，英法荷日等國以台灣爲例在各遠東殖民地所施行的鴉片專賣制度，不過是出自經濟利益，只會造成鴉片消耗的增加，並且成爲「積極撲滅中華民族，破壞中華文化之傳統政策中，一重要步驟……」[40]。另外，鴉片影響相當深遠，不僅中國深受其害，煙禍也蔓延至印度、波斯等殖民地。甚至西洋各國國內亦無法避免各種毒害侵擾[41]。對戴秉衡而言，拒毒是全民運動，其目的在喚起民族、政治與社會意識。他也號召年輕學子加入，強調其「應盡的責任」，如普及拒毒教育、勸導親友戒癮、組織婦女團體不嫁患癮男子，以及成立拒毒大會及相關團體等。另外「拒毒會」

(續)————————————

　　　　年，《中國禁毒史資料》，頁935-936。

35　未具名，〈拒毒會調查各省種煙〉，1930年2月15日，《中國禁毒史資料》，頁945-946。

36　戴秉衡，〈全國鴉片煙禍略述〉，《拒毒月刊》，24(上海，1928)：27-50。

37　Dai, "Thirty Years of My Life," p. 50f.

38　未具名，〈拒毒會發表主張完全禁絕鴉片宣言〉，《中央日報》，1928年8月8日。

39　戴秉衡，〈皖北種煙之實況〉，《拒毒月刊》，22(上海，1928)：38-40；未具名，〈拒毒會常委會議決要案，派員調查皖北種煙情況〉，《中央日報》，1928年4月17日；戴秉衡，〈日本帝國之鴉片政策與東省煙禁之前途〉，《拒毒月刊》，32(上海，1929)：39-41。

40　戴秉衡，《遠東調查團與鴉片專賣：對於列強遠東殖民地鴉片吸食問題之商榷》，洪道譯(上海：中華國民拒毒會，1929)，頁20。戴對於國際聯盟維護殖民帝國利益的作法也多有批評。關於禁煙政策與國際聯盟，見張力，《國際合作在中國：國際聯盟角色的考察，1919-1946》(台北：中央研究院近代史研究所，1999)。

41　戴秉衡，〈大家聯合起來打倒我們仇敵後面的仇敵〉，《拒毒月刊》，14(上海，1927)：26-28；戴秉衡，〈南洋殖民政府之鴉片政策〉，《拒毒月刊》，18(上海，1928)：27-30。

也提供「毒況調查表」，鼓勵學生調查鴉片販賣的通路，研究替代罌粟的穀類等問題[42]。

戴秉衡曾在自述中提及，「中華國民拒毒會」的調查工作使他開始接觸社會科學的研究方法[43]。而在戴秉衡的博士論文中，我們可約略看到此一過往經驗的痕跡。只是，「強國保種」的國族主義情緒如今或許成為暗流，產生轉化，表面上所讀到的幾乎全是對西方都會邊緣人處境的社會心理學分析。1920、30年代，學界一般多由法律或醫學觀點討論鴉片癮的成因。與碩士論文的主要研究方法類似，戴秉衡的博士論文從成癮者對其自身社會、文化環境的觀感切入，將毒癮視為整個人格的一種機能。戴秉衡的問題是，鴉片癮這種「文化模式」藉由何種過程傳給個體，進而成為個人習慣？為何有些成癮者即便經過診治復原，之後卻依舊染上惡習[44]？此外，戴也關切如何有效根絕鴉片癮。

戴秉衡的研究材料，分別來自庫克郡精神病院(Cook County Psychopathic Hospital)，聯邦麻藥局(the Federal Bureau of Narcotics)，芝加哥警局的麻藥科，以及地方女子感化院。戴秉衡對四十一位成癮者進行「長期會談」，期間從數週到數月不等。他指出，一般人多認為鴉片癮是東方人特有的「民族惡習」。但華人之所以變成嗜食鴉片的民族，並非因為一些本有的民族特質，而是導因於特殊的歷史與政治因素，並且涉及不同的文化：「無生而為煙鬼者，猶如無生而為煙鬼之民族者也」[45]。統計指出，芝加哥絕大多數的成癮者是白人。然而，就人口比例而言，黑人與華人成癮的比例相當高。根據戴秉衡的解釋，鴉片癮就本質而言並非局限於特定種族[46]。然而，特定族裔食用鴉片的比

42　戴秉衡，〈今日中國男女學生與拒毒運動〉，《拒毒月刊》，14(上海，1927)：13-17。

43　Dai, "Thirty Years of My Life," p. 50f.

44　Dai, *Opium Addiction in Chicago*, p. 15.

45　*Ibid.*, p. 32. 這種論調也出現在一篇評論中國社會病態現象的書評中。戴秉衡指出，要解決社會問題之前，必須理解其起因。而要理解中國文化的基本特徵及社會問題，必須先從整個文化系統的分析切入。見Bingham Dai, "Herbert Day Lamson, *Social Pathology in China* (Book Review)," *The American Journal of Sociology* 40.4 (1935): 528.

46　Dai, *Opium Addiction in Chicago*, p. 47.

例較高，原因或許是少數民族在充滿歧視的社會中所遭遇的適應問題。就其他社會經濟的因素而論，大多數成癮者來自都會區，經濟狀況欠佳。最重要的成癮理由爲其他成癮者的勸誘，戴秉衡將之歸結爲「黑社會」的不良影響[47]。另外，根據統計以及都市生態研究，成癮者比例最高的是移動率高、無家累、獨居的男性(象徵化、去種族化的華工？)。換言之，成癮者多半情緒適應不良，時常處於不穩定、易導致人格失調的狀態之下。

就戴秉衡的定義，人的需求主要有二。一是形成一致、符合標準的自我概念，並加以維持之。一是滿足社會文化的期望與要求。戴將之稱作「作爲人的普世任務」(the universal task of being human)。而相對於爲本能所驅使的「動物」，「人」之所以成癮，主要是企圖以鴉片抒解因達不到此任務、無法獲得社會認同所引發的焦慮。從列舉的生命史中，我們可以看到年輕女子因爲家庭及情感問題試圖尋求解脫，女同性戀者所經歷的情緒衝突，以及放蕩子因認同黑社會所付出的代價。戴秉衡的結論是，不管特殊的社會環境，抑或個體的人格，任何一者無法單獨解釋成癮之因。正是這兩種因素在特定社會環境下的互動，造成「涵化」(acculturation)作用，導致個體接受次文化的行爲模式，將之轉變成個人習性[48]。至於解決毒癮的方法，他建議協助成癮者重新調整情感，徹底重組人格，找到新的人生目標。既然毒癮問題就本質而言是社會適應的問題，他主張消除成癮者的不安全感、自卑感、以及疏離的情態[49]。

一如同時期的社會學研究，戴秉衡的研究方式也相當多樣。在博士論文中，他用了數量分析，以及都市區位分析等方法。此外，我們也看到湯姆(W. I. Thomas)與茲納涅茨基(Florian Znaniecki)等人所發展出來的「生命史法」(life-history method)。這種研究方式強調受訪者由當下的觀點，在意識及主觀的層次上回憶過去的經驗[50]。戴秉衡另外也使用所謂「長期會談法」

47　*Ibid.*, p. 36.

48　*Ibid.*, p. 122f.

49　*Ibid.*, pp. 183-184.

50　John Dollard, "The Life History in Community Studies," *American Sociological Review* 3.5（1938）: 724-737; Ernest W. Burgess, "The Influence of Sigmund Freud upon Sociology in the United States," *The American Journal of Sociology* 45.3（1939）: 356-374.

(prolonged interview method)。此種研究方式源自精神分析,但經過修正,如會面的頻率等等。不過,精神分析的一些基本要素,如自由聯想、釋夢、對口誤、不自覺舉止的分析,依舊是此類方式的核心。戴秉衡在文中並未多談會談的理論根據及實際操作的過程。不過從同儕的敘述中,我們可以略窺一二。同屬芝加哥學派、研究政治心理學的拉斯威爾(Harold Lasswell)將之稱爲「洞見分析」(insight interview)。在分析情境中,研究者鼓勵受訪者考量不同可能的詮釋,以提升其自我分析的能力。藉此,被分析者得以決定取捨自己的偏好。此外,洞見的影響不僅只局限在接受分析的一方。精神分析讓人更警覺到文化的相對性,不會將健康定義爲「文化適應」。甚至,「接受某一特定文化的種種規範本身可能成爲一種疾病」。長期的分析經驗使得分析師體認到自己人格中所包含的文化成分。拉斯威爾解釋道,這也是爲何某些社會科學學者希望藉由精神分析來獲得自我分析的技術,而精神醫學中心樂於爲社會科學學者提供「訓練分析」[51]。

　　若干芝加哥的社會學者的確對精神分析產生興趣。例如,上述的拉斯威爾在1929至1930年間的幾個月在柏林接受芮克(Theodore Reik)的治療。多拉德(John Dollard)在芝加哥大學社會學系取得博士學位後,也赴柏林接受薩克斯(Hanns Sachs)的訓練分析,霍爾奈(Karen Horney)的督導[52]。在此同時,精神分析本身也在芝加哥地區開始蓬勃發展。1930年,匈牙利裔的精神分析師亞歷山大(Franz Alexander)開始在芝加哥開業,並在芝加哥大學擔任美國首位精神分析(客座)教授,講授社會學課程[53]。1932年,他依照柏林的模式,創立芝加哥精神分析中心(the Chicago Institute for Psychoanalysis),並擔任主任長達25年[54]。而戴秉衡在多拉德的建議之下從沙利文學習會談技巧[55]。之後

51　Harold D. Lasswell, "The Contribution of Freud's Insight Interview to Social Sciences," *The American Journal of Sociology* 45.3 (1939): 375-390.

52　Bulmer, *The Chicago School of Sociology*, p. 200.

53　Martin Bulmer, *The Chicago School of Sociology: Institutionalization, Diversity, and the Rise of Sociological Research* (Chicago: The University of Chicago Press, 1984), p. 200. 亞歷山大在這段期間也試圖揉合精神分析與社會學的研究方向,並倡議兩種學科的結合能夠實際解決社會問題。見Franz Alexander, "Psychoanalysis and Social Disorganization," *The American Journal of Sociology* 42.6 (1937): 781-813.

54　Martin Grotjahn, "Franz Alexander," in *Psychoanalytic Pioneers*, eds., Franz

於1933到35年間，也就是戴秉衡爲了博士論文研究之故而與成癮者進行系統性會談的同時，他也於芝加哥精神分析中心接受薩爾(Leon Saul)的分析，由霍爾奈督導。帕克雖然未曾接受精神分析，但對之也相當看重。1939年，在一封致同儕的私人信函中，帕克寫道，任何人若想理解美國的種族關係，當應對精神分析就偏見及美國黑人的特殊處境的看法有所認識[56]。

　　芝加哥學派的大將伯吉斯在一則回顧文章中指出，美國社會學家從1920年代起開始以不同的方式接受或「抗拒」精神分析。這項觀察適切地點出在當時的美國精神分析與其他人文社會學科之間的動力關係。即便對精神分析有好感的社會學者，也會因爲自己理論的需要理解佛洛伊德與其弟子的理論。他們特別強調社會與文化的成分，貶低性的重要性。因此，在社會學者手中，重要精神分析概念的意義也有了相當程度的轉變。例如，當某些學者用「伊底帕斯情結」一詞時，強調的是兒子反抗父親的權威，以及世代間的文化衝突，而非個體內在精神機制間的糾葛。他們也有將用於解釋個人精神過程的概念(如衝突、抗拒、昇華等)套用在集體行爲上的傾向。另外，在這個跨學科的知識傳遞過程中，也有問題產生。有些社會學家捨棄了自己的研究，套用精神分析理論，而得出「誇大不實且似是而非的結論」。伯吉斯強調，佛洛伊德的理論是經過與分析相關的事實持續接觸與修正之下產生。若無這層關係，概念本身變

(續)————————————

　　　　Alexander et al. (New Brunswick: Transaction Books, 1995), pp. 384-398.

55　Geoffrey Blowers, "Bingham Dai, Adolf Storfer, and the Tentative Beginnings of Psychoanalytic Culture in China: 1935-1941," *Psychoanalysis and History* 6.1 (2004): 93-105, 95. 沙利文結合精神醫學與社會學的計畫有後續的發展。1937年左右，Washington School of Psychiatry成立，提供精神醫師與社會科學學者分析訓練的課程，企圖利用精神分析及一般精神醫學方式發展人格研究的技術。戴秉衡也列名爲教員。見Harry Stack Sullivan, "A Note on the Implications of Psychiatry, the Study of Interpersonal Relations, for Investigations in the Social Science," in *The Fusion of Psychiatry and Social Science* (New York: W. W. Norton, 1972), pp. 28-29 n. 8; Margaret J. Rioch, "Fifty years at the Washington School of Psychiatry," *Psychiatry* 49.1 (1986): 33-44.

56　Fred Wacker, "An American Dilemma: The Racial Theories of Robert E. Park and Gunnar Myrdal," *Phylon: The Atlanta University Review of Race and Culture* 37.2 (1976): 117-125, 117.

得「空洞、沒有意義」[57]。

　　精神分析與社會學之間的張力也出現在戴秉衡的碩士與博士論文中。雖然他幾次提及佛洛伊德與精神分析，但是他所使用相關語彙，主要還是屬於社會心理學的範疇。若干精神分析概念在他的手中也經過轉換。至於戴秉衡與精神分析的關係，特別是他如何使用精神分析技術，以及對精神分析理論的理解方式，我們必須深入討論他之後在中國的活動方能釐清。

二、人格、中國社會與俗人精神分析

　　戴秉衡1936年至39年間於北平協和醫學院的神經精神科服務[58]。1915年美國洛克斐勒基金會所屬中國醫學基金會(China Medical Board)買下教會與醫療機構合辦的「協和醫學堂」產業，將之改辦成「協和醫學院」。由教會及慈善機構所成立的協和醫學院，其目的不單為中國建立起頂尖的醫學教育中心，而且在於引介西方文明及科學知識與技術[59]。實際工作上，則著重醫學人才的訓練，醫學研究，公共衛生的執行，以及醫療服務。畢業於美國賓州大學，之前曾於廣州基督教學院服務的林安德(Andrew H. Woods)，1919年成為協和醫學院第一位神經學教授[60]。神經精神科的兩位醫師於1931年成立中國神經精神學學會，而該科也是中國第一個有系統的精神醫學訓練單位。1930年代的畢業生

57　Burgess, "The Influence of Sigmund Freud upon Sociology in the United States," p. 367f.

58　戴秉衡1936-37年間另出任清華大學社會學系講師一職，教授「人格與文化」。見潘光旦，〈致沈履〉(1936)，《潘光旦文集》，潘乃穆編(北京：北京大學出版社，1993)，第11冊，頁175。1930年代前半期擔任清華大學社會系主任的吳景超，之前也於芝加哥大學受教於派克，1928年以中國城為主題完成博士論文("Chinatowns: A Study of Symbiosis and Assimilation")。

59　Frank Ninkovich, "The Rockefeller Foundation, China, and Cultural Change," *Journal of American History* 70.4 (1984): 799-820.

60　Francis W. Peabody, "The Department of Medicine at the Peking Union Medical College," *Science* 56.1447 (1922): 317-320. 1929年Andrew Woods在一篇有關中國人神經疾病的報告中，由道德衝突與性慾的角度討論精神神經症的起因。見 Andrew H. Woods, "The Nervous Diseases of the Chinese," *Archives of Neurology and Psychiatry* 21 (1929): 542-570.

同時授予美國紐約州立大學醫學博士者，包括日後任《中華精神科雜誌》總編輯的許英魁、馮應琨等人。1932年北平的舊式療養院改制爲市立精神病療養院，成爲協和醫學院的教學醫院。到1937年時，患者固定約有250人，治療方式包括發熱療法，長期麻醉法，精神治療訪談，以及工作療法[61]。之前以門診及赴療養院或監獄探訪與治療爲主的運作方式，至此有了重大轉變。

　　戴秉衡在協醫神經精神科服務時，科主任爲雷門(Richard S. Lyman)。雷門畢業於約翰霍普金斯大學醫學院，曾受教於美國精神醫學界的巨人麥爾(Adolf Meyer)[62]。由於麥爾反對當時以遺傳或病理解剖研究爲主的精神醫學走向，再加上在臨床上強調病患的個人生活歷程以及環境與文化對人格發展影響，他很早便對佛洛伊德的理論產生高度興趣[63]。雖然一生未曾進行過精神分析，並對其部分主張有所保留，麥爾很早便成爲「美洲精神分析協會」的成員。他鼓勵手下醫師學習精神分析技巧，並常轉診病患接受分析[64]。到1940年代時，麥爾訓練出來的學生已任職美國大多數重要的醫學院，精神分析也隨著他影響力的增長而擴張[65]。麥爾由時間演變的角度而非佛洛伊德的無意識或性

61　Richard S. Lyman, "Psychiatry in China," *Archives of Neurology and Psychiatry* 37 (1937): 764-771; p. 768; Charles Hart Westbrook, "Psychiatry and Mental Hygiene in Shanghai," *American Journal of Psychiatry* 110 (1953): 301-306; Veronica Pearson, "The Development of Modern Psychiatric Services in China, 1891-1949," *History of Psychiatry* 2 (1991): 133-147.

62　季建林，〈溫故知新——重新認識Adolf Meyer及其心理生物學派〉，《臨床精神醫學雜誌》8.5(南京，1988)：297-300。

63　麥爾主張精神活動同時是神經系統的精神功能與生理功能，生命體也藉由這些功能整合成獨特的「人格」。精神醫學，或者他所謂的「精神生物學」(psychobiology)的重點，因此在於研究社會與生理環境下人類的行爲。這種整體論(holistic)的看法不同於以身心二元論爲基礎的從遺傳、大腦病變、或症狀的描述與分類切入的精神醫學理論，以及將精神活動視爲純粹精神狀態的產物的若干德國心理學派的看法。關於麥爾的智識背景，以及精神生物學與精神分析的差異，見Ruth Leys, "Types of One: Adolf Meyer's Life Chart and the Representation of Individuality," *Representations* 34 (1991): 1-28.

64　John Chynoweth Burnham, *Psychoanalysis and American Medicine: 1894-1918* (New York: International Universities Press, 1967); Edward Shorter, *A History of Psychiatry: From the Era of the Asylum to the Age of Prozac* (New York: John Wiley & Sons, 1997), p. 175.

65　Nathan G. Hale, Jr., *The Rise and Crisis of Psychoanalysis in the United States: Freud*

欲的角度討論病患生命史的作法，則影響了沙利文在內的美國新佛洛伊德主義者。麥爾也促使沙利文在臨床工作中著重社會環境與人際關係在人格形塑中所扮演的角色[66]。在這樣的脈絡下，戴秉衡以社會心理學者或醫學心理學家[67]的身分受邀加入雷門所主掌的協醫神經精神科，並不突兀。

　　由於上述淵源，當時協醫神經精神科的走向是多元的。在麥爾的精神生物學外，協醫歡迎包括精神分析在內的其他走向。當時與戴秉衡共事的同仁，其中較著名的有日後知名的心理人類學者許烺光，以及四九年後任中國科學院心理研究所副所長的丁瓚。以北平市立精神病療養院為教學醫院的協醫神經精神科，與附近大學的心理學者及社會學者也互動頻繁。1930年代後期市立精神病療養院中進行各項精神醫學實驗，而療養院內的院民也便利地成為研究對象[68]。除了社會心理學導向的精神分析之外，以協醫為核心的研究團隊還著手精神病患的社會學研究、精神病患預測(以研究假釋的方法來進行預後與出院的分析)、成癮者的治療與照料、警察與精神醫學的合作狀況、語言障礙中之「四聲」、心理反應的實驗研究、精神病患的思想，以及失語症等研究[69]。

　　戴秉衡在協醫與療養院主要的工作包括看診，負責療養院的精神治療，為同事與住院醫師開授精神治療課程，並且為其中少數成員進行短期「訓練治療」。就精神分析的收受而言，雷門認為中國人對該學說的「抗拒」並不嚴重。不過一般人不願深入無意識探究深藏的動機，其中包括受過西學教育者。對後者而言，只有物理是科學[70]。戴秉衡的看法類似。根據他的回憶，中國病

(續)────────────

and the Americans, 1917-1985 (New York: Oxford University Press, 1995), p. 167f.

66　Leys, "Types of One Adolf Meyer's Life Chart and the Representation of Individuality," p. 6.

67　由戴秉衡女兒Meiling Dai所提供其父親的履歷中有下列文字："1935-36, Fellow in medical psychology, Peking Union Medical College, Peking, China."

68　關於1930年代協和醫學院神經精神科與北平市立精神療養院的狀況，以及對所藏病歷的社會史分析，見Hugh L. Shapiro, "The View from a Chinese Asylum: Defining Madness in 1930s Peking," (Ph. D. Dissertation, Cambridge, MA: Harvard University, 1995).

69　Richard S. Lyman et al (eds.), Social and Psychological Studies in Neuropsychiatry in China (Peking: Henri Vetch, 1939).

70　Lyman, "Psychiatry in China," p. 770.

患不排斥精神分析，理由是醫師與工作人員並未強調「佛洛伊德的形上學，以及人類本能衝動的精神內部衝突」。另外，中國人也以實際的態度與平常心對待自己的生理需求。戴秉衡的訓練背景及理論預設無疑地左右了他的臨床結果：「我們絕大多數的病患最關切的是如何在文化命令下爲人，並保有個人的統整性」。他的結論是，這種「修正過的精神分析技術」在研究無意識的動機時，「並未引發過當的抗拒」[71]。

此外，在協醫社會事業部工作人員的協助之下，戴秉衡收集與環境及社會因素相關的資料。他也對特定個案進行深入研究，以便評估中國人對精神分析的反應，以及精神分析理論在中國文化環境下的適用度。此外，中國人的象徵體系(symbolism)，家庭、政治與其他困境對精神的影響也是他關注的議題[72]。拉斯威爾1939年的文章記載，受過社會學及精神分析訓練的戴秉衡在協醫的工作爲分析「神經與精神症人格」，藉以發覺「特定文化模式整合入人格結構中之深度」[73]。值得注意的是，協醫神經精神科與1921年便成立的「社會事業部」(Social Service)合作十分密切[74]。病患社會背景的數據整理、出院病患病情追蹤調查與協助等都需要社工人員的協助：「社會事業部底職務，正如歐美各國同類機關底一樣，是從病人底經濟的或社會的方面搜出病底原因來，加以考察與診斷，施以社會的治療，以與醫生和看護士所施的醫藥治療相爲輔車」。成員們甚至試圖透過個案方法(case work)整理「社會的事實」，再推導出社會與疾病的關連性。例如，根據1931年對1921-27年間2300多例病患的研究，病人的疾病多數導因自社會與經濟的因素，純粹生理或心理層面的問題所占比例不及17%[75]。就此點而言，戴秉衡的社會心理學取徑，也與社會服務部

71　Dai, "Psychoanalysis in China before the Revolution," p. 282.

72　Lyman, "Psychiatry in China," p. 770; Bingham Dai, "Psychoanalysis in China before the Revolution," *Transcultural Psychiatric Research* 21（1984）: 280-282.

73　Harold D. Lasswell, "The Contribution of Freud's Insight Interview to Social Sciences," pp. 386-387.

74　Lyman, "Psychiatry in China"; Richard S. Lyman et al(eds.), *Social and Psychological Studies in Neuropsychiatry in China*.

75　吳鐸，〈北平協醫社會事業部個案底分析〉，《社會科學雜誌》，2.1（北平，1931）：23-50。另見Ida Pruitt, "Medical Social Workers: Their Work and Training," *Chinese Medical Journal* 49（1935）: 909-916. 至於社會事業部所提供的「社會治

門從病人的「生活環境」切入、避免醫生「頭疼治頭，腳疼治腳」的企圖，兩相吻合。

　　美籍教會人士的社會事業以及戴秉衡的社會心理學兩者之間的關係，也必須放在20世紀前半葉中國社會科學的發展這個脈絡下理解。江勇振與柯蘭君（Bettina Gransow)等學者指出，政府興辦的大學中社會科學依循儒家的傳統，主要在為國家培養治理人才，著重政治科學、經濟與法律。相較之下，美國教會出資成立的大學則強調實證的社會調查與社會工作，以基督教社會改革為其核心意識。基督教大學開設的社會學課程是一般大學的兩倍。早期的實證調查絕大部分由外籍教授主持，以西方的方法調查中國的社會現象[76]。

　　從戴秉衡在這段期間的文章，我們可以看出精神分析、社會學與當時中國社會之間的撞擊。〈社會學與心理分析對於醫學的貢獻〉一文於1937年8月完稿[77]。在文章中，戴以理論爬梳，批判單純醫學-生物學的思考模式。他從社

（續）

　　療」方式，則包括訪問病人、收入醫院附設之療養院(hostel)、書信探病、解釋病症、衛生指導等。楊念群利用傅柯等人的分析架構，將協醫社會事業部的成立放在西方醫療系統藉由社會化擴大其控制範圍，導致空間控制方式改變的脈絡下討論。見楊念群，〈「蘭安生模式」與民國初年北京生死控制關係的轉換〉，《社會學研究》，1999.4(北京)：98-113；氏作，〈北京「衛生示範區」的建立與城市空間功能的轉換〉，《北京檔案史料》，2000.1(北京)：205-231. 戴秉衡的社會心理學實作雖然必須放在隨著西方醫療來華所產生的新式都市監控空間的脈絡下來看，但是由於精神分析需時常長達一兩年以上，就其所能夠實際達成的監控效果，應與大半立基於統計思考模式之上的社會事業有所差異。

76　Hanlin Li et al., "Chinese Sociology, 1898-1986," *Social Forces* 65.3(1987): 612-640; Yung-chen Chiang, *Social Engineering and the Social Sciences in China, 1919-1949* (Cambridge: Cambridge University Press, 2001); Bettina Gransow, "The Social Sciences in China," in *The Cambridge History of Science,* Volume 7, *The Modern Social Sciences*, eds., Theodore M. Porter and Dorothy Ross (Cambridge: Cambridge University Press, 2003), pp. 499-514.

77　Bingham Dai, "The Patient as a Person," in *Social and Psychological Studies in Neuropsychiatry in China*, eds., Richard S. Lyman et al. (Peking: Henri Vetch, 1939), pp. 3-30. 雷門等人強調環境因素與心理因素的取徑，也影響1935年來北平訪問半年的George Canby Robinson。Robinson對身心醫學(psychosomatic medicine)產生興趣，1939年出版*The Patient as a Person*一書。見Theodore M. Brown, "George Canby Robinson and "The Patient as a Person," in *Greater than the Parts: Holism in Biomedicine, 1920-1950*, eds., Christopher Lawrence and George Weisz (New York: Oxford University Press, 1998), pp. 135-160. 有關戴秉衡對該書的正面評價，見

會學的角度，強調人類的行爲必須放在群體角色與文化要求的脈絡下看待。雖然他在所有他治療的個案中都看到性(生理需求)與人格失調間的關係，但這並非佛洛伊德在某些脈絡下所說的不同本能間的衝突，而是本能欲望與文化力間的矛盾。因此，「我們很容易地將『神經症患者』定義爲意圖沈溺於童年期性愉悅的同時，他們也希望成爲十足的社會成員」。分析師在病患身上看到的並非單純的本能，而是文化薰陶下的感情或情欲態度，對「早期社會環境中某些對象的固著」。因此，戴秉衡表示，保持健康與預防疾病，意味在特定社會與文化環境下保持人格上的完整。眞正的問題不在個體本身，而是「社會適應」的問題。戴並以1936年上海聖路加醫院許多病患都是受傷的童工爲例，說明即便是純粹外科處理的傷患，都必須放在社會環境的脈絡下考量。甚至傳染病，也涉及人格跟社會條件間的互動，因爲抵抗力與社會、心理情境息息相關。在這種強調社會因素的情況下，戴秉衡摘引受教良多的人類學家薩丕爾(Edward Sapir)的看法，質疑「神經精神科」的學科建制實際上延續了單一醫學思維模式的誤謬。

　　從受到職業傷害的童工背後所隱含的階級矛盾，到傳染病所涉及的「特定群體的社會與經濟結構」，我們看到戴秉衡清楚意識到當下中國社會的實情[78]。似乎回到祖國後，他以理論釐清個人「任務」(將社會心理學引介入中國)之餘，也重拾當年推動拒毒運動時期對時局的關切與不滿。之前「種族關係勘查」計畫中對類似華工的邊緣社會成員的研究，在加入精神分析(或他所謂的社會心理學)後，如今弔詭地轉變成對困境中同胞的剖析。除非同時關注病患的身體、心理與社會處境，否則「在這領域中的醫療行爲也就像是兜著圈打轉：我們醫好病人的傳染病，結果只是將病人交到另一種傳染病手中」[79]。對戴秉衡而言，對病患個人的分析同時也是對個體所身處的社會進行分析。這是他一再表現出的社會意識。在1941年發表的〈中國文化中的人格問題〉中，

(續)————————————

　　　　Bingham Dai, "George Canby Robinson, *The Patient as a Person* (Book Review)," *The American Journal of Sociology* 46.2 (1940): 266.

78　由於日本侵華、滿人沒落、政局不安，以及其他因素，1930年代的北平社會動盪，見Shapiro, "The View from a Chinese Asylum," p. 15f.

79　Bingham Dai, "The Patient as a Person," p. 23.

他從市立精神病療養院1135位病患所收集的統計資料中，條列出中國病患必須面對的主要社會情境：經濟與工作、家庭、學業、社會、婚外情等社會問題[80]。對男性病患而言，養家活口最為迫切。而大、小家庭環境中的各種問題成為女性主要的痛苦來源。社會因素(135例)指的是國內外政治情勢，受影響最大的是年輕男性。這包括日軍對學生及愛國份子造成心理上與實際上的迫害，國民政府對疑似共黨成員的拘捕，以及戰爭所帶來的威脅與損害。

戴秉衡的關切在當時並不少見。中國的社會現實與當時心理科學研究之間的關係密切。中國對日抗戰爆發未滿一年，心理學家高覺敷便為文號召同儕以專業知識報效國家，方法包括設計心理學測驗選擇士兵、以色彩與圖形組合原理發展偽裝術、戰爭神經症的醫治與預防，以及運用心理學原理擴大國內外宣傳的效果[81]。《心理季刊》的主編章頤年除了類似高的建議外，另外主張政府應注意戰爭期間兒童人格的培養，以及心理衛生人員的訓練[82]。章文中也提到，上海心理衛生協會成立之後，上海醫學院神經病學教授韓芬(Dr Fanny Halpern)開設「醫學心理學」課程，訓練非專業人員為難童提供救助服務[83]。劉宏謨則強調「自我暗示」的重要性。集中精神，讓「意識的自我」同佛洛伊德等人所謂「無意識的自我」合而為一：「我們抗戰的行為，不能專靠著抗戰的意志，尤需要賴著勝利的想像」[84]。

然而，在這個全國精神總動員、蔣宋美齡高呼「我將再起」(resurgam)以復興民族精神的年代[85]，這一切精神上的要求對某些人而言已經超過承受的極

80　Bingham Dai, "Personality Problems in Chinese Culture," *American Sociological Review* 6.5 (1941): 688-696.

81　高覺敷，〈心理學家的動員〉，《東方雜誌》，35.13(上海，1938)：5-11。

82　章頤年，〈心理衛生與戰爭〉，《教育雜誌》，29.5(上海，1939)：5-10。關於戰爭末期難童的心理衛生問題，見丁瓚，〈戰時難童的心理衛生問題〉，《中央日報》，1942年10月27-28日；蘇華，〈抗戰時期難童的異常心理問題〉，《民國檔案》，1995.3(南京)：121-129。

83　章頤年，〈心理衛生與戰爭〉，頁10。韓芬於維也納大學就讀時曾受業於Julius Wagner-Jauregg及Alfred Adler，於1924年畢業。1934年起開始在國立上海醫學院教授神經學及精神醫學。見Westbrook, "Psychiatry and Mental Hygiene in Shanghai."

84　劉宏謨，〈自我暗示術與抗戰心理〉，《東方雜誌》，36.9(上海，1939)：33-37。

85　蔣宋美齡，〈中華民族的再生(其十)——精神動員的重要〉，《中央日報》，

限。1938-40年間，何邦發表一系列論戰時心理神經病的文章，除了從精神分析的角度提出建言外，也介紹了該學說的背景與理論。他在抗戰的中國也看到與世紀初歐戰類似的景象：「隨處皆可見到心理肌能[機能]病，心智衰弱，怯戰，抑鬱，恐懼等戰時心理精神病」。面對這些問題，何邦強調必須「採用個別治療法，因人而異」。在實際操作上，他提出以娛樂作爲「昇華作用」、避免觸及不愉快的回憶、由「心理分析專家」施行暗示，並配合以戰地娼妓解決戰士性飢渴問題等方式[86]。另外，在分析包括平民與軍人在內的130名「戰爭心理恐怖症」患者後，何邦總結出三個最重要的致病精神機制：憂慮愛人的死亡、過度的心理作用，以及家庭生活的顧慮。他特別提到「熱血青年」的困境：他們愛國心強，積極參與抗戰，但卻又憂慮家人安危。一方面憎恨侵略者，另一方面又沒有實際機會反抗，認爲所有苦難來自戰爭，因此產生厭戰、懼戰的心理[87]。一如20年前深受「驚彈症」(shell-shock)所苦的歐洲戰場，中國的戰爭經驗似乎也成爲精神分析傳播的利基之一[88]。

在同一時期，通敵、賣國也是眾人關注的焦點。1937年9月4日國府頒布「危害民國緊急治罪法」，明訂凡有「私通敵國，擾亂治安者」等行爲者，處死刑[89]。1930-40年代的中國，除了國內外的時事報導、政治性的宣傳與分析之外，學界也有相關的論述。例如，1938年在〈廣釋心理衛生〉一文中，時任復旦大學副校長的吳南軒舉賣國爲例，解釋「適應」必須合乎「某一特定社會

(續)─────────────────

　　1939年3月19日。

86　何邦，〈戰時的心理神經病〉，《東方雜誌》，35.22(上海，1938)：51-54；氏作，〈戰時心理神經病的預防〉，《東方雜誌》，37.5(上海，1940)：17-20。

87　何邦，〈戰時心理恐怖症的分析〉，《東方雜誌》，37.9(上海，1940)：19-22。

88　在二次世界大戰的中國戰場上，以精神分析學說來治療或分析戰爭神經症的例子似乎不僅限於此。另見：黃堅厚，〈催眠分析法：應用實例〉，《中央日報》，1947年07月20日；項偉，〈從精神病學看賈寶玉〉，1948月1月4日；氏作，〈隨軍回憶錄〉，《中央日報》，1948年4月11日，18日。驚彈症的歷史研究近一、二十年來十分蓬勃，最新的研究專論見Paul Lerner, *Hysterical Men: War, Psychiatry, and the Politics of Trauma in Germany, 1890-1930* (Ithaca: Cornell University Press, 2003); Peter Barham, *Forgotten Lunatics of the Great War* (New Haven: Yale University Press, 2004).

89　未具名，〈國府修正公佈危害民國緊急治罪法，通敵叛國擾亂治安者論死〉，《中央日報》，1937年9月5日。

特定時代中之生活理想與行為規範」。「漢奸賣國，國人皆曰可殺，社會理想與規範所不能容恕者也」。「是以漢奸人選，往往為貪懦昏庸，腐化敗類，失意政客，無知武人。苟無喪心病狂之心理，安有倒行逆施之行為？志士捐軀，仁人成仁，此社會生活之最高理想也」[90]。之前對精神分析頗有涉獵的傅斯年[91]，以汪精衛庶出的背景、嚴父之下「女兒式的教育」，分析汪賣國的「犯罪心理」。「在這樣情形下所造成的兒童，自然有正常心理者少，有變態心理者多，或可有聰慧的頭腦，不容易有安定的神智…」。汪「蘊蓄的妾婦怨妒心理」，想作「人上人」的願望，乃出自於「心中的『疙瘩』」(mental complex)。在進行阿德勒式(Alfred Adler)的分析之後，傅的結論是，「汪賊在政治上偏要做『人上人』，應該完全是他家庭環境所造成，而決不是政治活動所造成……」[92]。包括傅斯年在內的五四運動一代知識分子在運用現代的人文與社會科學對傳統家庭結構與價值觀進行批判的同時，卻也不忘傳統中國士人為天下蒼生計的理想與重任[93]。除了科學論述的操練與道德層次的撻伐之外，吳、傅等人對賣國者的分析也顯示了當時醫學與心理學論述已逐漸滲入社會之中。

90　吳南軒，〈廣釋心理衛生〉，《中央日報》，1938年12月05日。

91　傅斯年曾於1919-20年間撰寫〈心理分析導引〉，見傅孟真先生遺著編輯委員會編，《傅孟真先生集》(台北：國立台灣大學，1952)，第1冊，頁158-194。傅1920年夏就讀倫敦大學學院(University College London)，從Charles Edward Spearman修習實驗心理學，取徑偏向生物學及精神分析。見胡適，《胡適來往書信選》(香港：中華書局，1983)，上冊，頁106；杜正勝，〈從疑古到重建——傅斯年的史學革命及其與胡適、顧頡剛的關係〉，《中國文化》12(北京，1995)：224-237。Spearman本人則受Wilhelm Wundt及Francis Galton影響，著重以統計及心理測量方式度量人類能力。見P. Lovie; A. D. Lovie, "Charles Edward Spearman, F.R.S.(1863-1945)," *Notes and Records of the Royal Society of London* 50.1. (1996): 75-88.

92　傅斯年，〈汪賊與倭寇——一個心理的分解〉，《中央日報》，1940年2月13日；王汎森，《中國近代思想與學術的系譜》(台北：聯經，2003)，頁505；何兆武，〈回憶傅斯年先生二三事〉，《社會科學論壇》，2004.九(石家莊)：76-78。

93　Vera Schwarcz, *The Chinese Enlightenment: Intellectuals and Legacy of the May Fourth Movement of 1919* (Berkeley: University of California Press, 1986), p.104f. Wang Fan-sen, *Fu Ssu-nien: A Life in Chinese History and Politics* (Cambridge: Cambridge University Press, 2000), pp. 53-53.

　　1944年戴秉衡在沙利文主編的《精神醫學》期刊上發表了〈戰時二心：一例通敵研究〉，文中討論了這個或許是個體在適應求存上最極端的情境[94]。來自淪陷區、曾因抗日活動而被日軍拘捕拷打三日的愛國知識青年，決意叛國，在華北的僞政權下工作。日軍入北平城(1937年7月)兩個月後，這位被稱作「李」(Li)的病患因爲被熊爪與不可名狀之人從背後逼迫的強迫意念，以手摸洞、黑點，注視空處的強迫行爲，以及心悸、莫名恐懼、呼吸困難等症狀求診。在長達十個月，總共71次的面談中，戴秉衡使用自由聯想，釋夢與傳會分析(interpretation of transference)等古典精神分析技術進行治療[95]。他將病患診斷爲「強迫神經症」(obsession and compulsion neurosis)。戴秉衡分析了李的「原初群體環境」(primary group environment)以及其基本人格結構。小康家庭獨子的傳統中國家庭背景使李自幼備受父母與家族成員寵愛。李也回溯了若干特殊的童年經驗，發現自己的強迫行爲與早年對母親及其他女性親戚的性好奇有關。他對父親也有性幻想，並有同性戀的傾向與行爲。而由於中國文化強調孝順及友愛，任何對尊長、同輩的敵意皆被抑制，故導致了強烈的「被動侵略性」(passive aggressivity)。就病患的基本人格特質而論，他喜歡當領袖，但一有危險就立刻逃跑。這些性格特質也表現在他當下的生活經驗之中。李的困境包括：究竟是要到南方參加抗日運動，或是留在敵人占領下的北平？早年因父母之命成婚，現卻又與多位女子有染，故時常爲責任感及罪惡感所苦。

　　古典精神分析師瓊斯(Ernest Jones)在研究若干英國人對納粹政權的通敵心理之後，傾向將通敵者的症狀解釋爲對父親依碼構(Father Imago)的恐懼：父親要索回被奪去的陰莖[96]。而對戴秉衡而言，此種說法過於強調力比多(libido)的層次，無法解釋伊底帕斯情結爲何會在特定的情境之下被重新喚

94　Bingham Dai, "Divided Loyalty in War: A Study of Cooperation with the Enemy," *Psychiatry* 7.4 (1944): 327-340. 最近關於通敵者的精神醫學史研究，見Øyvind Giæver, "The Psychiatry of Quislingism: Norwegian Psychiatric Research on the Collaborators of World War II," *Science in Context* 17.3 (2004): 267-292.

95　戴秉衡的精神分析技術學習自他與薩爾的分析，見Dai, "Divided Loyalty in War," p.328 n. 1.他當時診療室的空間配置與傳統的精神分析相差不大，包括躺椅及醫生的椅子。見Shapiro, "The View from a Chinese Asylum," p. 46.

96　Ernest Jones, "The Psychology of Quislingism," *International Journal of Psycho-Analysis* 22 (1941): 1-6.

起。瓊斯的解釋也「簡化了與神經症起源及人格發展二者相關的心理過程」[97]。此外戴也強調，古典的精神分析理論忽略了個體作為生物—心理或生物—社會有機體的事實[98]。病患的神經症症狀並非單純在一個「社會真空」[99]中重複了童年時期的本能衝突。對戴秉衡而言，人的人格始終是社會人格，所遭遇的問題始終是「人際關係」與「社會適應」的問題[100]。就他分析的例子而論，李企圖適應當下的社會情境，努力在群體中形構關於自我的概念與意識，並且在社會中找到定位與歸屬感。然而在此情況之下，李早年的基本自我概念（誇大、自戀、對尊長與強勢者的愛恨雙重的侵略性、高度情慾感受性）已經過時，與當下較為理性的自我概念（愛國心、責任感）產生衝突，進而引發不安全感與焦慮，導致神經症人格的產生[101]。

對戴秉衡而言，社會情境本身無法解釋精神與人格疾患的發生。精神疾病來自於社會實情與自我的構思產生衝突。適應是雙向、而非單向的過程：「對每個個體而言，適應自己人格的需求，以及適應其社會與文化的要求兩者所面臨的問題是一樣多的」[102]。從下面兩個例子，我們可以看到這套社會心理學論述如何與精神分析的語彙與操作模式結合。一名21歲、來自東南沿海省分的已婚男性（陳）因強迫症所苦，無法自行進食、更衣、如廁。11歲時，一張紙從他手中掉落，這舉動讓他害怕會因此讓當時罹患天花的同父異母妹妹死去。之後，陳常有家人遭逢不幸的念頭，隨後以手勢強迫性地將之取消。在其他強迫行為的表現上，包括在走路及如廁時陳常在腳下及糞便上發現父親的影像。他立刻會以其他人的圖像取代，並試圖抹去痕跡。經過185次、歷時十五個月的精神分析，戴秉衡發現在無意識中，這位病患將自己當成一家之主，唯一值得疼愛的孩子。陳在母親去世後，過繼給被伯父母。在9歲之前都與伯父母同

97 Dai, "Divided Loyalty in War," p. 337.
98 此處沙利文的概念來自參爾的精神生物學。
99 Dai, "Divided Loyalty in War," p. 339.
100 Dai, "Personality Problems in Chinese Culture."
101 Dai, "Divided Loyalty in War."
102 Bingham Dai, "Personality Problems in Chinese Culture," p. 688. 對這個個案的分析也出現在戴秉衡的另外一篇文章：Bingham Dai, "Obsessive-Compulsive Disorders in Chinese Culture," in *Culture and Mental Health: Cross-Cultural Studies*, ed., Marvin K. Opler (New York: Macmillan, 1959), pp. 243-255.

床，對伯母-繼母發展出強烈的性的興趣。他無法容忍父親與叔伯的存在，希望占有家裡所有女性(繼母、後母、堂姊妹、妹妹)，或變成她們。但在實際的應對進退上，對長輩又過份地謙卑。雖然病患對自己的評價極高，但他實際上不管在家庭中、社會上，以及身體上卻又處於劣勢，18歲小學畢業因病弱無法升學或工作。「在這個成長的階段，陳深刻意識到現在的樣子與他想要成爲樣子之間的距離」[103]。根據戴的分析，此一人格結構來自陳的母親早亡、作爲兩個家庭中的獨子、女性長輩的溺愛，以及男女長輩對待的方式之間的種種衝突。陳希望備受寵愛的妹妹死去，另一方面又希望作爲一個好哥哥，因此以「轉換」(substitution)或「置換」(displacement)的方式部分地滿足衝動[104]。在典型的父權家庭結構下，女性在幻想中不是成爲侵略性的代替品，就是變成情感的支柱或認同的對象—但這卻同時也是社會化過程所不能允許的。「陳的每個主要症狀都可證明是某個特定時刻或發展階段上整體情況的一種作用，而非只是兒童期性活動的重複」[105]。據戴秉衡表示，病患在一年多的治療後情況大幅改善，但因日軍1937年入北平城而中斷[106]。

　　另一個例子是20歲的未婚女性。她有一股強迫的衝動，想要告訴別人她在科學與哲學上的發現，但又無法表達。她認爲所有的科學與哲學可以歸納成一個系統。「人結婚生子，不同知識也可合而爲一，產生新知識」。高中畢業之後她同一位堂哥十分親近，常進行思想上交流。一方面女子希望得到堂哥的好感，但內心又多有掙扎。之後一想起堂哥，便常有發狂式的激烈反應。經過兩年的分析，戴秉衡發現女子的母親對男女不平等現象的嫌惡，對男人的憎恨，也成爲她三個女兒的想法。在母親的刻意教導下，病患把自己想成強悍的女子(Amazon)，並且認爲男人都是邪惡的，女人應該努力讓自己不僅跟男人一樣，而且要超越男人。戴秉衡提到，這種心態使得治療幾乎無法進行：「在整個接觸過程中，她強調對我而言她不是病人，而是老師。在她講了這麼多堂課後我依然沒有進展，她一再表示徹底失望。又進一步具體說明，她想要教我的

103　Bingham Dai, "Obsessive-Compulsive Disorders in Chinese Culture," p. 249.
104　Bingham Dai, "Personality Problems in Chinese Culture," p. 688. pp. 693-694.
105　Bingham Dai, "Obsessive-Compulsive Disorders in Chinese Culture," p. 250.
106　*Ibid*., p. 245.

是我無法從佛洛伊德的作品中學到的」。因此，病患對男人的欲求被掩蓋在學術的外表之下，以象徵的方式在偉大的學術成果中表現。不過，戴秉衡強調，雖然性在這個病例中成為問題，但這是因為性與「從童年早期以來……她對她自己所形成的看法兩相衝突」[107]。

就以上三個例子而論，除了中國人格結構的分析外，我們也可以窺見精神分析在臨床上的實際操作，其中以李的病歷較為清楚。在陳述出一連串包含熊掌、女性生殖器、帶刺刀的日軍、鐵刷、日文教師、蜥蜴、墨索里尼的夢境，以及隨後的夢的解析之後，李的症狀逐漸減緩。當分析進行到33次、在莫名的焦慮、欲望以及同性戀式的被動侵略性的人格結構變成意識時，李宣稱百分之九十五的症狀已經消失[108]。這與古典的精神分析治療方式相去不遠：在降低被分析者的抵抗(resistance)後，被「潛抑」(repressed)的欲望從無意識被置入意識的領域中，這往往導致行為上遽然的變化。而分析關係中所出現的傳會現象，也是另一個被分析者得以意識到自我欲望與精神結構的途徑。「藉由對分析情境中這個人際關係的控制樣本進行顯微鏡式的研究，本來對病患而言模糊的事物變得清楚，他學會區分何者是分析師代表的現實，何者不是」[109]。雖然隨著分析的進行李君對戴秉衡的敵意越發明顯，但他也逐漸意識到自己對分析師的態度類似他對日本人的態度，而這兩者都包含「事實上不屬於當下情境中的成分」：它們皆來自成長過程中李對他父母、特別是對他父親的態度。戴秉衡在文末處表示，精神分析減緩了李的焦慮，但無法改變其人格結構。「治療僅能做的是讓李得以在意識的層次上處理衝突，他最後達成類似如下的妥協：藉由通敵，他不僅能為淪陷區的同胞盡點心力，也得以在敵人的保護之下繼續地下活動」[110]。

107 Bingham Dai, "Personality Problems in Chinese Culture," pp. 694-696.

108 Dai, "Divided Loyalty in War," p. 333.

109 *Ibid.*, p. 335.

110 *Ibid.*, p. 339. 八年後，戴秉衡再度提到治療的目的：治療者的主要任務在找出個體在原初群體環境中所形成的原初自我，並且分析此一原初自我及其行為模式如何干擾他在當下的社會文化環境下所欲實現的自我形象。見Bingham Dai, "A Socio-Psychiatric Approach to Personality Organization," *American Sociological Review* 17.1 (1952): 44-49.

　　以上看似相當屈從、現實主義的解決方式自然與古典精神分析的治療目的相關。分析師所做的是幫助被分析者在意識的層次上處理之前無意識的部分，至於病患在治療之後應該如何處理人際關係，人生如何走下去，這不是分析師的工作。若分析師對病患的實際生活提出建議，這對佛洛依德而言無疑是「暗示」（suggestion），反倒加劇了被分析者長久以來便承受的文化壓力。不過，若放在知識史這個更大的脈絡下分析，就當時戴秉衡所能動用的知識資源，以及他所身處且認同的知識傳統——特別是傅柯所分析的19世紀初以降「精神學科」（"psy disciplines"）的發展——而言[111]，即便是作爲社會心理學家的他，在實際上也只能處理「個體」而非「國家」的問題[112]。既然著重的是個體的社會適應，那麼國家與社會的問題的核心在於個體精神結構的良莠。在對若干病患進行精神分析的同時，除了認識到社會的現實狀況對人格的影響力並提出分析外，戴秉衡單憑一己之力，似乎也無法再繼續走下去。或許可以說，1930年代後期回到北平之後還關切拒毒事務的戴秉衡所參與的社會活動[113]，以及他在協和醫院所從事的精神分析或許不得不分裂，但兩者卻也饒富深意地並置。至少，拒毒活動所涉及的政治與社會的改革在某個層次上是他的醫學心理學所無法處理的。

　　作爲中國重要的精神醫學訓練機構，協和醫院成爲佛洛伊德理論傳播的基地。例如，1934年時任湘雅醫學院的內科助教凌敏猷至北平協和醫院進修三年。凌返回長沙後，於1937年出版《精神分析簡介》[114]。精神分析似乎在戴秉衡周遭發展迅速。他日後回憶道，若非日軍侵華，中國精神分析協會本可成立[115]。在淪陷的北平工作一年多後，他於1939年再度赴美[116]。不過，戴秉

111　Nikolas Rose, *Inventing Our Selves: Psychology, Power and Personhood* (Cambridge: Cambridge University Press, 1998).

112　此點由陳嘉新指出，與之討論後發展，在此致謝。

113　胡適1937年1月2日的日記有下列記載：「下午，見了一個下午的客：戴秉衡（談煙犯死刑的救濟）、成舍我（談《申報》）……」。見胡適，《胡適的日記》（台北：漢京文化，1987），頁520。

114　1980年代凌曾爲《精神病學分冊》撰寫「精神分析治療」章節。見張書志，〈一代名醫情殷救國——記湖南省政協原副主席凌敏猷〉，《湘潮》，2002.5（長沙）：48-50。

115　Blowers, "Freud in China," p. 38.

衡前後四年在北平的工作經驗對他之後的發展影響很大。一直到1960年代，他仍以北平市立精神病療養院的資料與病歷為研究資料，發表與中國文化中的人格相關的文章。個體整個存在在於努力達成其文化所要求的自我形象，仍舊是戴秉衡最關切的主題。他不厭其煩地稱之為「作為人的任務」(the task of being human)[117]，或「當下為人之大任」(this all-important job of being human at the present)[118]。他並持續質疑單純由本能來解釋精神疾病與正常人格形成的作法[119]。1950-60年代的戴秉衡對古典精神分析理論的質疑越來越強烈。在沙利文的人際關係理論的基礎上，戴懷疑佛洛伊德心性發展階段與潛伏期的概念在中國文化中的解釋效度。中國文化中的強迫症表現，戴秉衡強調，必須放在傳統家庭中特殊的父權結構下理解，而非佛洛伊德所謂的大小便訓練或肛門期：「既然嚴格禁止對長輩不敬或表現敵意，對權威的矛盾雙重性始終是民族特性之一」。[120]。

　　值得注意的是，「本質化」這種戴秉衡早期在討論黃種人(華人)與鴉片癮時所一再駁斥的傾向，卻隱晦地出現在後期討論人格與中國文化的脈絡之下。只是此時種族的文化取代了種族的體質。即便他一再強調唯有從當下、特殊的社會情境方能理解病患的症狀，即便人格在正常發展過程中自有其可塑性，但社會的深層結構似乎早已決定了沈浮於動盪時局中全體同胞的命運。在此重擔下，個體似乎無法立即有效地自我改造。普通心理學因此時時刻刻有轉變成變

(續)────

116　由於目前文獻不足，本文無法確定戴秉衡離開中國的理由。就戴自己所寫的簡歷，他於1942-43年擔任*China At War*的編輯。見Dai, "Divided Loyalty in War," p. 327. *China At War*是一份由重慶的China Information Publishing Company每月刊行的英文宣傳品。內容主要向外人報導戰時中國的時局，包括政治、經濟、軍事、社會、文化活動等。此外，戴秉衡曾於1945及82年兩度返回中國，見Blowers, "Bingham Dai, Adolf Storfer," p. 97.

117　Bingham Dai, "Culture and Delusional Systems of Some Chinese Mental Patients," *The International Journal of Social Psychiatry* 6.1 (1965): 59-69.

118　Dai, "Obsessive-Compulsive Disorders in Chinese Culture," p. 253.

119　例如，在一篇書評中，戴秉衡認為佛洛伊德的死亡本能概念假設性過高。對於Karl Menninger用本能來解釋自殺，戴則批評沒有考量到自殺者「想像中及實際的社會地位」。見Bingham Dai, "Karl Menninger, *Man against Himself* (Book Review)," *The American Journal of Sociology* 47.1 (1941): 125-127.

120　Bingham Dai, "Obsessive-Compulsive Disorders in Chinese Culture," p. 253.

態心理學的傾向。這或許是強調社會人格或「作爲人的任務」的取向必然的結論。另外，在這段期間中，戴秉衡關於「社會」概念界定模糊，也連帶地使分析顯得過於便利，忽略了西方與中國自我觀之間的可能差異。而由於反覆操作同一種分析模式，在他的筆下中國人雖然處境不同，但自我結構似乎具有高度的同質性。

三、邊緣人格與「黑人問題」

　　1939年，在同是帕克弟子的非裔美人社會學家強森(Charles S. Johnson)的邀請下，戴擔任著名黑人大學費斯克大學(Fisk University)的社會學系講師。1936-41年間，由芝加哥大學退休的帕克也任教於此。1943年戴與雷門轉至杜克大學(Duke University)，雷門就任精神科主任，戴擔任臨床心理師。戴秉衡這段時間以及之後的主要工作內容是爲精神醫師與醫學生提供臨床訓練、督導[121]。

　　上文提及，種族、人格與社會之間的辯證關係是戴秉衡在北平進行精神分析所著重的議題。從戴於1950-60年代的幾篇著作中，我們也發現類似的關切，不過研究的對象從文化衝突中的中國人又轉移到位於社會邊緣的非裔美人身上。1954年發表的〈黑人孩童人格發展的問題〉，依舊結合社會學與精神醫學的問題意識與方法，對作爲社會成員的個體及其獨特人格進行探查。研究的材料來自八十位黑人青少年的自述或自傳。除自傳外，另外包含自由聯想與夢的解析在內的深度面談，以及對黑人不良少年與精神病患的臨床研究。這篇文章主要探討的是黑人童年所遭遇的困境，對往後社會人格的發展所造成的不良影響[122]。在帕克與沙利文的影響下，戴秉衡將認爲人格中最重要的是個體對

---

121 1955-56年間，時任台灣大學附屬醫院神經精神科的葉英堃醫師於杜克大學進修，接受戴秉衡12次「『了解自己』的分析性會談」。葉稱此經驗對他「回國後的心理治療以及其教學督導有很大的助益」。見葉英堃，〈台大精神科與國際精神醫學〉，《五十載浮沈：台大醫院精神部五十年紀要(1946-1996)》(台北：台大醫院精神部，1996)，頁319-328。

122 Bingham Dai, "Some Problems of Personality Development among Negro Children," in *Personality in Nature, Society, and Culture*, 2nd Ed., eds., Clyde Kluckhohn et al.

其自我所抱持的意識或無意識的態度，並將人格的發展放在特殊社會情境下來討論。帕克關於族裔問題的核心思想也清楚地出現在文章中。雖然部分人格問題不分膚色皆會出現，但是對黑人而言，情況有其獨特之處。黑人孩童的自我系統受到周遭親近的人的觀感影響，而這些人的態度又被更大的社會與文化環境左右。換言之，在許多重要的面向，黑人的心智與人格一輩子都被白人的種族偏見與歧視所形塑。在黑人的生長環境中，常見破碎的家庭以及隨之而來的母親權威的高漲，對膚色與某些生理特徵的過度敏感，以及對社會地位的異常強調。在這些社會與心理因素的影響下，黑人勢必無法發展出穩定、適當的「自我系統」。例如，一位自幼在富裕白人家庭環境下成長的黑人少女，被以完全白人的方式教養，如要文靜，有淑女的樣子，不要表現得像「有色人種」一樣。她因此認同白人，以他們的觀感批判自己同胞的舉止。不過，這種認同逐漸地與日後的生活經驗相衝突，導致她不管對白人還是黑人社群，都缺乏歸屬感。

　　類似的問題也出現在1961年刊行的〈少數族群身分與人格發展〉一文中。戴秉衡文章一開始便提到他的認同問題[123]。他從一個「異教徒」、一個才剛被「同化」者的角度，來討論過去一百年來美國社會中多數與少數族群之間的關係。戴秉衡以自己的研究結果，列舉「健康人格」的基本要素，如安全感、獨立感、適任感、發展友愛、愛情與親密關係的能力、一致感與認同感、整合感等等。然而，由於大多數的黑人多來自破碎的家庭，收入不高，再加上本身族群中的價值系統與主流的價值系統充滿矛盾，對其人格發展或自我系統造成莫大負面的影響。在這些經濟、教育與法律因素的阻礙之下，連作為人的任務對黑人而言都相當困難。不管他們如何認同白人的價值，幻想自己是白人，將注定失敗，因為他們永遠不可能成為白人。戴秉衡將這些問題的主要癥結歸咎於白人：「事實上，認為美國的黑人……只要留在法定隔離與社會歧視這些殘酷觸鬚的魔掌中，便能快樂、自足與自重，這是十足偽善且……沒有基督教精

（續）——————————————————————
　　　（New York: Alfred A. Knopf, 1954), pp. 545-566.
123　Bingham Dai, "Minority Group Membership and Personality Development," in *Race Relations: Problems and Theory*, eds., Jitsuichi Masuoka and Preston Valien (Chapel Hill: The University of North Carolina Press, 1961), pp. 181-199.

神的想法」[124]。

　　在戴秉衡這些與同一時期法農(Franz Fanon)的分析方式[125]相當類似的「黑人問題」研究中，有兩個議題與本文的主軸有關，值得進一步討論。首先是對精神分析理論的修正。例如，在討論3歲時自我意識急速增強時，戴秉衡認爲古典精神分析理論中所謂伊底帕斯情結不足以說明幼童與雙親之間的性三角關係。墨非(Gardner Murphy)及阿德勒的看法成爲他的選擇。前者認爲此一階段的幼童在所有的人際交往中設法形成適當的自我形象，而後者認爲個體的生活形式在此時構成[126]。而在討論青少年時期玩伴關係時，戴秉衡也用沙利文有關個人價值、聲望與地位的理論來取代古典精神分析將此一現象以同性戀欲望來解釋的作法[127]。當然，這都與戴秉衡的學術傳承有關。不論對帕克學派的社會學家，或者沙利文學派的精神醫學家而言，佛洛伊德所強調的驅力的個體性本身並非是研究的對象。此外，我們也可想見，對戴秉衡而言，佛洛伊德以維多利亞時期中產階級家庭結構所構思出的三角親屬關係的分析架構，無法說明更大的社會結構對單一人格的影響，以及與種族、同化相關的文化與社會課題。

　　再者，我們之前提到，戴秉衡曾簡短論及自己「同化」的體驗。在〈少數族群身分與人格發展〉一文，他似乎感同身受地用對美國白人的嚴厲批評作爲結語：「此一悲慘景況的重擔絕大部分當由白人承擔，他們仍舊不把黑人當人對待，仍舊無所不用其極地拒絕憲法所賦予他們的權利；就某個意義而言，這個重擔也落在那些冷漠、不願參與人權的世界鬥爭的白人與黑人肩上」[128]。然而，在戴秉衡直陳美國種族歧視問題嚴重的同時，對沒有辦法改變外貌的黑人及其他少數族裔而言，在單純的認同之外，究竟又有何選擇？此外，從戴秉衡所發展出的「健康人格」特質，以及此一觀點與艾瑞克森(Erik Erikson)及沙利文理論間的類似性，我們可以清楚看到戴在批判美國社會(主要是種族隔

124　*Ibid.*, pp. 198-199.

125　Franz Fanon, *Black Skin White Masks*, trans. Charles Lam Markmann（London: Penguin, 1967）.

126　Dai, "Minority Group Membership and Personality Development," p. 187.

127　*Ibid.*, p. 189.

128　*Ibid.*, p. 189.

離的心態與政策)的同時,也合理化了一個強調適應、進取、樂觀、生產力的
資本主義社會的核心價值[129]。似乎對他而言,人格發展只有一套標準,放諸
四海皆準。而接受資本主義世界的現狀、甚至捍衛社會現實,事實上也是芝加
哥社會學派經常遭受的評語[130]。就戴秉衡的「黑人問題」與「種族問題」而
論,既然他反覆地以這些主流價值,以及在這些價值的基礎上所建立起來的人
格發展理論作為判準,少數族裔勢必無法形成健康的自我系統。

四、結語

在〈戰時二心〉的一則附註中,戴秉衡提到他對精神分析中「自我」
(ego)概念的理解:

> 在某個意義上,自我的概念處理到幼童對其社會角色的看法。然而,
> 精神分析文獻中所描述的自我似乎只有一種功能:它表示牽制它衝動
> (the *id* impulses)的所謂現實原則。然而其積極功能——在概念上表示
> 與他人有實際與想像關係的有機體——並未被充分強調。這是我多年來
> 的感覺,但我也的確從沙利文的著作中學到不少……[131]

上文另外提到戴秉衡也選擇使用「原初群體」這類的社會心理學概念取代「伊
底帕斯情結」。這一類的修正不應直接視為對佛洛伊德的誤讀,或甚至對精神
分析的「抗拒」[132]。如此以精神分析為本位的解釋將太過便利。從戴秉衡對
瓊斯所著〈通敵心理〉一文的理解,從他對中國病患所陳述的夢與幻想中象徵

---

129 Philip Cushman, *Constructing the Self, Constructing America: A Cultural History of Psychotherapy* (New York: Da Capo, 1995), pp. 140-158.

130 Plummer, "Introducing Chicago Sociology," p. 10; Fred H. Matthews, "White Community and 'Yellow Peril'," *The Mississippi Valley Historical Review* 50.4 (1964): 612-633.

131 Dai, "Divided Loyalty in War," p. 337 n. 6.

132 Fritz Wittels, "The Neo-Adlerians," *The American Journal of Sociology* 45.3 (1939): 433-445.

的詮釋，以及認識到傳會現象的重要性，可以確定他對古典精神分析理論的掌握雖然過於簡略，但尚稱得宜。我們應當了解的是他之所以選擇性地接受並調和精神分析這一學科的條件，以及此種選擇的特徵。

　　民國初年出現新一波強勁西學東漸的浪潮。在延續清末以降自然科學與法政的譯介外，中國學者開始系統性地吸收外來的社會科學[133]。1910年代末期在西方及日本逐漸產生影響力的精神分析在此氛圍下傳入中國，而藉以傳播的途徑與所展現出來的面貌是相當多樣的。雖然與亞洲的日本或印度相較之下[134]，1920-30年代的精神分析在中國的知識圖像算不上知識中心(歐陸)與邊陲(亞洲)間的雙向溝通，但也不算是單向、無礙的收受。20世紀初期精神分析在西方社會與學界引發許多討論，其中包括科學或僞科學的爭議。該學科這種不穩定的科學形象，也一併移植來華。對於逐步熟悉西方知識系統的中國社會科學學者而言，多視其爲諸多現代心理學中的一派，加以議論評比。例如，畢業於芝加哥大學心理學系，1920年代先後任職於北京師範大學及北京大學的謝循初，1925年在《心理》雜誌上介紹佛洛伊德。她讚揚精神分析「揭破人生之神秘的幔子，窺見了人生之隱義」，並鼓勵凡對心理學有興趣、不願落伍者都應知曉「析心學」的大要[135]。美國克拉克大學(當時美國研究精神分析的重鎮)教育學博士，1922年創立「中國社會學會」的余天休，在論佛洛伊德學說的文章中，雖列舉Pierre Janet，Morton Prince以及Boris Sidis等當時重要學者的批評，但也不忘強調精神分析在「醫學與心理學史」中的重要性[136]。倫敦大學博士、專攻工業心理學及心理測驗的陳立，則認爲教師需要熟悉精神分析以

133　鄭大華，〈論民國時期西學東漸的特點〉，《中州學刊》131(鄭州，2002)：118-123。

134　Yasuhiko Taketomo, "Cultural Adaptation to Psychoanalysis in Japan, 1912-52," *Social Research* 57.4 (1990): 951-991; Geoffrey H. Blowers and Serena Yang Hsueh Chi, "Freud's *Deshi*: The Coming of Psychoanalysis in Japan," *Journal of the History of the Behavioral* Sciences 33.2 (1997): 115-126; Christiane Hartnack, *Psychoanalysis in Colonial India* (New Delhi, Oxford University Press, 2001).

135　謝循初，〈佛洛德傳略及其思想之進度〉(1925)，載於《心理雜誌選存》，張耀翔編(上海：中華書局，1933)，頁468-476，尤其是頁468。

136　余天休，〈佛洛德學說及批評〉，載於《心理雜誌選存》，頁477-482，尤其是頁477。

了解兒童的無意識。此外，教師也應該認識到自己的無意識衝突，方能作爲
「完人之範」[137]。高覺敷譯介各種心理學派不遺餘力，其中包括佛洛伊德的
著作。不過，他於1931年指出，「弗洛伊特的心理學，其基礎甚爲薄弱，偏陋
之處在在可見」[138]。亦有學者在推崇佛洛伊德之餘，對其性理論（特別是兒童
的性欲及性活動）抱持保留的態度[139]，或認爲無意識的概念有「誤名爲實」之
虞[140]。早年與高覺敷於香港大學教育系深造、1920年代便著手介紹西方心理
學流派的朱光潛，除上述的評斷外，也認爲佛洛伊德的心理學缺乏生理的基
礎[141]。雖然上述學者立場不一，實際操作的技術也各異，但共同點在於他們
在各自傳承的西方學術系譜的基礎上對精神分析抱持一定的立論，將之放在所
謂「科學」的高處檢驗其理論的良窳。對科學的態度或有不同，但是「科學」
早已成爲這些學者不容置疑的集體想像與共通語彙。另一方面，精神分析將尋
常人的生命史轉譯爲「個案」，與「傳記法」、「問卷法」、「案件本末
法」、「等級評定法」等心理學方法並列，也成爲中國知識菁英在勵精圖治或
危急存亡之秋認識自我、探究其民族心理以打造新國民的利器之一[142]。

　　戴秉衡自然脫離不了當時中國學界這個「人性改造」（human engineering）

---

137 陳立，〈精神分析與兒童教育〉，《教育雜誌》26.9(上海，1936)：67-71。

138 高覺敷，〈弗洛伊特及其精神分析的批判〉，《教育雜誌》23.3(上海，1931)：1-
　　15。

139 詠琴，〈佛羅依德的精神分析學與性問題〉，《東方雜誌》33.7(上海，1936)：
　　251-259。

140 林昭音，〈男女性之分析〉，《教育雜誌》15.8(上海，1923)：22125-22147。

141 朱光潛，《變態心理學派別》(1930，合肥：安徽教育出版社，1997)：63。

142 蕭孝嶸，〈兒童心理學之方法觀〉，《國風半月刊》2.12(南京，1933)：8-12；
　　蔡淑美，〈成都市保育院難童調查〉(1932)，載於《民國時期社會調查叢編：底
　　邊社會卷》，李文海編(福州：福建教育出版社，2004)，上冊，頁67-108。在這
　　篇1932年刊於金陵女子文理學院社會學系主編的《社會調查集刊》的報告中，蔡
　　淑美藉由分析成都保育院中難童的夢來認識其心理生活，如遠離家鄉，掛念親人
　　安危等。依其內容不同，夢成爲統計的對象。蔡認爲「保育院兒童亦需適合之昇
　　華方式代替其未能實際得以滿足之慾望」。個案化與「人的科學」的興起，見
　　Michel Foucault, *Discipline and Punish: The Birth of the Prison*, trans. Alan Sheridan
　　(New York: Vintage, 1977). 另外，從民國初年犯罪學與刑罰學的發展討論社會科
　　學的研究與道德公民的形塑，見Frank Dikötter, *Crime, Punishment and the Prison
　　in Modern China* (London: C. Hurst & Co., 2002).

的浪潮，企圖以科學的方式來認識自我、打造自我。這些應用心理學的目的在
「預測」人類行爲的發生，「控制」、「改變」與影響人類的行爲，以及增加
人類行爲的「效率」[143]。然而戴秉衡卻也有其特殊的曖昧性，遊走於精神醫
學以及社會學、心理學等社會科學之間。雷門稱戴秉衡爲「社會學家」[144]，
而戴自己的研究走向則偏向社會心理學，關切的是社會調查，以及文化模式與
人格結構兩者間的互動。戴的整個研究計畫最初來自於芝加哥學派對城市中他
者認識的必要，同一時期的中國也在西方教會大學影響下興起了一股研究社會
病態現象的風潮。戴秉衡將這套面對他者的工具挪用至中國，來分析中下層知
識分子因欽慕西方文明而逐漸有被他者化傾向的自我，自有一種有待更深入探
究的合理性。戴秉衡同時也隸屬醫療系統，進行精神治療師的訓練與精神患者
的醫療工作。或許我們可以比較保守地說，就其實際影響層面而言，他所提供
的社會心理學在某種程度上爲少數低階的中國知識分子提供了一套自我分析、
改造的工具，幫助他們能夠獨立面對社會與人格結構的動盪。而由戴秉衡帶領
具有通敵傾向的青年逐步意識到自己的精神機制，並讓青年自行選擇未來方向
的作法看來，即便憂國傷時，但戴「控制」與「改變」人類行爲的傾向與當時
其他的人性改造法相較之下，看來似乎並不明顯。

　　符號互動論的社會學家羅克（Paul Rock）表示，「20世紀早期美國資本主
義的高速發展過程，使個人獲得高於其他一切範疇的本體論地位，不無道理。
以歐洲階級形式爲中心的理論…可被視爲不切實際的理論而反應冷淡。自我成
了主要問題所在」[145]。對強調人類活動中的象徵意義及人際互動的芝加哥社
會學家而言，既然意義是由與他人的接觸所產生，意義因此總是處在易變、曖
昧的狀態中。「人生、情境，甚至社會，不管何時何地都在演化、調適、萌生及
蛻變。此一持續不斷的過程促使互動論者聚焦在下列策略上：自我感的養
成、傳記的發展、與他人的調適、時間感的整合、秩序的周旋，以及文明的

143　周先庚，鄭丕留，〈應用心理學的史略及其最近趨勢〉，《中山文化教育館季
　　　刊》2.1（1935）：271-283。

144　Lyman, "Psychiatry in China," p. 770.

145　艾倫·斯溫傑伍德，《社會學思想簡史》，陳瑋，馮克利譯（北京：社會科學文
　　　獻出版社，1988），頁271-272。

建構」[146]。回到中國的例子。雷門及戴秉衡曾經提到,西方精神醫學在中國主要的病患群之一便是知識青年。他們接受新事物、新生活,從傳統中「解放」出來。但也因為如此,「他們暴露在更多的壓力之下,喪失某些固有的庇蔭」[147]。用當代學者王汎森的話來說,若放到思想史或集體心態的層次,政治、社會上的挫折與傳統儒家價值的式微,導致若干知識分子的自我邊緣化,乃至心生自責、自抑之感[148]。羅志田也指出,在上層知識菁英與不識字的百姓之間,此時出現大量的「邊緣知識分子」,擺盪於新/舊、城/鄉、菁英/大眾、未來/過往之間,不過「兩頭不沾邊也兩頭都不能認同」。他們的社會政治參與度較知識菁英及其他社群成員來得高,但世局的冷酷艱險不免帶來更深層的苦痛[149]。而這精神與身體上的憂勞痛苦成了西方精神醫學知識得以在中國滋長的養分之一,同時也是戴秉衡關切的核心。然而,正如他分析的中國新青年一般,曾經噴息激昂的戴秉衡也不斷地擺盪在不同的文化系統之間。然而他所經歷的不僅是知識青年所承受的新舊中國的衝突,由傳統的「士」到新式的「知識分子」間身分的轉變,還包括在遷徙異地之後中國與西方在他身體及精神層面的直接撞擊。芝加哥社會學派的關切(同化、適應、邊緣人),並非只是戴秉衡研究的主題,而是時時刻刻警覺到的親身體驗,甚至自我認識的基礎。在他的理論中,也可約略看到自我經驗以及他所認同的群體經驗的象徵性轉化。

　　絕非湊巧地,強調神經症實際起因在於「當下」的容格(C. G. Jung),在

146　Plummer, "Introducing Chicago Sociology," p. 21.

147　Lyman, "Psychiatry in China," p. 767; Dai, "Culture and Delusional Systems of Some Chinese Mental Patients," p. 60. 當時在香港的M. O. Pfister也提到中國精神神經症患有增多的趨勢,其中包括許多備受現代生活壓力的年輕人。見M. O. Pfister, "Mental and Nervous Diseases among the Chinese," *Chinese Medical Journal* 50 (1936): 1627-1636.

148　王汎森,《中國近代思想與學術的系譜》,頁275-302。

149　羅志田,〈近代中國權勢的轉移——知識分子的邊緣化與邊緣知識分子的興起〉,載於《20世紀中國知識分子史論》,許紀霖編(北京:新星,2005),頁127-161。羅志田文中所提世紀初林圭、黃克誠等知識青年或因「鬱病」而「腦傷」,或因尋找國族與社會出路而「苦悶消沈」,與戴秉衡的分析對象背景與心態相當類似。

1910年代與佛洛伊德決裂的前後，一再提及「人生任務」、「文化規劃」，而非在病患的陳述中追溯出精神分析之父所謂的「伊底帕斯衝突」。容格因此放棄佛洛伊德強調的分析師懸置的注意力、無觀點的客觀性，反而選擇積極誘導被分析者找到自己的人生任務[150]。科學實作會因其身處的國家、文化脈絡而有其獨特的樣貌。戴秉衡的心理學實作及他所生產的心理學知識自然不例外。精神分析的知識遷徙，在本文的例子裡有其特殊的模式，絕非單純、十足的「同化」與「適應」[151]。不過，遷徙之後的調適過程早在來到中國之前便已發生。除了芝加哥社會學派的傳統之外，1930年代也是新佛洛伊德學派在美國興起的年代，代表人物爲霍爾奈、沙利文及佛洛姆（Erich Fromm）。他們強調認同、自尊與穩定的人際關係在精神分析理論中的重要性。戴秉衡正逢其時，而上述課題成爲他的理論架構。缺乏自我感，以他人的期望爲行爲尺度這些對沙利文而言的普遍人性或人類處境，也始終是戴秉衡最主要的關懷[152]。在此意義下，雖然實際打造新國民的技術在戴秉衡的作品中表現得並不明顯，但既然爲人之大任在於「適應」，而「適應」又儼然成爲精神治療的目標，個體如何在看似堅不可摧的傳統價值與動盪卻又應許未來的新生活之間取得平衡，又如何積極面對伴隨現代性而來身心上的各種挑戰，便成爲戴及其病患的關切。在無力獨自改革中國政經實情及家庭結構的狀況之下，一個強韌的自我似乎成爲他們在「爲『人』」問題上的解方。如果佛洛伊德對1920-30年代某些進步人士而言意味著解脫性潛抑與社會壓力的可能性時，那麼戴秉衡在他的診療室

---

150 關於佛洛伊德與容格關於精神分析時間軸定位，以及治療目的的爭議，見Wen-Ji Wang, "A Genealogy for the Psychoanalyst: *Bildung*, Experiment, and the Training of the Psychoanalyst" (Ph. D. Dissertation, Cambridge: University of Cambridge, 2001).

151 「知識遷徙」在心理學界的例子，例見Mitchell G. Ash, "Émigré Psychologists after 1933: The Cultural Coding of Scientific and Professional Practices," in *Forced Migration and Scientific Change: Émigré German-speaking Scientists and Scholars after 1933*, eds., Mitchell G. Ash and Alfons Söllner (Cambridge: Cambridge University Press, 1996), pp. 117-138.

152 佛洛姆曾對沙利文將20世紀現代社會中疏離及自我行銷等人格特質本質化的作法提出批評。見Erich Fromm, *The Sane Society* (New York: Rinehart, 1955)；摘錄於Neil G. McLaughlin, "Why do Schools of Thought fail? Neo-Freudianism as a Case Study in the Sociology of Knowledge," *Journal of the History of the Behavioural Sciences* 34.2 (1998): 113-134.

中看似放任無爲的作風多少已經將其自我轉變成文化要求的化身。

　　借用汪暉對於晚清科學刊物的分析，我們可以說在戴秉衡的中國，「國家富強、文明福澤與對事物的認識構成了一個意義的連鎖關係」[153]。相對於佛洛伊德所談的「過往」，亦即童年經驗如何對個體之後的心-性發展產生影響，面對「文化」或「現代性」之「不豫」的戴秉衡所關注的是「當下」爲人之重責大任。相對於佛洛伊德的無意識及擬生物學式的驅力概念，戴秉衡始終從意識，或者更正確地說，從社會意識、集體意識爲起點，進而思考精神疾病的起因及中國人格結構的生成。逐漸地，面對社會現實龐大的「當下性」[154]，以及在民族存亡與同化要求的陸續壓力之下，戴秉衡一如因納粹政權崛起而流亡至美國的第二代精神分析師，大談社會適應、文化要求、自尊、自我實現、安全感，有效率地扮演既定的社會角色[155]。藉由強調人際關係對人格發展的影響，戴秉衡的臨床心理學實作增強了自我的可塑性，並擴大了精神醫學得以介入的空間。既然著眼於現下，那麼對傳統中國所代表的「過往」的討論，目的在將之分析後滌清，或整理成反覆套用的分析架構，或逐漸凝縮成高度形式化、抽象化的哲學、人生甚至治療理念[156]，以防止繼續不當地阻礙個體

153　汪暉，《現代中國思想的興起》，全四冊(北京：三聯書店，2004)，頁1115。

154　關於清末民初以「當下」及「未來」爲首要考量的時間意識，見黃金麟，《歷史、身體、國家：近代中國的身體形成》(台北：聯經，2000)，頁185-186。

155　Bingham Dai, "Freedom, Discipline and Personal Security," *Progressive Education*, January 1949, pp. 70-74. 因納粹迫害而逃至美國的精神分析師，強調佛洛伊德後期理論中精神結構的部分。而強調社會適應的「自我心理學」(ego psychology)便成爲美國精神分析的正統。這些流亡海外的分析師多認爲，他們之所以能夠存活，是因爲「適應力」最高。哈特曼(Heinz Hartmann)在巴黎流亡兩年，一到美國時便直陳「適應社會結構及合作是人性本質」。見 Edith Kurzweil, "Psychoanalytic Science: From Oedipus to Culture," in *Forced Migration and Scientific Change: Émigré German-speaking Scientists and Scholars after 1933*, eds., Mitchell G. Ash and Alfons Söllner (Cambridge: Cambridge University Press, 1996), pp. 139-155.

156　戴秉衡1950年代之後經常以「仁」、「無爲」的概念理解精神治療的目的與分析師的角色，見Bingham Dai, *Becoming Fully Human: The Works of Bingham Dai* (Boone, NC.: Appalachian State University and Sally Atkins, 1997). 關於形式化的國族文化，見Franz Fanon, "On National Culture," *The Wretched of the Earth*, trans., Constance Farrington (Harmondsworth: Penguin, 1967), pp. 166-199.

(以及，潛在地，國族群體)的適應。畢竟，派克認爲文明是「接觸與交流的結果」，而決定人類歷史走向的浪潮將各種族帶入有益的競爭、衝突與合作關係。派克甚至引用魏茲(Theodor Waitz)的話，說明戰爭帶來的動盪、遷徙引發知識與經驗的交流，一掃承平時期民族精神的惰性與被動[157]。就戴秉衡的例子而言，或許可以說，強調衝突、邊緣、遷徙與適應的科學心理學論述適足以解釋近代中國的困境與轉機，而這些科學概念與隨之而來的世界觀也成爲某些中國知識分子的知識資源，得以重新找尋安身立命之地[158]。早期中歐精神分析運動所高唱的理論純粹性，或者佛洛伊德始終關切的精神分析知識的普遍適用性[159]，對戴秉衡而言不再是核心考量。大幅更動過之後的精神分析因此得以在他的北平操作。這也正是他的俗人精神分析的意義所在。這既是他的學術淵源與知識層次上的憧憬與想望，也是意識同無意識的關切。戴秉衡的理論與治療不僅是對個體心理的分析，也是對社會中時時變動的文明過程的分析。這甚至涉及小型的社會改革運動，即便其範圍有時或許不超過因戴秉衡的煙癮而迷霧繚繞的診療室四壁之外。

本文原發表於《新史學》17.1(2006)，頁91-142。

後記

本文初稿2005年9月8日於中央研究院人社中心「衛生史計畫」專題演講上發表，感謝計畫各成員及祝平一、楊冀華等先生批評指教。寫作期間，得Geoffrey Blowers，戴秉衡女公子Meiling Dai，張啓明先生提供資料，以及兩位匿名審稿人、陳傳興、雷祥麟、葉英堃、王浩威、陳嘉新、Henry Yu諸位先生建議，在此一併致謝。

157　Robert Park, "Human Migration and the Marginal Man," pp. 882-884.
158　此處挪用汪暉的分析模式，見《現代中國思想的興起》，頁1118。
159　Julia Borossa, "The Migration of Psychoanalysis and the Psychoanalyst as Migrant," *The Oxford Literary Review* 19 (1997): 79-104.

生命醫療史系列
帝國與現代醫學

2008年10月初版　　　　　　　　　　　　　定價：新臺幣680元
2017年3月初版第二刷
有著作權・翻印必究
Printed in Taiwan.

主　　　編	李	尚	仁
總　編　輯	胡	金	倫
總　經　理	羅	國	俊
發　行　人	林	載	爵

出　版　者	聯經出版事業股份有限公司	叢書主編	沙　　淑　　芬
地　　　址	台北市基隆路一段180號4樓	校　　對	方　　　策　岑
編輯部地址	台北市基隆路一段180號4樓	封面設計	蔡　　　婕　岑
叢書主編電話	(0 2) 8 7 8 7 6 2 4 2 轉 2 1 2		
台北聯經書房	台 北 市 新 生 南 路 三 段 9 4 號		
電話	(0 2) 2 3 6 2 0 3 0 8		
台中分公司	台 中 市 北 區 崇 德 路 一 段 1 9 8 號		
暨門市電話	(0 4) 2 2 3 1 2 0 2 3		
郵政劃撥帳戶第 0 1 0 0 5 5 9 - 3 號			
郵撥電話	(0 2) 2 3 6 2 0 3 0 8		
印　刷　者	世 和 印 製 企 業 有 限 公 司		
總　經　銷	聯 合 發 行 股 份 有 限 公 司		
發　行　所	新北市新店區寶橋路235巷6弄6號2F		
電話	(0 2) 2 9 1 7 8 0 2 2		

行政院新聞局出版事業登記證局版臺業字第0130號

聯經網址 http://www.linkingbooks.com.tw
電子信箱 e-mail:linking@udngroup.com

國家圖書館出版品預行編目資料

帝國與現代醫學 / 李尚仁主編 .
初版 . 臺北市 . 聯經 . 2008年10月
512面；17×23公分 . （生命醫療史系列）
ISBN　978-957-08-3325-6（精裝）
[2017年3月初版第二刷]

1.醫學史　2.帝國主義　3.殖民政策.
4.文集

4110.9　　　　　　　　　　97017452